근육운동
부상 관리&예방 가이드

전 세계 200만부 이상 판매된 최고의 근육운동 시리즈

근육운동
부상 관리&예방 가이드

프레데릭 데라비에 · 마이클 건딜 지음 | 정구중 감수 | 박서영 옮김

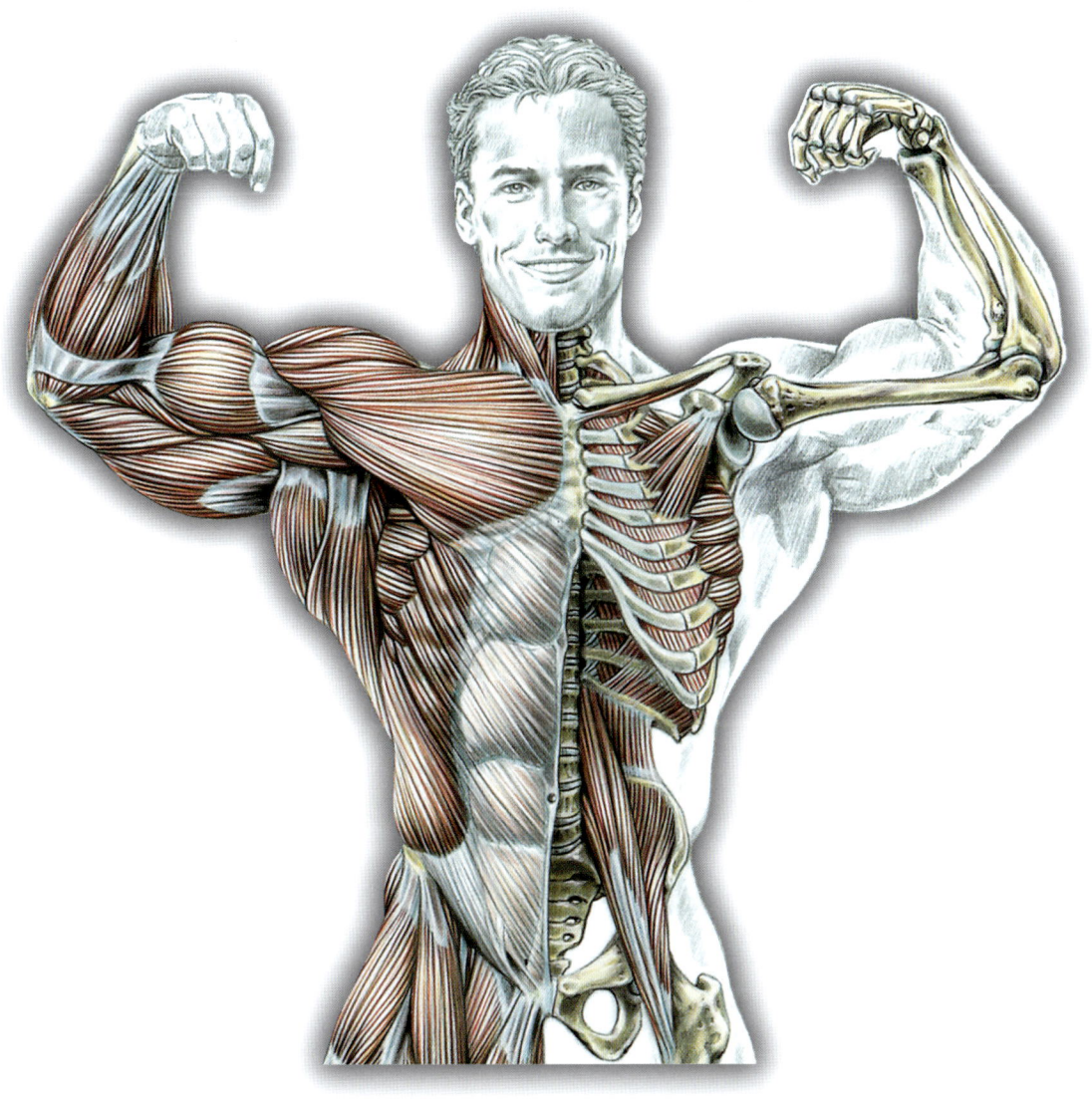

samho MEDIA

보디빌딩을 시작한 열네 살 무렵, 왜인지 모르게 든 생각이 하나 있다. '평생 근력 운동을 하고싶다!'는 것이었다. 파워리프팅을 시작한 프레데릭 데라비에는 높은 기록을 좇으며 자신의 한계를 뛰어넘는 데 열중했다. 결과적으로 40년이 지난 지금, 우리 둘의 신체 상태는 극명하게 다르다. 프레데릭은 수년에 걸쳐 다양한 부상에 시달린 덕에 질환에 대해 깊이 이해하게 됐고, 반면에 나는 다른 사람들의 부상을 열심히 관찰하며 연구하고 있다.

_ 마이클 건딜

근력 운동의 문제점

운동인에게 가장 중요한 문제는 '어떻게 하여 부상을 피할 것인가'가 아니라 '언제, 어떤 방식으로 부상이 나타나는가'이다. 모든 운동은 근육 발달과 신체 기능 향상이라는 측면에서 이점이 있지만, 동시에 병리적 위험을 동반하며 이는 단기, 중기, 장기적으로 신체에 반드시 영향을 미친다. 이러한 이익과 위험의 균형은 개인의 체형과 신체 조건에 의해 크게 좌우된다.

그렇다면 어떻게 해야 이러한 위험을 최소화할 수 있을까? 운동마다 병리적 위험을 초래할 수 있는 요인은 무엇일까? 효과는 크지만 부상 위험이 높은 운동을, 효과가 적더라도 장기적으로 안전한 운동으로 대체하는 방법 외에는 없을까?

부상에 관심을 가져야 하는 이유

근력 운동을 꾸준히 하는 사람들 중 거의 절반이 한 가지 이상의 부상을 안고 있다. 특히 상급자는 온전한 몸 상태를 유지하는 경우가 드물다. 근육 파열이 빈번히 발생하고 여기저기 통증투성이다. 운동은 신체 조직을 강화하지만, 동시에 조직의 마모와 손상도 가속한다. 근육은 점점 증가하는 장력을 무한정 견디지 못하기 때문에 결국 너무 강하게 수축하다가 끊어지는 순간이 온다. 힘이 세질수록 이러한 한계점에 더 가까워지므로 운동은 위험해질 수밖에 없다(관절 역시 마찬가지 이유로 손상되는 순간이 온다).

따라서 운동 기간이 길어질수록 신체 안전을 관리하는 방법에 더욱 주의를 기울여야 한다. 어느 날 갑자기 다치지 않으려면 다음과 같은 노력이 필요하다.

- 근력 운동에서 가장 빈번하게 발생하는 병리적 문제를 파악한다.
- 이러한 부상의 원인을 명확히 분석한다.
- 부상을 촉진하는 해부·형태학적 요인을 파악한다.
- 잘못된 진단을 막기 위해 부상의 유형을 정확히 구별하는 법을 배운다.
- 부상을 예방하기 위한 체계적인 전략을 수립한다.
- 효과적인 재생 및 회복 방법을 익힌다.

CONTENTS

PART 03 각 근육군에 영향을 미치는 여러 질환

부상의 문제점

지혜로운 자는
자신의 잘못에서 배우고,
더 지혜로운 자는
타인의 잘못에서 배운다.

- 공자

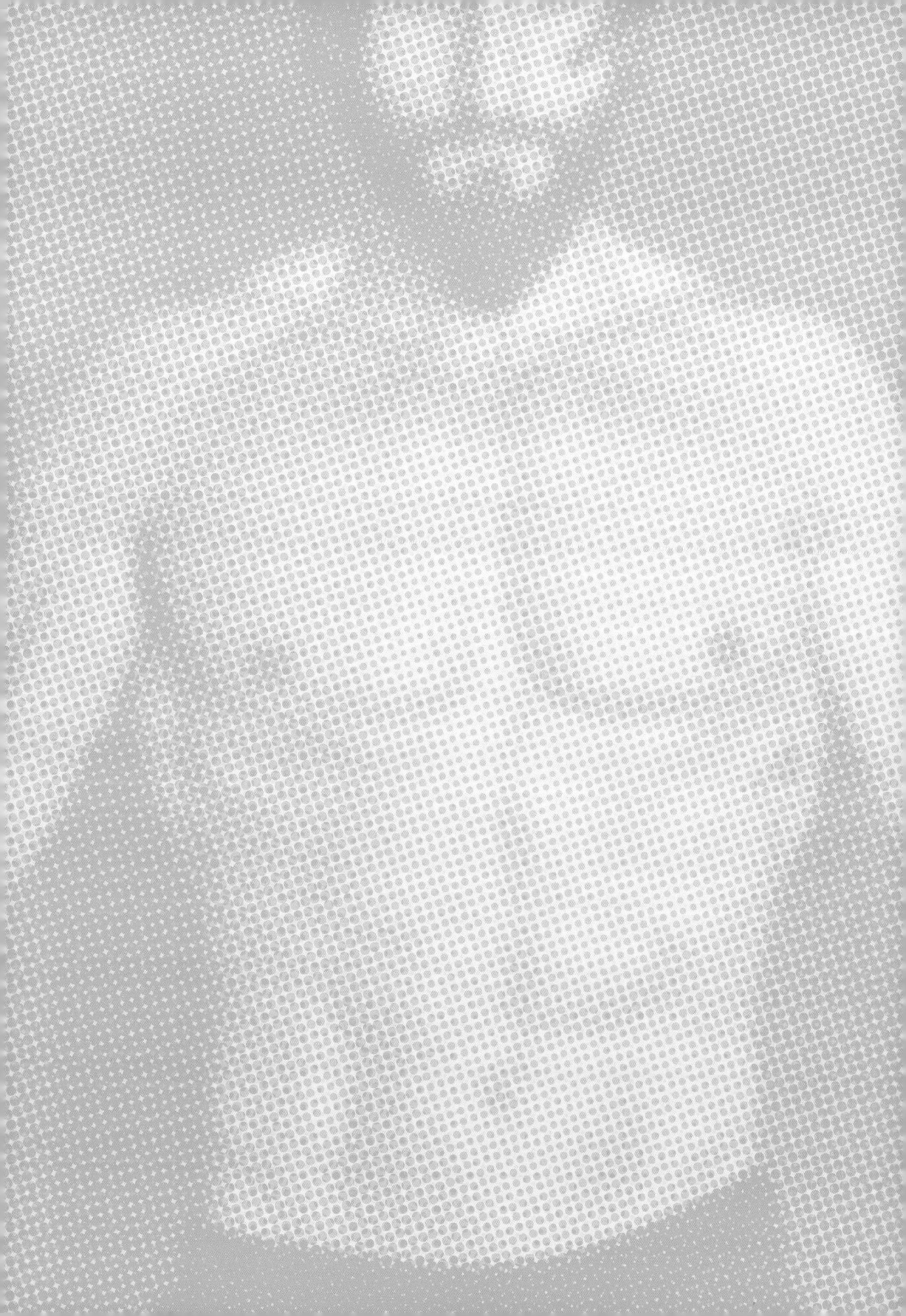

근력 운동의 부상 발생률

> '장기간 운동을 하다 보면, 어떻게 하여 부상을 피할 것인가가 아니라, 언제, 어떤 방식으로
> 부상이 나타나는가가 문제다.' _ 마이클 건딜

근력 운동 초보자들은 자신이 슈퍼맨이라는 착각을 하며 부상은 남의 일이라 여긴다.

아이러니하게도 처음 겪는 경미한 부상들은 흔적조차 남기지 않고 금방 사라지는 경우가 많아, 자신이 무적이라는 착각을 심화시킨다. 마치 무너뜨릴 수 없는 존재가 된 기분이다. 하지만 이러한 착각도 잠깐이다. 결국 어느 날 갑자기 심각한 부상이 찾아오기 때문이다.

'운이 나빠' 생기는 부상은 드물다

> '부상은 항상 어이없는 방식으로 일어난다.
> 똑똑한 부상이라는 건 있을 수 없다.'
> _ 마이클 건딜

사고가 아닌 이상, 부상은 갑자기 발생하지 않는다. 오랜 기간 훈련이 누적되면서 병을 키워왔을 뿐이다.

이 장에서는 운동으로 인한 부상 메커니즘 전반을 먼저 살펴볼 것이다. 그 이유는

- 부상을 예방하려면 부상의 원리를 이해해야 하고,
- 부상의 확산을 늦추려면 부상이 전이되는 과정을 파악해야 하기 때문이다.

무지한 사람은 부상을 불운 탓으로 돌리지만, 실상은 미숙함 때문인 경우가 많다.

보디빌딩 부상

8~21년 경력을 가진 보디빌더들을 대상으로 부상 경험을 조사한 결과[1], 다음과 같이 나타났다.

- 허리 부상 40%
- 어깨 부상 36%
- 목 부상 36%
- 팔꿈치 부상 34%
- 무릎 부상 31%
- 흉부 부상 21%
- 손목 부상 14%
- 발목 및 발 부상 11%

조사에 참여한 응답자 중 거의 절반(45%)이 한 가지 이상의 부상을 안고 있었다.

사고 유의하기

이 책은 근육의 과도한 사용으로 인한 부상을 주로 다루지만, 운동 중에 발생하는 사고로 인한 부상도 간과할 수 없다. 여기서 흥미로운 점은 남성과 여성에게 일어나는 사고 유형에 차이가 있다는 사실이다.

- 여성은 45%가 운동 기구 조작 실수로 사고를 겪는다. 예를 들어 기구가 떨어져 발이나 손가락을 찧는 경우다. 남성은 같은 사고 발생률이 30%에 그쳤다.
- 여성이 겪는 사고의 60%는 손상이 몸통 및 하체에 집중되는데, 전문가들은 이것이 신경 및 근육 부족 때문이라고 분석한다. 남성은 36%가 이에 해당됐다.
- 남성은 대부분 상체에 부상을 입는다. 이는 주로 자신의 신체 능력을 과대평가한 결과다. 반면, 여성은 기구를 다룰 때 쉽게 자신하지 않기 때문에, '자만심' 때문에 겪는 사고는 적다.

파워리프팅 및 역도 부상

무거운 중량을 들수록 부상 위험은 커진다. 따라서 파워리프터가 보디빌더보다 부상을 입을 위험이 2배 정도 더 높다[2-3]. 부상이 잦은 부위는 허리, 어깨, 무릎 순이다[3].

스트롱맨 트레이닝 부상

4년 이상 훈련한 스트롱맨 중 82%가 과거 부상을 겪었거나 현재 부상이 있다고 답한다[4]. 허리 부상이 24%로 가장 많고, 어깨 부상이 21%, 이두근과 무릎 부상은 각각 11%다.

통계적으로 스트롱맨 운동은 기존의 근력 운동보다 2배 정도 더 높은 확률로 부상을 유발한다. 그런데도 52%의 스트롱맨은 자신이 하는 운동이 특별히 위험하다고 느끼지 않는다. 기존 근력 운동보다 위험하다고 인지하는 스트롱맨은 40%에 불과하다. 하지만 상급자의 경우, 거의 모든 스트롱맨이 한 번 이상 이두근 파열을 경험하며, 대다수가 여러 번의 외과 수술을 경험한다. 이 사실만 봐도 스트롱맨 운동은 충분히 위험한 훈련 방식이라는 것을 알 수 있다.

스트롱맨이 아니더라도 운동할 때 무거운 중량을 들면 근력이 기능적으로 향상된 것처럼 느껴지기 때문에 많이들 스트롱맨 운동법을 따라 하는 추세다. 하지만 기술적으로 간단해 보여도 이 운동법을 완벽하게 마스터하기 위해서는 수년간의 노력이 필요하다[5]. 스트롱맨 운동법은 이미 주의가 필요한 기존 운동법보다 훨씬 더 많은 위험을 동반한다는 것을 기억하자.

크로스핏 부상

조사에 따르면, 크로스핏은 6개월만 실시해도 부상 발생률이 20%에 달한다[6]. 약 2년간 크로스핏 경험을 한 사람 중 무려 73%가 심각한 부상을 겪은 적이 있으며 7%는 외과적 치료가 필요했다[7]. 가장 많이 다치는 부위는 어깨와 척추다. 비교적 역사가 짧은 운동인데도 크로스핏 숄더Crossfit shoulder라는 고유 용어가 생길 정도로 어깨 부상이 흔하다. 약 2년간 규칙적으로 크로스핏을 한 191명을 대상으로 조사한 결과,

- 50%가 지난 6개월 동안 최소 한 번의 부상을 경험했고[8],
- 22%는 어깨 부상을 경험,
- 16%는 무릎 부상을 경험,
- 13%는 허리 부상을 경험했다.

다른 연구들 역시 이러한 수치를 뒷받침하며, 과도한 훈련 빈도와 그로 인한 짧은 휴식 시간을 부상의 원인으로 꼽는다[9]. 최대 중량을 늘리기보다 반복 횟수 늘리는 것을 추구하는 운동 방식은 더 쉽게 부상을 유발하는데, 이는 반복 횟수를 더 많이 실행하기 위해 비정형적인 동작을 하게 되기 때문이다.

역도와 비교하면, 크로스핏은 부상 발생 위험이 30% 더 높고, 부상과 관련된 병원 진료 횟수도 2배 이상 더 많다[10].

일반적으로 알고 있는 통념과 다르게 10주간 체계적인 웜업과 가동성 및 안정성 향상 훈련 프로그램을 실시해도 이러한 부상을 예방하지는 못했다. 이는 부상이 선수의 준비 상태보다 자세나 동작 자체에 더 많이 기인한다는 점을 시사한다[11].

스트리트 워크아웃 부상

정기적으로 스트리트 워크아웃을 하는 사람들 중 연간 60%가 부상을 겪는다(특히 프리스타일과 머슬업은 부상 발생 위험이 높은 운동이다)[12]. 어깨 부상이 23%로 가장 많고 등, 손목, 팔꿈치가 그 뒤를 잇는다. 이러한 부상과 통증은 주로 운동 세션 간격이 너무 짧고 회복 시간 특히, 힘줄이 회복할 시간이 충분하지 않기 때문에 발생한다.

맨몸 운동 부상

규칙적으로 맨몸 운동을 수행하는 사람들 4,000명 이상을 대상으로 지난 9개월 동안 부상 경험을 조사한 결과,

- 52%가 1가지 이상의 부상을 경험,
- 29%가 2가지 이상의 부상을 경험,
- 8%가 3가지 이상의 부상을 경험했으며
- 41%는 하체 부상(특히 무릎), 39%는 상체 부상(특히 어깨), 17%는 척추 부상을 경험했다[13].

맨몸 운동은 척추에 과부하가 걸리지 않기 때문에 등 부상은 적은 편이다. 하지만 손과 손목 관련 부상이 많은 편인데, 특히 버피가 가장 많은 부상을 유발한다.

물론, 이 수치들은 상대적으로 해석할 필요가 있다. 조사 대상자들은 대부분 운동 기간이 몇 개월에 불과한 초보자들이다. 상급자 수준의 칼리스데닉스 훈련자 500명 이상을 대상으로 한 조사에 따르면, 한 사람당 평균 4가지 이상의 부상이 있으며[14], 10%는 부상으로 인한 병원 진료 경험이 있다고 답했다. 부상 부위는 주로 허벅지(25%), 발목(23%), 등(20%)이다.

통계적 편향 주의하기

앞서 본 통계들이 모두 정확한 현실을 반영하는 것은 아니다. 중증 부상을 겪은 스포츠맨들은 대부분 운동을 중단한 경우가 많아서 전문가들의 조사 대상에 포함되지 않았을 확률이 높다. 왜 수많은 연구가 우리들의 현장 경험에 비해 부상률을 낮게 평가하는지 이해할 수 있는 지점이다.

진통제 사용으로 인한 착시효과

챔피언들의 놀라운 기량을 보면, 그들은 신체적 문제로부터 완전히 자유로운 것처럼 느껴진다. 프로 선수들은 다치지 않는데, 여러분만 다치는 것처럼 느껴지는 이유는 무엇일까? 이는 선수들의 진통제 복용을 간과한 탓이다. 평균 연령 19세 역도 선수 중 57%가 경기 전 진통제를 복용한다고 답한다[15]. 또한, 15~24세 선수 44,000명을 대상으로 한 연구에 따르면, 48%가 비시즌 기간에 비스테로이드계 소염진통제를 복용하고, 이 수치는 경기가 가까워짐에 따라 92%까지 올라간다[16].

진통제 복용은 훈련이 지속됨에 따라 급증할 가능성이 높다. 진통제라는 세계에 한번 발을 들여놓으면, 빠져나오기 어렵다. 비록 시중에서 처방전 없이 다양한 진통제를 구입할 수 있지만, 이는 소화기 및 신장에 매우 유해하다는 것을 명심하자.

일상생활 역시 여러 부상의 원인이 될 수 있다

자는 동안 다친다?

잠은 가장 쉬운 신체 활동처럼 보이지만, 사실 전혀 그렇지 않다. 예를 들어 누구나 한 번쯤 아침에 목이 뻐근한 채로 일어난 경험이 있을 것이다(사경증Torticolis). 잘못된 수면 자세는 목과 삼각근에 많은 부담을 주며, 특히 어깨 통증을 악화시킬 수 있다. 연구에 따르면, 옆으로 누워 자는 사람은 어깨가 불안정한 경우가 많다고 한다[17-18]. 실제로 어깨 관절은 근육 긴장도에 따라 안정성이 크게 좌우된다. 우리가 옆으로 누워 자면 어깨를 안정화하는 근육들이 이완되며, 체중에 의해

어깨 관절이 관절구를 장시간 벗어나 다음과 같은 문제가 발생하게 된다.

- 인대가 늘어난다.
- 관절이 변형된다.
- 견봉쇄골관절이 이동한다.
- 관절와순이 늘어난다.
- 이두근과 삼두근 장두건이 늘어난다.

이러한 요소들이 항상 복합적으로 나타나는 것은 아니지만, 각각의 요소들은 어깨를 불안정하게 만든다. 체중이 무거울수록 이러한 문제는 더 악화된다. 옆으로 누워 잘 때 발생하는 문제를 예방하려면, 긴 원통형 베개를 몸에 밀착시키거나 팔을 받치는 베개를 따로 사용해 어깨가 무게를 덜 받게 하는 것이 좋다.

앉아 있다가 다친다?

일상생활 속에서 부상을 초래하는 또 다른 자세는 몸을 앞으로 구부정하게 숙이고 장시간 앉아 있는 것이다. 이러한 자세는 척추나 고관절에 무리를 준다. 우리는 직장에서뿐만 아니라 여가 시간에도 컴퓨터, 스마트폰, TV 앞에서 많은 시간을 보낸다. 이때 발생하는 근육 긴장으로 인한 문제에 대해서는 신체 부위별로 흉추(200p), 요추(206p), 고관절(242p)에서 각각 자세히 다루겠다.

부상은 정신 건강에도 영향을 미친다

부상은 신체에 발생하지만, 정신적으로도 의욕을 떨어뜨리고 삶의 질을 해치는 등 큰 영향을 미친다. 예를 들어 아킬레스건 부상을 당한 사람들을 조사하면,

- 72%가 가동성이 감소했고,
- 35%는 수면 장애가 생겼으며
- 54%는 삶의 즐거움이 줄었다고 응답한다.[19]

부상은 운동이 중요한 사람일수록 정신적으로 더 큰 영향을 미친다. 부상이 있는 아마추어 선수들의 경우, 부상이 없는 선수들보다 우울증 비율이 2배 이상 높았고[20], 프로 선수는 남성과 여성 모두 부상 직후 우울증 비율이 4배나 증가했다[21·22·23]. 이러한 우울증은 동기 부여를 저하시키고 재발에 대한 두려움을 일으킨다.

부상은 건강 또한 위협한다. 부상당한 선수의 약 60%가 과식(특히 정크 푸드)하거나 진통제와 같은 약물에 의존하는 경향을 보였는데, 이는 당연히 문제를 악화시킬 뿐이다.[24]

1. Siewe J. Injuries and Overuse Syndromes in Competitive and Elite Bodybuilding. Int J Sports Med 2014 35:943.

2. Siewe J. Injuries and Overuse Syndromes in Powerlifting. Int J Sports Med 2011 32:703.

3. Calhoon G. Injury Rates and Profiles of Elite Competitive Weightlifters. J Athl Train 1999 34:232.

4. Winwood PW. Retrospective Injury Epidemiology of Strongman Athletes. JSCR 2014 28:28.

5. McGill SM. Comparison of Different Strongman Events. JSCR 2009 23:1148.

6. Weisenthal BM. Injury Rate and Patterns Among CrossFit Athletes. Orthop J Sports Med 2014 2.

7. Hak PT. The Nature and Prevalence of Injury During CrossFit Training. JSCR 2013.

8. Montalvo AM. Injury Epidemiology and Risk Factors for Injury in CrossFit. J Athl Train 2016 51(6 (Suppl).

9. Mehrab M. Injury Incidence and Patterns Among Dutch CrossFit Athletes. Orthop J Sports Med 2017 5.

10. Elkin JL. Likelihood of Injury and Medical Care Between CrossFit and Traditional Weightlifting Participants. Orthop J Sports Med 2019 7.

11. Martínez-Gómez R. Effects of an Injury Prevention Program in CrossFit Athletes. Int J Sports Med 2021.

12. Ngo JK. Injury Profile Among Street Workout Practitioners. Orthop J Sports Med 2021.

13. Hertel G. Injury Incidence and Specific Injury Patterns in App-based Bodyweight Training (Freeletics). BMC Sports Sci Med Rehab 2022 14:145.

14. McDonald-Wedding L. Calisthenics. Open Access J Sports Med 2023 14:47.

15. Yarcic MP. Nonsteroidal Anti-inflammatory Drugs and Paracetamol Use in Elite-level Olympic-style Weightlifters. J Sports Med Phys Fit 2021 61:991.

16. Pedersen JR. Prevalence, Frequency, Adverse Events, and Reasons for Analgesic Use in Youth Athletes. J Sci Med Sport 2022.

17. Zenian J. Sleep Position and Boulder Pain. Med Hypo 2010 74:639.

18. Kempf B. Association Between the Side of Unilateral Boulder Pain and Preferred Sleeping Position. J Manip Physiol Ther 2012 35:407.

19. Mkumbuzia NS. Characterisation of Achilles Tendon Pain in Recreational Runners Using Multidimensional Pain Scales. J Sci Med Sport 2019 10:016.

20. Lichtenstein MB. Do Exercisers With Musculoskeletal Injuries Report Symptoms of Depression and Stress? J Sport Rehab 2019 28.

21. Gouttebarge V. Are Severe Musculoskeletal Injuries Associated With Symptoms of Common Mental Disorders Among Male European Professional Footballers? Knee Surg Sports Traum Arthr 2016 24:3934.

22. Koch M. Football-related Injuries Are the Major Reason for the Career End of Professional Male Football Players. Knee Surg Sports Traum Arthr 2021 29:3560.

23. Prinz B. Symptoms and Risk Factors of Depression During and After the Football Career of Elite Female Players. BMJ Open Sport Exerc Med 2016 2:e000124.

24. Bigand T. Overeating During Painful Episodes Among Adults With Chronic Pain. Appetite 2019 137:99.

부상이란 무엇인가?

같은 부위가 이틀 연속 아프지 않다면, 건강한 것이다.
_ 아다주 포퓰레르

부상을 어떻게 정의할 수 있을까? 언뜻 보기에는 명백해 보이는 질문이지만 실제로는 그렇지 않다. 부상 혹은 손상이란 단어는 포괄적인 용어이기 때문이다. 여기 부상을 판별하는 5가지 정의를 소개한다. 어떤 해석이 가장 적합한지는 여러분에게 맡기겠다.

1. 진단 검사

근육이 완전히 파열되지 않는 한, 대부분의 손상은 눈에 띄지 않는다. 하지만 일정 기간 이상 운동을 수행해 왔다면 정밀 검사를 했을 때 필연적으로 다수의 신체적 이상이 발견될 수밖에 없다. 비록 본인이 이를 자각하지 못하더라도 말이다.

평소 아무런 증상이 없는데도 자신의 관절과 뼈, 인대와 근육 등이 문제없이 작동하는지 점검하고 싶어 하는 스포츠맨은 거의 없을 것이다. 하지만 검사를 해보면 다수의 이상 소견이 발견되는데, 이러한 무증상 손상은 비록 신체에 즉각적으로 큰 영향을 미치지는 않지만, 거의 모든 스포츠맨에게서 나타난다.

예를 들어 평균 21세 미식축구 선수들은 평소 고관절 통증이 없었는데도, 95%가 X-레이 검사에서 한 가지 이상 뼈 손상이 발견되었고[1], 77%가 두 가지 이상 뼈 손상이 발견되었다. 이러한 수치는 같은 연령대의 일반인 평균치를 훨씬 웃도는 결과다.

부상을 의학적으로 접근하면 이와 같은 검사를 기반으로 여부를 말할 수 있다. 하지만 스포츠맨의 관점에서는 잠재적인 손상보다 겉으로 드러나는 결과만을 고려하는 경향이 있다.

2. 통증의 정도

부상의 두 번째 기준은 비정상적인 통증이다. 통증은 부상의 정도를 수치로 나타내는 검사 결과보다 훨씬 더 구체적으로 와닿는다. 따라서 통증의 정도와 그 지속 기간에 따라 부상의 수준을 평가하기도 한다. 웜업 운동으로 사라지는 통증은 일반적으로 부상이 아닌 일시적인 불편함으로 간주한다. 이러한 통증은 금방 사라지지만, 자주 발생하는 특징이 있다.

3. 장애의 정도

운동 수준이 높아질수록 통증을 잘 고려하지 않는다. 작은 통증 하나에 주저앉는다면, 선수 경력은 짧아질 수밖에 없을 것이다. 따라서 많은 선수가 부상 여부를 판단할 때 통증보다 훈련 능력에 얼마나 영향을 미치는지에 더 주목한다.

이는 선수들을 대상으로 한 설문 조사에서도 여실히 드러난다. 대부분의 응답자가 정상적인 훈련을 방해하는 경우에만 부상으로 인지했다[2]. 훈련을 크게 방해하지 않는 신체적 이상은 단순 제약으로만 여기고 결코 '진정한' 부상으로 간주하지 않았다.

우리는 종종 통증을 강도 높은 훈련으로 인해 나타나는 정상적인 결과로 해석한다. 근육통부터 모든 종류의 통증에 이러한 논리를 적용하는 경향이 있다.

다시 말해 우리는 근육통뿐만 아니라 관절이나 힘줄이 아픈 경우에도 강도 높은 훈련의 결과이며 정상적인 적응기라고 여긴다. 그렇다 보니 '다친 게 아니라 조금 아플 뿐'이라고 말하는 사람들을 주변에서 수없이 본다.

4. 기량 감소

더 좁은 의미로 운동 기량이 저하될 때만 부상이라고 판단하기도 한다. 예를 들어 웜업을 길게 해서 통증이 완화되면, 훈련 세션에 다소 방해가 되더라도 운동 수행 능력이 저하되지는 않는다. 또한, 상해를 입어 훈련 시간이나 빈도를 줄이게 되더라도 기록이나 성적을 유지할 수는 있다.

두 경우 모두 부상이 아닌 불편함으로 간주한다. 특히나 상급자는 온몸 여기저기 아픈 것이 익숙하기 때문에 이를 대수롭지 않게 여기는 경우가 많다. 또한, 심한 통증 없이 기량이 떨어지는 경우도 '휴식 부족'이나 '훈련 과다' 정도로 판단한다.

5. 통계적 관점

통계적 관점에서 보면 부상은 노화에 따라 분명하게 나타난다. 100명의 고령 인구 집단을 조사한다면, 통증이 없다고 말하는 응답자가 몇 명이나 되겠는가? 이는 나이를 먹을수록 신체 조직이 소모된다는 뜻이다. 나이가 들면 누구도 완벽한 신체를 유지하기 어렵다. 우리 몸의 모든 조직은 그 속도가 빠르든 느리든 간에 15~20세 이후부터 퇴화한다. 운동선수도 예외는 아니다. 신체를 한계까지 밀어붙이는 운동을 하면 후유증이 남고, 시간이 흐를수록 여러 질환을 피하기 어렵다. 많은 부상이 초반에는 통증을 유발하지 않지만(이 책에서 그 예시들을 다룰 예정이다), 이 '무증상' 부상은 점점 악화되어 결국 통증이나 질환으로 나타나게 된다.

예를 들어 하루하루 신체를 한계까지 밀어붙이며 운동한 운동선수는 은퇴 후 나이가 들었을 때, 같은 연령대의 운동 습관이 없는 사람보다 관절염 발병률이 더 높다[3]. 이러한 자연의 법칙을 거스를 수 있다는 생각은 현실 부정에 가깝다.

부상에 대한 명확한 정의는 없다. 각자가 자신에게 맞는 정의를 선택하면 된다. 부상에 대한 인식은 시간이 지남에 따라 변화하기 마련이다. 여기서 중요한 사실은 운동의 병리적 위험을 일찍 인지할수록 그 예방도 일찍 시작할 수 있다는 것이다. 이는 나와 데라비에가 가장 후회하는 점이기도 하다. 부상의 위험을 좀 더 일찍 깨달았다면 좋았겠지만, 나름의 변명을 해보자면 우리가 운동을 시작할 당시만 해도 부상에 대한 주제를 스포츠계에서 거의 다루지 않았다(우리 둘의 운동 경력은 각각 40년 정도 된다). 때문에 여러분은 우리와 같은 실수를 반복하지 않길 바라며 스포츠 건강에 대한 연구 활동을 계속 이어가고 있다. 많은 경우 심각한 부상을 입고 나서야 운동의 위험성을 깨닫지만, 유감스럽게도 그때는 이미 너무 늦는다. 첫 장의 인용구를 잊지 말길 바란다. '지혜로운 자는 자신의 잘못에서 배우고, 더 지혜로운 자는 타인의 잘못에서 배운다.'

02 참고문헌

1. Kapron AL. Radiographic Prevalence of Femoroacetabular Impingement in Collegiate Football Players. J Bone Joint Surg Am 2011 93:e111.

2. Bolling C. How Elite Athletes, Coaches and Physiotherapists Perceive a Sports Injury. Transl Sports Med 2019 2:17.

3. Gouttebarge V. Prevalence of Osteoarthritis in Former Elite Athletes. Rheum Inter 2015 35:405.

각 조직에 영향을 미치는 부상

2

부상 없이 운동한다면,
최선을 다하지
않았다는 뜻이다.

– 칩 스미스 코치

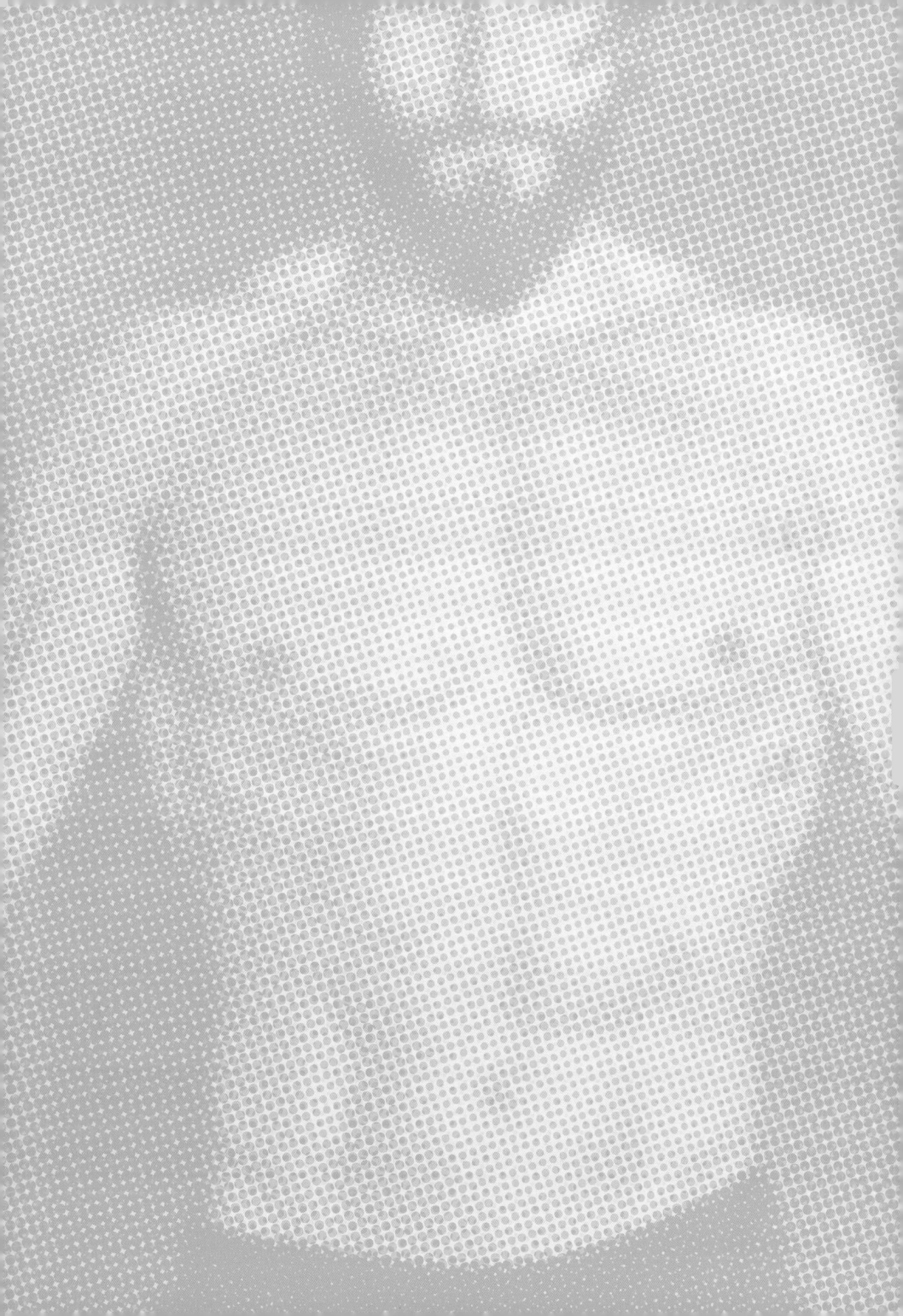

03

근막 질환

일반적인 통념과 달리, 고전 해부학은 근막의 존재에 대해 잘 알고 있었다. 19세기 초에 나온 부르그리Bourgery와 제이콥Jacob의 '해부학 기본서Ouvrage Anatomique'에는 근막의 기능과 위치에 대한 설명이 완벽히 되어 있다. _ 프레데릭 데라비에

근막은 신체 전반에 걸쳐 존재하며, 통증과 부상의 매개체 역할을 한다. 힘줄이나 건막은 근막의 연장선일 뿐이다. 이 책에서 '힘줄', '인대', '관절', '뼈' 등으로 챕터를 분류한 이유는 독자의 이해를 돕기 위해서일 뿐, 순전히 인위적인 기준이므로 혼동하지 않길 바란다. 각 챕터는 다른 관점으로 손상 및 부상을 분석할 뿐, 모든 내용은 서로 연계된다. 이 장에서는 특히 수축성 근육 조직과 직접적으로 접촉하는 근막을 다룰 것이다.

근막의 명칭은 다양하지만 의미는 모두 같다. 따라서 '결합 조직'이나 '세포외기질ECM'이라는 용어는 단순히 반복을 피하기 위함이며 모두 근막을 뜻하는 단어라는 것을 기억하자.

참고할 점

엄밀히 말하면 모든 근막은 결합 조직이다. 그러나 모든 결합 조직이 근막은 아니다. 근막은 결합 조직을 이루는 구성 요소 중 하나에 불과하다.

결합 조직은 혈액, 지방 조직까지 포함하지만, 단순화해 설명하기 위해 이러한 구분은 생략하기로 한다.

5가지 근막 손상

근막 손상은 5가지 유형이 있다.

1. 박리(완전 파열). 가장 중증으로 흔히 근육 파열과 혼동된다.
2. 운동성 섬유근육통(운동성 근막통)
3. 마모. 같은 동작 반복이 원인이다.
4. 섬유화
5. 근육통. 가장 많이 알려지고 흔한 부상으로 다음 장에서 다룰 예정이다.

위 손상은 모두 유사한 원인과 결과를 공유하므로 분석할 필요가 있다. 이에 앞서, 근막의 구성과 운동할 때 근막이 우리 몸에 미치는 영향에 대해 알아보겠다.

신체 전반에 존재하는 근막

근막은 몸 전체에 존재하며 다양한 근육과 팔다리를 연결한다. 헤들리Hedley 교수는 근막을 다음과 같이 3가지 주요 유형으로 구분한다.

1. 표층근막 : 피부 바로 아래 위치하여 지방질이 많고 신체 윤곽을 결정한다[1].
2. 심부근막 : 신체의 외골격을 형성하면서 신체를 '똑바로' 세우고, 안정적으로 유지하는 데 도움을 준다.

3. 근막사이층 : 근막의 여러 층 사이에 끼어 있는 얇고 솜털 같은 면으로, 근막끼리 매끄럽게 움직일 수 있게 한다[2]. 히알루론산과 수분이 풍부해, 근막 사이 혹은 근섬유 사이의 원활한 움직임을 돕는 이 조직은 세포 간에 존재한다고 하여 사이질Interstitium이라고도 한다.

근막사이층은 잘 변화하는 조직으로, 우리가 몸을 움직일 때마다 긍정적이든 부정적이든 즉각적으로 영향을 받는다. 가령, 근막 마사지는 근막사이층을 유연하게 하여 조직 간의 움직임을 촉진한다. 반대로 오랜 시간 앉아 있거나 밤새도록 누워 있는 부동 자세는 근막사이층을 단단하게 하여 신체를 경직되게 만든다[3].

근막의 3가지 유형 중 이 장에서 집중적으로 다룰 유형은 운동 수행 능력뿐만 아니라 각종 질환에도 직접적으로 영향을 미치는 심부근막과 근막사이층이다.

심부근막의 3가지 종류

심부근막은 3가지 유형으로 나뉜다.

1. **근육속막(근내막)** : 근육을 감싸는 근막 중에 가장 안쪽에 위치하여 작은 근섬유를 둘러싸고 있다. 작은 근섬유들은 사슬 형태의 근막 필라멘트를 통해 서로 연결되어 근육 전체를 형성한다. 근육속막은 근육 재생에도 매우 중요한 역할을 한다.

2. **근다발막(근주막)** : 여러 근섬유 다발을 하나로 둘러싸고 있는 근막이다.

3. **근육바깥막(근외막)** : 근육을 감싸는 근막 중에 가장 바깥쪽에 위치한 근막으로, 개별적인 근육 다발들이 구조적으로 너무 많이 변형되지 않도록 근육 전체를 둘러싸고 있다.

겹겹이 쌓인 적층식 구조

근막은 근육과 결합하여 합판 패널처럼 작용한다. 각 층을 따로 떼어내면 그 자체로는 강하지 않지만, 여러 층이 서로 얽히면서 견고해진다. 허리를 살펴보면 이러한 구조의 특징을 잘 알 수 있다(16장 참고).

근막의 구성

근막은 다량의 수분과 함께 다음 성분으로 구성된다.
- **콜라겐**. 특히 1형 콜라겐은 근막의 견고함에 관여한다.
- **엘라스틴**. 근막에 유연성을 제공한다.
- **프로테오글리칸**. 수분을 끌어당기고, 윤활제 역할을 하여 근막의 각 층이 서로 잘 미끄러질 수 있도록 한다. 이러한 기능 덕에 근막은 수분 함량이 많고, 프로테오글리칸과 엘라스틴도 풍부하다.

근막의 또 다른 특징은 다른 조직에 비해 세포 수(주로 섬유아세포)가 훨씬 적다는 것이다(전체 부피의 5% 미만). 이 때문에 '세포외기질'이라 부르기도 한다. 세포 수가 적다는 것은 근막의 재생 능력이 제한적이라는 것을 의미한다.

참고할 점

반복을 피하기 위해 '근육'이라는 단어를 따옴표로 표기할 때는 근육의 수축성 섬유만을 의미한다. 반면, 근육이라는 단어를 따옴표로 표기하지 않을 때는 수축성 섬유와 근막까지 포함한 근육 전체를 의미한다.
- '근육' 또는 '근육질' : 수축성 섬유
- 근육 : 수축성 섬유 + 근막

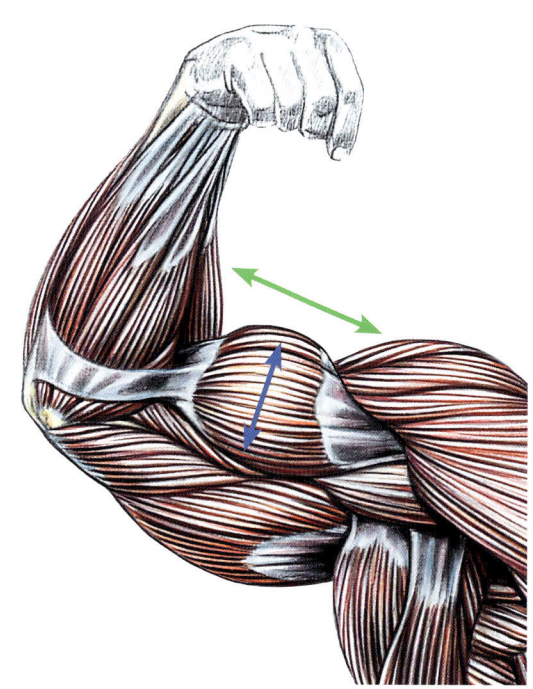

근수축은 힘줄에서 힘줄까지 종단으로만 일어나지 않는다(초록색 화살표). 힘은 옆, 위, 아래에 있는 모든 인접 섬유에 전달되는데(파란색 화살표). 이는 '근막(근외막)을 통한 힘의 전달'이라 할 수 있다[5-6]. 정량화하기는 어렵지만 이 '횡단' 전달은 전체 힘의 최소 80%를 차지한다[7].

근막 표면 전체에 부착된 근육

전통적으로 근육은 힘줄에 의해서만 연결되어 있는 것처럼 묘사된다. 그러면 마치 근육의 나머지 부분은 전부 체액에 떠 있는 것처럼 보일 수 있는데, 사실은 그렇지 않다. 모든 근육은 근막을 통해 서로 연결되어 있으며, 근막은 힘줄과 마찬가지로 근육을 지지하고 잡아주는 역할을 한다. 또한, 근막 조직의 탄성 덕분에 근육은 어느 정도 짧아지거나 길어질 수 있다.

근막과 힘 전달

우리가 근육을 수축하면, 근막이 힘을 전달한다. 연구가들은 근육이 가진 힘의 30~40%가 근막에 의해 저장되었다가 방출되는 것으로 추정한다[4]. 근막의 개입으로 인해 힘은 단일 '근육'(수축성 섬유)의 앞뒤로만 국한되어 전달되지 않고, 한 근육에서 인접한 다른 근육으로도 전달된다. 연구가들은 힘줄이 절단된 근육의 움직임을 관찰하여 '근막이 전달하는 힘'의 존재를 입증했다. 힘줄 없이도 근막이라는 지지체가 근육을 신체 구조에 고정시켜 주기 때문에 근육은 여전히 움직임을 만들어낼 수 있다. 이러한 병렬 구조는 힘줄에 가해지는 부담을 줄여준다. 또한, 힘줄이 손상된 경우에도 근막이 심하게 훼손되지 않았다면, 힘줄의 회복을 촉진할 수 있다. 그러나 힘줄이 찢어지면 근막까지 완전히 파열된 경우가 많다.

신체 활동 저하에 따른 영향

근막의 특성을 더 잘 이해하기 위해, 신체 활동 저하가 근막에 어떠한 영향을 미치는지 살펴보자. 근섬유를 생체 검사한 결과, 21세 청년은 보통 세포외기질(근막)이 전체 부피의 3%를 차지하는 것으로 나타났다[8]. 이 비율은 60세가 넘는 노인의 경우 8%가 넘어간다. 이러한 고밀도화는 긍정적인 현상일까?

안타깝게도 이와 같은 콜라겐 증가는 신체 활동 저하에 따른 섬유화의 결과이며 여러 문제의 원인이 된다. 대표적으로 근막을 통한 근육의 힘 전달 능력이 떨어진다. 이는 노인의 근력 감소가 근육 위축보다 2~5배 이상 더 빠른 이유를 부분적으로 설명한다[9].

마찬가지로 한쪽 무릎 십자인대 파열로 인해 거동이 불편한 사람의 경우, 건강한 다리에 비해 다친 다리는 섬유화로 인한 고밀도화가 더 빠르게 진행된다[10]. 섬유화는 근력과 근육 재생을 방해할 뿐만 아니라 통증도 유발한다.

근육량과 근막량 사이의 연관성

운동 역시 근막 고밀도화를 유도하지만, 이는 병리적인 현상이 아니다. 운동선수의 경우, 근육량과 근육을 둘러싼 근막 두께 간의 직접적인 상관관계가 존재한다. 근막, 특히 심부층 근막은 두껍고 단단하며 근육과 견고하게 부착되어 있어야 생산성이 높다.

부상 위험은 줄이고, 운동 능력을 높이려면 필수적으로 콜라겐 지지체(근막)를 강화해야 한다. 부착력이 클수록 근육 간 힘의 전달과 수축 속도가 향상되고, 탄성 에너지의 회복이 더 효과적으로 이루어지기 때문이다[11]. 하지만 근막의 특성이 너무 힘에 치중되면 근육의 유연성이 저해될 수 있다.

근막 필라멘트를 파괴하는 운동

고강도 운동은 근막에 부정적인 영향을 미칠 수 있다. 강도 높은 운동을 하면 근막이 사방으로 찢어지면서 근육 콜라겐의 이화 작용이 지속해서 일어난다는 연구 결과도 있다. 운동 습관이 없는 남성과 여성 실험자들이 강도 높은 이두근 운동을 했을 때[12],

– 2일 후, 부종으로 인해 심부근막의 두께가 평균 17% 증가했고,

– 4일 후에도 심부근막 두께 증가가 15%로 유지되었다. 이는 근막의 염증이 회복되는 데 오랜 시간이 걸린다는 것을 보여준다. 심부근막이 두꺼워지는 정도는 근육통과 같이 촉진 시 느껴지는 통증 수준에 비례했다(근육통은 다음 장을 참고).

또 다른 연구에서도 강도 높은 허벅지 운동 후, 근막 이화 작용의 지표가 되는 혈중 하이드록시프롤린 Hydroxyproline 농도가 53% 증가한 채로 3일 이상 지속되어 근육 콜라겐이 파괴됨을 알 수 있었다[13]. 운동 경험이 적을수록 이러한 이화 작용은 더 강하고 오래 지속된다. 예를 들어 평소 운동을 하지 않는 사람들이 근력 운동을 하면 9일 이상 콜라겐 분해가 발생한다[14].

생리학적 참고 사항

근막은 일정 수준의 힘을 가하는 것만으로도 파열될 수 있다는 점에 주의하자. 물론, 저강도 자극으로 근막 섬유화가 발생하기는 어렵다고 의심할 수 있겠지만[15], 가장 약한 섬유아세포부터 파열될 가능성이 높다. 근막이 파열되었다고 해서 곧바로 통증이 발생하는 것은 아니라는 점도 기억하자.

'근육'과 근막의 동화 작용

평소 운동을 하지 않던 사람도 최대 중량의 16%로 레그 익스텐션을 10회 수행했을 때는 허벅지 '근육'의 동화 작용이 전혀 일어나지 않았다. 중량이 너무 가볍기 때문이다[16]. '근육' 동화 작용이 일어나려면 적어도 최대 중량의 70%까지 올려야 한다.

반대로 근막 동화 작용은 낮은 강도와 높은 강도에서 모두 감지되었다. 즉, 근막은 '근육'보다 자극에 더 민감하게 반응한다는 의미다. 또 다른 연구 결과[17]에 따르면, 고강도 허벅지 운동을 수행한 다음날에는

- '근육' 동화 작용이 약 3배 증가했고,
- 근막 동화 작용은 약 3.5배 증가했다.

이 밖에 다른 연구들에서도 '근육' 동화 작용과 근막 동화 작용 간의 차이가 나타났다[18].

그중 한 실험에서는 젊은 남성들이 대퇴사두근 한쪽만을 사용하여 신장성 수축 혹은 단축성 수축으로 운동을 수행했다. 이때 중량, 시간, 강도 등 힘 관련 변수는 최대한 동일하게 했고, 운동을 수행하지 않은 반대쪽 대퇴사두근은 대조군이 되었다.

고강도 운동을 수행하고 8시간이 지난 뒤, '근육' 동화 작용은 단축성 수축보다 신장성 수축을 한 쪽에서 25% 더 활발하게 일어났다. 근막 동화 작용은 2가지 수축 방식과 무관하게 차이가 나지 않았으며 8시간 동안 최대 300%까지 증가했다.

근막은 회복 속도가 느리다

근막은 근섬유보다 혈액 공급이 더 적고, 세포 수도 적게 분포되어 있어 회복이 더 오래 걸린다. 즉, 회복 기간에는 근막 단백질 합성률이 '근육' 조직 단백질 합성률보다 2~4배 더 낮다[17-18].

운동 후에는 근막 동화 작용이 더 큰 비율로 일어나는 것처럼 보이지만, 절대적 수치로 보면 이는 제한적이다. 좀 더 구체적으로 말하자면 근막은 '근육' 조직보다 혈액 공급이 적고, 세포 수도 적어 회복 속도가 약 2배 정도 느리다[19-20-21].

근막은 '근육' 섬유를 보호한다

근막은 힘만 전달하는 것이 아니라 '근육'의 형태를 온전하게 유지하는 역할도 한다. 이는 '근육'이 근막에 제대로 붙지 않는 특정 유전 질환을 가진 환자를 보면 알 수 있다. 이러한 질환이 있는 환자는 약간의 자극만 가해도 '근육'이 파열된다[22].

즉, 근막은 '근육'의 재생에도 관여하는데, 이는 '근육'을 재생하는 줄기세포 및 성장 인자가 근막(세포외기질)에서 생성되고 저장되기 때문이다[23-24-25-26].

이러한 전구세포가 없다면 근육은 단지 섬유화만 일으킬 뿐이다[27]. 섬유화는 위성세포를 감옥처럼 가두어 근육의 회복과 성장을 방해한다[28]. 이는 줄기세포 부족으로 고통받는 고령 인구 또는 평소 운동을 하지 않는 사람들에게서 쉽게 볼 수 있는 현상이다.

근막은 유연하나 한계가 있다

탄성 에너지의 축적 및 방출이 일어나는 모든 신체 활동은 '근육'에만 부담을 주는 것이 아니라, 근막에도 상당한 부담을 준다. 고무줄을 너무 많이 잡아당기면 찢어지는 것처럼 근막 내부에 미세 외상이 발생한다.

최심부층 근막은 평균적으로 최대 12%까지 늘어날 수 있는 신장력을 지닌다[29]. 이를 초과할 경우에는 '근육'을 보호하기 위해 근막이 파열될 가능성이 높다. 하지만 근막의 강도는 힘의 방향에 따라 크게 좌우되기 때문에 이는 단지 이론상의 수치일 뿐이다[30]. 평소 익숙한 방향으로 힘이 작용하면 근막은 충분히 더 늘어날 수 있지만, 익숙하지 않은 방향으로 힘이 작용하면 잘 늘어나지 않는다.

우리가 운동을 하면 근막을 늘리는 동시에 손상도 가하게 된다. 이때 근막이 충분히 재생되지 않으면 결국

마모되는데, 이로 인해 전체적으로 구조가 약해지면 근막이 무너지면서 불편할 정도의 통증이 느껴진다.

부상보다 근막 감퇴가 먼저 일어난다

혈중 하이드록시프롤린 농도와 부상 발생 위험 간에는 상관관계가 존재한다. 신체 활동으로 혈중 아미노산(하이드록시프롤린) 농도가 높아지면 부상 발생 위험도 커지는데[31], 이는 힘줄−근육 구조의 파괴로 나타난다[32]. 마찬가지로 과도한 운동은 히알루론산 감소를 유발하여 근막의 각 층을 건조하게 만든다[33]. 그러면 근막 간 윤활 작용이 감소해 근섬유끼리 마찰이 심해진다[34].

5장(47p)에서 살펴보겠지만, 윤활 작용이 활발하여 콜라겐 필라멘트(근막)의 각 층이 잘 미끄러지면 기계적 신호 전달Mechanotransduction을 통해 근막 조직의 동화 작용과 재생이 활발해진다.

반면에 근막 간 윤활 작용이 원활하지 않고 뻣뻣하면 이화 작용이 과도하게 발생하여 통증이 느껴질 수 있다[35-36]. 운동 세션 사이에 근막이 재생될 시간이 충분하지 않으면 근막은 섬유화되고, 이는 잠재적으로 염증을 유발할 수 있다[37]. 이러한 사실을 염두에 두고, 근육 파열의 원인에 대한 잘못된 오해를 풀어야 한다.

수축성 조직('근육' 조직) 파열은 가능한가?

운동하는 사람들은 많이들 근육이 찢어졌다거나 손상되었다는 표현을 한다. 이는 근육의 수축성 조직이 찢어졌다는 의미다. 하지만 실제로 '근육'이 찢어졌을 가능성은 낮다. 우리의 '근육' 세포는 재생 능력이 뛰어나기 때문이다.

근육의 수축성 조직을 실제로 다칠 수도 있지만, 이는 매우 드물게 일어난다. 건강한 사람이 운동할 때 겪는 가장 흔한 손상은 장시간 근육 수축(구축)이 유지되는 것이다.

근막의 병리적 파열

근육의 수축성 섬유를 확대해 보면 다진 고기처럼 이미 잘게 조각나 있어 찢어질 위험이 없어 보인다. 하지만 이는 근막으로 인해 생고기 덩어리처럼 단단하고 질긴 상태가 된다. 우리가 고기를 익혀서 연하게 만드는 과정은 알고 보면 이 '세포외기질'(근막)에 열을 가해 분해, 변성시키는 행위다.

'근육' 부상이라 부르는 경우의 90%는 사실 근막(콜라겐 필라멘트)이 신장력 이상으로 늘어난 것이 원인이다[38]. 근막은 근건접합부나 심부층에서 특히 쉽게 늘어나고 찢어진다. 근육의 취약성은 수축성 조직이 아닌 근막의 손상에서 비롯된다. 슬굴곡근을 다친 럭비 선수들을 관찰해 보면 '근육'(수축성 조직) 상태는 그대로인 반면, 근막은 경직된 것으로 나타난다[39].

이러한 차이는 매우 중요하다. 단백질로 이루어진 조직(근육)이 아닌 콜라겐이 풍부한 조직(근막)을 재생하는 데 더 큰 노력을 기울여야 하기 때문이다.

근막과 '근육'의 재생 방식 차이

근막과 '근육'(수축성 조직)은 서로 다른 방식으로 재생된다.

- 인대는 '스펀지' 유형의 재생 자극에 잘 반응하지만, 혈액 울혈에는 거의 반응하지 않는다.
- 힘줄은 '스펀지' 유형의 재생 자극에 크게 반응하고, 혈액 울혈에는 적당한 수준으로 반응한다.
- 근막은 '스펀지' 유형의 재생 자극과 혈액 울혈에 둘 다 동일하게 반응한다.
- '근육'은 혈액 울혈 형태의 재생 자극에 주로 반응한다. 강력한 수분 이동이 재생에 미치는 영향은 아

직 명확히 정의된 바 없다.

또한, 근막의 동화 작용은 '근육'과 다르게 외부 자극에 빠르게 내성을 보이기 시작한다(8장 참고).

운동성 섬유근육통(운동성 근막통)

근막 부상의 두 번째 유형은 운동으로 인한 근막 통증으로, 이는 과민성 섬유근육통과 증상이 유사하게 나타난다. 운동으로 인한 근막 통증은 근막의 염증으로 인해 국소적으로 다양한 강도의 통증을 유발하는 질환이다. 스포츠의학 분야에서는 휴식 중에도 근육이 경련하는 상태를 유지하는 것처럼 보여 이를 근육 구축Contracture이라 부르기도 한다.

근육이 이처럼 경직되어 있으면 만졌을 때 통증을 느끼게 된다. 보통은 엄지손가락으로 근육을 눌러도 불편하지 않아야 정상이나, 장시간 수축된 근육은 손가락으로 눌렀을 때 불편함을 느끼게 된다. 반면, 휴식 중이거나 강하게 수축했을 때는 통증이 발생하지 않는다.

다행히도 운동성 섬유근육통과 과민성 섬유근육통을 구분하는 4가지 특징이 존재한다.

1. 과민성 섬유근육통은 몸 전체에 걸쳐 여러 부위에 나타나는 질환인 반면, 운동성 섬유근육통은 대체로 다음과 같은 자세유지근(자세근)에 집중된다.

- 소흉근Pectoralis minor
- 견갑하근Subscapularis
- 요근Psoas
- 장골근Iliacus
- 극상근Supraspinatus
- 극하근Infraspinatus
- 요방형근Quadratus lumborum[40]
- 고관절 회전근Hip rotators

2. 과민성 섬유근육통은 통증기와 잠복기가 번갈아가며 나타난다. 통증기에는 역치가 낮아져 근육을 누르지 않아도 심한 통증이 느껴지고 잠복기에는 통증이 없어 마치 호전됐다는 착각을 준다.

하지만 운동성 섬유근육통은 대부분 잠복기에 가깝다. 통증이 있기는 하지만, 지속해서 느껴지지 않고 근육을 압박할 때만 통증이 발생한다. 이처럼 과민성 섬유근육통과 운동성 섬유근육통은 뇌가 통증을 억제할 수 있는지 여부에 따라 구분할 수 있다[41].

3. 과민성 섬유근육통은 환자가 일상생활을 제대로 할 수 없게 만들지만, 운동성 섬유근육통은 운동 능력을 감소시키는 데에 그친다.

4. 과민성 섬유근육통은 신체 활동이 부족하면 더 심해진다. 그래서 평소 운동 습관이 없는 과민성 섬유근육통 환자들이 운동을 하면, 중추신경계에서 통증을 억제하여 증상이 완화될 수 있다. 반면, 운동성 섬유근육통은 과도한 운동으로 인해 발생하는 경우가 많다. 이때는 운동 강도를 낮추고, 재생 요법을 병행하면 증상을 없앨 수 있다. 과민성 섬유근육통은 단순히 운동량을 조절하는 것만으로는 완치하기가 어렵고, 수면 및 약물 치료가 병행되어야 한다.

참고 사항

신체 활동을 통한 통증 억제 효과를 검증하기 위해 연구자들이 피험자의 피부에 열을 가해 어느 온도에서부터 작열감을 느끼는지 확인했다. 휴식 상태에서는 45도에서 감각이 나타났다[42]. 같은 피험자가 20분간 격렬한 운동을 한 후에는 온도가 46도까지 올라가야 작열감을 느낄 수 있었다.

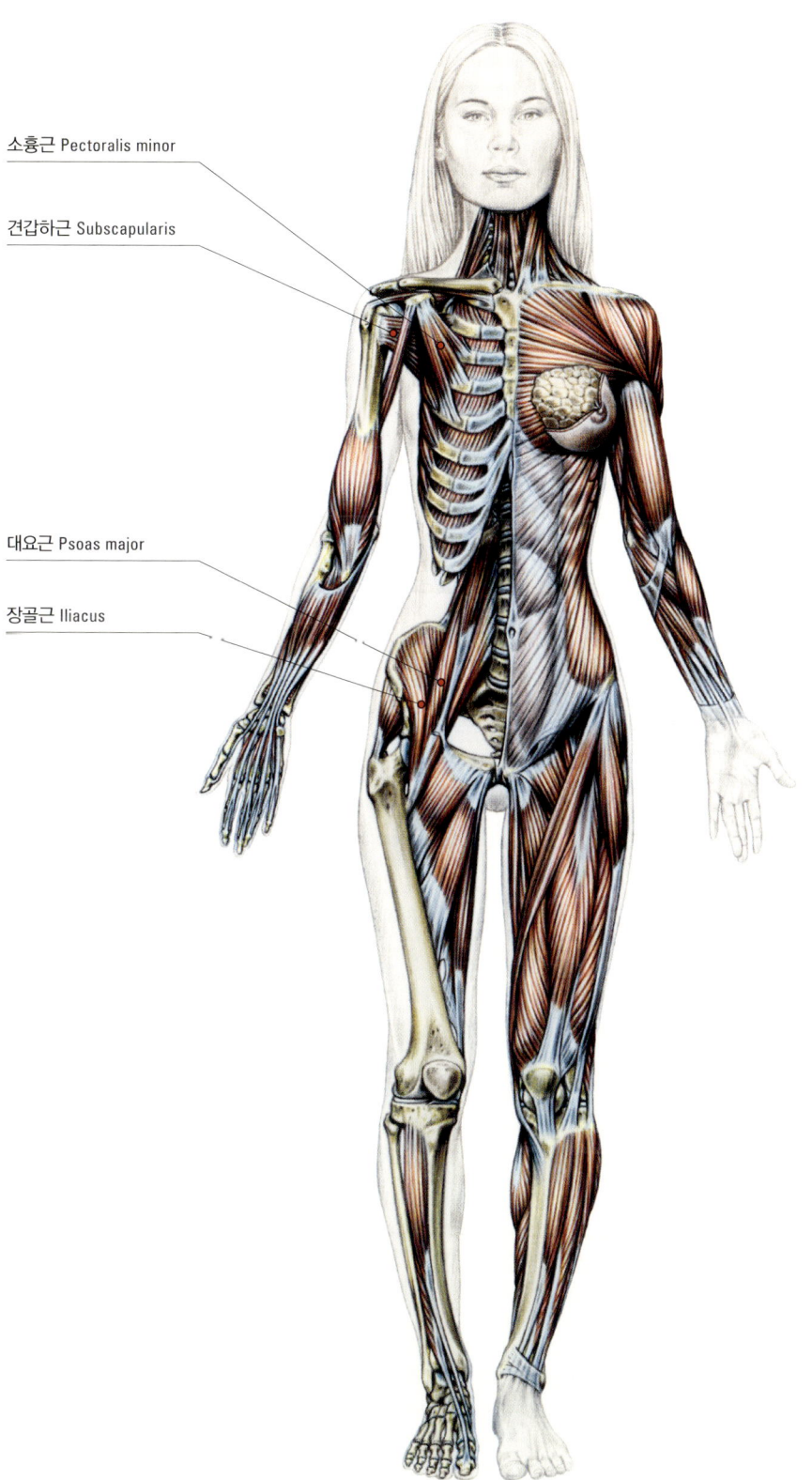

소흉근 Pectoralis minor

견갑하근 Subscapularis

대요근 Psoas major

장골근 Iliacus

자세유지근[자세근]

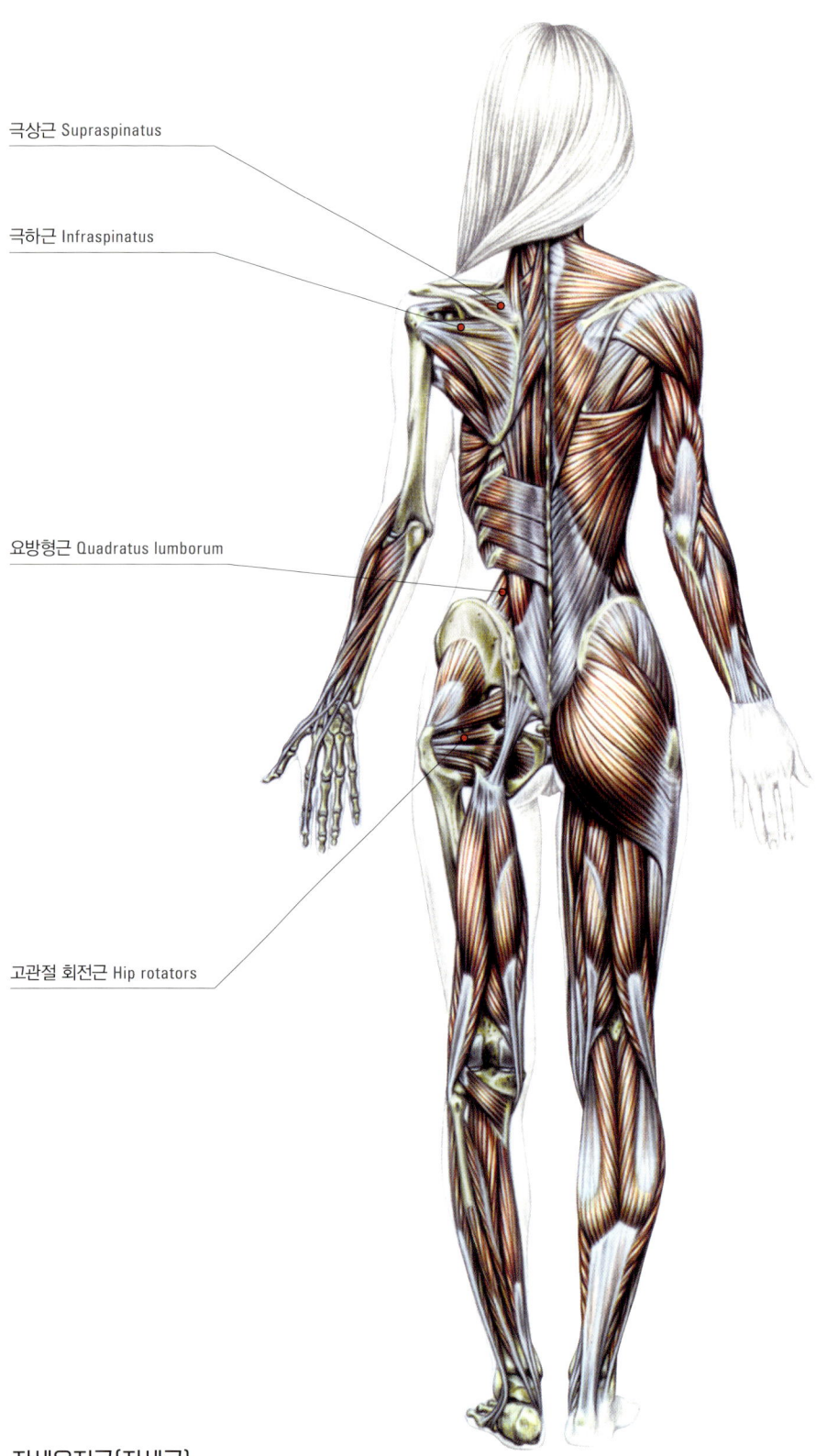

극상근 Supraspinatus

극하근 Infraspinatus

요방형근 Quadratus lumborum

고관절 회전근 Hip rotators

자세유지근(자세근)

과민성 섬유근육통의 메커니즘은 무엇인가?

과민성 섬유근육통 환자의 근육 내 압력Intermuscular pressure은 정상인보다 약 3배 정도 더 높다[43]. 이는 신경성 수축과는 다르다. 사망한 환자에게서도 촉진을 통해 이러한 압력 증가 현상을 관찰할 수 있기 때문이다[44]. 과민성 섬유근육통 환자를 사후 부검하면 근육 섬유가 너무 좁은 근내막(근육 섬유를 둘러싼 근막)에 갇혀 마치 '질식'한 것처럼 보인다.

이러한 수축은 혈액 순환을 저해하여 지속적으로 근육 저산소증을 유발한다. 이로 인해 영양분이 제대로 공급되지 않고, 대사성 노폐물이 원활하게 배출되지 않아 염증성 섬유화가 확산된다. 근육과 근막은 짧아진 상태로 재생되지 못하고 그대로 손상되는데, 손상된 근육은 결국 딱딱하게 경직된다[45].

근막 손상인가, '근육' 손상인가, 혹은 둘 다인가?

근육 구축(경직)이 발생하는 과정은 아직 완전히 밝혀지지 않았다. 근막이 섬유화되어 근섬유아세포가 증가하면서 근섬유를 압박해 질식시키는 것인가? 아니면 수축된 '근육'이 근막을 자극하여 염증과 경직을 유발하는 것인가?

일반적으로 염증은 근막에서 시작되어 인접 조직으로 퍼진다[46]. 근막은 '근육'을 보호하고 회복을 돕는 역할을 한다. 따라서 근막(결합 조직)이 제 기능을 하지 못하면 '근육'이 퇴화하는 것은 당연한 결과지만[47], 반대의 경우는 증거가 부족하다.

어떤 경우든 결과적으로 통증이 발생한다. 다음 장에서 살펴보겠지만, 통증을 더 많이 유발하는 것은 '근육'(수축성 조직)이 아니라 근막이다. 따라서 운동하는 사람은 근막 이완 요법Myofascial release technique을 통해 구축이 발생하지 않도록 근육(근막+근육)을 잘 풀어주어야 한다.

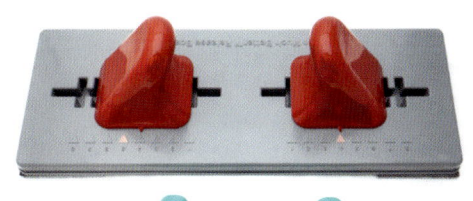

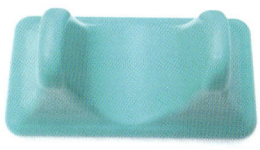

'소라이트Pso-Rite'사의 장요근 마사지 기구. 파란색 제품이 저가 기본형이다. 빨간색 제품은 폭을 조절할 수 있는 모델로 비싸지만, 다양하게 활용이 가능하다.

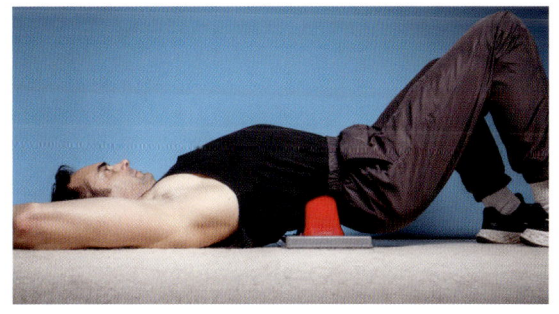

마사지 기구 위에 누워 30초에서 1분간 요방형근을 가볍게 지압해 근육 이완을 유도하고, 허리의 긴장을 풀어준다.

주의할 점!

이러한 질환은 나에게 일어나지 않을 것이라고 생각하기 쉽다. 하지만 우리 몸의 여러 근육을 촉진해 보면, 비정상적으로 수축된 부위를 생각보다 많이 발견하게 된다. 어느 한 근육이 영향을 받으면, 그 길항근도 마찬가지로 영향을 받을 가능성이 높으므로 주의해야 한다.

마모

근육의 반복적인 수축과 신장은 근막에 미세 손상을 유발한다. 이러한 미세 손상이 다음 운동 전까지 완전히 치유되지 않으면 국소적인 '마모'가 발생한다[48]. 근막의 마모를 재현하기 위해 동물에게 동심성 운동 Eccentric exercise(수축성 운동)을 여러 횟수 반복시켜 관찰한 실험이 있다. 이러한 반복으로 유발되는 유착 Adhesion, 섬유화Fibrosis, 통증유발점Trigger point, 근육경화증Myogelosis 등은 '마모된' 근막을 연구하기 위한 모델이 된다.

반복적인 움직임으로 인한 마모는 지속적인 국소 염증을 유발하는데, 이는 다음 3가지 상호 보완적 메커니즘을 통해 근막의 대사를 방해한다.

1. 미세 손상으로 인한 국소 면역 활성화는 섬유아세포의 증식을 유발한다. 지속적으로 높은 수준의 염증이 발생하면 이 섬유아세포들은 건강한 조직을 생성하는 대신 근섬유아세포로 변형된다[49]. 이름에서도 알 수 있듯이, 근섬유아세포는 어느 정도의 수축 능력이 있어 비정상적인 국소 경직을 초래한다.

2. 염증은 근막의 윤활제인 히알루론산의 분자 구조를 변화시킨다. 근막 내에서 히알루론산은 다양한 '크기' 즉, 다양한 분자량으로 존재하는데, 오직 중간 정도의 분자량만이 근막층의 적절한 미끄러짐과 영양 공급을 가능하게 한다.

   하지만 근막을 과도하게 사용하면 일부 분자의 무게가 증가하고, 다른 일부 분자의 무게는 감소한다. 이에 따라 근막에 좋은 히알루론산은 고갈되고 나쁜 히알루론산이 많아지게 된다.

   분자의 '무게'가 늘어난 히알루론산은 적절히 미끄러지는 대신 점성이 높아져 끈적해진다[50]. 이처럼 과도한 농도는 근막층을 서로 고착시켜 힘의 전달을 감소시키고, 통증에 대한 민감도를 증가시킨다[51-52].

   분자의 '무게'가 줄어든 히알루론산은 염증을 유발하여 조직 재생을 방해한다[53]. 이러한 반응은 역설적이다. 본래 히알루론산(좋은 히알루론산)은 항염 작용을 하고, 병리적 증상과 싸우기 때문이다.

3. 염증은 히알루론산 분해를 방해하여 농도를 증가시킨다. 히알루론산을 분해하여 적절한 농도를 유지하는 일은 히알루로니다아제Hyaluronidase 효소가 하는 역할인데, 염증은 이 효소의 활성화를 억제한다[54]. 분해 작용이 일어나더라도 분자량이 낮은 히알루론산을 어느 정도 만들 뿐 매우 제한적이다.

이러한 히알루론산의 상반된 작용을 이해하면 이를 이용한 약물 치료가 왜 역설적으로 보이는지도 알 수 있다. 예를 들어 무릎 통증을 앓는 경우에는 히알루론산을 주입하지만, 건염을 앓는 경우에는 히알루론산의 분해를 가속화하는 효소를 국소 주입하여 과도한 히알루론산을 제거한다[55]. 2가지 치료 모두 목표는 동일하다. 적절한 분자량의 좋은 히알루론산 농도를 높이고, '부적절한' 분자량의 나쁜 히알루론산 농도는 낮추는 것이다.

운동하는 사람의 근막은 이중고를 겪는다. 외부적으로는 강도 높은 훈련으로 인해 공격받고, 내부적으로는 체내 히알루론산 불균형과 과도한 근섬유아세포의 공격을 받기 때문이다. 중요한 것은 조직을 오랫동안 움직이지 않을수록 점성이 높아지고 저품질 히알루론산이 더 많이 만들어진다는 점이다. 적절한 방향으로 힘이 가해지지 않으면, 근막(콜라겐 필라멘트)도 무질서하게 증식하여 우리 몸의 각 부위를 더욱 경직시키는데, 이것이 바로 섬유화다.

섬유화

섬유화는 흉터 조직을 의미한다. 우리 몸에서 제대로 또는 충분히 빠르게 복구되지 않는 모든 것은 섬유화된다. 이 과정은 신체에 '구멍'을 남기지 않고 생리학적으로 '메우는' 작용이라 할 수 있다. 섬유화는 자연스러운 현상으로, 무조건 나쁘다고 할 수는 없다.

피부로 보는 섬유화 예시

진피층에서 섬유화가 일어나면 피부는 주름지고, 탄력이 떨어지며 연약한 상태가 된다. 이는 섬유화가 일어나지 않은 매끈한 아기 피부와 정반대의 특징이다.
콜라겐을 기반으로 구성된 모든 조직은 같은 방식으로 자체 복구된다[56]. 피부를 베였을 때 일어나는 재생 과정을 살펴보면 이를 눈으로 확인할 수 있다. 상처가 아물면서 딱지가 형성되었다가 점차 사라지면, 흉터가 진하거나 옅게 남는다. 비대해진 흉터는 섬유화가 과도하게 진행됐다는 증거이고, 거의 보이지 않는 흉터는 섬유화가 진행되지 않고 회복된 것이다.

섬유화는 필수적으로 거치는 과정이다

근육이나 힘줄이 재생되는 동안에는 항상 섬유화된 조직이 두껍게 형성된다[57]. 이 섬유화된 조직 즉, '딱지'는 손상된 부위를 일시적으로 보호하고 지지하며 복구하는 데 필수적이다. 근섬유아세포는 상처가 벌어지지 않도록 이어 붙이는 역할을 한다. 마치 외과적 봉합처럼 벌어진 상처 단면을 맞닿게 하는 것이다.
근섬유아세포는 상처를 봉합할 뿐만 아니라 섬유화를 유발하는데, 섬유화된 조직은 근섬유아세포의 생성을 촉진하는 상호작용을 한다[58]. 또한, 섬유화된 조직은 재생에 필요한 성장 인자와 염증 인자를 생성해 치유를 촉진한다[59-60].
상처 재생의 마지막 단계에서는 '지지대' 역할을 하는 섬유화된 '딱지'와 '버팀대' 역할을 하는 근섬유아세포가 세포 사멸Apoptosis(세포예정사의 일종)을 통해 스스로 제거된다[61]. 이후 새로 형성된 조직이 그 자리를 대체한다.

섬유화는 언제 비정상적인가

손상이나 염증이 극심할 경우에는 섬유화 과정이 지속되고, 근섬유아세포 역시 사라지지 않고 계속 증식하게 된다. 염증이 있는 환경에서 면역 세포들은 '생존 촉진Pro-survival' 분자를 분비하여 세포 사멸 메커니즘을 무시하는데[62-63], 이로 인해 많은 노화 세포가 발생하게 된다[64].
그러면 근육이 완벽하게 재생되는 대신 해당 부위에 거친 '흉터'가 생기고, 이는 구조적으로 취약한 부분이 된다. 근섬유아세포가 과도하게 증식하면, 히알루론산 분자가 정상적으로 제거되지 못해 근막이 더욱 경직된다. 또한, 이러한 섬유화는 해당 부위를 경화시켜 근섬유아세포의 증식을 촉진한다[65].
이론적으로 근막 마사지는 이러한 악순환을 막아 근섬유아세포의 추가적인 증식을 방지할 수 있어야 하지만, 실제로는 섬유화된 부위가 너무 단단하여 압박만으로는 해소하기가 어렵다.
다만, 현실적인 관점에서 근막 마사지는 스펀지에서 물을 짜내듯, 점성이 높은 액체와 히알루론산으로 가득 찬 부위의 막힘을 '완화'하는 데 도움이 될 수 있다. 다시 말해 근막 마사지는 섬유연골화생Fibrocartilaginous metaplasia(5장 참고)으로 인해 유발되는 과도한 수분 축적(부종)을 완화할 수 있다.

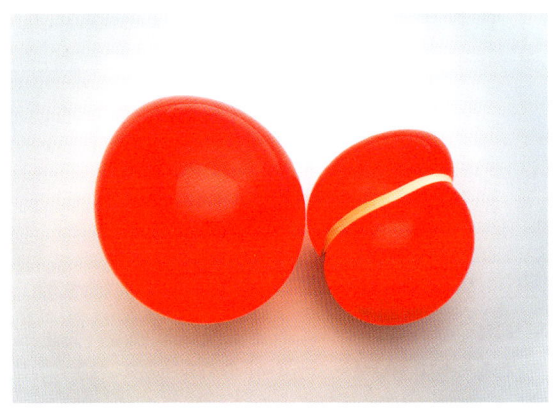

사진에서 풍선을 변형시키는 고무줄은 섬유화를 상징한다. 섬유화로 인해 근육 조직의 정상적인 구조가 변형되면 장력이 고르게 분산되지 않고, 근육의 신축 범위와 힘의 전달이 감소하게 된다.

섬유화가 운동선수에게 미치는 악영향

근막이 아직 다 회복되지 않은 상태에서 운동을 재개하면 섬유화된 조직과 근섬유아세포가 비정상적인 히알루론산과 혼합되어 더 많이 유착된다.

달리기 선수의 종아리와 비운동인의 종아리를 비교한 결과[66], 달리기 선수의 통증유발점 밀도가 비운동인에 비해 4배 높으며, 더 딱딱하고 아픈 것으로 나타났다. 유의할 점은 섬유화 자체가 반드시 통증을 유발하는 것은 아니라는 사실이다. 예를 들어 치료사가 섬유화된 부위를 치료하기 위해 능동이완기법Active release technique과 같은 마사지 요법을 써도 환자는 불쾌한 감각을 느끼지 않을 수 있다. 이처럼 비정상적인 섬유화로 인해 발생한 흉터는 통증의 직접적인 원인은 아니다.

섬유화가 근수축을 방해한다

섬유화가 운동인에게 미치는 가장 큰 악영향은 근육 수축, 근막의 중첩, 그리고 신경초(신경 피막)의 미끄러짐을 제한한다는 점이다. 근막이 마모된 후 운동인에게 나타나는 현상은 고령인이 노화로 인해 겪는 것과 유사하다. 고령인은 시간이 지남에 따라 근막의 유연성이 감소하고 섬유화는 증가한다. 이에 따라 뚜렷한 이유 없이 근력이 감소하게 된다[67].

섬유화 조직이 불규칙하게 증식하면 정상적인 근육 수축을 방해한다. 건강한 세포외기질과 달리, 섬유화 조직은 수축 방향으로 정렬되지 않고, 오히려 반대 방향으로 자리 잡는다. 이로 인해 섬유화 조직은 마치 단단한 족쇄처럼 작용하여 근육이 자유롭게 수축하고 이완하는 것을 방해한다[68].

섬유화 조직의 이러한 특성은 탄성 에너지를 저장하고 방출하는 것을 방해하여 폭발적인 운동을 수행할 때 동작 속도를 느리게 만든다[69]. 또한, 신경초를 압박하여 신경 신호를 약화시킨다(9장 참고).

1. Hedley G. Fascial Nomenclature. J Bodyw Mov Ther 2016 20:141.

2. Stecco C. Histological Study of the Deep Fasciae of the Limbs. J Bodyw Mov Ther 2008 12:225.

3. Vörös P. Preliminary Investigation of the Effects of Sitting With and Without Short Active Breaks on Muscle Stiffness Assessed With Shear-wave Elastography. Sport Sci Health 2023 19:1209.

4. Huang Y. Effects of Plantar Vibration on Bone and Deep Fascia in a Rat Hindlimb Unloading Model of Disuse. Front Physiol 2018 9.

5. Maas H. Significance of Epimuscular Myofascial Force Transmission Under Passive Muscle Conditions. J Appl Physiol 2019 126:1465.

6. Purslow PP. The Structure and Role of Intramuscular Connective Tissue in Muscle Function. Front Physiol 2020 11:495.

7. Minato K. Measurement of Lateral Transmission of Force in the Extensor Digitorum Longus Muscle of Young and Old Mice. Int J Mol Sci 2021 22:12356.

8. Pavan P. Alterations of Extracellular Matrix Mechanical Properties Contribute to Age-related Functional Impairment of Human Skeletal Muscles. Int J Mol Sci 2020 21:3992.

9. Mitchell WK. Sarcopenia, Dynapenia, and the Impact of Advancing Age on Human Skeletal Muscle Size and Strength. Front Phys 2012 3:360.

10. Noehren B. T1⊠Imaging as a Non-invasive Assessment of Collagen Remodeling and Organization in Human Skeletal Muscle after Ligamentous Injury. J Physiol 2021.

11. Otsuka S. Investigation of the Association between Human Fascia lata Thickness and its Neighboring Tissues' Morphology and Function Using B-mode Ultrasonography. J Anat 2021.

12. Tenberg S. The Relationship Between Acute Exercise-induced Changes in Extramuscular Connective Tissue Thickness and DOMS in Healthy Participants. Sports Med Open 2022 8:57.

13. Mavropalias G. Changes in Plasma Hydroxyproline and Plasma Cell-free DNA Concentrations after Higher-versus Lower-intensity Eccentric Cycling. Eur J Appl Physiol 2021 121:1087.

14. Brown S. Indirect Evidence of Human Skeletal Muscle Damage and Collagen Breakdown After Eccentric Muscle Actions. J Sports Sci 1999 17:397.

15. Guillot A. Foam Rolling and Joint Distraction With Elastic Band Training Performed for 5-7 Weeks Respectively Improve Lower Limb Flexibility. J Sports Sci Med 2019 18:160.

16. Holm L. Contraction Intensity and Feeding Affect Collagen and Myofibrillar Protein Synthesis Rates Differently in Human Skeletal Muscle. Am J Physiol 2010 298:E257.

17. Miller BF. Coordinated Collagen and Muscle Protein Synthesis in Human Patella Tendon and Quadriceps Muscle After Exercise. J Physiol 2005 567:1021.

18. Moore DR. Myofibrillar and Collagen Protein Synthesis in Human Skeletal Muscle in Young Men After Maximal Shortening and Lengthening Contractions. Am J Physiol 2005 288:E1153.

19. Renoux J. Ultrasound-detected Connective Tissue Involvement in Acute Muscle Injuries in Elite Athletes and Return to Play. J Sci Med Sport 2019 22:641.

20. Pollock N. Time to Return to Full Training is Delayed and Recurrence Rate is Higher in Intratendinous Identification of a New Telocyte Niche. Sci Rep 2020 10:14124.

21. Shamji R. Association of the British Athletic Muscle Injury Classification and Anatomic Location With Return to Full Training and Reinjury following Hamstring Injury in Elite Football. BMJ Open Sport Exerc Med 2021 7:e001010.

22. Ahmad K. Cross-talk Between Extracellular Matrix and Skeletal Muscle. Front Pharma 2020.

23. Fry CS. Myogenic Progenitor Cells Control Extracellular Matrix Production by Fibroblasts During Skeletal Muscle Hypertrophy. Cell Stem Cell 2017 20:56.

24. Brightwell CR. A Glitch in the Matrix. Am J Physiol 2022 323:C763.

25. Urciuolo A. Collagen VI Regulates Satellite Cell Self-renewal and Muscle Regeneration. Nat Comm 2013 4:1964.

26. Pimentel Neto J. Myotendinous Junction Adaptations to Ladder-based Resistance Training. eLife 2019 8:e44876.

27. Goh Q. Myonuclear Accretion is a Determinant of Exercise-induced Remodeling in Skeletal Muscle. Br J Sports Med 2016 50:305.

28. Tomaz da Silva M. The Fibrotic Niche Impairs Satellite Cell Function and Muscle Regeneration in Mouse Models of Marfan Syndrome. Acta Physiol 2023 237:e13889.

29. Pavan PG. Painful Connections: Densification Versus Fibrosis of Fascia. Curr Pain Head Rep 2014 18:441.

30. Pancheri FQ. A Constitutive Description of the Anisotropic Response of the Fascia Lata. J Mech Behav Biomed Mater 2014 30:306.

31. Murguia MJ. Elevated Plasma Hydroxyproline. Am J Sports Med 1988 16:660.

32. Tofas T. Plyometric Exercise Increases Serum Indices of Muscle Damage and Collagen Breakdown. JSCR 2008 22:490.40p.

33. Purdom T. Intramuscular Hyaluronic Acid Expression Following Repetitive Power Training Induced Nonfunctional Overreaching. Appl Physiol Nutr Metab 2021.

34. McCombe D. The Histochemical Structure of the Deep Fascia and its Structural Response to Surgery. J Hand Surg Br 2001 26:89.

35. Langevin HM. Reduced

Thoracolumbar Fascia Shear Strain in Human Chronic Low Back Pain. BMC Musc Dis 2011 12:203.

36. Stecco C. Hyaluronan Within Fascia in the Etiology of Myofascial Pain. Surg Radiol Anat 2011 33:891.

37. Gardner T. Fibrosis Following Acute Skeletal Muscle Injury. J Sports Med 2020.

38. Wilke J. Is It All About the Fascia? Orthop J Sports Med 2019 7.

39. Kawai T. Hamstring Strains in Professional Rugby Players Result in Increased Fascial Stiffness Without Muscle Quality Changes. J Bodyw Mov Ther 2021 27:34.

40. Jairakdeea Y. Effect of Releasing Quadratus Lumborum Muscle on Hip and Knee Muscle Length in Asymptomatic Individuals. J Bodyw Mov Ther 2021 26:542

41. Langev in HM. Reconnecting the Brain With the Rest of the Body in Musculoskeletal Pain Research. J Pain 2021 22:1.

42. Schmitt A. Effects of Fitness Level and Exercise Intensity on Pain and Mood Responses. Eur J Pain 2020 24:568.

43. Katz RS. Intramuscular Pressure Is Almost Three Times Higher in Fibromyalgia Patients. J Rheumato 2021 48:598.

44. Windisch A. Morphology and Histochemistry of Myogelosis. Clin Anat 1999 12:266.

45. Murayama M. Changes in Biceps Brachii Muscle Hardness Assessed by a Push-in Meter and Strain Elastography after Eccentric Versus Concentric Contractions. Sci Rep 2022 12:9214.

46. Zügel M. Fascial Tissue Research in Sports Medicine. Br J Sports Med 2018 52:1497.

47. Loreti M. The Jam Session Between Muscle Stem Cells and the Extracellular Matrix in the Tissue Microenvironment. npJ Regen Med 2022 7:16.

48. Fisher PW. Increased CCN2, Substance P and Tissue Fibrosis are Associated With Sensorimotor Declines in a Rat Model of Repetitive Overuse Injury. J Cell Com Signal 2015 9:37.

49. França MED. Manipulation of the Fascial System Applied During Acute Inflammation of the Connective Tissue of the Thoracolumbar Region Affects TGF-β1 and IL-4 Levels. Front Physiol 2020.

50. Stecco A. Densification. Bioengin 2022 9:159.

51. Hughes EJ. Evaluation of Hyaluronan Content in Areas of Densification Compared to Adjacent Areas of Fascia. J Bodyw Mov Ther 2019 23:324.

52. Amir A. Hyaluronan Homeostasis and its Role in Pain and Muscle Stiffness. PMR 2022.

53. Romo M. Small Fragments of Hyaluronan are Increased in Individuals With Obesity and Contribute to Low-grade Inflammation Through TLR-mediated Activation of Innate Immune Cells. Int J Obes 2022 46:1960.

54. Cowman MK. Viscoelastic Properties of Hyaluronan in Physiological Conditions. F1000Res 2015 4:622.

55. Rezvani SN. In-vivo Efficacy of Recombinant Human Hyaluronidase Injection for Accelerated Healing of Murine Retrocalcaneal Bursitis and Tendinopathy. J Orthop Res 2020 38:59.

56. Lindsey ML. Skin Wound Healing as a Mirror to Cardiac Wound Healing. Exp Physiol 2023 108:1003.

57. Bell R. A Potential New Role for Myofibroblasts in Remodeling of Sub-rupture Fatigue Tendon Injuries by Exercise. Sci Rep 2018 8:8933.

58. Loomis T. Matrix Stiffness and Architecture Drive Fibro-adipogenic Progenitors' Activation into Myofibroblasts. Sci Rep 2022 12:13582.

59. Wang X. Identification and Function of Fibrocytes in Skeletal Muscle Injury Repair and Muscular Dystrophy. J Immunol 2016 197:4750.

60. Brightwell CR. A Glitch in the Matrix. J Appl Physiol 2022.

61. Hinz B. Evasion of Apoptosis by Myofibroblasts. Nat Rev Rheumatol 2020 16:11.

62. Zhang HY. Inhibition of Myofibroblast Apoptosis by TGF-β1. Am J Respir Cell Mol Biol 1999 21:658.

63. Best KT. NF-κB Activation Persists into the Remodeling Phase of Tendon Healing and Promotes Myofibroblast Survival. Sci Signal 2020 13:eabb7209.

64. Hinz B. Evasion of Apoptosis by Myofibroblasts. Nat Rev Rheumatol 2020 16:11.

65. Hinz B. Tissue Stiffness, Latent TGF-β1 Activation, and Mechanical Signal Transduction. Cur Rheumatol Rep 2009 11:120.

66. Nguyen AP. La prévalence de trigger points dans le gastrocnémien médial dans une population de coureurs et de non-coureurs. Kiné 2023 23:54 A93.

67. Bagcier F. The Relationship Between Gluteus Medius Latent Trigger Point and Muscle Strength in Healthy Subjects. J Bodyw Mov Ther 2022 29:140.

68. Azizi E. Resistance to Radial Expansion Limits Muscle Strain and Work. Biomech Model Mechanobiol 2017 16:1633.

69. Sawamura S. Effect of Fascial Manipulation® on Reaction Time. J Bodyw Mov Ther 2020 24:245.

근육통은 우리가 두 팔 벌려 환영하는 유일한 증상이다. 운동 후 근육통이 없으면 오히려 제대로 운동하지 않은 것 같은 느낌이 들 정도로 이를 긍정적인 증상으로 인식한다. 근육통을 잘 이해하면 운동 수행 능력 향상으로 이어지는 메커니즘을 잘 알 수 있다. 관련 내용을 잘 살펴보고, 근육통이 주는 신호를 올바르게 해석할 수 있도록 하자.

근육통은 병리적 영역에 속한다

근육통은 병리적 미세 손상의 증거로, 대부분 운동 후 경미하게 일어난다. 하지만 초보자에게는 이것이 매우 불편할 정도로 심하게 나타날 수 있다. 마찬가지로 대부분의 목 통증이나 요통도 그저 심한 근육통에 불과하다. 이는 병리적으로 심각한 문제는 아니지만, 통증이 비정상적으로 오랜 기간 지속되어 나타난다.

근육통과 근육 손상의 관계

운동 후 혈중 크레아틴 키나아제Creatine Kinase(CK) 수치를 살펴보면 '근육'의 손상 정도를 알 수 있다. 평상시에는 CK 수치가 낮지만, '근육' 손상이 발생한 경우에는 '근육' 속 크레아틴 키나아제 효소가 혈액으로 유출된다. 따라서 혈중 CK 수치가 높을수록 더 많은 '근육' 섬유가 손상되었다고 추론할 수 있다.

이론적으로 근육통이 '근육' 손상으로 인한 것이라면 CK 수치가 최고점일 때 체감하는 근육통 역시 최고 수준이어야 하지만, 이를 증명하는 연구는 거의 없다. 대부분 CK 수치가 최고점일 때는 근육통이 최고조에 이르기 전과 후인 것으로 나타났다. 즉, 근육통이 심

해도 혈중 CK 수치가 정상치일 수 있고, 근육통이 없어도 혈중 CK 수치가 높을 수 있다는 것이다.[1]

근육통과 CK 수치 상승 간의 시간차를 보여주는 한 연구가 있다. 가슴 근육을 최대한 손상시키고, 가능한 많은 근육통을 유발하기 위해 보디빌더들이 네거티브 동작(내리는 동작)에 집중하여 고강도 벤치 프레스 세션을 수행했다. 그 결과, 실험자들은 48시간 후 최고치의 근육통을 경험했다. 하지만 CK 수치의 최고점은 운동한 지 3일 후에야 관찰되었고[2], 그 시점에는 근육통 강도가 이미 절반 수준으로 줄어든 때였다.

2주 후 같은 보디빌더들이 해당 훈련을 다시 실시했는데 그 결과, 근육통은 24시간 후에 가장 심했지만, CK 수치는 상승하지 않았다. 이러한 시간차는 근육통이 '근육' 자체에서 발생하는 것이 아니라는 점을 시사한다.

근력 운동과 횡문근융해증

여러 스트렝스 스포츠 챔피언들이 횡문근융해증 가능성에 대한 우려를 제기해 왔다. 이 질환은 근육이 대규모로 빠르게 손상되어 근육 속의 CK 효소가 대량으로 혈액에 방출될 때 발생한다. 하지만 지나치게 열정적인 초보자를 제외하고 숙련된 스포츠맨이 이 병을 앓는 경우는 드물다. 운동하지 않는 사람은 혈중 CK 수치가 평소 270U/L이 최대치인데, 어느 날 갑자기 과도하게 운동하면 이 수치가 20,000U/L 이상 폭발적으로 증가할 수 있다. 이처럼 최대치의 거의 100배에 달하는 수치는 위험할 수 있다.

하지만 앞서 말했듯이 근력 운동에서 횡문근융해증을 앓는 경우는 드물기 때문에 이를 심각한 문제로 여기지 않는다. 의학 문헌에서도 근육 파괴로 인해 신장 질환

이 발생했다고 알려진 사례는 단 한 건뿐이었다. 그 한 건의 사례도 대량의 비스테로이드성 진통제와 다른 약물을 동시에 복용해 악화된 경우였다[3].

CK 수치의 폭발적인 '급증'은 휴식이 필요하다는 신호다. 즉, 이후에 운동량과 빈도를 줄이면 된다. 따라서 증상이 지속되지 않는다면, 이를 크게 걱정하지 않아도 된다.

예상치 못한 근육통의 위치

근육통은 '근육'(수축성 섬유)보다 근막에서 주로 비롯되는 감각이다[4-5-6-7].

감각 기관으로서의 근막

근막은 단순히 근육을 감싸는 역할만 하는 것이 아니라 움직임과 통증을 인식하는 데도 중요한 역할을 한다. 사실 근막은 우리 몸에서 가장 큰 감각 기관이다[8]. 근막은 '근육'보다 통증에 민감한 수용체들이 더 많이 분포되어 있고[9], 신경도 약 3~6배 더 많이 모여 있다. '근육'에는 주로 '굵은' 운동 신경이 모여 있는 반면, 근막에는 작은 감각 신경이 많이 모여 있어 피부의 감각 신경과 비슷한 수준으로 민감하다[10].

이러한 감각 신경의 일부는 심부근막의 고유수용성 감각Proprioception에 사용된다. 따라서 우리가 운동할 때 느끼는 '근육 수축'은 심부근막의 활성화일 가능성이 높다. 표층근막에 분포된 감각 신경 대부분은 통증 인식에 사용되는데, 이러한 수용체들은 특히 염증성 통증에 매우 민감하다[11].

통증 전달체로서의 근막

근막이 통증 전달체라는 사실을 잘 알려주는 연구가 있다. 운동 휴식 기간에 요통을 앓지 않는 사람들을 선별하여 각각 요부 '근육'과 흉요근막에 통증 유발 물질을 주입했다[12].

그 결과, 근막에서 느낀 통증 신호가 '근육'에서 느낀 것보다 거의 4배 더 강하게 나타났고, 이는 실제로 요통이 발생했을 때 느끼는 통증과 유사했다. 또한, 지속 시간도 2배 이상 더 길었는데, 이는 요통을 비롯한 근육통이 좀처럼 가시지 않는 이유를 설명한다[13].

또 다른 연구에서는 통증을 유발하는 물질인 신경성장인자Nerve Growth Factor(NGF, 통증 유발 물질)를 미량 주입하여 근막을 자극한 결과, 최대 2주까지 통증이 지속되는 것으로 나타났다[14]. 이 기간은 초보자가 겪는 근육통 지속 시간과 유사하다.

허리 외에 종아리나 엉덩이 부위로 수행한 연구 결과도 마찬가지로 근막과 힘줄(건)이 '근육'보다 통증에 훨씬 더 민감한 것으로 나타났다[15-16]. 고강도 근력 운동 후 다음날 근막에 식염수를 주입하자 통증이 10배까지 증가했지만, '근육'에는 식염수를 주입해도 통증이 비슷한 수준으로 유지됐다. 실제로 근막의 통증 수용체를 차단하면 근육통이 크게 줄어든다[17].

또 다른 연구에서는 평소 운동을 하지 않는 사람들에게 한쪽 허벅지로 네거티브 동작(자발적 수축)을 수행하게 하고, 반대쪽 허벅지에는 같은 강도의 전기 자극(비자발적 수축)을 가했다.

그 결과, 실험자가 느끼는 근육통의 강도는 같았지만, 네거티브 동작을 수행한 허벅지보다 전기 자극을 준 허벅지에서 '근육'(수축성 섬유)이 4배 더 많이 손상되었다. 즉, '근육'의 이화 작용은 더 많이 일어났지만, 통증이 더 강하게 발생하진 않았다. 반면, 근막의 손상 정도는 양쪽이 동일했는데, 이는 근육통의 강도가 같은 이유를 설명한다[18].

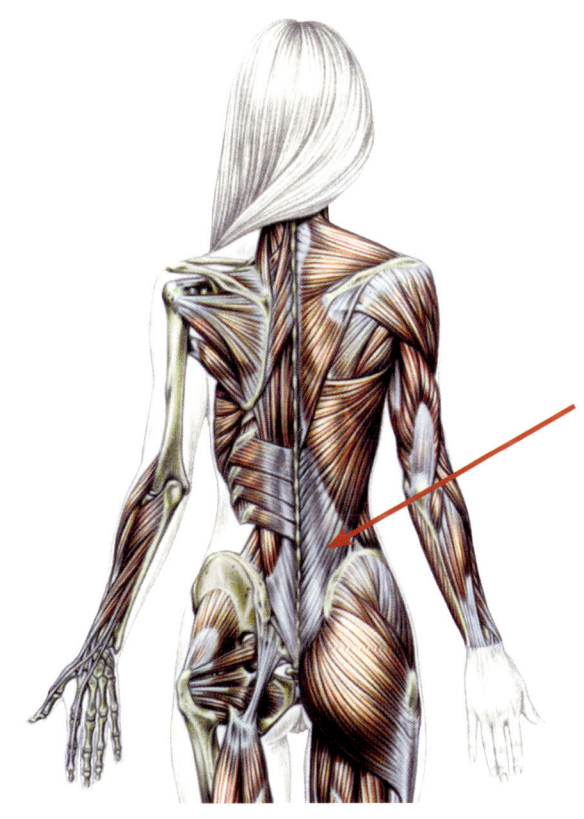

흉요근막 Thoracolumbar fascia

근육통과 근성장은 비례하지 않는다?

근막 통증은 운동으로 인한 손상을 나타낸다. 근막이 회복되어야 근육통이 사라진다. 하지만 근막을 회복시킨다고 해서 반드시 '근육'이 비대해지는 것은 아니다.

운동을 하면, '근육'(수축성 섬유)이 손상을 입는다는 사실에는 의심의 여지가 없다. '근육' 역시 복구되고 강화된다[19]. 하지만 근육통은 대부분 '근육'이 아닌 근막에서 발생한다. 즉, 근육통이 없다고 해서 '근육' 성장이 일어나지 않는다는 것은 아니다.

힘줄(건) 주변 근육통에 주의하자

'근육통'은 포괄적인 용어다. 두통과 마찬가지로 근육통도 다양한 증상을 아우른다. 실제로 근육통은 여러 유형이 있으며, 각각 다른 방식으로 복구된다. 또한, 일부 유형의 근육통은 근력 증가에 도움이 되는 반면, 다른 유형은 상대적으로 그렇지 않다.

일반적으로 통증이 근육 중심부에 집중될수록 근육 성장에 더 좋은 영향을 미친다. 이는 운동이 근육의 핵심을 '타격'했다는 신호다. 실제로 근막(콜라겐 섬유)을 '파괴'해야 그 안에 갇혀 있던 성장 인자들이 '방출'되어 '근육'(수축성 섬유)을 복구하고 강화하는 데 작용할 수 있다[20].

반면에 근육통이 근건접합부Myotendinal junction에 더 많이 발생할수록 근육이 성장할 가능성은 낮아진다. 접합부에는 성장 인자가 방출되더라도 비대해질 수 있는 '근육'이 거의 없기 때문이다.

비정상적인 스트레칭으로 인한 근육통

근육통이 발생한다는 것은 근막이 평소와 다르게 늘어났다는 의미다. 이러한 현상은 다음 4가지 주요 원인으로 인해 발생한다.

1. 운동할 때 신장 단계에서 가동 범위를 크게 하여 근막을 지나치게 늘리는 경우

2. 무거운 중량을 사용한 경우. 중량이 무거울수록 '근육'을 더 많이 수축하게 되고, 근막을 더 강하게 당기게 된다. 근막을 강하게 늘리면 '근육'이 근막의 일부를 찢게 된다.

3. 고강도 네거티브 동작을 수행한 경우. 파트너가 네거티브 동작 시 중량을 누르거나 바벨에 탄력 밴드를 추가하면, 근막은 평소보다 더 많은 탄성 에너지를 저장해야 한다. 그러면 다음 날 더 심한 근육통이 생긴다. 이와 같은 현상은 기계나 케이블 운동만 하던 사람이 프리웨이트를 실시할 때도 발생한다. 프리웨이트는 상대적으로 네거티브 동작에 걸리는 부하가 무거워 근막에 더 큰 자극을 주기 때문이다.

4. 운동을 변경해 근육에 가해지는 힘의 방향이 바뀐 경우. 새로운 동작은 근육을 평소와 다르게 늘린다. 이러한 새로운 힘의 방향에 반하는 근막(콜라겐 섬유)이 한 번 파괴되면, 자극에 점점 익숙해진다. 이에 따라 다음 운동 세션에서 같은 동작을 반복하면 근육통이 덜 발생하게 된다. 단, 가동 범위를 더 넓히거나(딥스를 할 때 더 깊이 내려가기) 무게를 늘리는 경우는 예외다.

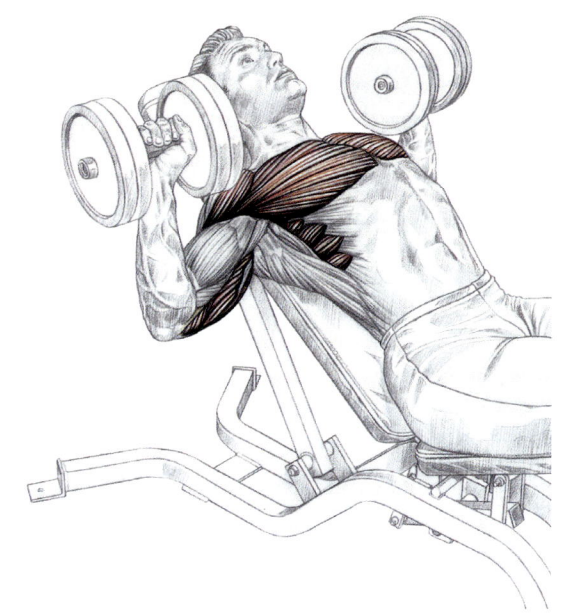

인클라인 덤벨 프레스를 할 때 너무 깊게 내려가면 대흉근의 근건접합부에 무리가 갈 수 있어 위험하다.

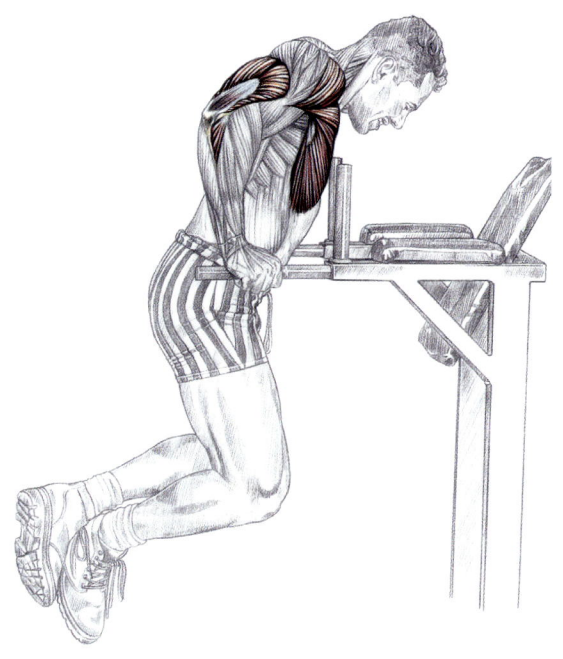

인클라인 덤벨 프레스의 힘의 방향은 딥스와 매우 다르기 때문에, 한 동작을 다른 동작으로 대체하면 근육통이 발생한다.

근막의 재구성

평소 운동을 하지 않는 사람은 근막(콜라겐 섬유)이 무질서하게 여러 방향으로 발달한다. 첫 번째 운동으로 근육통이 생겼다가 동일하게 실시한 두 번째 운동에서는 근육통이 생기지 않았다면, 이는 근막 내 결합조직 섬유가 효과적으로 재구성되었다는 신호다. 운동 방향과 다른 방향으로 자리 잡은 섬유들은 파열되면서 근육통을 유발한다.

흥미롭게도 새로운 콜라겐 원섬유Collagen fibrils를 생성하는 섬유아세포는 외부에서 가해지는 힘을 감지한다. 섬유아세포는 기계적 신호 전달Mehanotransduction 과정을 통해 콜라겐 생산을 증가시키고, 운동인에게 필요한 장력 수준에 맞춰 세포외기질의 강직도를 조절한다. 여기서 중요한 것은 섬유아세포가 힘의 방향을 감지하여 새로운 원섬유를 수축 방향에 맞춰 정렬한다는 점이다[21].

따라서 각 운동은 근막을 특정한 구조로 재구성한다. 이 때문에 같은 운동을 반복할수록 근육통이 줄어드는 것이다. 이때 운동을 바꾸면 장력의 방향이 바뀌기 때문에 이 방향과 맞지 않는 섬유들이 파열되면서 근육통이 다시 발생한다.

같은 부위를 다시 운동하는 날 사이에 충분한 간격을 두어 근막이 모든 방향으로 자랄 시간을 주면, 동일한 운동을 했을 때 다시 약간의 근육통이 생길 수 있다. 근육통이 없으면 운동 효과가 없고, 근육통이 생겨야 효과가 있다는 뜻은 아니다. 단지 다른 방향으로 자란 근막(콜라겐 섬유)이 파열되었을 뿐이다.

결론

앞서 본 과학적 발견에서 우리는 다음과 같은 실용적인 교훈을 얻을 수 있다.

1. 근육통이 근육 중심부가 아닌 근건접합부에 발생했다면 주의가 필요하다. 이는 운동 중 신장 단계에서 가동 범위가 과도했을 가능성을 시사한다. 이렇게 과도한 신장이 지속되면 건염이나 파열이 발생할 수 있다.

2. '근육'이 완전히 회복되었더라도 여전히 근육통이 느껴질 수 있다[22]. 근막은 '근육'보다 더 천천히 회복되기 때문이다.

3. 근육통이 근막 손상과 밀접하게 연관되어 있다는 점을 고려하여 식단에서 콜라겐 섭취를 늘리는 것이 바람직하다. 매일 5~10g의 가수분해 콜라겐이나 젤라틴을 보충제로 섭취하여 탄력 조직의 손상으로 인해 평소보다 늘어난 콜라겐 필요량을 보충하는 것이 권장된다. 이는 근막의 재생을 촉진하는 데 도움이 된다.

1. Nosaka K. Delayed-onset Muscle Soreness Does Not Reflect the Magnitude of Eccentric Exercise-induced Muscle Damage. Scand J Med Sci Sports 2002 12:337.

2. Meneghel A. Muscle Damage of Resistance-trained Men After Two Bouts of Eccentric Bench Press Exercise. JSCR 2014 28:2961.

3. Parammal Alikutty J. Rhabdomyolysis-induced Acute Kidney Injury in a Young Bodybuilder. Cureus 2023 15:e34625.

4. Lau WY. Changes in Electrical Pain Threshold of Fascia and Muscle After Initial and Secondary Bouts of Elbow Flexor Eccentric Exercise. Eur J Appl Physiol 2015 115:959.

5. Gibson W. Increased Pain from Muscle Fascia Following Eccentric Exercise. Exp Brain Res 2009 194:299.

6. Wilke J. Is 'DOMS' a False Friend? Int J Mol Sci 2021 22:9482.

7. Itoh K. A Proposed Experimental Model of Myofascial Trigger Points in Human Muscle After Slow Eccentric Exercise. Acupunct Med 2004 22:2.

8. Suarez-Rodriguez V. Fascial Innervation. Int J Mol Sci 2022 23:5674.

9. Malm C. Leukocytes, Cytokines, Growth Factors and Hormones in Human Skeletal Muscle and Blood After Uphill or Downhill Running. J Physiol 2004 556:983.

10. Fede C. Fascia and Soft Tissues Innervation in the Human Hip and their Possible Role in Post-surgical Pain. J Orthop Res 2020 38:1646.

11. Langevin HM. Fascia Mobility, Proprioception, and Myofascial Pain. Life 2021 11:668.

12. Schilder A. Sensory Findings After Stimulation of the Thoracolumbar Fascia With Hypertonic Saline Suggest its Contribution to Low Back Pain. Pain 2014 155:222.

13. Sinhorim L. Potential Nociceptive Role of the Thoracolumbar Fascia. Rev J Clin Med 2021 10:4342.

14. Deising S. NGF-evoked Sensitization of Muscle Fascia Nociceptors in Humans. Pain 2012 153:1673.

15. Slater H. Sensory Responses to Mechanically and Chemically Induced Tendon Pain in Healthy Subjects. Eur J Pain 2011 15:146.

16. Izumi M. Pain Referral and Regional Deep Tissue Hyperalgesia in Experimental Human Hip Pain Models. Pain 2014 155:792.

17. Fleckenstein J. The Role of the Autonomic Nervous System in the Development of Exercise-induced Muscle Damage. J Bodyw Mov Ther 2018 22:868.

18. Crameri RM. Myofibre Damage in Human Skeletal Muscle. J Physiol 2007 583:365.

19. Yu JY. Evaluation of Muscle Damage Using Ultrasound Imaging. J Phys Ther Sci 2015 27:531.

20. Imai K. Degradation of Decorin by Matrix Metalloproteinases. Biochem J 1997 322:809.

21. Chiquet M. From Mechanotransduction to Extracellular Matrix Gene Expression in Fibroblasts. Biochim Biophys Acta Mol Cell Res 2009 1793:911.

22. Neltner T. Acute Effects of High-intensity Eccentric Exercise on Strength, Soreness, and Collagen Biomarkers. JSCR 2023 37:e757.

05 힘줄(건) 질환

인체에는 약 4,000개의 힘줄과 인대가 있는데, 이는 모두 통증을 유발할 수 있다. 주요 힘줄 질환은 크게 4가지로 나뉜다.

- 섬유연골성 화생(나머지 세 질환의 공통적인 시작점).
- 건염
- 석회화
- 파열

이러한 문제들을 해결하기 전에, 먼저 힘줄의 구성에 대해 살펴보고 질환의 원인이 무엇인지 알아보자.

힘줄의 구성

힘줄은 55~70%가 물로 이루어져 있지만, 물 외에도 2가지 주요 구성 요소가 포함되어 있다.

1. **콜라겐 섬유** : 고형 물질의 60~85%를 차지한다. 이는 대부분 1형 콜라겐으로, '힘줄 다발'이라고 불리는 조밀한 콜라겐 섬유 다발로 존재한다. 우리가 힘줄이라고 말할 때는 주로 이 부분을 가리킨다.

2. **비콜라겐성 물질** : 힘줄의 15~40%를 차지한다. 이는 연골에서 볼 수 있는 분자들(프로테오글리칸, 루브리신, 엘라스틴 등)이 포함되어 있는데[1], 이 분자들이 여러 콜라겐 섬유 다발을 둘러싸고 있는 구획을 '다발막'이라고 한다. 다발막은 힘줄을 단단하게 하진 않지만, 콜라겐 섬유끼리 잘 미끄러질 수 있도록 돕고 영양을 공급하는 역할을 한다.

힘줄의 2가지 구성 요소를 잘 기억하도록 하자. 왜냐하면 두 요소는 운동에 서로 다르게 작용하고, 건염 발생에도 다르게 관여하기 때문이다.

힘줄에는 세포 수가 적다

힘줄은 근막의 연장선이기 때문에 세포 수가 매우 적다. 힘줄의 재생 능력이 낮은 이유도 바로 이 때문이다. 힘줄세포Tenocyte는 콜라겐과 세포외기질에 있는 물질들을 합성한다.

참고할 점

'세포'와 '섬유'를 혼동하지 않도록 주의하자. 힘줄에 콜라겐 섬유가 많다고 해서 세포 수가 많다는 의미는 아니다.

힘줄의 역할

신체의 모든 조직은 견고성을 위해 어느 정도 일관된 물리적 특성으로 연결되어 있다. 따라서 '부드러운' 조직인 근육은 '단단한' 조직인 뼈에 직접적으로 연결되지 않는다. 즉, 서로 다른 성질의 두 조직은 각각의 물리적 특성을 갖춘 중간 매개체에 의해 자연스럽게 연결된다.

다양한 성질을 가진 힘줄은 탄력 있는 조직(근육)을 단단한 조직(뼈)에 연결한다. 다시 말해 힘줄은 근건접합부에서는 유연하고, 골건접합부에서는 유연성을 잃어 뼈만큼 단단한 결착부를 형성한다.

수축 시 힘줄의 신장

하중을 들어올리기 위해 근육을 수축하면, 근육에 부착된 힘줄은 당겨진다. 근육과 달리 힘줄은 짧아지지 않는다. 오히려 힘줄의 탄성으로 인해 길어진다. 근육을 강하게 수축할수록 힘줄은 더 많이 늘어난다.

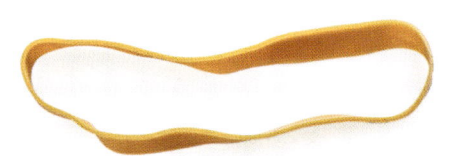

고무줄과 마찬가지로, 힘줄과 콜라겐 조직은 근육이 수축할 때 짧아질 수 없다(병리적 상태를 제외하고는 불가능하다). 힘줄은 근육이 수축할 때 늘어났다가, 수축이 멈추면 원래 형태로 돌아온다.

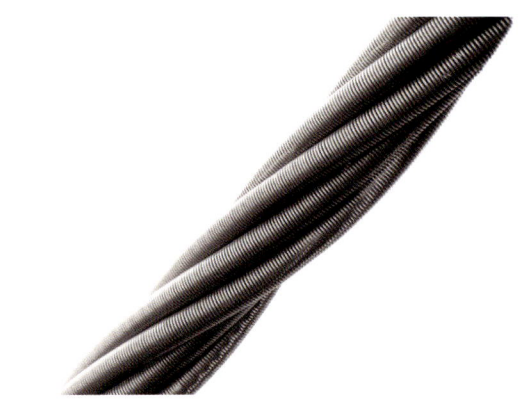

힘줄에 콜라겐 섬유가 많을수록 강성이 높아지고, 힘줄이 나선형 구조를 띨수록 신장 능력이 향상된다.

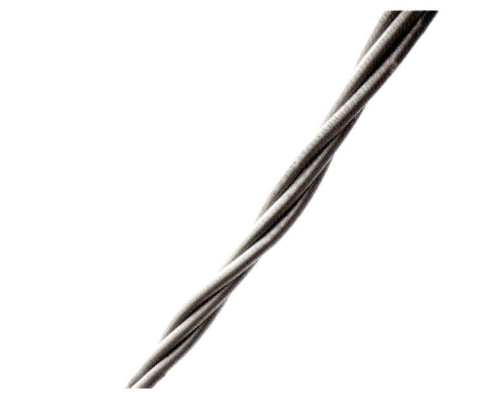

반대로 힘줄에 콜라겐 섬유가 적을수록 강성이 낮아지고, 힘줄의 나선형 꼬임이 적을수록 신장 능력이 떨어진다[3].

다행히도 콜라겐 섬유는 그다지 유연하지 않으므로 힘줄은 근육만큼 유연하지 않다. 만약 힘줄이 과도하게 유연하다면 근육을 아무리 수축시켜도 뼈가 전혀 움직이지 않을 것이고, 결과적으로 몸을 움직일 수 없을 것이다.

힘줄은 어떻게 유연성을 조절하나?

힘줄은 유연성이 높지 않아 길이가 4% 이상 늘어나면 손상되기 시작한다[2]. 물론, 이는 평균치일 뿐이다. 콜라겐 섬유는 힘줄(건)의 신장 능력을 높이기 위해 다소 뚜렷한 물결 모양 구조를 취한다. 힘줄 다발 자체는 나선형을 그리며 거대한 스프링을 형성하고 있고, 이는 다시 수많은 작은 스프링으로 구성되어 있다. 나선형으로 감긴 정도에 따라 힘줄의 유연성은 2배까지 차이가 날 수 있다. 역학적으로 힘줄이 길고 넓을수록 스프링 역할을 더 잘 수행한다(하지만 이러한 구조를 하고 있다 하더라도 힘줄은 여전히 뻣뻣한 조직이다). 대표적인 예로 탄성 에너지를 저장하고 방출하여 보행을 용이하게 하도록 설계된 아킬레스건이 있다.

반면에 나선형 구조가 비교적 덜 뚜렷한 힘줄은 신장력과 유연성이 낮은 대신, 더 평행하게 배열된 구조로 강성이 높아 안정화 기능에 더 부합한다. 어깨 힘줄이 대표적인 예다.

무거운 중량이 힘줄에 미치는 영향

운동할 때 다루는 중량이 무거울수록 힘줄의 이론적 신장 한계인 4%에 가까워져 온전한 힘줄을 손상시킬 위험이 커진다. 힘줄이 늘어날 수 있는 한계는 구불구불하게 말린 나선형 구조가 펴질 수 있는 만큼이라 생각하면 된다.

콜라겐 섬유가 과도하게 신장되면 스프링처럼 감겨 있던 조직이 곧고 평행하게 펴진다. 그 이상으로 늘어나면, 힘줄은 더 이상 길어지지 못하고 미세 파열이 시작된다. 8% 이상 늘어나면 미세 파열에서 대규모 파열로 진행된다.

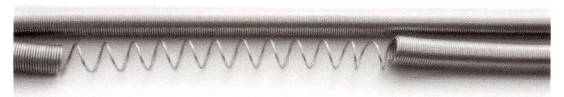

힘줄을 과도하게 당기면 섬유 일부가 손상을 입고 유연성을 잃게 된다. 파열까지 되지는 않더라도 이러한 손상은 돌이킬 수 없다.

근육 속 힘줄과 근육 바깥 힘줄 비교

같은 힘줄 안에서도 신장 능력이 다르다. 탄성의 관점에서 힘줄은 크게 두 부분으로 나눌 수 있다.

1. 근육과 직접 접촉하는 부분, 근육 속 힘줄

2. 뼈에 더 가까운 부분, 근육 바깥 힘줄[4]

구조적으로 이 두 부분의 신장 차이는 매우 크며, 이는 병리적 위험에도 영향을 미친다.

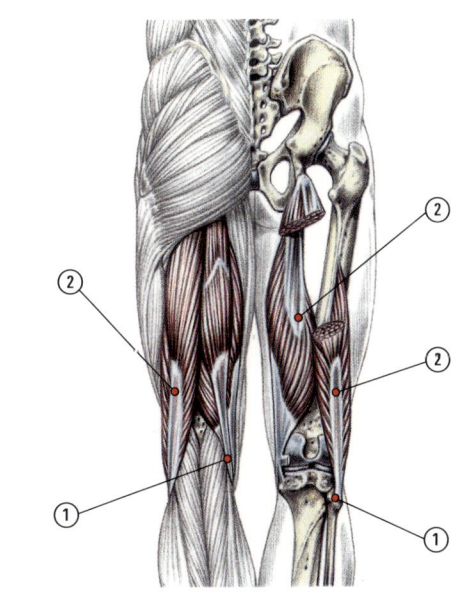

근육 바깥 힘줄①과 근육 속 힘줄② 위치 예시

근육 속 힘줄 : ────────

- 근육 속 힘줄은 근육의 다양한 근막층과 연결된다. 이 섬유들은 작은 나무 뿌리처럼 작용하여 하나의 줄기에서 사방으로 퍼져 나간다. 이러한 망상 구조는 응집된 힘줄 부분보다 더 얇고 약하다.
- 근육과 가까워 혈관이 더 많이 분포되어 있다[5].

근육 바깥 힘줄 : ────────

- 근육 바깥 힘줄은 더 일관된 방향성을 가진다. 섬유들이 사방으로 퍼지는 대신, 나무줄기처럼 공통된 하나의 방향으로 모여든다. 근육 속 힘줄보다 더 두껍고 강도도 높다.
- 근육에서 멀리 떨어져 있기 때문에 혈관이 적게 분포되어 있으나 뼈에 가까워질수록 혈관 분포가 늘

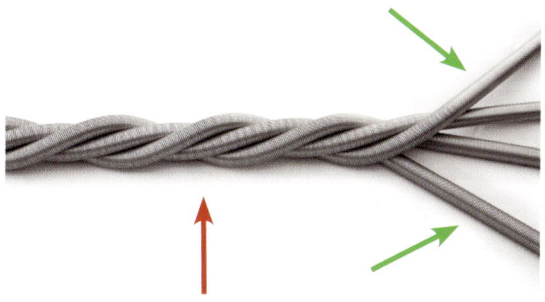

빨간색 화살표는 뼈에 부착되는 근육 바깥 힘줄 부위를 가리키고, 초록색 화살표는 근육에 부착되는 근육 속 힘줄 부위를 가리킨다.

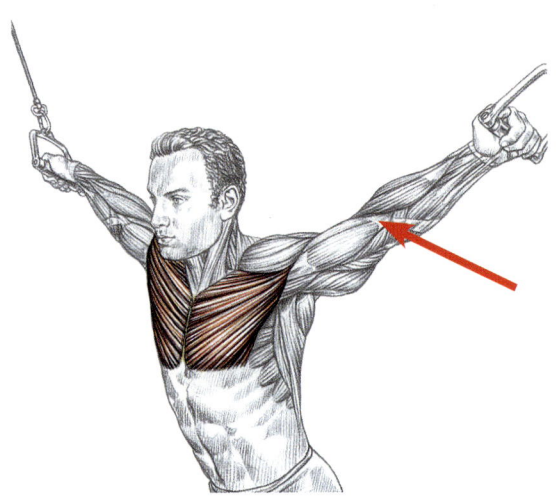

스콧 컬 벤치Scott curl bench에서 또는 케이블을 활용해 과도하게 팔을 펴는 운동을 하면 다음 날 이두근 중앙부보다 이두근 아래쪽의 근육 속 힘줄 부위에서 통증을 느끼게 된다.

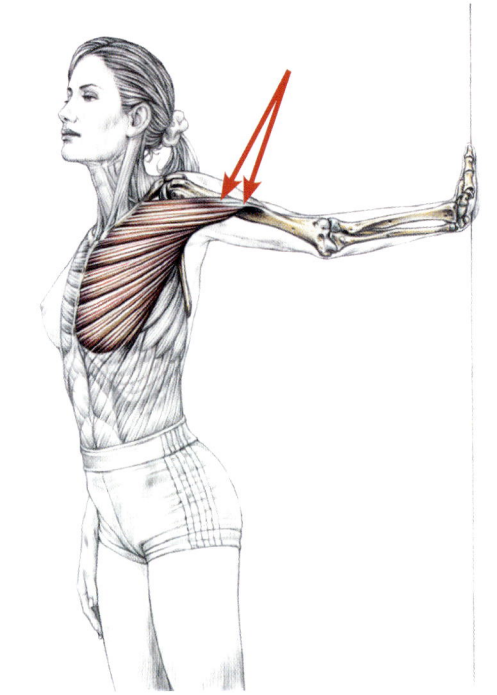

바벨을 가슴에 너무 깊게 내리면 가슴 중앙이 아닌 바깥쪽에서 '근육통'을 느끼게 된다.

어난다.

근육 속 힘줄 부위는 근력 운동 시 많은 통증이 집중되는 곳이다. 다행히도 이 부위는 혈관이 비교적 많이 분포되어 있어 힘줄의 다른 부위보다 빠르게 회복이 가능하다. 하지만 이 부위는 가장 많은 흉터 조직이 형성되는 곳이기도 하다. 섬유화가 축적되면 근건접합부의 유연성이 점점 떨어지게 되고, 이로 인해 파열 위험이 점차 증가하게 된다.

대표적인 예로 대흉근이나 이두근 하부 파열을 들 수 있는데, 이는 특히 운동할 때 무리하게 근육을 늘리면 잘 발생한다.

힘줄의 유연성을 키워야 할까

힘줄이 평균 4%만 늘어나도 손상되기 시작한다면, 어째서 우리는 힘줄의 유연성을 높이려 하지 않을까? 유연성을 높이면 과신장에 대한 안전치도 늘릴 수 있지 않을까?

안타깝게도 근력 운동 분야에서 무조건 힘줄을 유연하게 만드는 것은 위험할 수 있다. 유연한 힘줄은 근육 부상을 예방할 수 있지만, 힘 전달의 효율성을 떨어뜨린다. 이는 마치 모래 위에서 달리는 것과 같다. 조직에 가해지는 충격은 줄어들지만, 움직임이 느려지고 더 빨리 피로해지는 것이다. 힘줄이 유연하면 무거운 중량을 사용해 근육을 수축할 때 힘줄이 더 많이 늘어나게 된다. 힘줄이 완전히 늘어난 후에야 뼈를 당기기 시작하므로 힘의 전달 속도가 느려진다. 또한, 힘줄이 유연하면 무거운 중량을 다룰 때 관절의 안정성이 떨어져 인대와 관절을 위험에 빠뜨릴 수 있다.

반면, 힘줄이 유연하지 않으면 힘 전달 속도가 빠르고 인대와 관절도 안정적으로 유지할 수 있지만, 파열될 위험이 크다. 따라서 힘줄의 유연성은 효율적인 힘 전달과 부상 위험 감소 사이에서 최적의 절충안을 찾아야 한다(하지만 이것은 결코 쉬운 일이 아니다).

근력 운동은 어떻게 힘줄을 손상시키는가?

근력 운동에서 힘줄이 위험에 처하는 경우는 주로 다음 6가지 요인이 복합적으로 작용할 때다.

1. 지나친 네거티브 동작

'연부' 조직에 있어 네거티브 동작(신장성 수축)은 포지티브 동작(단축성 수축)보다 훨씬 더 많은 외상을 유발한다. 이는 연부 조직이 수축성 섬유가 하는 일을 일부 대신하기 때문이다. 직관적으로는 이해하기 어려울 수 있지만, '근육' 섬유는 중량을 내릴 때 더 적게 동원된다. 예를 들어 컬 운동 시 중량을 내릴 때, 이두근의 쓰임은 들어올릴 때의 3분의 1에 불과하다[6].

팔을 내릴 때 무게를 제어하는 것이 들어올리는 것보다 쉬운 이유는 '근육'의 편심성 작업 일부를 대신하는 구조가 있기 때문이다. 중량을 내릴 때는 콜라겐 조직(근막+힘줄)이 무게를 제어하는 역할을 더 많이 담당하게 되고, 수축성 섬유는 콜라겐 조직에 장력의 일부를 양보하게 된다.

네거티브 동작은 근막에 미세 파열을 일으켜 차후 근육통을 유발한다. 또한, 힘줄의 미세 파열도 네거티브 동작에서 더 많이 발생한다[7-8].

무게가 무거울수록 힘줄은 더 많이 늘어난다. 그러나 이러한 신장은 수축성 섬유와 콜라겐 조직 사이에 일어나는 장력의 전이로 인해 네거티브 동작을 할 때 더욱 두드러진다. 네거티브 동작의 가동 범위가 넓을수록 힘줄은 더 많은 제동 압력을 견뎌야 하며, 이로 인해 외상이 더 발생하게 된다.

2. 지나친 운동 가동 범위

힘줄에 가해지는 장력은 특히 신장 단계에서 가동 범위가 넓을수록 더 커진다. 즉, 힘줄을 늘리는 위협은 바벨의 무게만이 아니다. 운동 시 가동 범위를 크게 할수록 힘줄을 더 위험에 빠뜨리게 된다. 따라서 어떤 운동 동작을 할 때, 무게를 들지 않거나 가벼운 무게로 특정 가동 범위까지 움직일 수 있다고 해서 무거운 무게로도 같은 범위로 동작해야 하는 것은 아니다.

3. 마찰로 인한 힘줄 마모

근육 수축은 단순히 힘줄을 늘리기만 하는 것이 아니라 힘줄을 뼈에 강하게 압박하기도 한다.

신장과 압박이 동시에 일어나면 강한 마찰이 일어나 힘줄이 갈리게 된다. 즉, 힘줄이 단순히 늘어날 뿐만 아니라 마찰로 인해 마모된다. 대표적인 예로 숄더 프레스와 체스트 프레스를 할 때 바를 낮게 내릴수록 상완이두근 장두건이 결절간구에 더 강하게 눌린다 (11장 참고).

힘줄을 보호하기 위해 접촉 부위는 마모에 강한 섬유연골로 덮여 있다. 이 섬유연골 부위는 단단한 대신 다른 힘줄보다 유연성이 떨어져 마찰과 함께 지나친 신장이 가해지면 손상될 수 있다. 체스트 프레스에서 바를 최대한 낮게 내리거나 풀업할 때 매우 높이 올라가는 동작은 힘줄의 강한 마찰과 신장을 유도하는 동작이니 하지 않도록 주의하자.

4. 충돌로 인한 힘줄 마모

일부 동작에서는 힘줄이 뼈에 직접 부딪힌다. 대표적인 예로 팔을 머리 위로 들어올리는 동작이 있다. 팔을 머리 위로 들어올릴 때는 극하근과 극상근 힘줄이 견봉과 관절와에 강하게 압박되고, 팔을 내릴 때는 힘줄이 상완골에 부딪히게 된다(10장 참고). 이러한 동작을 반복하면 힘줄은 부딪히다가 결국 찢어지게 된다.

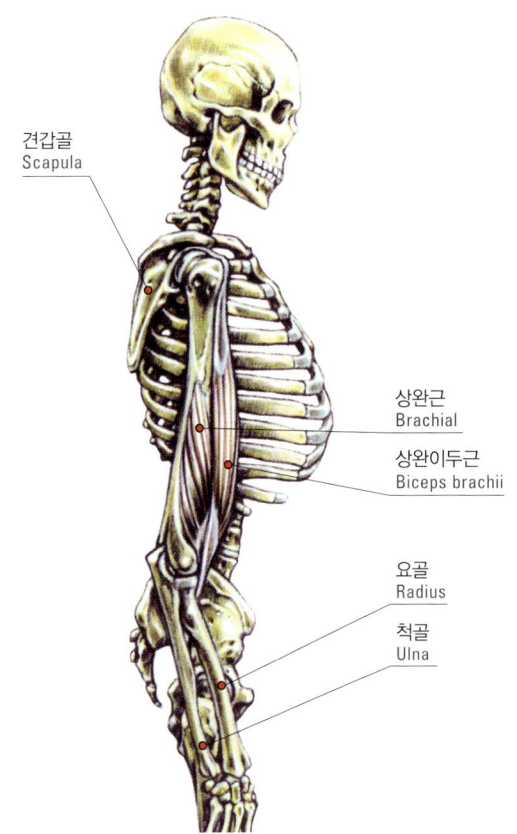

견갑골
Scapula

상완근
Brachial

상완이두근
Biceps brachii

요골
Radius

척골
Ulna

완전한 이족 보행으로 인해 인간의 팔은 몸 옆에 매달려 있다. 이로 인해 상완이두근 장두는 지속적으로 상완골과의 강한 마찰을 겪는다. 뼈와 접촉하는 힘줄 표면은 마모를 줄이기 위해 섬유연골로 덮여 있지만, 이로 인해 유연성이 떨어져 힘줄이 장력에 더 취약해진다.

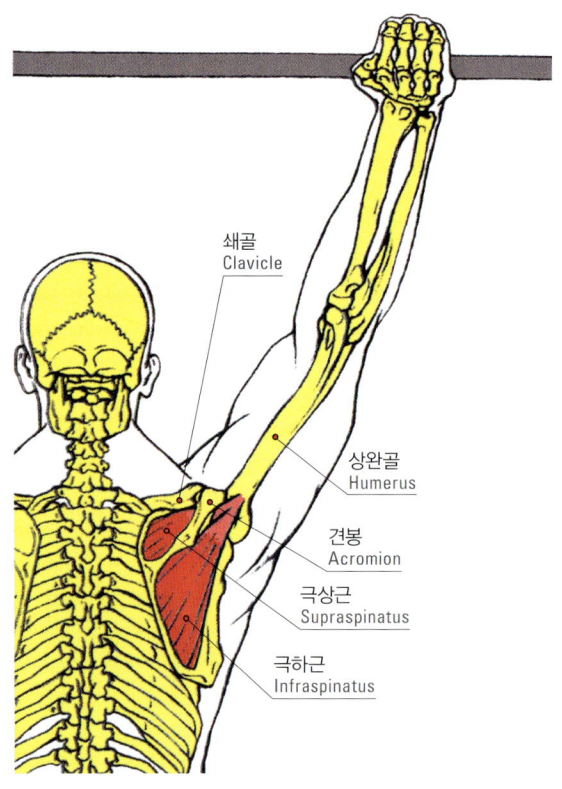

쇄골
Clavicle

상완골
Humerus

견봉
Acromion

극상근
Supraspinatus

극하근
Infraspinatus

비하인드 넥 프레스Behind neck press에서 팔을 들어올릴 때는 극상근 힘줄이 견봉과 상완골 사이에 끼일 수 있다.

5. 피로 파괴Fatigue failure

운동선수가 힘줄의 신장 한계 4%를 넘어가지 않도록 주의하면서 운동하기는 어렵다. 또한, 안타깝게도 힘줄은 4%보다 적게 늘어나도 손상될 수 있다. 약한 힘이어도 힘줄을 반복적으로 늘리면 '피로 파괴'를 겪게 되고[9], 이것이 누적되면 탈수 현상으로 약해지기 때문이다.

연구에 따르면, 힘줄에 낮은 강도의 신장력을 100번 가한 경우, 근성장의 신호인 강한 동화 작용 반응이 나타났다[10]. 반면, 비슷한 강도의 신장력을 7,200번 가했을 때는 동화 작용 반응이 전혀 나타나지 않고 오히려 조직만 퇴화했다.

실제로 피아니스트들은 테니스 엘보라 부르는 외측상과염Epicondylitis을 자주 앓는다(13장 참고). 빠른 연주를 위해 손가락을 움직이는 동작은 근육의 최대 36%의 힘만 필요로 하지만, 매일 몇 시간씩 연습하며 이를 반복해 힘줄에 피로가 누적된 것이다. 따라서 피아니스트의 건염은 전형적으로 반복에 의한 피로 파괴가 원인이다.

운동인은 피아니스트만큼 자주 훈련하지는 않지만, 근육을 더 강하게 사용하고, 같은 근육을 사용하는 동작을 여러 세트 반복함으로써 동일한 유형의 힘줄 손상을 겪게 된다. 이러한 피로 파괴 효과는 콜라겐 기반의 모든 조직 즉, 힘줄뿐만 아니라 근막, 뼈, 인대에도 영향을 미친다[11].

6. 연속적인 운동으로 인한 약화

동작 반복으로 인한 피로는 힘줄의 구조를 변화시켜 일시적으로 약하게 만든다[12]. 모든 운동은 이처럼 힘줄에 미세 파열을 일으킨다.

이러한 손상을 복구하려면 먼저 미세 파열의 확산을 막아야 한다. 이를 위해 콜라겐 조직은 가교(근섬유아세포)를 생성하는데(5장 참고)[13], 이는 외과 의사가 상처를 최대한 가깝게 붙이기 위해 일시적으로 꿰매는 봉합사처럼 작용한다[14]. 상처가 충분히 회복되면 실이 흡수되어 사라지는 것처럼, 힘줄이 복구되면 근섬유아세포는 자가 파괴된다.

미세 파열과 가교의 작용으로 인해 힘줄은 일시적으로 유연성을 잃게 된다. 조직이 완전히 회복되기 전에 강도 높은 훈련을 다시 실시하면 점진적으로 힘줄에 근섬유아세포가 밀집하게 되고, 콜라겐 분자의 변형이 누적되어 건염으로 이어진다. 특히 운동선수의 경우, 이를 무시하고 진통제를 남용하면서 계속 무리하면, 건염이 파열로 발전할 수 있다. 반면, 가벼운 운동과 부드러운 재생 요법을 병행하면 힘줄의 회복을 가속화할 수 있다[15].

▶

근력 운동을 할 때는 힘줄에 손상을 주는 모든 요인을 복합적으로 하지 않는 것이 매우 중요하다.

이러한 6가지 요인이 연속으로 또는 동시에 중첩될수록 손상된 힘줄이 회복될 수 있게 훈련 간격을 더 길게 두어야 한다. 아니면 훈련할 때마다 운동 동작을 바꾸어 힘줄의 마모 지점을 달리해야 한다. 충분한 회복 시간 없이 계속 운동하면 미세 파열이 누적되고, 이것이 임계점을 넘게 되면 결국 건염이나 파열로 이어질 수 있다는 것을 명심하자.

4가지 주요 힘줄 질환

1. 섬유연골 화생

'섬유연골 화생'은 운동인 사이에서 잘 알려지지 않은 용어지만, 이는 다른 3가지 힘줄 질환에서도 공통적으로 발견되는 요소다. 따라서 힘줄 질환의 원인과 결과를 이해하기 위해 이를 살펴보는 것이 중요하다.

힘줄 내 섬유연골 부위

힘줄은 주로 1형 콜라겐 조직으로 구성되어 있지만, 일부 조직은 2형 콜라겐이 풍부한 섬유연골로 구성되어 있다(예를 들면 연골층). 이어서 설명하겠지만, 섬유연골은 쉽게 석회화되어 뼈 조직과 유사한 성질을 띠게 된다.

섬유연골은 유연하기보다 단단하고, 압력에 대한 저항력이 강하다. 따라서 힘줄에 섬유연골이 많이 생성될수록 유연성과 회복 능력은 저하되지만, 특정 힘줄 부위를 보호하는 효과는 높아진다.

섬유연골의 이점

섬유연골 부위는 힘줄이 뼈에 눌리는 압박에 견딜 수 있게 한다. 이 부위가 없다면 힘줄이 뼈에 눌려 납작해지고, 과도한 마찰이 일어나 힘줄과 뼈 모두 손상을 입게 될 것이다(11장 참고).

섬유연골 부위는 다른 힘줄 부위보다 30% 더 많은 수분을 포함하고 있어, 수분이 지닌 비압축적 특성을 이용해 압박에 대한 저항성을 가진다. 이렇게 수분이 많은 이유는 섬유연골이 일반 힘줄보다 프로테오글리칸을 5배, 글리코사미노글리칸(수분 분자를 유지하는 요소)을 2~10배 더 많이 가두고 있기 때문이다[46].

또한, 섬유연골 부위는 힘줄 내 수분 교환을 가능하게 하는 미세 구멍(스펀지 현상)의 투과성이 현저히 낮다[47]. 외부의 힘을 버티기 위해서는 압박 부위에서 수분이 빠져나가지 않게 하는 것이 좋기 때문이다.

하지만 이러한 장점은 재생 단계에서 단점으로 작용한다(특히 고강도 운동을 하고 나서 회복할 때). 영양 공급을 위한 스펀지 현상의 효율성이 떨어지고, 근막 간 미끄러짐도 줄어들기 때문이다. 이 2가지 단점으로 인해 힘줄은 조직 재생 속도가 느려진다.

모든 화생이 병적 현상은 아니다

섬유연골성 화생이 모두 비정상적인 것은 아니다. 섬유연골이 힘줄에서 비병리적인 경우는 다음 3가지다.

1. 뼈에 인접한 힘줄 부위는 섬유연골성이어야 더 좋다. 뼈에 직접 부착되는 부분은 쉽게 석회화된다. 힘줄-비석회화 섬유연골-석회화 섬유연골-뼈로 연결되는 점진적인 결합에 따라 일관된 분자 구조로 뼈와 힘줄 간의 강력한 고정력이 확보된다.

2. 섬유연골성 화생은 마찰 부위의 조직을 변화시켜 힘줄을 보호하고 수명을 연장시킨다. 예를 들어 이두근 장두건과 결절간구 사이의 마찰로 인해 뼈와 직접 접촉하는 힘줄 부위에 섬유연골이 축적되어 경화된다(11장 참고). 극상근과 극하근이 어깨에서 마찰되는 부위도 마찬가지다(10장 참고).

3. 점프나 단거리 달리기처럼 폭발적인 힘으로 움직이는 운동은 섬유연골의 밀도 증가로 인해 힘줄을 단단하게 만든다[48].

화생이 병적으로 진행되는 경우

약간의 섬유연골은 힘줄을 보호하지만, 과도한 섬유연골은 유해하다. 힘줄에 지속적으로 장력이 가해지면 화생 현상으로 인한 경화가 일어나는데, 경화된 힘줄 영역이 늘어날수록 다음 4가지 이유로 화생의 병리적 진행이 시작된다.

1. 압박에 대한 저항력이 향상되는 대신 유연성이 감

소한다. 이러한 경직성은 힘줄에 염증이나 파열을 쉽게 유발한다. 힘줄이 무거운 하중을 받을 때, 신장성이 부족하기 때문이다.

2. 체액 교환이 느려져 대사 노폐물이 섬유에서 배출되기 어려워지고, 영양분과 산소를 포함한 외부 유체가 조직에 영양 공급을 하기 위해 '유입'되기도 어려워진다. 또한, 근육이 수축하는 중에도 스펀지 효과가 거의 일어나지 않는다. 힘줄에 영양 교환이 제한되면 재생 속도도 느려질 수밖에 없다.

3. 섬유연골은 혈관이 거의 또는 전혀 분포되어 있지 않아, 약화된 스펀지 효과(노폐물 배출+영양 공급)를 보상하지 못한다.

4. 수분 부족이 문제가 되는 경우가 대부분인 다른 콜리겐 조직과 달리, 섬유연골은 과두한 수분으로 인해 문제가 발생한다. 이러한 '부종'은 혈관이 분포한 주변 영역의 미세 혈관과 수분 교환이 일어나는 '관'을 압박하여 영양분 교환을 방해하고, 이로 인해 혈액 공급이 부족한 허혈Ischemia 상태에 해당하는 힘줄 영역이 더 넓어진다.

결론적으로 힘줄의 재생은 섬유연골화가 많이 진행될수록 더 어려워진다. 건강한 힘줄은 근력 운동으로 가늘어지는 반면, 이러한 장애 요인을 갖춘 힘줄은 통증과 함께 부어오른다[49]. 부종은 오랫동안(24시간 이상) 지속되는데, 이는 힘줄의 과도한 수분이 잘 배출되지 않는다는 것을 나타낸다. 연구에 따르면, 건염도 섬유연골성 화생과 마찬가지로 힘줄의 지속적인 부종을 동반한다. 실제로 건염 치료의 성공 여부는 힘줄의 둘레를 얼마나 줄일 수 있는지로 평가된다[50].

앞서 말한 것처럼 섬유연골은 무기질화되기 쉬운 조직으로, 힘줄과 뼈 사이의 접합부에는 유익하다. 그러나 자연적으로 칼슘을 축적하는 물리적 특성은 힘줄의 석회화가 촉진되는 이유이기도 하다.

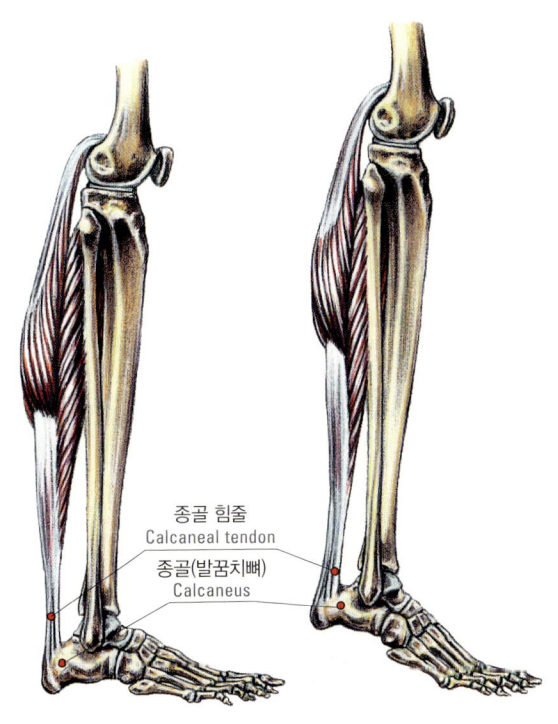

종골 힘줄
Calcaneal tendon
종골(발꿈치뼈)
Calcaneus

아킬레스건 즉, 종골Calcaneus 힘줄(건) 부위는 종골과의 계속된 마찰로 인해 섬유연골이 증식하여 표면에 단단한 보호막이 형성된 경우다.

2. 건염(힘줄염)

건염은 운동하는 사람에게 가장 흔히 발생하는 병리적 증상이다.

건염의 원인

건염은 다음 3가지 현상이 복합적으로 작용하여 발생한다.

1. 휴식 부족으로 인한 콜라겐 퇴행

1형 콜라겐은 세포외기질 건조 중량의 85%라 할 정도로 대부분을 차지한다. 건염의 전형적인 특징은 1형 콜라겐이 3형 콜라겐으로 대체된다는 점이다[52]. 즉, 건염은 힘줄 콜라겐의 점진적 퇴행에서 비롯된다. 힘줄을 충분히 회복시키지 않고, 같은 근육을 반복해서 훈련하면 콜라겐이 퇴행한다. 따라서 휴식은 건염을 회복하는 데 중요한 요인이라 할 수 있다.

2. 부적응 현상

콜라겐 퇴행에 더해 섬유연골성 화생 증식이 있다. 운동을 거듭할수록 힘줄은 외부에서 가해지는 힘을 잘못 '해석'한다. 과도한 미세 손상에 대한 반응으로 섬유연골 부위를 점점 넓히는 것이다. 이는 운동 세션 사이 휴식이 부족하여 발생하는 비정상적인 부적응 현상이다. 섬유연골 부위는 투과성이 매우 낮아 힘줄에 산소와 영양분이 공급되는 것을 방해한다.

3. 운동 후 재생 메커니즘 오작동

운동인을 대상으로 한 연구에 따르면, 운동 중 힘줄의 울혈은 조직의 이상 여부와 관계없이 비슷하게 발견된다[53]. 그러나 건염을 앓고 있을 경우에는 울혈이 흡수되어 사라지는 데 오랜 시간이 걸리는 것으로 나타난다. 즉, 건강한 힘줄은 운동 6시간 후에 혈액 순환이 정상화되지만, 통증이 있는 힘줄은 여전히 혈액이 비정상적으로 몰려 있는 상태로 유지된다. 이는 힘줄이 아직 회복 단계로 넘어가지 않았음을 의미한다. 회복 단계는 조직의 동화 작용이 시작될 수 있도록 세포를 정화하는 과정을 포함하는데, 이는 힘줄 건강에 필수적이다. 이 단계가 차단되는 것만으로도 건염이 유발될 수 있다.

즉, 세포 정화가 이루어지지 않으면 회복 메커니즘은 처음부터 제대로 작동하지 못한다. 동화 작용이 시작되지 않는 것이다. 힘줄의 회복 속도가 더디거나 전혀 회복되지 않으면 운동할 때마다 손상이 축적되어 '눈덩이'처럼 불어난다.

건염에 취약한 부위는 혈관 분포가 가장 적은 부위다. 힘줄의 울혈을 없애고, 스펀지 작용을 통해 체액 교환(노폐물 배출+영양 공급)을 촉진하려면, 50~100회씩 긴 세트로 운동하는 것이 도움이 된다.

역사적 배경

2000년 이전에는 운동인 모두가 건염Tendinitis이라는 용어를 사용했다. 2000년 이후에는 유행에 맞춰 건병증Tendinopathy이라는 말이 통용됐고, 2010년 이후로 다시 건염이라는 용어를 사용하게 되었다. 만약 누군가가 건병증을 건염과 같은 개념으로 이해한다면 이미 한참 전에 끝난 유행임을 알아두자[51]. 건병증이라는 용어는 운동인에게 모호하게 들릴 수 있다.

힘줄과 뇌의 소통

건염은 단순히 국소적인 영향만 미치는 것이 아니다. 뇌는 온전한 신체를 보존하기 위해 힘줄에 발생하는 이러한 문제에 대해 서로 모순되어 보이는 2가지 방식으로 반응한다. 첫째는 통증 감각을 억제하여 건염을 인지하지 못하게 하는 방식이고, 둘째는 다른 조직으로 문제를 확산시키는 방식이다(9장 참고).

1. 건염은 대부분 환자가 어떠한 증상을 느끼지 못한 채 진행된다. 건염이 무조건 통증을 유발하는 것은 아니기 때문이다. 배구 선수 26명의 어깨 삼각근 상태를 관찰한 연구 결과를 보면, 이 같은 사실이 잘 드러난다. 선수들은 대부분 과거에 경험한 어깨 통증을 제외하고, 검사 당시에는 어떠한 부상도 없는 상태라 응답했으니 CT 촬영 결과, 모든 선수이 삼각근 힘줄(건) 상태가 다음처럼 좋지 않은 것을 알 수 있었다.

– 회전근개 건염 88%
– 건파열 65%
– 관절 퇴행 69%[54]

이처럼 팔을 위로 드는 동작이 많은 스포츠는 삼각근에 매우 큰 부담을 준다(10장 참고). 다른 스포츠에서도 비슷한 결과가 나타났는데, 어깨뿐만 아니라 신체 어느 한 부위가 '엉망진창'인 상태에서도 선수들은 아무런 이상을 느끼지 못한 채 운동을 계속 하고 있었다. 선수들이 왜 아무런 고통을 느끼지 않았는지, 심지어 운동 성과에도 왜 아무런 영향이 없었는지는 알 수 없다. 하지만 분명한 것은 언젠가 통증이 발생해 선수 생활에 걸림돌이 된다는 점이다.

따라서 통증이 없다고 해서 괜찮다고 생각하면 안 된다. 언제나 주의를 기울이고 체계적인 예방 조치를 실행해야 한다. 특히 통증이 없는 상태일수록 이러한 예방 조치가 더욱 중요하다.

2. 1번 경우와 반대로 건염은 신경계를 통해 통증을 신체의 다른 부위로 퍼뜨리기도 한다. 이 경우 보통 반대편에 위치한 같은 근육으로 통증이 퍼진다.

이를 연구하기 위해, 전문가들은 힘줄을 눌러 통증 역치를 측정했다. 증상이 없는 사람들과 비교했을 때, 한쪽 아킬레스건에만 건염이 있는 사람은 건강한 반대쪽 발목에서 느껴지는 통증이 정상 평균치보다 거의 20% 더 강했다[55].

건염이 발생하면 뇌는 손상된 힘줄을 보호하기 위해 근육 동원 패턴을 변경한다[56]. 이는 건염을 치료할 때 효율적인 근육 동원 패턴을 되찾기 위한 '재활 운동'이 동반되어야 하는 이유다. 또한, 단순한 건염으로 유발된 신경병증이 수개월 또는 수년 동안 지속되는 이유이기도 하다.

결론적으로 건염에 대한 다양한 뇌의 반응을 보면, 통증이 질환의 심각성을 나타내는 지표가 될 수 없음을 알 수 있다. 우리가 느끼는 신체적 감각은 완전히 신뢰할 수 있는 감각이 아니므로 항상 의심해야 한다. 통증이 없으면, 혹은 통증이 약하면 괜찮다고 생각하는 경향이 있는데, 이를 특히 경계해야 한다.

3. 석회화

미세 손상 혹은 섬유연골성 화생의 또 다른 결과는 힘줄의 석회화다. 원인이 무엇이든 나이가 들면 이 석회화 증상이 더욱 심해진다.

변형력으로 인한 석회화

힘줄 건강은 힘줄에 가해지는 장력에 따라 많이 좌우된다. 콜라겐 원섬유의 합성을 자극하고, 휴면 상태의 줄기세포를 '깨우기' 위해서는 힘줄을 4% 이상 늘리지 않는 적절한 수준의 신장력을 지속적으로 가해야 한다.

예를 들어 힘줄에 전혀 장력이 가해지지 않으면 힘줄은 퇴화할 정도로 약해진다. 반면, 4% 임계값을 넘어갈 정도로 과도한 장력이 반복되면 힘줄 내부에 비콜라겐성 조직의 형성이 가속화된다[57]. 이러한 유해 분자 중 하나가 바로 칼슘이다.

주목할 점은 칼슘이 건강한 조직에는 침착되지 않는다는 것이다. 따라서 정상적인 힘줄을 손상시키는 주범은 칼슘이 아니라 칼슘을 힘줄에 축적시키는 미세 손상이나 화생이라고 봐야 한다. 힘줄의 석회화 진행 경로는 다음과 같다.

첫 번째 경로, 화생

앞서 설명했던 것처럼 화생은 위치에 따라, 병리적일 수도 있고 아닐 수도 있다.

두 번째 경로, 줄기세포

4% 임계값을 초과하는 신장은 줄기세포를 석화화시켜 점진적으로 힘줄 석회화를 유발한다[58]. 힘줄이 정상적으로 회복하는 대신, 점점 더 많은 콜라겐 필라멘트가 인산칼슘(수산화인회석) 미세 결정으로 대체되는 것이다. 이는 대부분 비감염성 신장 결석과 뼈에서 발견되는 것과 동일한 분자다.

'과도한 장력'과 더불어, 장기간의 저산소증도 힘줄 조직 퇴행과 칼슘으로의 '전환'을 촉진한다. 실제로 산소 부족으로 인한 지속적인 산성 환경은 인회석 분자의 응집을 촉진한다.

세 번째 경로, 엘라스틴

엘라스틴은 이름에서도 알 수 있듯이 힘줄, 인대, 관절 연골에 탄력성을 부여하는 단백질이다. 힘줄 건조 중량의 1~5%를 차지하는 엘라스틴은 콜라겐보다 훨씬 더 나선형 구조로 되어 있어 신장 능력이 크고 손상 위험은 낮다. 또한, 엘라스틴은 힘줄 내에서 콜라겐 필라멘트들이 서로 부드럽게 미끄러지도록 한다.

하지만 나이가 들면 엘라스틴은 마치 오래된 고무줄처럼 탄력성이 점점 떨어지고, 분해 속도가 빨라져 조직 내에서 비율이 감소한다. 손실된 엘라스틴은 유연성이 떨어지는 섬유화된 조직과 콜라겐으로 대체된다. 이로 인해 피부에서는 주름이 발생하게 되고, 조직의 유연성 불균형과 비대칭을 초래하게 된다[59].

엘라스틴 수치가 감소하여 힘줄, 인대, 관절의 유연성이 떨어지고, 조직이 약화되면 부상을 입을 가능성이 높아진다.

일반적으로 청소년기 이후부터는 노화되거나 손상된 엘라스틴 분자를 재생하지 못하고 단순히 손실만 일어난다고 여겨진다. 하지만 운동인의 경우, 힘줄과 인대가 엘라스틴 일부를 재생하기도 한다. 실제로 운동 후에는 손실된 힘줄의 유연성을 회복하기 위해 엘라스틴 수치가 일시적으로 증가한다[60].

그러나 무거운 중량을 들어서 가해지는 과도한 장력은 엘라스틴 필라멘트에 해롭다. 엘라스틴이 온전한 구조를 잃으면 칼슘과의 친화성이 크게 증가하고, 이로 인해 칼슘 결정체가 형성되어 힘줄, 인대, 관절의 석회화를 유발한다. 손상된 섬유가 즉시 복구되지 않으면 칼슘이 침전된다. 석회화된 엘라스틴 섬유는 유연성을 잃고 빠르게 제거되지만, 칼슘은 그대로 남는다.

이러한 유형의 석회화에 대응하기 위해서는 영양학적인 측면에서 조치를 취하는 것이 좋다. 예를 들어 비타민 K2는 칼슘 침착 방지 효과가 있는데, 이는 다른 어떤 형태의 치료법도 제공하지 못하는 이점이다.

석회화, 통증과 흡수

단순한 건염은 시간이 지나면서 석회성 건염으로 발전할 수 있다. 힘줄이 석회화될수록 역학적 특성이 더 많이 손실된다는 점은 명백하다.

힘줄에 과도하게 장력이 가해지면 석회화가 일어나는데, 이는 특히 극상근 힘줄에서 쉽게 발견할 수 있다. 회전근개 통증 사례 중 거의 40%에서 탄산인회석 결정 침착이 관찰된다[61].

이러한 미세 결정 질환은 자연적으로 흡수되어 해결될 수 있다. 실제로 인회석 결정은 염증에 대한 면역을 촉진하는 단백질인 사이토카인Cytokine을 생성한다. 이 단백질 분자는 통증을 악화시키고 가동성을 제한하지만, 인회석의 자가 용해에도 기여한다.

모든 결정과 마찬가지로 인회석 결정은 미세한 바늘 모양의 뾰족한 형태로 되어 있다[62].

하지만 역설적으로 칼슘 덩어리가 클수록 그 응집력으로 인해 표면이 더 무뎌지는 경향이 있다. 매끄러운 침전물 덩어리 표면은 통증을 덜 유발하지만, 염증에 대한 면역 반응도 줄어든다. 반대로 표면이 날카로울수록 더 많은 통증과 염증에 대한 면역 반응을 유발한다.

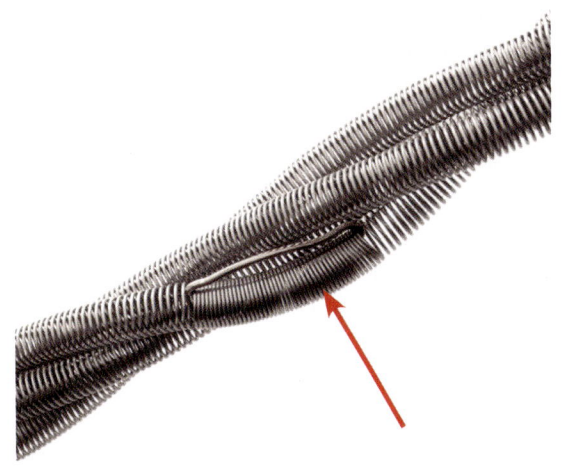

섬유화는 힘줄의 유연성을 떨어뜨리고 필라멘트 일부를 고립시킨다. 고립된 부위는 더 이상 외부 장력을 받지 못해 섬유화가 더욱 심해진다.

나노 결정이 주요 덩어리에서 떨어져 나오면 그 날카로운 형태로 인해 완전히 용해되기 전까지 일시적인 통증을 유발할 수 있다. 크기, 위치, 형태, 지속 기간, 그리고 염증 면역 반응을 유발하는 능력에 따라 석회화는 다음과 같은 증상을 보일 수 있다.

- 통증이 있다.
- 통증이 없다.
- 일시적이지만 통증이 반복적으로 나타난다. 이러한 현상은 석회화가 해소되고 있다는 신호일 수 있다.

계절적 변화에 따른 석회화 위험?

추위와 습기가 관절 통증을 악화시킨다고 알려진 한편, 힘줄의 석회화는 따뜻한 계절에 더 자주 나타난다[63]. 다만, 이러한 현상이 더위 자체에 의한 것인지 아니면 날씨가 따뜻해짐에 따라 자연스럽게 격렬한 신체 활동이 늘어나서인지는 여전히 의문이다.

4. 건파열(힘줄 파열)

건파열은 일반적으로 의료적 치료가 필요한 문제로, 심각한 경우에는 수술로 복구할 수밖에 없다. 따라서 여기서는 예방 차원에서만 간단히 언급할 예정이다. 건파열은 어느 부위에서나 발생할 수 있지만, 근력 운동에서는 주로 다음 5가지 근육이 영향을 받는다.

− 이두근의 하부와 장두

− 대흉근

− 회전근개

− 삼두근 힘줄(건)

− 대퇴사두근

이러한 분포는 근력 운동에서 특징적으로 나타난다. 다른 스포츠에서는 주로 아킬레스건(종골건)과 슬굴곡근이 가장 취약하다. 물론 근력 운동, 특히 역도를 하다가도 아킬레스건과 슬굴곡근을 다칠 수 있지만, 다른 스포츠 종목에 비해 부상 발생률이 낮다.

건파열의 심각성은 회복 가능성과 반비례한다 ─────

건파열은 수많은 원인으로 발생할 수 있지만, 일반적으로 다음과 같은 원인으로 발생한다.

가장 흔하고 가볍게 발생하는 부상은 근건접합부 파열이다. 이 질환은 주로 염좌를 동반하고, 힘줄이 수축 능력을 잃어 길어지는 현상이 나타난다. 일반적으로 이두근 하부에서 발생하며, 전완과 이두근 사이의 '홈'을 더 크게 만든다. 이러한 증상은 불편하지만 치명적이지는 않다. 그러나 외과적 수술로 복구하기는 어렵다. 따라서 의사들은 종종 수술하지 않고, 자연적으로 회복되도록 내버려둔다.

뼈와 연결된 골건접합부 파열은 훨씬 더 심각하지만, 역설적이게도 이 부위가 오히려 수술로 '쉽게' 복구할 수 있다.

힘줄은 노화를 잘 견디지 못한다

근력 운동은 힘줄을 보호하는 측면이 있지만, 무거운 중량을 사용하면 힘줄을 극한까지 밀어붙여 일찍 마모되게 한다. 또한, 힘줄은 시간이 지나면서 다음과 같은 이유로 퇴화한다.

− 힘줄을 구성하는 콜라겐의 품질 저하로 인한 경직[16]

− 마모에 더 취약해짐

− 재생 능력의 점진적 상실

힘줄의 재생 동화 작용

힘줄 내 동화 작용에 대해서는 2가지 견해가 '대립'하고 있다. 역사적으로 의학계의 일반적인 합의는 근육만이 운동 자극에 반응한다고 여기고, 힘줄과 인대는 '비활성' 조직으로 간주되었다. 하지만 이러한 견해가 여전히 유효할까?

1. 첫 번째 가설: 힘줄에는 재생이 전혀 일어나지 않는다 ─

이 가설은 힘줄, 인대, 연골 등에서는 세포 재생이 전혀 일어나지 않는다고 주장하는 견해다. 이에 따르면, 청소년기 이후부터는 힘줄에 부정적인 영향(퇴화, 부상, 통증 등)만 줄 수 있을 뿐, 재생은 불가능하다[17-18-19-20-21]. 이 이론은 세포 재생의 간접적 방사성 지표인 14C/12C 비율을 기반으로 한 힘줄 생검에서 비롯되었다.

이 이론이 맞다면, 부상 예방을 위해 우리가 할 수 있는 것은 잘못된 동작과 과도한 운동을 피하는 것 외에는 거의 없다. 운동이나 부상 후 회복을 가속화할 방법이 거의 없다는 뜻이다.

2. 두 번째 가설: 힘줄은 동적인 조직이다 ─────

반대로 두 번째 가설은 힘줄에 엄청난 세포 역동성이 존재하며, 특히 운동하는 사람의 경우 더욱 그렇다고 주장하는 견해다[22-23]. 운동으로 인해 콜라겐 조직이 피로해져 힘줄에 미세 손상이 발생하면 이후 복구 과정이 진행된다는 것이다[24].

힘줄, 인대, 연골 그리고 근육에서 관찰되는 재생은 운동을 하지 않는 사람의 경우 하루 1~2%의 재생률에 그친다[22]. 하지만 한 달간 규칙적인 신체 활동을 한 후에는 인대 강화로 이어지는 변화가 상당한 수준으로 관찰된다[25].

이 가설은 힘줄 내부에서 실시간으로 일어나는 현상을 관찰한 결과를 바탕으로 했기 때문에 첫 번째보다 더 직접적이고 신뢰할 수 있다.

만약 힘줄 조직의 재생이 자연적으로 이루어지지 않는다면 왜 재생에 특화된 줄기세포가 힘줄 조직에 있는 길까[26]? 또한, 근육을 마비시켜 힘줄에 가해지는 모든 장력을 제거하면 힘줄은 오히려 빠르게 퇴화된다.

이러한 사실들은 힘줄이 단순히 정적인 조직이 아니라 동적으로 반응하고 적응하는 조직임을 시사한다. 즉, 적절한 운동으로 인한 자극이 힘줄의 건강과 강도 유지에 중요한 역할을 한다는 의미다.

두 가설의 화해

두 관점을 조화시키기 위해 바르Baar 교수는 힘줄을 나무숲에 비유했다. 힘줄 다발은 나무줄기와 같아서 중심부는 더 이상 성장하지 않지만(첫 번째 가설과 같이), 외부는 실제로 역동적일 수 있다는 것이다[27-28]. 각 나무 껍질은 분해되었다가 재생된다.

나무들 사이에는 빠르게 재생되는 비콜라겐 단백질 생태계가 존재하는데, 이것이 바로 다발막 구획이다. 운동에 대한 반응이나 장력 부재에 대한 반응은 이 비콜라겐 구획 내에서 일어난다. 예를 들어 다발들이 서로 미끄러지는 것은 힘줄의 동화 작용을 유발한다. 반대로 미끄러짐이 방해받으면 과도한 마찰로 인해 이화 작용이 유발되고, 동화 작용은 일어나지 않는다.

이는 근막에서 볼 수 있는 병리적 진행 과정이다. 운동 중 가장 많이 '고통받는' 부분이 바로 이 구획이다[29]. 이곳이 제대로 회복되지 않거나 재생되지 않으면 건염이 발생하기 쉽다. 따라서 힘줄의 일부는 천천히, 다른 일부는 빠르게 재생된다는 개념이 정립되었다[30-31]. 실제로 힘줄을 구성하는 각 분자 유형을 자세히 살펴보면, 일부는 빠르게(3일 정도) 재생되고, 다른 일부는 천천히(5년 정도) 재생되는 것으로 나타났다[32].

강도 높은 운동은 힘줄 전체에 똑같은 영향을 미치지 않는다. 힘줄의 주변부와 중심부는 환경에 따라 다르게 영향을 받는다. 따라서 힘줄이 비활성 조직이라는 주장은 현실과 괴리가 있는 주장이다.

운동 후 동화 작용은 어떻게 일어날까?

운동 후에는 힘줄을 구성하는 콜라겐 섬유의 심층적인 재구조화가 시작되는데[33], 이는 매우 힘든 과정이다. 힘줄은 주로 세포외기질로 구성되어 있어 세포가 적게 집중되어 있고, 혈관 분포도 적기 때문이다.

대퇴부 운동 24시간 후, 동화 작용 반응을 검사해 보면 다음과 같이 나타난다.

– '근육'의 동화 작용은 약 3배 증가

– 힘줄의 동화 작용은 1.7배 증가에 그친다. 이후에는 회복이 완전히 다 되지 않았음에도 불구하고 동화 작용 반응이 빠르게 감소한다[34].

3일 후, '근육'의 재건이 거의 완료될 때에도 힘줄의 재건은 요원하다. 이러한 회복 속도의 차이는 힘줄의 동화 작용 반응이 '근육'에 비해 덜하기 때문이다.

장기적인 동화 작용을 위한 해결책은 무엇인가

몇 개월에 걸쳐 근력 운동을 하면 힘줄의 크기와 콜라겐 농도가 증가하여 힘줄이 강화되고, 부상에 덜 취약해진다. 한 연구에서는 평소 운동을 하지 않는 젊은 남성들에게 22주 동안 근력 운동 프로그램을 수행하게 했다. 이 프로그램은 33회 운동으로 구성했으며 한쪽 다리는 신장성 수축 방식으로, 반대쪽은 단축성 수축 방식으로 대퇴 신전 운동만 실시했다[35]. 일부 참가자들은 운동 전후에 10g의 유청 가수분해물과 10g의 탄수화물을 섭취했고, 다른 참가자들은 운동 전후에 20g의 탄수화물만 섭취했다.

CT 촬영으로 22주 전후의 대퇴사두근과 슬개건(무릎인대)의 크기를 비교한 결과, 대퇴사두근의 발달은 다음과 같았다.

– 유청 가수분해물 섭취 그룹 : 7% 증가
– 탄수화물만 섭취한 그룹 : 3% 증가

힘줄의 질량 증가는 다음과 같았다.

– 유청 가수분해물 섭취 그룹 : 15% 증가
– 탄수화물만 섭취한 그룹 : 8% 증가

여기서 주목할 점은 수축 방식(신장성 또는 단축성)은 근육이나 힘줄 성장에 눈에 띄는 차이가 나타나지 않았다는 사실이다.

남녀 간 차이

운동에 대한 반응으로 여성의 힘줄 콜라겐 합성률은 남성보다 평균적으로 50% 더 낮은 것으로 나타났다[36]. 따라서 여성 운동선수들은 힘줄 재생이 더 어려울 수 있다.

이로 인한 부상을 방지하려면, 여성들은 같은 근육군에 대한 '고강도' 세션 간 간격을 더 길게 두고, '고강도' 훈련 사이에 여러 번의 '저강도' 세션을 끼워 넣는 것이 좋다.

운동과 힘줄 재생 동화 작용의 관계

근력 운동을 하면 힘줄에 더 많은 콜라겐이 축적되어 강화될 수 있지만, 비활동적인 생활이나 운동 중단은 반대 효과를 가져온다. 즉, 힘줄을 강화하기 위해서는 적절한 근력 운동이 필수다. 보톡스로 근육을 마비시켜 힘줄에 가해지는 모든 장력을 제거하면, 힘줄은 위축되고 재생에 특화된 줄기세포를 잃게 된다[37]. 이 실험은 힘줄의 동화 작용을 유발하는 중요한 요인이 적절한 수준의 장력과 신장임을 증명한다.

이러한 장력 외에도 힘줄에 영양을 공급하는 것이 중요하다. 다른 콜라겐 기반 조직과 마찬가지로, 힘줄의 영양 공급은 전적으로 혈액에만 의존하지 않는 특징이 있다.

힘줄의 혈관 분포 변화

출생 이후 우리의 힘줄은 세 단계를 거친다.

1. 어린이 시기

빠른 성장을 뒷받침하기 위해 힘줄에 혈관이 풍부하게 분포되어 있고, 세포 밀도도 높다.

2. 사춘기

혈관 분포가 점차 감소하고, 세포 밀도도 점진적으로 줄어든다.

3. 성인기

힘줄에 여전히 부분적으로 혈관이 분포하지만, 연령이 증가함에 따라 혈액 순환이 점점 약해진다. 이러한 혈액 공급 감소로 인해 힘줄의 회복이 점점 더 어려워진다.

'스펀지' 현상

앞서 말했듯이 다행히도 힘줄의 '영양 공급'은 혈액에만 의존하지 않는다. 내부에서 외부로 향하는 '관'들이 수분(체액) 및 영양분의 유입과 유출을 담당한다. 근육이 수축하면 힘줄은 늘어나면서 두께가 얇아진다. 이러한 직경 감소는 부분적으로 수분이 유출되기 때문이다.

수축 후 수분 유출로 인해 발생한 '진공' 상태는 흡인 작용을 유발해 다시 반동하는데[38], 이때 '새로운' 간질액이 힘줄에 재흡수된다.

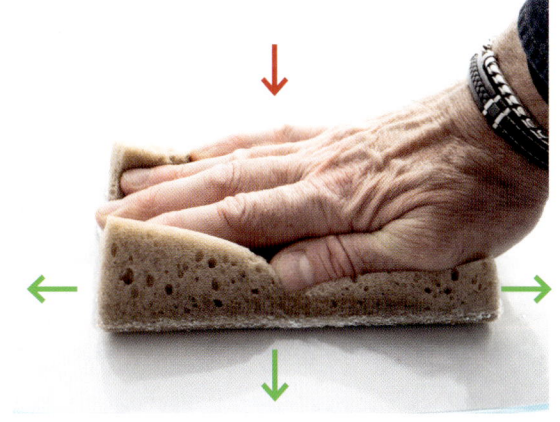

다른 콜라겐 조직과 마찬가지로, 힘줄은 수분(체액)에 흠뻑 적셔진 '스펀지'처럼 작용한다. 근육에 장력이 가해지면 콜라겐 조직은 수분을 배출한다. 이 과정에서 힘줄 내부에서 생성된 대사 노폐물도 함께 제거된다.

수분 교환이 힘줄에 영양을 공급한다

이러한 수분 교환은 매우 중요하다. 건강한 힘줄을 만들기 위해 운동(움직임)이 필수적인 이유도 바로 이 때문이다. 반대로 움직이지 않으면 '스펀지' 현상이 일어나지 않아 힘줄의 노화가 가속화된다. 따라서 근육을 마비시키면 힘줄이 가장 먼저 퇴화한다. 그 이유는 혈액을 끌어당길 수 없고, 수분 교환도 일어날 수 없기 때문이다. 이렇게 이중으로 영양 공급 경로가 차단되기 때문에 근육이 수축 운동을 하지 않으면, 힘줄은 '굶주린 상태'가 되어 빠르게 악화된다.

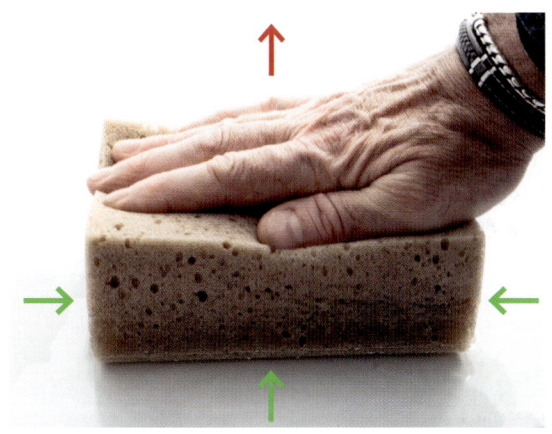

근육에 가해지는 장력이 멈추면, 콜라겐 조직은 배출된 수분의 일부를 회복한다. 이러한 '재수화Rehydration'가 일어날 때 간질액에서 유래한 영양분과 성장 인자들이 함께 유입된다[39-40-41].

운동 후 힘줄의 탈수 현상

강도 높은 운동을 하면, 근육이 수축할 때마다 힘줄로부터 수분이 빠져나간다. 하지만 각 세트가 끝날 때마다 손실된 수분이 완전히 보충되는 것은 아니다. 이러한 수분 부족은 운동을 거듭할수록 점점 더 심해진다. 같은 근육으로 더 많은 세트를 수행할수록 해당 근육의 힘줄은 더 많이 탈수된다[42]. 그렇게 힘줄 섬유는 점점 더 '노출'된 상태가 된다. 운동 후 힘줄 둘레가 약 15~20% 정도 감소하는 것은 정상이다. 이는 혈류에 의해 부분적으로 감소된 부피가 보충돼도 나타나는 감소치다.

힘줄은 완전히 탈수 상태가 되지는 않는다. 이는 다행스러운 일이다. 힘줄에 장력이 가해질 때 발생하는 유압은 콜라겐 섬유가 견뎌야 하는 압력의 일부를 분산시키는 데 도움을 주기 때문이다. 하지만 힘줄의 점진적인 '건조'는 앞서 설명한 피로 파괴 작용에 기여한다. 힘줄을 미리 웜업하여 조직 내 혈관이 분포된 부위로 혈류를 증가시킨다 해도 세트가 진행될수록 손상 위험은 커질 수밖에 없다. 무거운 중량을 드는 고강도 세트를 반복하면, 콜라겐 조직에 많은 부담을 주게 되어 더 위험해진다.

흥미롭게도 힘줄은 압박을 받아 탈수될수록 운동 후 동화 작용 반응 메커니즘이 더 활발하게 작동한다[43]. 단, 이는 힘줄이 과도하게 손상되지 않았을 경우에만 해당된다.

운동 후, 힘줄의 수분 보충(재수화)은 몇 시간 이내에 빠르게 진행된다. 약 3시간 이내에 60% 이상의 수분 저장량이 복구된다.

나머지 40%의 수분 보충은 더디게 진행되어 최소 24시간이 필요하다[44]. 물론, 이러한 '충전' 시간은 세트 수, 사용하는 중량 등에 따라 달라질 수 있다.

혈액을 통한 영양 공급이 수분 교환을 통한 영양 공급보다 더 중요하다거나 그 반대라고 단정짓는 것은 옳지 않다. 운동인은 2가지를 모두 고려해야 한다. 같은 힘줄 내에서도 혈류 공급이 일정하지 않기 때문이다. 일부 영역, 특히 뼈나 근육에 가까운 말초 부위는 혈관이 많아 혈액 순환이 잘 이루어지는 반면, 중심부는 혈관이 거의 없어 주로 수분 교환에 의존하여 영양을 공급받는다.

동화 작용 최적화하기

힘줄의 동화 작용은 운동 중이나 직후에 진행된다. 따라서 운동 전후에 힘줄에 영양을 공급하는 것이 가장 효과적이라 할 수 있다. 이를 통해 얻을 수 있는 첫 번째 교훈은 힘줄에 혈류량이 몰릴 때인 운동 중과 수분 회복이 가장 활발한 운동 직후에 혈중 콜라겐을 유지하는 것이다. 따라서 운동 전후에 콜라겐 펩타이드를 섭취하면 힘줄의 치유와 강화를 최대로 끌어올릴 수 있다[45].

두 번째 교훈은 힘줄의 회복에는 시간이 필요(최소 24시간)하며 이 시간은 단축할 수 없다는 점이다. 탈수 상태인 힘줄에 다시 강도 높은 운동을 시키는 것은 좋지 않다.

힘줄의 회복을 촉진하고, 힘줄 질환을 예방하는 데 도움이 되는 4가지 요법을 소개한다.

힘줄 탈수 현상을 이용한 재생 요법

힘줄 재생을 위해서는 외상을 주지 않는 한도 내에서 탈수 요법을 이용해 힘줄 내부의 수분 및 혈액 교환을 가속화하는 것이 좋다. 운동 세션 사이에 다음 4가지 방법으로 회복을 '촉진'해보자.

1. 먼저, 중량을 들지 않고 30~60초 동안 등척성 수축을 하는 방법이다. 예를 들어 슬개건을 '관리'하기 위한 월 스쿼트나 팔꿈치, 어깨, 흉근을 겨냥하는 푸시업이 있다.

2. 아주 천천히 신장성 수축을 한다. 한 세트를 진행할 때 장력이 가해지는 시간이 60초를 넘도록 한다.

3. 펌핑 효과를 위해 가벼운 중량을 들고 세트당 50~100회씩 반복한다.

4. 근력 운동 외에도 부드럽게 오랜 시간 지속적으로 눌러 압박하는 마사지 요법이 있다. 이는 힘줄에서 수분을 배출하는 '통로'를 활성화한다. 이 마사지 요법에 대해서는 뒤에서 부상 발생 부위별로 나누어 좀 더 자세히 설명하겠다.

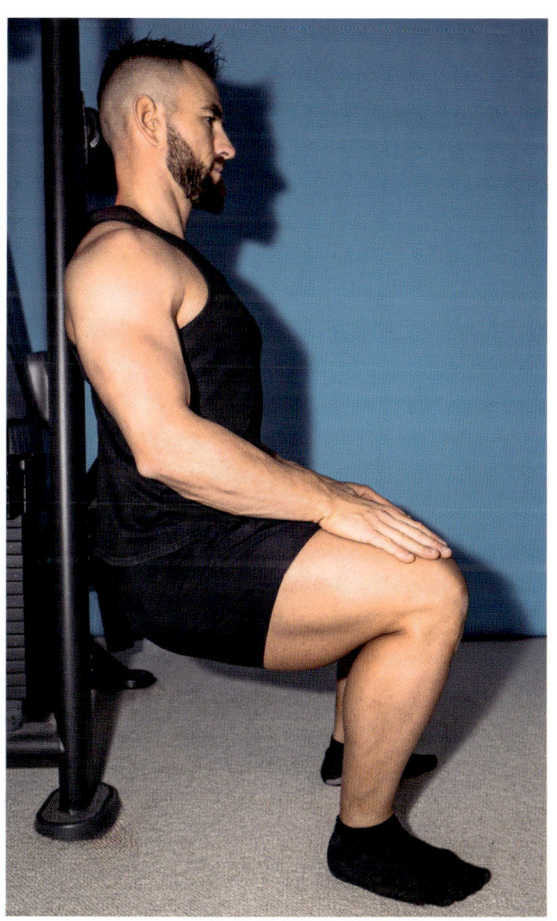

등을 벽, 머신, 혹은 랙에 기대고 다리를 90도로 구부린 채, 움직이지 않고 가능한 오래 버틴다.

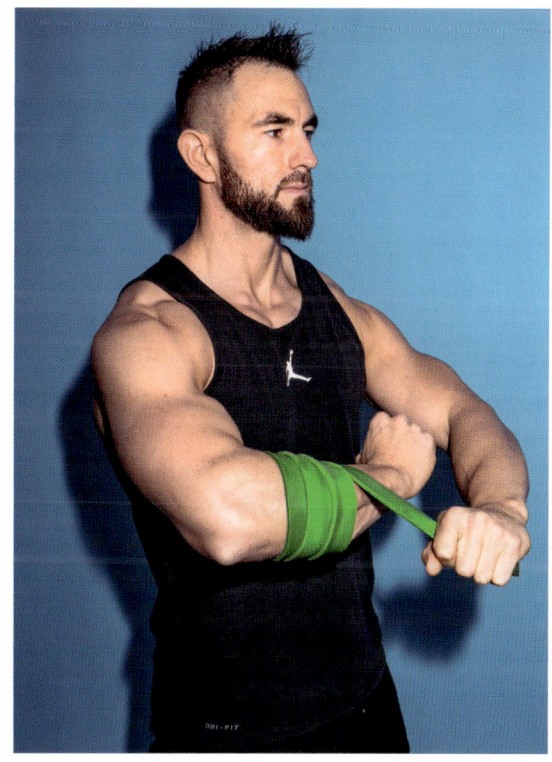

플로싱Flossing은 긴 탄력 밴드를 사용하여 힘줄이나 관절을 몇 분간 압박하여 부기를 가라앉히는 기법이다. 이 방법은 아킬레스건(종골건), 무릎, 전완부와 같은 말단 부위의 과다한 수분을 배출하는 데 매우 효과적이다. 단, 어깨에 적용하기는 어렵다.

힘줄 탈수 현상을 이용한 재생 요법의 이점

일시적인 탈수 요법을 통해 힘줄 섬유를 '노출'시키는 것은 다음 4가지 이점을 제공한다.

1. 힘줄의 과도한 수분 배출은 대체로 유익하다. 대부분 질환이 힘줄 내 지나친 수분 함유량과 관련이 있기 때문이다.

2. 힘줄의 수분을 '배출'시킴으로써, 섬유연골과 섬유화로 인해 발생한 흉터 부위에 더 쉽게 접근할 수 있다.

3. 힘줄 및 근막의 영양 공급과 수분 보충을 가속화하여 두 조직의 동화 작용을 유도할 수 있다. 힘줄과 근막은 서로 연결된 조직이기 때문이다(3장 참고).

4. 길게 반복하는 세트는 힘줄의 혈관 밀도를 증가시켜 혈액을 통한 영양 공급을 촉진한다.

힘줄 탈수 현상을 이용한 재생 요법은 운동 세션 사이에 진행되어야 하며, 고강도 운동으로 인한 힘줄의 손상을 악화시켜서는 안 된다. 이 요법은 오로지 운동 후 약해진 힘줄의 재생을 활성화하기 위한 동화 작용의 중계 역할만 해야 한다.

운동 외 시간에 이러한 재생 촉진 요법을 규칙적으로 실시하는 것이 중요하다. 콜라겐 기반 조직은 무한한 이화(분해) 작용 능력을 지녔지만, 동화 작용 능력은 빠르게 한계점에 도달하기 때문이다[64]. 재생을 유도하기 위해서는 '고강도'로 자극하기보다 약한 강도로 자주 자극을 주는 것이 훨씬 효과적이라는 것을 명심하자(8장 참고).

힘줄 회복의 핵심은 근육의 수축성 섬유에 있다는 것을 명심하자. 힘줄도 자체적으로 재생에 필요한 호르몬을 일부 합성할 수 있지만, 힘줄을 재생시키는 성장 인자를 가장 많이 생산하는 것은 분명 '근육'이다[65]. 연구에 따르면, 고강도 운동보다는 저강도 등척성 운동이 힘줄 재생에 필요한 성장 인자들을 분비하는 데 더 효과적인 것으로 나타났다[66-67].

1. Eisner LE. The Role of the Non-collagenous Extracellular Matrix in Tendon and Ligament Mechanical Behavior. J Biomech Eng 2022 144:050801.

2. Wang JH. Tendon Biomechanics and Mechanobiology. J Hand Ther 2012 25:133.

3. Shearer T. The Relative Compliance of Energy-storing Tendons May Be Due to the Helical Fibril Arrangement of their Fascicles. J R Soc Interface 2017 14:20170261.

4. Brukner P. Serious Thigh Muscle Strains. Br J Sports Med 2016 50:205.

5. Beattie CE. Are Return-to-play Times Longer in Lower-limb Muscle Injuries Involving the Intramuscular Tendon? J Sci Med Sport 2023.

6. Coratella G. Biceps Brachii and Brachioradialis Excitation in Biceps Curl Exercise. Sports 2023 11:64.

7. Golshani K. Upper Extremity Weightlifting Injuries. J Orthop 2018 15:24.

8. Dodds SD. Injuries to the Pectoralis Major. Sports Med 2002 32:945.

9. Ros SJ. Multiscale Mechanisms of Tendon Fatigue Damage Progression and Severity Are Strain and Cycle Dependent. J Biomech 2019 85:148.

10. Sun HB. Cycle-dependent Matrix Remodeling Gene Expression Response in Fatigue-loaded Rat Patellar Tendons. J Orthop Res 2010 28:1380.

11. Jordan DB. Valgus Fatigue and Nonlinear Damage Accretion of the Anterior Bundle of the Elbow Medial Collateral Ligament. J Biomecha 2022.

12. Makhzoomi AK. A Multiscale Study of Morphological Changes in Tendons Following Repeated Cyclic Loading. J Biomecha 2021.

13. Szczodry M. Treadmill Running Exercise Results in the Presence of Numerous Myofibroblasts in Mouse Patellar Tendons. J Orthop Res 2009 27:1373.

14. Bell R. A Potential New Role for Myofibroblasts in Remodeling of Sub-rupture Fatigue Tendon Injuries by Exercise. Sci Rep 2018 8:8933.

15. Groth GN. Pyramid of Progressive Force Exercises to the Injured Flexor Tendon. J Hand Ther 2004 17:31.

16. Newton JB. Mechanical Properties of the Different Rotator Cuff Tendons in the Rat Are Similarly and Adversely Affected by Age. J Biomecha 2021 117.

17. Heinemeier KM. Radiocarbon Dating Reveals Minimal Collagen Turnover in Both Healthy and Osteoarthritic Human Cartilage. Sci Transl Med 2016 8:346ra390.

18. Heinemeier KM. Lack of Tissue Renewal in Human Adult Achilles Tendon Is Revealed by Nuclear Bomb 14C. FASEB J 2007 27:2074.

19. Våben C. No Detectable Remodelling in Adult Human Menisci: An Analysis Based on the C 14 Bomb Pulse. Br J Sports Med 2020 54:1433.

20. Jørgensen AEM. Collagen Growth Pattern in Human Articular Cartilage of the Knee. Cartil 2020.

21. Yeung CYC. Investigating Circadian Clock Gene Expression in Human Tendon Biopsies from Acute Exercise and Immobilization Studies. Eur J Appl Physiol 2019 119:1387.

22. Smeets JSJ. Protein Synthesis Rates of Muscle, Tendon, Ligament, Cartilage, and Bone Tissue In Vivo in Humans. PLoS One 2019 14:e0224745.

23. BabraJ JA. Collagen Synthesis in Human Musculoskeletal Tissues and Skin. Am J Physiol 2005 289:E864.

24. Zitnay JL. Accumulation of Collagen Molecular Unfolding Is the Mechanism of Cyclic Fatigue Damage and Failure in Collagenous Tissues. Sci Adv 2020 28:eaba2795.

25. Kharaz YA. The Effect of Exercise on the Protein Profile of Rat Knee Joint Intra- And Extra-articular Ligaments. Scand J Med Sci Sports 2021.

26. Hsueh MF. Analysis of 'Old' Proteins Unmasks Dynamic Gradient of Cartilage Turnover in Human Limbs. Sci Adv 2019 9:eaax3203.

27. Baar K. Minimizing Injury and Maximizing Return to Play: Lessons from Engineered Ligaments. Sports Med 2017 47:5-11.

28. Zhang C. Regional Differences in Turnover, Composition, and Mechanics of the Porcine Flexor Tendon. Connect Tissue Res 2020 61:475.

29. Zamboulis D. Postnatal Mechanical Loading Drives Adaptation of Tissues Primarily Through Modulation of the Non-collagenous Matrix. Elife 2020 9:e58075.

30. Chang J. Circadian Control of the Secretory Pathway Maintains Collagen Homeostasis. Nat Cell Biol 2020 22:74.

31. Spiesz EM. Tendon Extracellular Matrix Damage, Degradation and Inflammation in Response to In Vitro Overload Exercise. J Orthop Res 2015 33:889.

32. Choi H. Heterogeneity of Proteome Dynamics Between Connective Tissue Phases of Adult Tendon. Elife 2020 9:e55262.

33. Takagi R. Regional Adaptation of Collagen in Skeletal Muscle to Repeated Bouts of Strenuous Eccentric Exercise. Pflüg Arch Eur J Physiol 2016 468:1565.

34. Miller BF. Coordinated Collagen and Muscle Protein Synthesis in Human Patella Tendon and Quadriceps Muscle After Exercise. J Physiol 2005 567:1021.

35. Farup J. Whey Protein Hydrolysate Augments Tendon and Muscle Hypertrophy Independent of Resistance Exercise Contraction Mode. Scand J Med Sci Sports 2014 24:788.

36. Miller BF. Tendon Collagen Synthesis at Rest and After Exercise in Women. J Appl Physiol 2007 102:541.

68p.

37. Chen P. Intramuscular Injection of Botox Causes Tendon Atrophy by Induction of Senescence of Tendon-derived Stem Cells. Stem Cell Res Ther 2021 12:38.

38. Ahmadzadeh H. Micromechanical Poroelastic Finite Element and Shear-lag Models of Tendon Predict Large Strain Dependent Poisson's Ratios and Fluid Expulsion under Tensile Loading. Acta Biomater 2015 22:83.

39. Vogel KG. Proteoglycans in the Compressed Region of Human Tibialis Posterior Tendon and Ligaments. J Orthop Res 1993 11:68.

40. Lundborg G. The Role of the Synovial Fluid and Tendon Sheath for Flexor Tendon Nutrition: An Experimental Tracer Study on Diffusional Pathways in Dogs. Scand J Plast Reconstr Surg 1980 14:99.

41. Peterson WW. The Effect of Flexor Sheath Integrity on Nutrient Uptake by Chicken Flexor Tendons. Clin Orthop Relat Res 1985 201:259.

42. Bossuyt FM. Changes in Supraspinatus and Biceps Tendon Thickness. Spinal Cord 2020 58:324.

43. Merza EY. The Acute Effects of Higher Versus Lower Load Duration and Intensity on Morphological and Mechanical Properties of the Healthy Achilles Tendon. J Exp Biol 2022 225:243741.

44. Grigg NL. Eccentric Calf Muscle Exercise Produces a Greater Acute Reduction in Achilles Tendon Thickness than Concentric Exercise. Br J Sports Med 2009 43:280.

45. Jerger S. Specific Collagen Peptides Increase Adaptions of Patellar Tendon Morphology Following 14-weeks of High-load Resistance Training. Eur J Sport Sci 2023.

46. Danzig LA. Increased Transsynovial Transport With Continuous Passive Motion. J Orthop Res 1987 5:409.

47. Wren TA. Mechanobiology of Tendon Adaptation to Compressive Loading Through Fibrocartilaginous Metaplasia. J Rehab Res Dev 2000 37:135.

48. Steffen D. Scleraxis and Collagen I Expression Increase Following Pilot Isometric Loading Experiments in a Rodent Model of Patellar Tendinopathy. Matrix Biol 2022 109:34.

49. McCreesh KM. Increased Supraspinatus Tendon Thickness Following Fatigue Loading in Rotator Cuff Tendinopathy. BMJ Open Sport Exerc Med 2017 26:e000279.

50. Shalabi A. Eccentric Training of the Gastrocnemius-soleus Complex in Chronic Achilles Tendinopathy Results in Decreased Tendon Volume and Intratendinous Signal as Evaluated by MRI. Am J Sports Med 2004 3:1286.

51. Mosca MJ. Trends in the Theory That Inflammation Plays a Causal Role in Tendinopathy. BMJ Open Sport Exerc Med 2018 4:e000332.

52. Thankam FG. Collagen I. Am J Transl Res 2018 10:3291.

53. Porter KN. The Effect of Swimming Volume and Intensity on Changes in Supraspinatus Tendon Thickness. Phys Ther Sport 2021 47:173.

54. Lee CS. Shoulder MRI in Asymptomatic Elite Volleyball Athletes Shows Extensive Pathology. J ISAKOS 2020 5:10.

55. Eckenrode BJ. Pain Sensitivity in Chronic Achilles Tendinopathy. Int J Sports Phys Ther 2019 14:945.

56. Chang YJ. The Neuromechanical Adaptations to Achilles Tendinosis. J Physiol 2015 593:3373.

57. Zhang J. Moderate and Intensive Mechanical Loading Differentially Modulate the Phenotype of Tendon Stem/progenitor Cells In Vivo. PLoS One 2020 15:e0242640.

58. Chen G. Mechanical Loading Modulates Heterotopic Ossification in Calcific Tendinopathy Through the mTORC1 Signaling Pathway. Mol Med Rep 2017 16:5901.

59. Godinho MSC. Elastin is Localised to the Interfascicular Matrix of Energy Storing Tendons and Becomes Increasingly Disorganised With Ageing. Sci Rep 2017 7:9713.

60. Svärd A. Elastin Levels are Higher in Healing Tendons than in Intact Tendons and Influence Tissue Compliance. FASEB J 2020.

61. Herman J. Pro-inflammatory Effects of Human Apatite Crystals Extracted from Patients Suffering from Calcific Tendinopathy. Arthr Res Ther 2021 23:131.

62. Mateos JM. Characterization of Deposits in Calcific Tendinitis of the Shoulder. Orthop J Sports Med 2021.

63. Furuhata R. Seasonal Variation in the Onset of Acute Calcific Tendinitis of Rotator Cuff. BMC Muscu Dis 2020 21:741.

64. Shaw G. Rehabilitation and Nutrition Protocols for Optimising Return to Play from Traditional ACL Reconstruction in Elite Rugby Union Players. J Sports Sci 2019 37:1794.

65. Avey AM. Muscle-tendon Crosstalk During Muscle Wasting. Am J Physiol 2021 321:C559.

66. Zhou X. Secretome from In Vitro Mechanically Loaded Myoblasts Induces Tenocyte Migration, Transition to a Fibroblastic Phenotype and Suppression of Collagen Production. Int J Mol Sci 2021 22:13089.

67. Li J. Secretome from Myoblasts Statically Loaded at Low Intensity Promotes Tenocyte Proliferation via the IGF-1 Receptor Pathway. FASEB J 2023.

06 인대 질환

근력 운동을 하는 사람에게 나타날 수 있는 인대 질환은 5가지가 있다.

1. 호르몬으로 인한 일시적 이완증
2. 길항근 간 힘의 불균형으로 인한 이완증
3. 과도한 신장 및 가동 범위로 인한 이완증
4. 피로로 인한 이완증
5. 인대 파열

인대와 힘줄의 차이점은 무엇인가?

인대와 힘줄은 유사하지만[1], 다음 4가지 특징에서 차이가 있다.

1. 힘줄은 뼈와 근육을 연결한다. 인대는 관절을 안정화하기 위해 뼈와 뼈를 연결한다. 따라서 인대는 움직임을 전달하기보다는 제한한다.

2. 인대는 두 개의 단단한 조직을 연결하므로 전체 표면에 걸쳐 균일한 강성이 필요하다. 힘줄은 근육이라는 탄력 있는 조직과 뼈라는 단단한 조직을 연결하므로 강성이 균일하지 않다(5장 참고).

3. 힘줄 섬유는 비교적 질서정연하며 힘의 방향으로 정렬되어 있다. 반면, 인대 섬유는 대부분 '사방'으로 얽혀 있어, 안정화 기능에 더욱 충실하다. 섬유가 더 많이 교차할수록 인대는 다방향의 힘에 더 강하게 저항할 수 있다.

4. 힘줄의 회복도 오래 걸리지만, 인대의 회복은 더욱 오래 걸린다[2]. 인대는 부위에 따라 혈관 분포가 적거나 아예 없기 때문이다[3]. 인대는 주로 스펀지 현상을 통해(5장 참고) 활액에서 영양분을 추출한다. 대사 노폐물을 배출할 때는 정반대의 메커니즘이 작동한다[4]. 이러한 영양 교환은 인대가 운동으로 긴장되었다가 이완되는 순간에 빨라진다[5].

이처럼 인대와 힘줄은 역학적 기능이 서로 다르기 때문에 그에 상응하는 물리적 특징도 다르다.

제한적 유연성

인대의 유연성은 매우 제한적이다. 4% 이상 늘어나지 않는 한 문제는 없지만, 그 이상으로 늘어나면 손상되기 시작하여 결국 끊어지게 된다. 주로 과도한 운동 가동 범위, 특히 신장 동작이 인대에 무리를 준다. 예를 들어 풀업할 때 어깨의 반동을 이용하기 위해 몸을 떨어뜨리는 경우 인대에 무리가 간다. 물론, 가동 범위가 같아도 무게가 무거울수록 인대가 더 많이 늘어나게 되고, 심하면 관절 탈구가 발생할 수도 있다.

근력 운동은 인대의 강직성을 요구한다

힘을 발휘할 때 관절이 불안정하면 수행 능력이 저하된다. 이 때문에 우리는 운동 시 항상 관절의 안정성을 확보하려고 한다. 동작 시 관절이 안정적으로 유지될수록 더 무거운 중량을 들어올릴 수 있지만, 그 대가로 다른 부작용이 발생한다. 이에 대해서는 7장(76p)에서 좀 더 자세히 설명하겠다[6].

인대가 느슨해야 하는 유일한 사람은 곡예사다. 곡예를 하려면 관절을 분리했다가 다시 제자리로 돌려놓을 수 있어야 한다. 하지만 이러한 신체적 특징을 가진 곡예사가 무거운 중량을 들 경우에는 관절이 탈구될 위험이 있다.

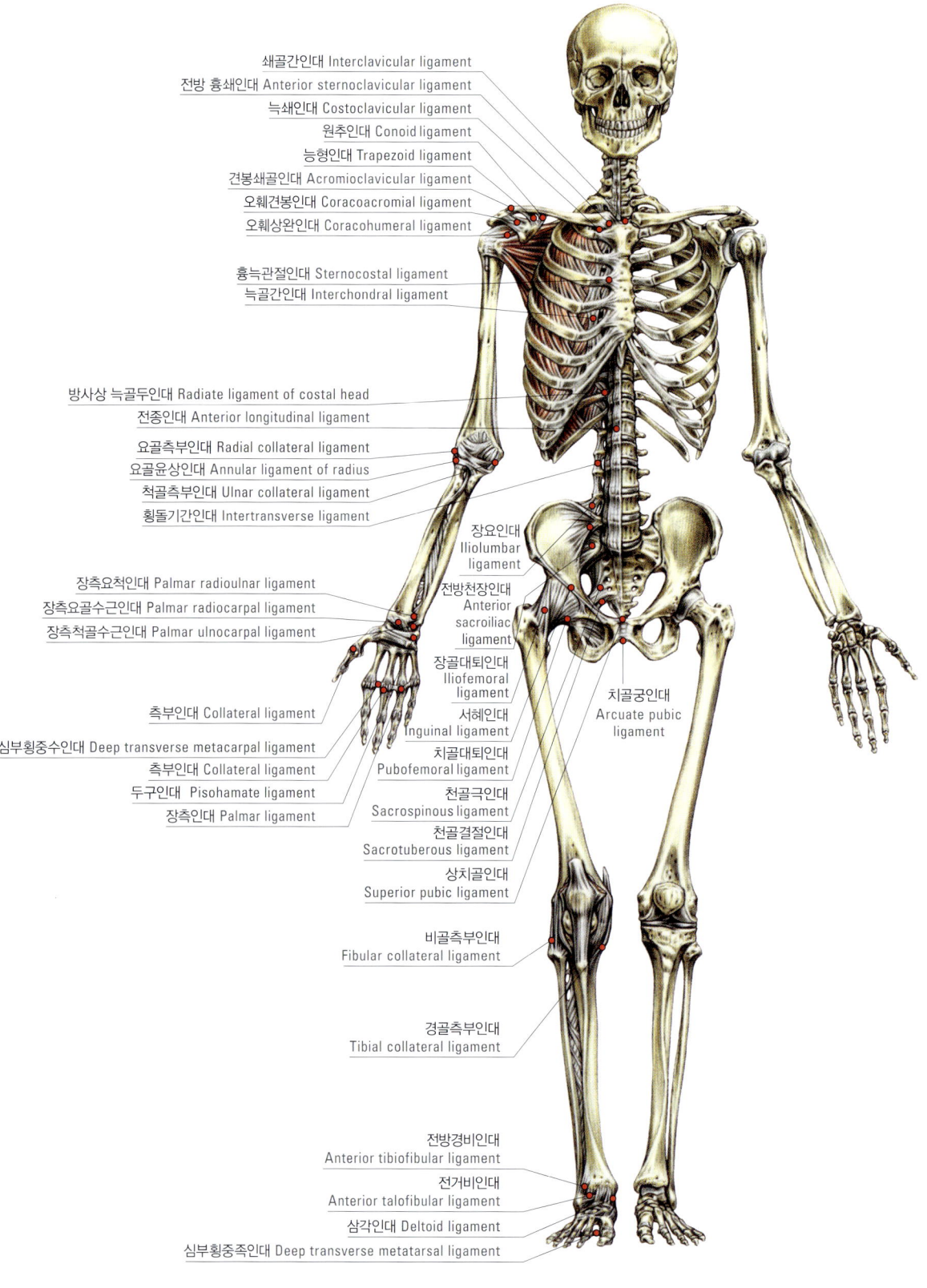

쇄골간인대 Interclavicular ligament
전방 흉쇄인대 Anterior sternoclavicular ligament
늑쇄인대 Costoclavicular ligament
원추인대 Conoid ligament
능형인대 Trapezoid ligament
견봉쇄골인대 Acromioclavicular ligament
오훼견봉인대 Coracoacromial ligament
오훼상완인대 Coracohumeral ligament

흉늑관절인대 Sternocostal ligament
늑골간인대 Interchondral ligament

방사상 늑골두인대 Radiate ligament of costal head
전종인대 Anterior longitudinal ligament
요골측부인대 Radial collateral ligament
요골윤상인대 Annular ligament of radius
척골측부인대 Ulnar collateral ligament
횡돌기간인대 Intertransverse ligament

장측요척인대 Palmar radioulnar ligament
장측요골수근인대 Palmar radiocarpal ligament
장측척골수근인대 Palmar ulnocarpal ligament

측부인대 Collateral ligament
심부횡중수근인대 Deep transverse metacarpal ligament
측부인대 Collateral ligament
두구인대 Pisohamate ligament
장측인대 Palmar ligament

장요인대 Iliolumbar ligament
전방천장인대 Anterior sacroiliac ligament
장골대퇴인대 Iliofemoral ligament
서혜인대 Inguinal ligament
치골대퇴인대 Pubofemoral ligament
천골극인대 Sacrospinous ligament
천골결절인대 Sacrotuberous ligament
상치골인대 Superior pubic ligament

치골궁인대 Arcuate pubic ligament

비골측부인대 Fibular collateral ligament

경골측부인대 Tibial collateral ligament

전방경비인대 Anterior tibiofibular ligament
전거비인대 Anterior talofibular ligament
삼각인대 Deltoid ligament
심부횡중족인대 Deep transverse metatarsal ligament

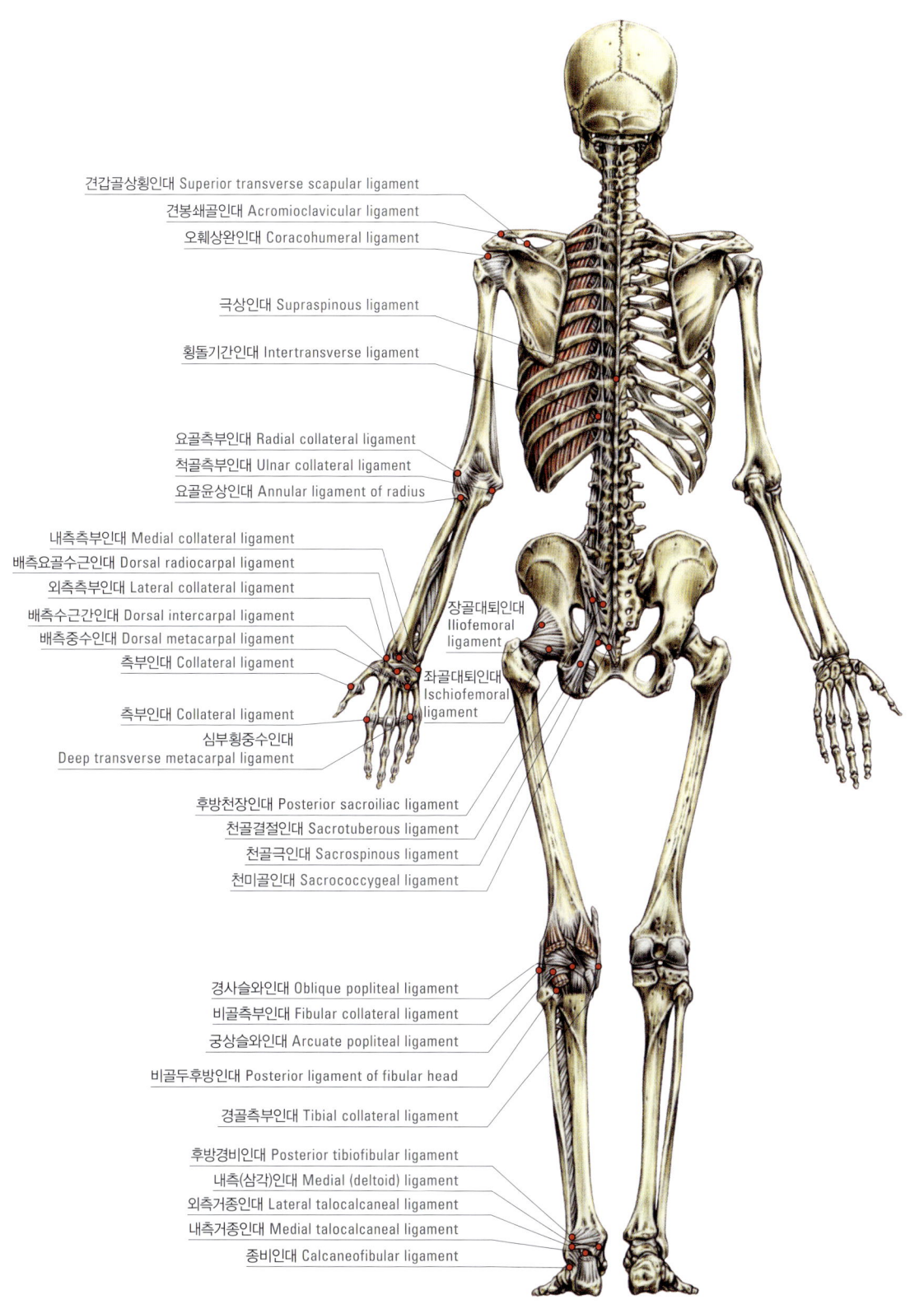

견갑골상횡인대 Superior transverse scapular ligament
견봉쇄골인대 Acromioclavicular ligament
오훼상완인대 Coracohumeral ligament

극상인대 Supraspinous ligament

횡돌기간인대 Intertransverse ligament

요골측부인대 Radial collateral ligament
척골측부인대 Ulnar collateral ligament
요골윤상인대 Annular ligament of radius

내측측부인대 Medial collateral ligament
배측요골수근인대 Dorsal radiocarpal ligament
외측측부인대 Lateral collateral ligament
배측수근간인대 Dorsal intercarpal ligament
배측중수인대 Dorsal metacarpal ligament
측부인대 Collateral ligament

측부인대 Collateral ligament
심부횡중수인대
Deep transverse metacarpal ligament

장골대퇴인대
Iliofemoral
ligament

좌골대퇴인대
Ischiofemoral
ligament

후방천장인대 Posterior sacroiliac ligament
천골결절인대 Sacrotuberous ligament
천골극인대 Sacrospinous ligament
천미골인대 Sacrococcygeal ligament

경사슬와인대 Oblique popliteal ligament
비골측부인대 Fibular collateral ligament
궁상슬와인대 Arcuate popliteal ligament

비골두후방인대 Posterior ligament of fibular head

경골측부인대 Tibial collateral ligament

후방경비인대 Posterior tibiofibular ligament
내측(삼각)인대 Medial (deltoid) ligament
외측거종인대 Lateral talocalcaneal ligament
내측거종인대 Medial talocalcaneal ligament
종비인대 Calcaneofibular ligament

유연성은 인대를 약화시킨다

인대가 유연할수록 그 구조는 더 약해진다. 반대로 인대가 단단할수록 파열에 더 잘 견딘다. 여성이 남성보다 인대 부상 발생률이 2~8배 더 높은 이유는 여성의 인대가 더 유연하기 때문이다. 무릎 십자인대가 단 1mm만 느슨해져도 부상 위험이 4배나 증가한다[7].

이완증과 관절 부상

이완증 자체는 특별히 통증을 유발하지 않는 한 병적인 질환으로 간주되지 않는다. 그러나 이는 향후 관절과 힘줄 문제의 원인이 될 수 있다.

이완증으로 인해 관절이 불안정하여 약간이라도 탈구가 되면 연골이 조기에 마모되고, 정확한 중심축을 벗어난 힘줄은 손상된다. 운동선수의 경우, 과도하게 유연한 인대는 어깨와 무릎 부상의 위험을 3배 증가시킨다[8].

불안정한 관절에 힘을 가하면 어깨 관절과 고관절의 관절와순Labrum, 그리고 무릎의 반월판Meniscus 등이 손상된다. 또한, 관절을 안정시키는 흡인 효과Suction seal가 소실되어 힘이 관절와순 전체에 골고루 분산되지 않는다. 그러면 특정 부위에 과도한 힘이 가해지게 되고, 비정상적으로 압박된 부위에서는 퇴행이 시작된다.

관절와순은 재생이 잘 되지 않아 한 번 손상되면 되돌리기가 어렵다. 이로 인해 관절은 점점 더 느슨해지고, 손상이 '눈덩이 효과'처럼 불어나 결국, 운동 부하를 크게 줄일 수밖에 없게 된다.

인대 이완증의 주원인

인대 이완증에는 4가지 주요 원인이 있다. 이 원인들은 서로 배타적이지 않고 쉽게 중첩될 수 있다.

1. 호르몬으로 인한 일시적 이완증

아무런 통증이 없어도 하루아침에 어떤 관절이 전날만큼 안정적이지 않다고 느껴질 수 있다. 이러한 이완증은 특히 어깨에 잘 나타난다.

이는 호르몬 변화로 인해 관절을 둘러싼 인대의 긴장도가 느슨해졌기 때문이라 할 수 있으며, 운동과 무관하게 갑자기 나타날 수 있다.

참고할 점

어깨 이완증과 통증이 동반되는 경우를 어깨 불안정성이라 한다. 이 질환에 대해서는 10장(112p)에서 좀 더 자세히 다루겠다. 통증이 없는 일시적인 이완 상태를 치료하지 않으면 만성적이고 통증을 동반하는 어깨 불안정성으로 발전할 위험이 있다.

호르몬 변동으로 인한 일시적인 무통증 이완증은 일반적으로 병으로 간주되지 않는다. 통념과는 달리 이 문제가 반드시 여성에게만 일어나는 것은 아니다.

호르몬 변동으로 인한 무통증 이완증은 한쪽이 아닌 양쪽 어깨가 모두 이완된다는 점에서 병적인 이완증과 구분된다.

호르몬과 인대의 관계

에스트로겐은 콜라겐 섬유의 교차 결합(망상 구조)을 담당하는 효소(리실산화효소 또는 LOX)의 활성을 억제하여 유연성과 이완성을 증가시킨다[9]. 이로 인해 관절과 인대의 취약성도 함께 증가하고, 근력은 감소하게 된다. 중량을 다루는 여성 근력 운동선수들의 인대는 더 많은 위험에 노출되지만, 에스트로겐의 급증은 힘줄과 근육을 보호하는 것으로 보인다.

릴렉신이라는 또 다른 호르몬은 인대에 직접 작용하

여 이완성을 증가시킨다. 따라서 복잡하게 얽혀 있는 인대에 따라 안정성이 크게 좌우되는 관절(어깨, 발목, 무릎, 고관절 등)은 릴렉신 증가로 인한 영향을 많이 받는다. 릴렉신 분비량이 부상과 관련 있는 이유가 바로 이 때문이다[10].

반대로 테스토스테론은 릴렉신 수용체의 밀도를 감소시켜 인대를 더 단단하게 만든다[11]. 따라서 테스토스테론 감소와 에스트로겐 증가가 동반된 호르몬 교차 현상은 인대 이완성을 일시적으로 증가시킬 수 있다[12].

호르몬성 이완증에 어떻게 대처해야 할까?

릴렉신 변동은 성호르몬 분비 변화를 겪고 있는 젊은 이들에게서 많이 나타난다. 관절의 안정성이 떨어졌다고 느낀다면 헬스장에서 무리하게 운동하지 않는 것이 좋다.

관절의 이완은 남성의 경우 근력 저하와 밀접한 관련이 있으며, 단기적으로 부상 위험도 증가시킨다. 그러나 평균적으로 남성보다 3배 더 유연한 여성은 이러한 호르몬 변동으로 인한 근력 손실이 제한적이다.

관절의 안정성이 떨어졌다고 느낀다면 운동할 때 다음처럼 계획을 수정하는 것이 필요하다.

- 운동 순서를 변경한다. 모든 관절이 똑같이 영향을 받는 것은 아니므로 어깨나 가슴 대신 허벅지 운동을 수행하거나 필요에 따라 그 반대로 실시한다.
- 웜업 시간을 늘린다.
- 무게는 줄이고 횟수를 늘린다.
- 호르몬 영향을 많이 받는 관절의 경우, 세트 수를 줄인다.
- 프리웨이트보다 머신을 사용한다. 머신은 어느 정도 자세를 잡아주기 때문에 관절의 안정성이 덜 요구된다.

2. 길항근 간 힘의 불균형으로 인한 이완증

특정 방향으로 당기는 근육이 길항근보다 더 강하면 관절의 정렬이 점차 흐트러진다. 이러한 중심 이탈은 일부 인대를 늘이고 결국 느슨하게 만든다(반대로 팽팽하게 긴장되지 않은 다른 인대들은 짧아진다). 이러한 불균형은 어깨에서 많이 발생하는데, 주로 대흉근의 과도한 사용으로 인해 삼각근이 앞으로 당겨지면서 나타난다. 그 결과, 전방 인대가 느슨해지고, 후방 인대의 유연성이 손실되어 상완골의 적절한 안정화가 불가능해진다(10장 참고).

대퇴사두근과 슬굴곡근 간 힘의 차이도 무릎의 불안정성을 유발하여 인대를 위험에 빠뜨린다(19장 참고).

해결책은 슬굴곡근, 극하근, 어깨 후면, 하부 승모근 등 특정 근육 단련을 소홀히 하지 않고, 주동근과 길항근 간 힘의 균형을 재조정하는 것이다. 또한, 평소에 좋은 자세를 유지하도록 노력해야 한다.

3. 과도한 신장 및 가동 범위로 인한 이완증

근력 운동에서 과도한 신장 및 가동 범위로 인한 문제는 주로 어깨에 나타난다. 풀업할 때 반동을 위해 몸을 아래로 떨어뜨리거나 벤치 프레스할 때 바를 너무 낮게 내리면 인대가 과도하게 늘어나 관절이 불안정해질 수 있다(7장 참고).

이 문제는 '유연성'을 향상시키기 위해 과도하게 스트레칭을 하는 사람들에게도 발생할 수 있다. 과도한 스트레칭으로 말미암은 인대의 불안정성은 왜 스트레칭이 부상을 감소시키는 게 아니라 위험을 더 높이는지를 부분적으로 설명한다.

4. 피로로 인한 이완증

고강도 운동 세션은 안정화 근육의 피로로 인해 일시적으로 관절 이완증을 유발한다. 또한, 연속적인 세트는 인대를 구성하는 콜라겐 섬유 물질의 일시적인 '피로'를 초래한다. 따라서 관절 이완증은 다루는 중량이 무거울수록, 운동 세트가 진행될수록 더욱 심해진다. 연구에 따르면, 10~20분 운동한 후에는 인대의 강직도가 20% 이상 감소하는 것으로 나타났다. 그러면 가동 범위는 증가하지만, 이러한 유연성은 근력 운동에서는 바람직하지 않다. 유연성이 근육 피로와 겹치면 인대, 관절, 힘줄을 위험에 빠뜨리기 때문이다.

운동 후에 나타나는 이완 현상은 그 자체로는 병적인 질환이 아니다. 몇 시간 동안 휴식을 취하면 다시 원래대로 돌아오기 때문이다. 하지만 운동 계획을 세울 때는 주의를 기울일 필요가 있다. 예를 들어 안정화 근육의 피로로 인해 어깨가 불안정하다면 고중량 가슴 운동 전날에는 어깨 운동을 피하는 것이 좋다.

지속적인 이완증에 대처하기

인대가 과도하게 늘어나지 않도록 예방하는 것 외에, 이미 늘어난 인대를 다시 팽팽하게 되돌리려면 어떻게 해야 할까?

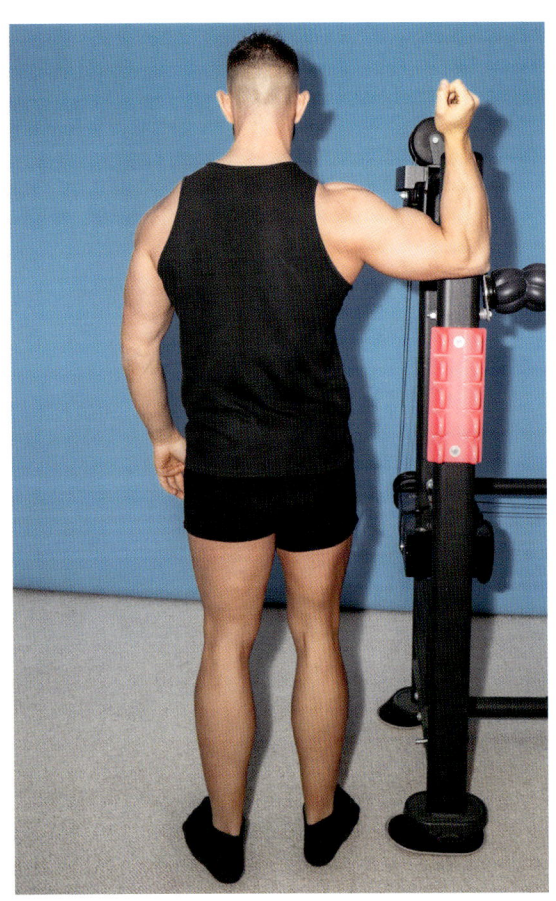

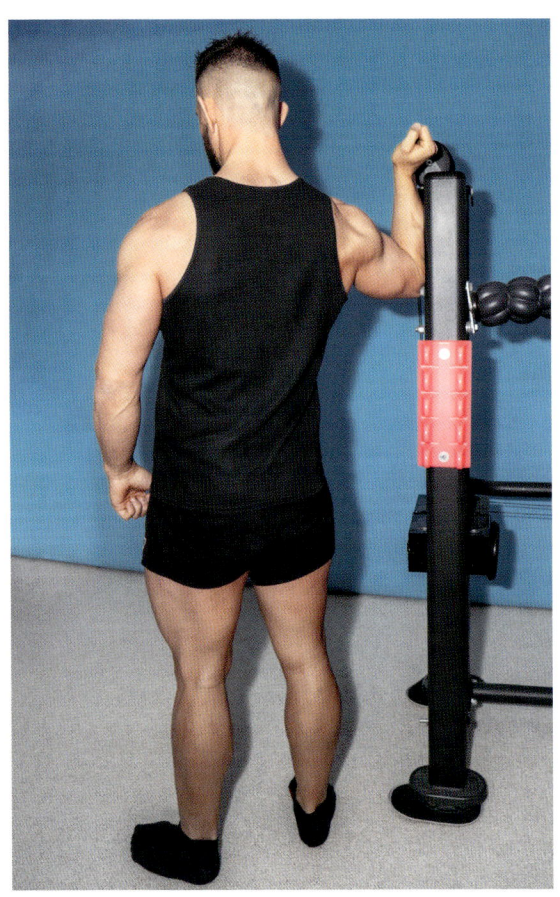

어깨 전방 인대를 다시 팽팽하게 만들려면, 팔을 90도로 유지한 채, 머신에 기대고 10~30초 동안 앞으로 최대한 강하게 민다. 이 등척성 운동은 어떠한 움직임이나 신장을 유발하지 않는다. 하루에 5~10회, 1~2세트씩 수행한다.

어깨 후방 인대를 다시 팽팽하게 만들려면, 팔을 90도로 굽힌 채 머신에 기대고 10~30초 동안 뒤로 최대한 강하게 민다.

전문가들은 가능한 자주 등척성 수축 운동을 하라고 권장한다. 이는 관절 가동 범위의 중간 지점에서 정적인 상태로 근육을 수축시켜 어떠한 신장도 유발하지 않는 운동이다.

운동은 반드시 주동근과 길항근 모두 실시해야 한다. 벽, 문틀, 스쿼트 랙 등을 이용해 통증이 없는 범위 내에서 최대한 강하게 근육을 수축시키자.

이러한 등척성 운동을 가능한 자주 시행하여 근육, 힘줄, 특히 인대의 강직화를 촉진하는 것이 목표다. 이렇게 하면 아무것도 하지 않고 가만히 있는 것보다 정상 상태로 더 빨리 돌아갈 수 있다.

인대 파열

이완증이나 잘못된 동작으로 인해 발생할 수 있는 병리적 문제는 인대 파열이다. 인대 파열이 심각한 경우는 외과적 수술로 복구해야 한다.

참고문헌

1. Hudson DM. Age-related Type I Collagen Modifications Reveal Tissue-Defining Differences Between Ligament and Tendon. Matrix Biol Plus 2021 12:100070.

2. Leong NL. Tendon and Ligament Healing and Current Approaches to Tendon and Ligament Regeneration. Rev J Orthop Res 2020 38:7.

3. Lin KM. Differential Regional Perfusion of the Human Anterior Cruciate Ligament. J Exp Orthop 2022 9:50.

4. Amiel D. Synovial Fluid Nutrient Delivery in the Diathrial Joint. J Orthop Res 1986 4:90.

5. Skyhar MJ. Nutrition of the Anterior Cruciate Ligament. Am J Sports Med 1985 13:415.

6. Chidi-Ogbolu N. Effect of Estrogen on Musculoskeletal Performance and Injury Risk. Front Physiol 2018 9:1834.

7. Myer GD. The Effects of Generalized Joint Laxity on Risk of Anterior Cruciate Ligament Injury in Young Female Athletes. Am J Sports Med 2008 36:1073.

8. Liaghat B. Joint Hypermobility in Athletes Is Associated With Boulder Injuries. BMC Musc Dis 2021 22:389.

9. Lee CA. Estrogen Inhibits Lysyl Oxidase and Decreases Mechanical Function in Engineered Ligaments. J Appl Physiol 2015 118:1250.

10. Gilmer GG. The Relationship Between Serum Relaxin Concentrations and Knee Valgus. Int J Sports Med 2020 41:182.

11. Dehghan F. Testosterone Reduces Knee Passive Range of Motion and Expression of Relaxin Receptor Isoforms via 5-Dht and Androgen Receptor Binding. Int J Mol Sci 2014 15:4619.

12. Hansen M. Sex Hormones and Tendon. Adv Exp Med Biol 2016 920:139.

규칙적인 운동은 관절 건강에 필수지만, 장기적으로는 위험을 초래할 수도 있다. 규칙적으로 운동한 사람들을 21년간 추적 조사한 결과에 따르면, 같은 연령대의 비운동인에 비해 관절염 위험이 다음과 같이 증가했다.

– 지구력 운동만 할 경우 1.73배
– 지구력과 근력 운동을 병행할 경우 1.90배
– 근력 운동만 할 경우 2.74배[1]

격투 스포츠를 제외하면, 근력 운동을 하는 사람이 평균 57세로, 가장 일찍 그리고 가장 오랜 기간 심각한 관절 문제를 겪는다. 비운동인은 평균 65세에 문제가 발생하는 것으로 나타난다.

물론, 근력 운동을 시작할 당시는 50대가 멀게 느껴질 것이다. 또한, 초보자는 자신의 관절에 문제가 생길거라 생각하지 않는다. 하지만 통계가 보여주듯이, 오랜 기간 운동하면 언젠가는 관절 문제를 겪게 된다.

관절 마모에 완전히 대처할 수 없는 것은 아니지만 언제나 예방이 중요하다. 관절 손상은 오랫동안 심지어 평생 지속될 수 있기 때문이다. 주로 운동 중에만 통증이 느껴지는 건염과 달리, 손상된 관절은 평소에도 계속해서 통증을 유발할 수 있다.

이 장에서는 먼저 단기 및 장기적으로 운동이 관절에 미치는 영향을 살펴본 후, 관절 재생에 대해 알아보도록 하겠다.

운동이 관절에 미치는 단기적 영향

운동은 관절에 큰 부담을 준다. 관절에 가해지는 힘은 일시적으로 2형 콜라겐과 수분 함량을 감소시킨다(그로 인한 결과는 3장 및 5장 참고). 회복을 위해서는 수분 함량을 되찾고 프로테오글리칸과 콜라겐을 보충해야 한다.

스포츠가 관절에 미치는 영향을 분석한 데이터는 주로 지구력 활동에 초점을 맞추고 있다[2]. 그러나 근력 운동에 초점을 맞춘 연구 결과도 상당히 유사하게 나와 근력 운동도 비슷하게 영향을 주는 것으로 보인다[3-4]. 일반적으로 운동(신체 활동)은 관절의 퇴화를 촉진한다. 운동을 과하게 하거나 무거운 중량을 사용해 관절에 가하는 힘이 클수록 퇴화가 더 심해진다. 운동 습관이 없는 청년을 대상으로 한 연구 결과, 30분 동안 러닝머신에서 걷기만 해도 관절 부위의 이화 작용이 다음과 같이 증가했다.

– 일반적으로 걸었을 때 28%
– 체중을 12% 줄이는 부하로 걸었을 때 27%
– 체중을 12% 늘리는 부하로 걸었을 때 37%[5]

관절의 동화 작용 반응은 운동 직후 시작됐는데, 이는 체중을 12% 증가시키는 부하로 걸었을 때만 유의미하게 증가(14%)했다. 동화 작용 증가는 20분 미만으로 짧게 지속되고 이후에는 감소하는 것으로 나타났다. 이는 운동 후 동화 작용이 일어나는 시간이 제한적이라는 것을 시사한다.

이와 대조적으로 수영은 활동이 거의 무중력 상태에서 이루어지기 때문에 관절의 퇴화가 덜 일어난다[6].

또 다른 연구에서는 주 6회, 2시간씩 훈련하는 숙련된 축구 선수들의 관절을 관찰하여 스포츠 활동이 관절에 미치는 영향을 조사했다[7]. 같은 연령대의 운동을 하지 않는 사람들과 비교했을 때, 축구 선수들은 다음과 같은 특징을 보였다.

- 관절 콜라겐 분해가 300% 더 빨리 일어나고,
- 해당 콜라겐의 재생률은 43%에 그쳤다.
- 이화 작용/동화 작용 비율은 정상치의 2배였다. 이 비율이 0에 가까울수록 이상적으로 관절이 재생되고 있음을 나타낸다. 운동을 하지 않는 사람들은 이 비율이 0.067로, 이는 노화에 따른 느린 퇴행에 해당하는 수준이다. 축구 선수들은 이 비율이 0.135로, 75세 관절염 환자와 같은 수준으로 나타났다.
- 럭비 선수들도 축구 선수들과 비슷한 수치로 나타났다[8]. 또한, 5개월의 시즌 동안 선수들의 무릎 연골은 총 3~5% 얇아졌는데[9], 이는 선수들의 관절 콜라겐 대사 순환이 크게 가속화되었음을 의미한다. 재생할 시간 없이 이화 작용이 활발해지면 나중엔 결국 통증이 발생하게 된다.

정기적으로 근력 운동을 하는 사람들(평균 연령 23세)을 대상으로 한 연구에 따르면, 평소 아무런 통증이 없는 경우에도 비정상적인 관절액 삼출 현상이 발견되었다[10]. 실험 참가자들은 48시간 동안 모든 운동을 중단하고 각각 운동 전, 운동 24시간 후, 운동 48시간 후 초음파 검사로 여러 관절 부위를 검사했는데, 결과는 다음과 같았다.

- 휴식 시 참가자 72%에게서 최소 한 군데 이상 비정상 삼출물이 발견되었다.
- 근력 운동 24시간 후에는 참가자 88%에게서 이러한 현상이 나타났다.
- 48시간 후에는 참가자 94%에게서 이러한 현상이 나타나 최대치를 기록했다.

또한, 영향을 받은 관절의 평균 개수는 다음과 같았다.

- 근력 운동 전 1.5개
- 24시간 후 3개
- 48시간 후 4개

삼출물의 정도가 경미하더라도 이러한 현상은 분명히 병적인 상태이며, 향후 심각한 문제로 이어지는 전조 증상이라 할 수 있다.

관절에 더 많은 휴식 시간을 줘야 할까?

관절 질환을 예방하려면 같은 부위 운동 세션 사이에 휴식 기간을 늘려 관절이 잘 회복될 수 있도록 해야 한다. 하지만 문제는 그렇게 하면 휴식 기간이 하염없이 길어진다는 점이다.

실제로 근육은 관절보다 훨씬 더 빠르게 회복된다. 근육을 다시 훈련시킬 때가 되었는데도 관절이 회복되기를 기다리면 발달이 더뎌진다. 따라서 운동선수들은 대부분 관절이 다 회복되지 않은 상태에서 같은 부위를 다시 운동한다.

관절(힘줄과 인대도 마찬가지)이 충분히 회복되지 않은 상태에서 운동하는 것은 처음에는 괜찮게 느껴질 수 있다. 하지만 이것이 누적되면 더 심각한 만성 통증이 발생할 위험이 있다.

더군다나 세월의 흐름에 따른 노화도 관절에 불리하게 작용한다. 즉, 노화로 인해 관절의 퇴화가 진행되면 부상 발생률이 점점 더 높아진다.

관절 손상 없이 운동할 수 있을까?

많은 이들이 부상은 항상 다른 사람 일이라 생각하면서 관절을 손상시키지 않고 운동할 수 있는 마법의 공식이 있다고 믿는다. 실제로 대부분 운동선수의 관절은 수년 아니 수십 년 동안 버텨낸다.

5년이나 10년 동안 문제없이 운동해 온 사람들은 관절이 튼튼해졌다고 생각한다. 그리고 시간이 지날수록 관절이 더욱 강해져 관련 문제로부터 자유로워질 수 있다고 믿는다. 하지만 이는 마모성 부상을 잘못 이해한 것이다.

우리는 많은 사람들이 '전에는 한 번도 아픈 적이 없었는데 이해가 되질 않는다'며 놀라움을 표하는 것을 수천 번도 넘게 봐왔다.

아무리 '완벽한' 방식으로 동작을 수행해도 관절은 손상될 수밖에 없다. 지금부터 이 손상 메커니즘에 대해 살펴볼 것이다. '완벽한' 방식은 초보자들의 머릿속에만 존재하는 개념이다. 설사 그것이 가능하다 하더라도, 운동으로 인한 외상을 줄여줄 뿐이지 관절에 전혀 충격을 주지 않는 방식이라 볼 수는 없다.

연골은 압박을 받으면 늘어난다

연골에 장력이 가해지면 약간 늘어나게 된다. 다루는 중량이 '무거울수록' 이러한 현상이 더 두드러진다. 다행히 연골은 압력을 흡수할 수 있도록 어느 정도 유연성을 가지고 있다.

연골 조직은 변형률이 15%를 넘지 않는 한, 운동이 멈추는 즉시 아무런 후유증 없이 원래 형태를 되찾는다[11]. 하지만 변형률이 25%를 넘어가면, 손상을 입는다. 물론, 이 한계점은 참고용일 뿐이다. 다른 탄성 조직과 마찬가지로, 연골 구조도 온도에 영향을 많이 받기 때문에 온도가 약간 올라가면 좀 더 유연해지고, 내려가면 경직된다.

따라서 운동하기 전에 관절을 풀어주는 웜업을 소홀히 해서는 안 된다. 연골의 한계점은 나이, 성별, 관절의 크기 및 상태에 따라 다르지만, 누구에게나 존재하며 이는 세월이 흐름에 따라 감소한다.

관절 변형은 연골층이 납작해지는 현상을 동반한다. 예를 들어 평소 운동을 하지 않는 젊은 사람이 9 세트로 구성된 대퇴사두근 근력 운동 세션을 1회 진행하면 무릎 연골이 4% 얇아지는데[12], 이는 압력으로 인해 관절액 일부가 배출되어 얇아진 것이다. 일반적으로 연골의 두께는 동화 작용으로 인해 운동 15분 후다시 정상으로 돌아온다. 하지만 숙련된 운동선수는 무릎 연골에 탈수가 더 급격하게 일어나기 때문에 초보자보다 더 오랜 회복 시간이 필요하다.

피로 파괴 효과가 관절 손상을 촉진한다

오랫동안 관절을 반복해서 압박하면 앞서 말했던 피로 파괴 현상으로 이어진다. 또한, 연골은 운동이 진행될수록 일시적으로 강도가 약해지는데, 이로 인해 아주 미세하게 변형되는 것만으로도 콜라겐 감소로 이어진다.

근력 운동 세션의 즉각적인 영향

이러한 손상은 다음과 같은 결과를 초래한다.

1. 표면적 결과

운동할 때 고통이 적으려면 관절의 윤활 작용이 원활해야 하지만, 무거운 중량을 다루면 윤활 작용이 원활하지 않다. 장력이 관절액에 함유된 루브리신Lubricin 분자(윤활제) 생성을 억제하기 때문이다. 관절, 힘줄 등에서 생성되는 루브리신은 조직 간 마찰계수를 0에 가깝게 감소시키고[13], 연골에 '영양을 공급'해 정상적으로 재생되게 한다. 염증 유발 분자 또한 루브리신 생성을 억제하는 경향이 있다. 마찰계수가 정상으로 돌아오지 않은 상태에서 계속 같은 관절을 사용하는 운동 세션을 진행하면 중량을 늘리지 않더라도 각 세트마다 관절에 더 큰 충격이 가해진다.

2. 심층적 결과

장력이 가해지면 연골 심부층에 있는 적은 수의 세포마저 파괴된다[14](세포 사멸 현상). 이러한 현상은 척추 디스크Intervertebral disc에서도 찾아볼 수 있다(16장 참고).

결론적으로, 이러한 이화 작용 메커니즘 유발 요인들은 소위 '완벽한 동작'을 수행하더라도 여전히 부상이 발생할 수 있다는 사실을 보여준다. 강도 높은 운동을 할수록 운동 세션 사이마다 관절에 더 많은 휴식을 부여하고, 다음과 같은 사항을 적용해야 한다.
- 저강도 운동을 중간에 넣는다.
- 세션 별로 동작에 변화를 줘서 관절이 마모되는 위치를 바꾼다.
- 회복을 위한 운동 세션을 자주 배치한다.

운동의 장기적 영향

운동을 장기적으로 하면 다음 4가지 현상이 복합적으로 발생하여 연골 퇴행을 촉진한다.

1. 성장의 불균형

근육 강화 잠재력은 관절 강화 잠재력보다 훨씬 크다. 연구에 따르면, 연골 강도를 향상시키는 능력은 빠르게 한계에 도달한다. 근력 운동선수들의 슬개골 연골을 보면 비운동인에 비해 단지 5~20% 두꺼울 뿐이다[15]. 또한, 역도 챔피언들의 무릎 연골도 비운동인에 비해 단지 5% 더 두꺼울 뿐이다(대퇴사두근은 비운동인에 비해 30% 더 크고, 26% 더 강하다)[16].

일정 기간 이상 운동하면 연골이 강화되기보다 퇴화되기 시작한다는 점을 고려하면, 관절 부상 발생률이 증가하는 이유를 더 잘 이해할 수 있다.

2. 길항근 간 힘의 불균형

역도 선수를 대상으로 한 연구에 의하면, 대퇴사두근은 일반인에 비해 26% 더 강하지만, 슬굴곡근은 일반인보다 11% 더 강한 것으로 나타난다. 이러한 차이는 길항근 간 힘의 장력 불균형을 심화한다.

즉, 대퇴사두근이 슬굴곡근보다 2배 더 많은 힘을 내게 되어 슬개골에 상당한 위험이 생길 수 있다. 이와 같은 길항근 간의 불균형은 근력 운동 분야에서 전형적으로 나타나는 문제인데, 최선의 보호책은 예방밖에 없다. 관절 건강을 지키려면, 다음과 같이 가장 문제가 되는 길항근들을 균등하게 발달시켜야 한다.
- 어깨 전방과 후방
- 승모근 상부와 하부
- 등 근육과 가슴 근육
- 손목 굽힘근과 폄근
- 대퇴사두근과 슬굴곡근

3. 유연성으로 인한 안정성 저하

근육과 힘줄이 유연한 사람은 무거운 중량으로 운동할 때 관절의 안정성이 떨어져 부상 위험이 더 높다. 따라서 근육과 힘줄이 상대적으로 더 유연한 여성이 남성보다 관절염을 앓을 위험이 2배 더 높다[17].

4. 울프의 법칙으로 인한 연골 재구조화

독일의 외과 의사인 율리우스 울프Julius Wolff는 처음으로 뼈 구조가 외부의 자극이 없으면 점차 약해진다는 사실을 발견했다. 근력 운동선수를 보면 알 수 있듯이 뼈는 반복적인 장력을 받으면 강화된다[18].

이는 과학적으로도 증명되었다. 그런데 울프는 운동이 뼈를 강화하는 동시에 구조적 형태도 변화시켜 연골의 재구조화를 초래한다고 지적한다. 뼈가 강화되는 과정에서 모든 관절이 균일하게 적응하는 것은 아니기 때문에, 일부 연골에는 비정상적인 변형이 생기기도 한다는 것이다. 이와 같은 부적절한 연골 재구조화의 주원인 중 하나는 콜라겐 영양 부족이다.

부적절한 연골 재구조화는 매 운동마다 관절이 반복적인 움직임에 노출되면서 가속화되고, 이는 결국 관절 붕괴로 이어진다.

이처럼 뼈의 강화는 관절의 병리적 변화를 동반한다는 것이 울프의 법칙이다.

등반가들의 사례

25년 이상 경력을 가진 엘리트 등반가들을 10년 동안 관찰한 연구가 있다[19]. 그들의 손가락을 살핀 결과, 관절과 연골 두께가 10년 동안 약 15~20% 감소했다. 물론, 이는 여전히 같은 나이의 일반인들보다 50~100% 더 두꺼운 수준이었다.

연구를 시작할 당시, 등반가들의 손에는 많은 골극(뼈 곁돌기)Osteophyte이 발견되었는데, 10년이 지난 후에는 이것이 2~3배 증가했다. 이러한 뼈 변형은 즉각적으로 통증을 일으키지는 않지만, 관절염이 조기 발병할 수 있다는 신호다.

등반가들의 손 변화는 시간이 지남에 따라 발생하는 적응 메커니즘을 잘 보여주는 사례다. 처음 몇 년 동안의 등반 활동은 긍정적인 적응을 유도했지만, 결국에는 조직의 퇴행을 가속하는 방향으로 역전된 것이다. 이러한 뼈 구조의 변화는 울프의 법칙이 옳다는 것을 다시 한번 확인시켜 준다.

관절 손상은 일정 기간 통증이 없다

여러 번 언급했듯이, 통증은 질환 여부를 결정하는 지표가 되기 어렵다. 관절도 예외는 아니다. 의학 문헌에서도 증상이 없다고 생각하는 운동선수들의 관절에서 손상이 발견된 사례를 많이 찾아볼 수 있다.

예를 들어 평균 연령 25세 축구 선수들을 CT 촬영한 결과, 무증상이었는데도 그중 98%가 양쪽 무릎에 심각한 연골 및 반월판 손상이 있는 것으로 나타났다[20].

스포츠로 인한 더 심각한 손상

올림픽 수준의 전직 챔피언 3,300명 이상의 관절 상태를 운동 습관이 없는 일반인들과 비교한 연구가 있다[21-22]. 평균 연령 44세인 운동선수와 비운동인 사이의 관절 통증 발생률은 큰 차이가 없었다(각각 41%와 38%). 하지만 운동선수들의 경우, 질병의 심각성과 조기 발병이 훨씬 더 두드러졌다. 일반인과 비교했을 때, 관절 통증이 있는 운동선수들은 다음과 같은 특징을 보였다:

– 고관절의 경우, 관절염 발병 위험이 4배 더 높았다.

– 어깨의 경우, 관절염 발병 위험이 3배 더 높았다.

– 무릎의 경우, 관절염 발병 위험이 50% 더 높았다.

이 연구가 특별히 근력 운동 종목만을 다룬 것은 아니지만, 통증을 느끼기 전에 관절을 잘 관리해야 한다는 사실을 분명히 강조하고 있다.

◂◦◦◦

결론적으로 근력이 강해질수록 뼈 또한 발달하면서 관절과 연골이 변형된다. 관절 질환 위험은 운동의 역학적 성질에 따라 커진다. 휴식 기간이 짧고, 잘못된 동작과 테크닉으로 자주 운동하면 관절 퇴행이 심해진다는 것을 명심하자.

좌우대칭이 완벽한 사람은 없다

많은 사람이 좌우 비대칭에 대해 걱정한다. 좌우 비대칭은 다음과 같은 영향을 미칠 수 있다.

– 힘줄(건) 길이

– 근육 길이

– 뼈의 길이

태어나는 순간부터 비대칭은 천천히 관절의 특성을 형성하는데, 이는 주로 울프의 법칙을 따른다. 우리 몸은 어느 정도 비대칭일 수밖에 없으며 이는 정상이다. 부상이 없는 경우, 과학자들은 10%까지의 차이는 허용 가능하다고 본다. 일부 전문가들은 이 비율이 15%까지도 갈 수 있다고 말한다. 실제로 전문가들은 비운동인 70%에서 하체의 좌우 비대칭이 10% 이상 차이나는 것을 확인했다[23].

비대칭이 뚜렷할수록 관절에 가해지는 압력의 변화도 더 커진다. 따라서 심한 비대칭은 근력 운동 특히, 양측 운동을 할 때 병리적 요인으로 작용할 수 있으므로 주의해야 한다.

오래된 고정관념 깨기

지금부터 연골의 재생 능력에 관한 의학계의 오랜 통념에 반하는 개념을 이야기하고자 한다. '과학'은 수십 년 동안 관절의 재생이 전혀 불가능하다고 주장해 왔다.

관절은 재생될 수 없으므로 운동을 통해 할 수 있는 일은 단지 손상을 늦추는 것 뿐이며 그 이상은 거의 불가능하다는 게 통념이었다. 이것이 사실이라면 관절은 시간이 지남에 따라 오직 퇴화될 수밖에 없다.

또한, 관절을 위한 어떤 종류의 재생 훈련도 무의미한 일이 될 것이고, 영양 보충제가 연골 재생에 도움이 될지 고민하는 것도 쓸모없는 일이 될 것이다.

관절 재생의 개념은 왜 존재하지 않았는가?

관절 재생은 측정할 방법이 없었기에 오랫동안 '존재하지 않는다'고 여겨졌다. 하지만 어떤 현상을 측정할 수 없다고 해서 그 현상이 존재하지 않는 것은 아니다. 현대 기술의 진보로 인해 관절 내에서 어느 정도의 재생이 일어난다는 사실을 증명할 수 있게 되었다. 실제로 여러 연구에서 이 현상을 정확히 측정하는 데 성공했다.

초기 측정에서는 재생 주기가 매우 느리게 보였지만, 분석 기술이 정교해짐에 따라 재생 속도가 기존에 알려졌던 것보다 훨씬 더 빠르다는 사실이 발견되었다[24]. 하지만 스포츠계에서는 이미 전파된 지식을 고수하는 관성 탓에 여전히 관절 퇴행에 대해 '할 수 있는 방도가 없다'는 생각이 만연하다. 이러한 구시대적 사고방식 때문에 재생 촉진에 도움이 되는 훈련 전략과 관절을 위한 보충제 사용이 거의 이루어지지 않고 있다.

연골은 재생이 가능하다

연골의 재생 속도는 부위에 따라 짧게는 7일에서 길게는 6개월, 심지어 그 이상까지 매우 다양하다. 재생 속도에 영향을 미치는 변수는 다음과 같다.

- **세포 유형 및 구성**: 2형 콜라겐의 재생 속도는 매우 느려 약 10년 이상 소요된다.
- **관절 내 재생 부위**: 연골 표층부는 심부층보다 훨씬 더 빠르게 재생된다.
- **관절 종류**: 발목 관절은 무릎 관절보다 더 빠르게 복구된다. 가장 재생이 더딘 부위는 고관절이다.

이러한 요소들이 절대적이진 않다. 예를 들어 관절염 환자의 경우, 2형 콜라겐 재생 속도가 약 50% 증가한다. 또한, 평소 운동을 습관화하는 청년은 운동을 하지 않는 중장년보다 재생 주기가 더 빠르다. 실제로 필요에 따라 연골로 전환될 수 있는 줄기세포가 관절에 가까운 여러 저장소에서 발견된다. 여기서 중요한 것은 이론적인 회복 속도가 아니라 연골의 회복이 실제로 가능하다는 사실을 확인할 수 있다는 점이다[25].

매우 느린 재생 속도

여기까지가 관절 재생의 희소식이었다면 나쁜 소식은 바로 재생 속도가 느리다는 것이다. 즉, 우리 몸은 관절 재생에 영향을 주는 줄기세포를 가지고 있지만, 그것이 풍부한 것은 아니다. 따라서 관절의 동화 작용은 매우 느리게 진행된다. 이는 왜 관절이 신경계와 마찬가지로 고강도 운동 후 회복하는 데 많은 시간이 필요한지를 설명한다. 관절 재생 속도는 근육 재생 속도에 비해 현저히 낮다. 하지만 관절 재생 속도를 높이는 일이 불가능한 것은 아니다. 재생 속도를 높이고 싶다면 매일 다음과 같은 노력을 해야 한다.

- 동작이 과도한 운동법을 지양하고, 최대한 관절을 보호하도록 노력한다.
- 영양 보충제(글루코사민, 콘드로이틴 및 콜라겐 등) 복용과 재생 요법(마사지, 적외선 치료 등)을 통해 운동 후 재생이 활발하게 일어날 수 있게 한다.

재생 능력은 수십 년에 걸쳐 변화한다

신체의 관절 콜라겐 재생 능력은

- 9세에 최대치를 기록하고
- 19세까지 높은 수준을 유지하나, 이 시점의 재생력은 9세 때보다 절반으로 감소한다.
- 이후 10년에 걸쳐 ⅓ 혹은 ¼ 정도로 계속 감소한다.

재생력이 하한선에 도달하면 더 감소하지 않고 그대로 유지된다[26].

세월이 지남에 따라 연골은 경화되는 성향이 있으므로, 연골의 유연성을 유지할 수 있도록 노력해야 한다. 연골이 굳으면 똑같은 외부의 힘을 받아도 관절에 더 많은 이화 작용이 발생하게 된다. 그러면 운동 후 관절이 복구되는 데 더 오랜 시간이 걸리므로 다음 세션에서 같은 근육을 운동하기 전에 휴식 기간이 길어지거나 운동을 진행할 때 세트 수나 중량을 줄일 수밖에 없게 된다.

관절 통증 예방이 무엇보다 중요하다

관절 손상을 없앨 수 있다면 좋겠지만, 이는 불가능하다. 많은 전문가들도 관절은 한 번 손상되면 완전한 복구가 어렵다고 지적한다[27]. 또한, 관절 손상은 운동뿐만 아니라 다른 다양한 이유로 인해 악화되기도 한다.

관절이 손상되기 시작하면 통증이 발생하기 전에 운동 수행 능력이 먼저 떨어진다[28].

재생 요법은 관절 손상 초기에 시작할수록 더욱 효과적이다. 흔히들 늦었다고 생각할 때가 가장 빠른 때라고 하지만, 관절 치료에 있어서 이 말은 절반만 맞다. 관절 손상이 심할수록 복구할 수 있는 확률 또한 낮아지기 때문이다.

움직이지 않는 게 답은 아니다

관절이 아프기 시작하면 움직이지 않고 관절이 쉴 수 있도록 놔두는 게 올바른 방법처럼 보일 수 있다. 하지만 연구에 의하면, 관절을 움직이지 않는 것은 회복을 촉진하기는커녕 오히려 손상을 촉진한다고 한다[29].

무중력 상태로 13일만 지내도, 연골 및 반월상 연골은 마치 염증성 관절염을 앓고 있을 때처럼 퇴화한다[30]. 무릎 통증이 있는 노년층의 경우, 신체 활동 정도에 따라 관절의 이화 작용이 다음과 같이 감소했는데, 이는 외부의 장력이 적정 수준으로 작용한 덕분이다.

– 자전거 타기는 24시간 내 통증 8% 감소

– 달리기는 24시간 내 통증 5% 감소

자전거 타기는 24시간 이내에 관절 재생을 10% 촉진한 반면, 무리하게 달리거나 아무 활동도 하지 않은 경우에는 재생 정도가 감소했다[31].

이러한 연구 결과는 관절이 아프더라도 외상을 유발하지 않는 한도 내에서 관절을 움직이는 것(가벼운 자전거 타기나 달리기)이 재생에 더 도움이 된다는 사실을 잘 보여준다. 근력 운동 측면에서도 운동을 완전히 중단하기보다, 강도가 약한 고무밴드나 케이블을 이용한 운동이 훨씬 더 도움이 된다.

결론적으로 관절 질환의 폭발적인 발병률은 과도한 체중과 중량 사용이 원인이라 할 수 있다. 1990년 이후로 관절 질환의 인구는 전세계적으로 132%나 증가했다. 전문가들은 앞으로 25년 이내에 이 발병률이 여기서 2배가량 더 증가할 것으로 예상한다. 근력 운동을 한다고 해서 이러한 위험에서 자유로울 것이라 자신하면 안 된다. 근력 운동을 하는 사람은 과도한 중량 사용으로 인해 축적된 근육 부하가 관절에 손상을 일으킨다는 것을 명심하자.

1. Kujala UM. Osteoarthritis of Weight Bearing Joints of Lower Limbs in Former Elite Male Athletes. BMJ 1994 308:231.

2. Severino RM. Analysis on the Serum Levels of the Biomarker CTX-II in Professional Indoor Soccer Players over the Course of One Season. Rev Bras Ortop 2015 50:331.

3. Dreiner M. Short-term Response of Serum Cartilage Oligomeric Matrix Protein to Different Types of Impact Loading Under Normal and Artificial Gravity. Front Physiol 2020 31:1032.

4. Roberts HM. The Effect of Aerobic Walking and Lower Body Resistance Exercise on Serum Comp and Hyaluronan, in Both Males and Females. Eur J Appl Physiol 2018 118:1095.

5. Mavignier de Vasconcelos B. A Preliminary Study on the Effect of Loaded and Unloaded Exercise on N-propeptide of Type II Collagen and Serum Cartilage Oligomeric Matrix Protein Activity of Articular Cartilage in Healthy Young Adults. Appl Physiol Nutr Metab 2023.

6. O'Kane JW. Sport-related Differences in Biomarkers of Bone Resorption and Cartilage Degradation in Endurance Athletes. Osteo Cartil 2006 14:71.

7. Yoshimura M. Evaluation of the Effect of Glucosamine Administration on Biomarkers for Cartilage and Bone Metabolism in Soccer Players. Int J Mol Med 2009 24:487.

8. Nagaoka I. Chondroprotective Action of Glucosamine, a Chitosan Monomer, on the Joint Health of Athletes. Int J Biol Macro 2019 132:795.

9. Hori M. Changes in Anterior Femoral Articular Cartilage Structure in Collegiate Rugby Athletes With and Without a History of Traumatic Knee Joint Injury Following a Five-month Competitive Season. Sci Rep 2021 11:15186.

10. Schreiner JK. Changes in Ultrasound Imaging of Joints, Entheses, Bursae and Tendons 24 and 48 H After Adjusted Weight Training. Ther Adv Mus Dis 2022 14.

11. Khajehsaeid H. Progressive Deformation-induced Degradation of Knee Articular Cartilage and Osteoarthritis. J Biomech 2020 111.

12. Lim J. Change in Femoral Articular Cartilage Cross-sectional Area After Aerobic and Resistance Exercise. MSSE 2022 54(9S):107.

13. Jay GD. The Biology of Lubricin. Matrix Biology 2014 39:17.

14. Bonnevie ED. Microscale Frictional Strains Determine Chondrocyte Fate in Loaded Cartilage. J Biomech 2018.

15. Babayeva N. Mean Femoral Cartilage Thickness Is Higher in Athletes as Compared With Sedentary Individuals. Knee Surg Sports Traum Arthr 2021 29:1206.

16. Gratzke C. Knee Cartilage Morphologic Characteristics and Muscle Status of Professional Weight Lifters and Sprinters. Am J Sports Med 2007 35:1346.

17. Steinmetz JD. Global, Regional, and National Burden of Osteoarthritis, 1990-2020 and Projections to 2050. Lancet Rheum 2023 5 E508.

18. Teichtahl AJ. Wolff's Law in Action. Arthritis Res Ther 2015 17:207.

19. Pasto T. Long-term Evolution of Cartilage Abnormalities and Osteophytes in the Fingers of Elite Sport Climbers. Eur J Sport Sci 2022 22:1452.

20. Bezuglov EN. Prevalence of Asymptomatic Intra-articular Changes of the Knee in Adult Professional Soccer Players. Orthop J Sports Med 2019.

21. Palmer D. Prevalence of and Factors Associated With Osteoarthritis and Pain in Retired Olympians Compared With the General Population: Part 1. Brit J Sports Med 2022 56:1123.

22. Palmer D. Prevalence of and Factors Associated With Osteoarthritis and Pain in Retired Olympians Compared With the General Population: Part 2. Brit J Sports Med 2022 56:1132.

23. Lathrop-Lambach RL. Evidence for Joint Moment Asymmetry in Healthy Populations During Gait. Gait Post 2014 40:526.

24. Catterall JB. Aspartic Acid Racemization Reveals a High Turnover State in Knee Compared With Hip Osteoarthritic Cartilage. Osteo Cartil 2016 24:374.

25. Ming-Feng Hsueh MF. Analysis of 'Old' Proteins Unmasks Dynamic Gradient of Cartilage Turnover in Human Limbs. Sci Adv 2019 5:eaax3203.

26. Sinkeviciute D. Age-specific Changes in Collagen Remodelling in a Healthy Population. Osteo Cartil 2020 28 (Suppl 1):S62.

27. Merkely G. Articular Cartilage Defects. Op Tech Sports Med 2018.

28. van Leeuwen DM. Functioning Without Cartilage. J Aging Phys Act 2017 25:570.

29. Hope CDW. Fewer Steps Per Day Associates With Greater Cartilage Breakdown Biomarkers Post Anterior Cruciate Ligament Reconstruction. MSSE 2020 52 (7S):246.

30. Kwok AT. Spaceflight and Hind Limb Unloading Induces an Arthritic Phenotype in Knee Articular Cartilage and Menisci of Rodents. Sci Rep 2021 11:10469.

31. Bjerre-Bastos JJ. Moderate Weight Bearing and Minimal Weight Bearing Exercise Induce Acute Impact on Collagen Biochemical Markers Related to Osteoarthritis. Ost Cartil 2020 28 (Suppl 1):S63.

08 뼈 질환

근력 운동에서는 무게를 들 때 손에서 바를 놓쳐 사고가 발생하는 경우를 제외하고, 골절 수준의 부상을 입는 사례가 매우 드물다. 하지만 마모로 인해 허리에 미세한 균열이 생기거나 심하면 척추 골절이 발생할 수는 있다. 이러한 부상은 디스크의 불안정성을 악화시켜 추간판 탈출증을 유발하기 때문에 주의해야 한다. 뼈는 느리게 회복되기 때문에, 운동인은 특히나 많은 주의를 기울여야 한다.

뼈 강도의 변화

인간은 근육보다 뼈가 훨씬 더 빨리 성숙한다. 일반적으로 뼈 강도는 20~23세 사이에 최고치에 이른다[1]. 이후에는 감소하기만 하는데, 초반에는 느린 속도로 감소하다가 40세 이후가 되면 빠르게 줄어든다. 이러한 뼈 강도 변화는 청년기의 끝과 노화의 시작을 구분 짓는 중요한 기준점이 된다.

뼈처럼 단단한 조직이 어떻게 '약해진다'는 건지 잘 이해가 되지 않을 수 있다. 다른 조직과 마찬가지로 뼈도 지속적으로 재생되며 칼슘 손실은 석회화의 증가로 상쇄된다. 젊을 때는 뼈의 구성 물질인 칼슘 축적이 침식보다 빠르지만, 20세가 지나면 이러한 현상이 역전되어 뼈에 점차 많은 구멍이 생긴다.

이러한 분해 현상이 극단적으로 빠르게 일어나는 경우는 바로 우주 비행을 할 때다[2]. 아무리 예방 조치를 취하더라도, 무중력 상태의 우주 비행 시에는 6개월 동안 뼈 분해가 10% 정도 진행된다[3]. 이처럼 사람의 골격(뼈)은 특히나 외부의 장력 여부에 매우 민감한 조직이다.

뼈는 비어 있다

뼈는 인체를 지탱하기 때문에 무게 역시 무거울 것이라 생각하지만, 이는 사실과 전혀 다르다. 뼈는 사실 속이 대부분 빈 공간으로 이루어져 있기 때문에 매우 가볍다. 일반 성인 남성의 평균 뼈 질량은 신장에 따라 2.5~4kg가량으로 나타난다. 심지어 큰 뼈조차도 무게가 많이 나가지는 않는다.

스트렝스 스포츠의 영향

외부에서 가해지는 '힘'은 뼈를 평균치보다 훨씬 더 강하게 만든다. '세상에서 가장 힘센 남자'라는 타이틀을 가진 챔피언, 하프소 비욘손Hafþó Bjönsson의 대퇴골경부Femoral neck를 조사한 결과, 골밀도가 평균치보다 약 74%가량 더 높았다고 한다.

근력 운동은 뼈 강도를 가장 많이 높이는 신체 활동이다. 몸 전체를 사용하는 일이 드문 다른 종목에 비해, 중량을 이용하여 온 근육을 단련하면 골격 전체를 강화하는데 도움이 된다.

뼈 강도가 높아지는 원리

근력 운동을 하면 우리 몸에서는 다음 4가지 현상이 복합적으로 작용하여 뼈를 단단하게 만든다.

1. 우리 몸의 신경계는 뼈에 가해지는 장력의 수준을 뇌로 전달하는 기능이 있다[4]. 운동 신호 수용체가 장력을 감지하면, 뇌는 뼈의 합성을 위해 국소 부위에 성장 인자가 분비되도록 명령을 내린다. 이렇게 새롭게 조립된 구조는 무질서하게 정렬되는 것이 아니라 힘의 작용선에 따라 방향성을 가지고 정렬되어, 일관성 있는 뼈 구조가 탄생하게 된다. 이 질적 요인이 뼈 강도의 30%가량을 차지한다. 반대로 수용체가 어떠한 장력도 감지하지 못하면, 동화 작용

이 감소하여 뼈 분해가 유발된다.

2. 운동은 뼈로 가는 혈류량을 증가시켜 영양분 교환을 촉진한다.

3. 뼈의 콜라겐 조직은 스펀지 작용의 도움을 받는다. 장력이 가해지면 뼈는 체액 일부를 배출하면서 노폐물도 동시에 내보낸다[5]. 장력이 없어지면, 영양소가 포함된 세포간질액이 흡인 작용으로 인해 다시 뼈조직에 흡수된다. 운동 중 유체 관성 작용으로 인한 영양 공급은 미세 혈관을 통해 공급받는 것보다 훨씬 더 많다[6].

4. 뼈는 콜라겐이 풍부한 조직 중 가장 단단한 조직에 해당된다. 하지만 뼈에 일정 강도 이상 강한 응력이 가해지면 미세 균열이 발생한다[7]. 이 미세 균열은 0.1~0.15%의 신장만 가해져도 발생하는데, 이는 평균 4%의 신장력까지 버티는 인대나 힘줄보다 훨씬 약한 수치다[8]. 만약 운동선수가 세션 사이에 충분한 휴식을 취한다면, 이러한 미세 균열은 칼슘 축적으로 금세 메워질 수 있다. 이 과정에서 점전적으로 물질이 응집되어 뼈가 치밀해지고, 강도도 더 높아진다. 골밀도는 뼈 강도의 70%가량을 차지하는 정량적 지표다. 이는 특히 근력 운동 중에 금이 가기 쉬운 척추뼈에 매우 중요한 요소다.

수영의 반대 사례

최고 수준의 수영 선수들은 일반인보다 튼튼한 뼈를 가지고 있다. 그런데 흥미로운 점은 골밀도는 일반인과 같거나 그보다 더 낮다[9]. 무중력 상태는 뼈에 거의 충격을 주지 않아 회복+강화 메커니즘이 발생하지 않기 때문이다(외상을 전혀 주지 않는 것은 아니다). 단, 수영은 앞서 말한 1~3번 요인을 자극시켜 뼈의 동화 작용을 활성화한다. 이로 인해 뼈의 밀도 손실을 뼈의 질로 보상한다. 근력 운동은 수영과 달리 뼈의 양적, 질적 성장을 모두 가능하게 한다.

●●●▶

운동 신호 수용체 덕분에 뼈는 미세 균열이 생기지 않아도 질적으로 강화될 수 있다. 미세 균열은 뼈(골격) 석회화에 가장 큰 영향을 미쳐 뼈의 양적 성장을 가능하게 하지만, 이러한 현상은 국소적으로 일어난다. 즉, 이두근을 훈련하면 팔뼈에만 영향을 미치고, 나머지 신체 부위의 뼈에는 영향을 미치지 않는다. 따라서 규칙적으로 근육 전반을 골고루 자극하는 것이 뼈 건강을 위해서라도 권장된다.

골밀도의 급작스러운 상승

연구에 따르면, 엘리트 파워리프팅 선수들은 평균 척추 골밀도가 일반인에 비해 40% 더 높은 것으로 나타났다[10]. 하지만 평균치만 보고, 이를 일반화하기에는 괴리가 있다.

– 희박하긴 하지만, 골밀도가 60% 이상 높은 사례도 있었다.

– 강도 높은 운동을 하는데도 골밀도가 일반인에 비해 고작 20% 높은 사례도 많았다.

이는 다른 조직과 마찬가지로 운동이 골밀도를 높이긴 하나, 골밀도가 높아지는 정도는 개인별로 상당한 차이가 있다는 점을 시사한다. 역도 선수를 대상으로 실시한 연구에 따르면, 이들은 일반인에 비해 골밀도가 평균 50% 더 증가한 것에 그쳤다[11]. 따라서 골밀도의 향상 정도는 운동 외에 유전적인 요인에 따라 다를 수 있다고 이해해야 한다(16장 참고).

골밀도 성장은 유지되지 않는다

뼈는 변동성이 매우 큰 조직이다. 점차 강화되기도 하지만 빠르게 퇴화되기도 한다. 은퇴하여 훈련을 하지 않는 전직 역도 선수들의 경우, 중량으로 부하를 주지 않자 빠르게 골밀도 감소가 나타났다[12]. 이처럼 골밀도는 운동 시간과 직접적인 연관이 있다. 다행히 운동을 지속적으로 하면 골격은 같은 나이의 일반인보다 높은 강도로 유지된다. 반대로 근력 운동을 완전히 중단하면, 뼈 강도는 순식간에 일반인과 같은 수준으로 전락한다[13].

피로–미세 골절–강화 사이클 이해하기

다른 콜라겐 조직과 마찬가지로, 운동은 뼈의 피로 파괴 효과를 초래한다. 예를 들어 일정 수준 압력이 가해지는 사이클에 뼈를 반복적으로 노출시킨 연구 결과를 보면, 세션이 진행됨에 따라 조직에 누적되는 피로로 인해 뼈 강도가 점차 25%까지 손실된다[14]. 즉, 운동을 시작할 때보다 운동이 종료된 시기에 뼈는 훨씬 약해진 상태가 된다. 이러한 구조적 약화는 뼈의 미세 균열을 촉진한다.

뼈는 운동 이후 며칠 동안 지속해서 약해지는데, 이는 분해된 뼈 파편이 제거되면서 재형성이 진행되기 때문이다. 이처럼 민감한 회복 시기에는 특히나 뼈에 과도한 재외상이 발생하지 않도록 주의해야 한다.

7일 간 휴식을 취해도 뼈의 강도는 완전히 회복되지 않는데, 이는 뼈의 재구성이 매우 느리게 진행된다는 점을 보여준다. 물론, 이는 생리학적 현상을 보다 명확히 이해하기 위해 극단적인 조건에서 수행된 실험 연구에 해당된다. 하지만 이러한 느린 회복 속도는, 골밀도를 증가시키는 방법이 왜 자주 훈련하는 것보다 휴식 시간을 충분히 두고 고중량 훈련을 하는 것이 더 효과적인지를 설명해준다[15].

제한 없는 이화 작용 VS 한계가 있는 동화 작용

만약 매일 몇 시간씩 훈련을 지속할 경우, 이론적으로 뼈의 이화 작용은 무제한으로 진행될 수 있다. 이러한 이유로 지구력 운동에서는 '스트레스성' 골절 발생률이 높다. 손상은 이처럼 격렬하게 일어날 수 있는 반면, 이에 대한 재생은 매우 제한적이다.

콜라겐 동화 작용의 불응기

다른 콜라겐 조직과 마찬가지로, 뼈의 동화 작용도 빠르게 포화 상태에 이른다. 동물 실험에 따르면 뼈가 압력을 견딜 수 있는 최대 사이클은 약 36회다. 1,800번 이상 압력이 가해져도, 뼈에서 실질적으로 반응하는 동화 작용의 횟수는 최대치인 36회에 불과하다.

이후에는 약 8시간 동안의 불응기가 이어지며, 이 기간에는 동화 작용 반응이 회복되기 전까지 어떤 종류의 재생도 진행되지 않는다[16]. 이 규칙은 힘줄과 인대 그리고 근막에서도 확인되었다. 규칙적으로 운동하면 이 수치들이 달라질 수 있으나, 이 실험 결과는 뼈가 동화 작용의 정점에 매우 빠르게 도달하며, 그 이후에는 뼈에 미치는 자극의 효과가 오히려 파괴적으로 작용할 수 있음을 보여준다.

이러한 동화 작용의 한계는 뼈 구조의 재형성이 극도로 느린 이유를 설명해준다. 심지어 완벽한 재생을 이루기까지는 수개월에서 수년의 시간이 필요하다[17]. 무중력 상태에서의 골 소실은 매우 빠르게 일어나는 반면, 자극 후 골화되는 속도는 매우 더디게 진행된다는 점에서 뼈는 모든 조직 중 파괴와 재건 사이의 속도 차이가 가장 큰 조직이라 할 수 있다.

유의해야 할 점

앞서 본 변수들은 뼈 회복을 촉진하기 위해 특히 유념해야 하는 요소들이다. 이러한 자료들은 뼈 골절로부터 회복하고자 하는 많은 이들에게 도움이 될 것이다. 더 넓게는 콜라겐 조직에 적용되는 모든 규칙에도 참고가 될 것이다. 똑같은 운동량이라고 가정할 때, 아침에 1번, 저녁에 1번 진행하는 2번의 가벼운 운동 세션이 1번에 과도한 양의 운동을 수행하는 것보다 훨씬 더 재생에 도움이 된다.

척추에서 특히 많이 발생하는 골절

근력 운동에서 골절은 척추를 제외하고는 매우 드물다. 고강도 운동은 척추에 미세 골절을 야기하지만, 이는 최소 5일에서 일주일 휴식 기간을 부여하면 자연스럽게 치유되기 때문에 심각한 상황은 아니다[18].

문제는 척추에 이 정도의 휴식 기간을 부여하는 운동선수들이 많지 않다는 점이다. 첫째 날, 스쿼트를 했다면 둘째 날은 로잉을 수행하고, 셋째 날은 데드리프트, 넷째 날은 숄더 프레스를 수행하는 식으로 운동을 이어간다. 그러면 미세 골절이 치유되기는커녕 점점 축적된다. 이에 따라 척추뼈는 단단해지는 대신 점차 취약해지고, 잠재적인 골절 위험으로 이어진다.

이러한 현상은 크리켓 종목에서 가능한 최대의 힘으로 볼을 던지는 패스트 볼러들에게서도 잘 관찰된다. 패스트 볼러들은 다른 크리켓 포지션보다 척추뼈 강도가 약 13% 더 단단한 것으로 나타났다[19]. 하지만 동시에 이들의 요추 골절 발병률은 67% 더 높았다[20]. 이는 그들이 자주 경기를 하여 척추뼈가 충분히 회복되지 못했다는 사실을 잘 보여준다.

척추뼈의 골밀도가 높아져 강화된 이유는 운동할 때 매우 큰 압력을 받기 때문이다. 이를 충분히 회복할 휴식 기간이 없다면, 미세 골절이 더 진행되어 대규모 골절로 발전할 수밖에 없다.

이러한 사례는 매우 드물지만, 월드 챔피언급 선수들의 경우에서는 분명히 찾아볼 수 있다. 근력 운동 종목에 대한 데이터는 보유하고 있지 않지만, 다른 종목을 대상으로 진행한 연구에 따르면, 척추 골절 직후 완전히 회복되기까지는 최대 1년까지 걸리기도 하는 것으로 나타났다[21].

척추 패임(척추 절흔 Vertebral notch)에서 추간판 탈출증까지

골절에 이르지 않더라도 척추뼈는 미세하게 손상될 수 있다. 이 손상이 제대로 회복되지 않으면 척추 종판 Vertebral endplate 아래로 패임이 생기고, 이로 인해 종판이 무너지면서 디스크의 젤라틴 성분 일부가 '틈' 속으로 스며들게 된다. 그러면 디스크가 납작해지면서 척추의 안정성이 떨어지고, 결과적으로 우리가 잘 알고 있는 추간판 탈출증(허리 디스크)으로 이어진다(16장 참고). 이 디스크 질환은 척추뼈가 재생될 시간을 충분히 주지 않은 채 과도한 훈련을 반복한 것이 원인이다. 이는 보통 과도한 빈도로 고강도 훈련을 소화하는 숙련자에게 흔히 나타나지만, 운동 경험이 부족한 시니어나 열정이 지나쳐서 무리하게 운동을 지속하는 초보자에게도 종종 발생한다.

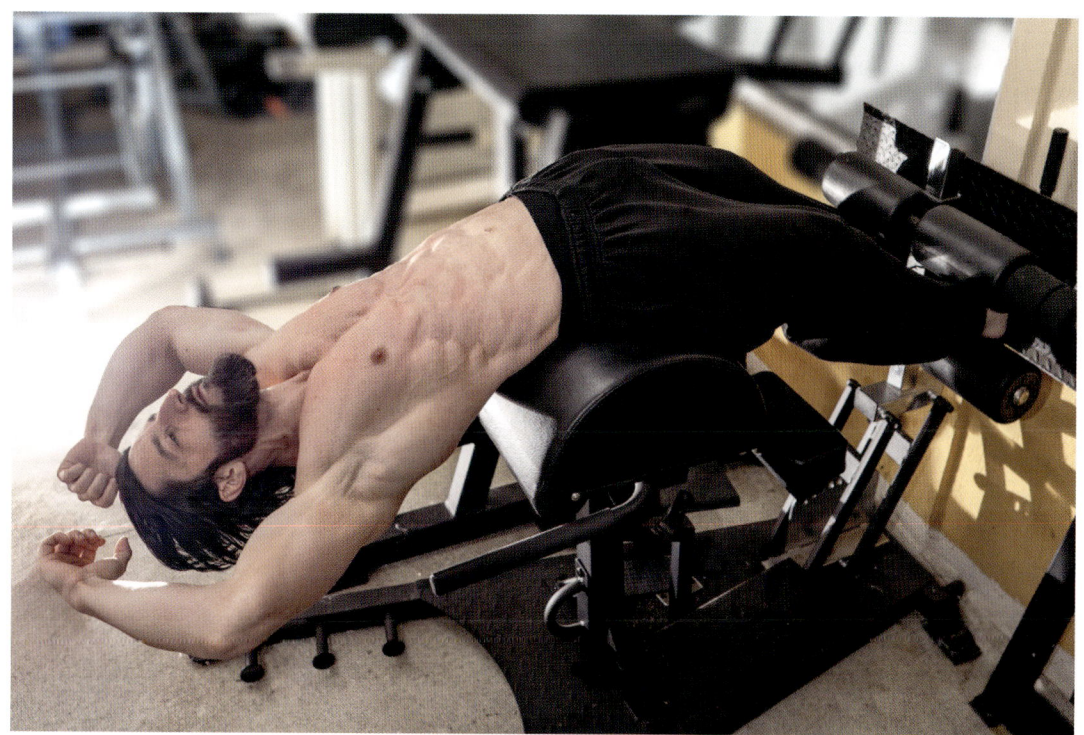

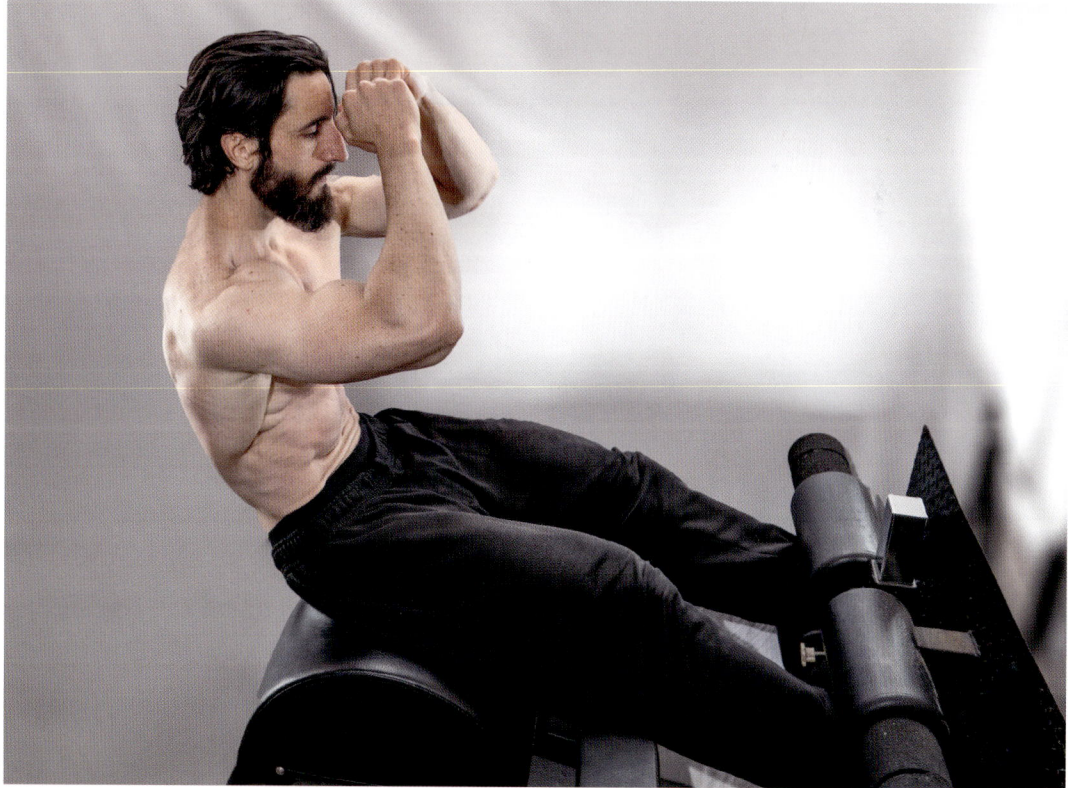

크로스핏에서 사용하는 GHR(Glute-Ham Raise) 혹은 GHD(Glute-Ham Developper) 벤치에서 극단적인 가동 범위로 실시하는 싯업Sit-up은 요추에 과부하를 줄 수 있으니 운동할 때 주의해야 한다.

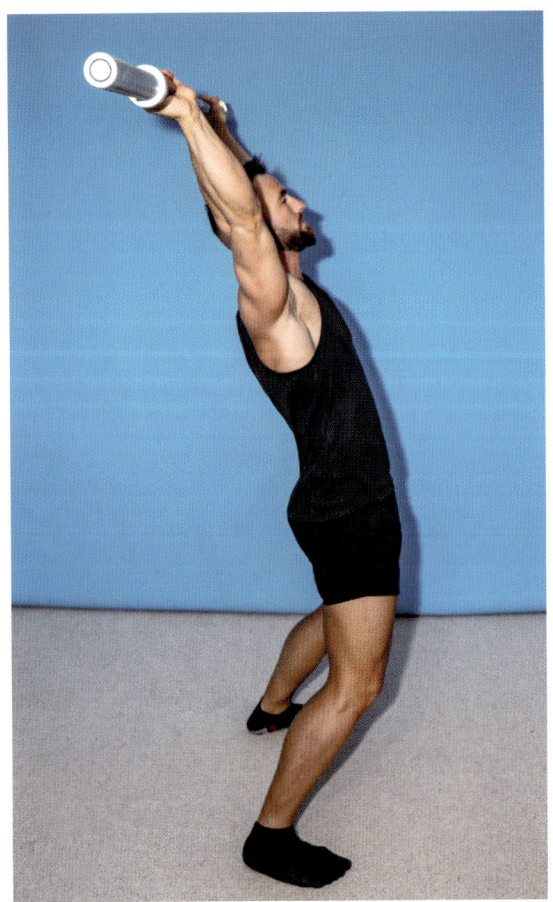

무게를 들어올리는 동안 과도하게 허리를 뒤로 젖히면, 척추 뒤쪽이 골절될 위험이 있다.

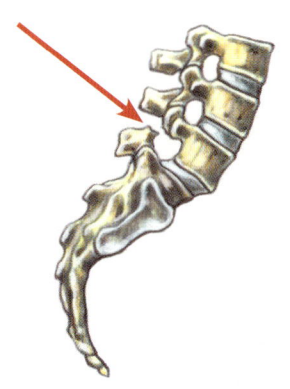

척추 뒤쪽 관절 협부Isthmus의 골절 부위

모딕 변화Modic change

디스크 문제는 척추뼈로 전달될 수 있으며, 이를 모딕 변화라고 한다[22]. 이 병리적 증상은 1988년 이전에는 존재하지 않았던 첨단 장비를 통해서만 탐지할 수 있어 비교적 최근에 알려졌다. 모딕 변화는 심각한 문제로 다음과 같은 경우에 발생한다.

- **종판의 균열** : 디스크 물질이 척추뼈로 침투하여 염증과 면역 반응을 유발하고, 결국 뼈 부종(골수 부종)을 일으킨다.
- **척추뼈 간 충돌** : 디스크가 심하게 납작해지면, 몸을 앞으로 숙일 때 요추(요추골) 두 개가 서로 맞닿게 된다.

25년 이상의 경력을 가진 엘리트 역도 선수 중 절반 이상에서 모딕 변화가 발견된다[23].

역도 선수의 척추분리증Spondylolysis 발병률

등을 뒤로 젖히는 동작은 척추뼈 뒤쪽의 관절 협부를 골절시킬 수 있다. 이러한 손상은 역도 동작에서 발생하며[24], 크로스핏에서도 흔히 관찰된다[25]. 파워리프팅에서는 매우 드물게 발생한다[26].

1970년대 연구에 따르면, 18~24세 사이 남성 역도 선수 30% 이상이 척추뼈 후방 골절을 경험한 것으로 확인되었다[27]. 이 발생률은 4~5년 이상의 훈련을 기점으로 크게 증가하는 경향을 보였다. 반면, 운동을 하지 않는 일반인 집단에서는 이러한 골절 발생률이 5%를 넘지 않았다.

최근 메타분석 결과에 따르면, 역도 선수들 사이에서 이 부상 발생률은 약 20%에 달하는 것으로 보고된다[28]. 이러한 감소는 1972년 이후부터 경기와 훈련에서 프레스 동작(추상)이 제외됐기 때문이기도 하다.

이 동작은 서서 어깨 위로 바벨을 들어올리는 밀리터리 프레스와 일부 유사하지만, 선수가 허리를 뒤로 많이 젖힐수록 바벨을 머리 위로 들어올리기 쉬워진다는 특징이 있다.

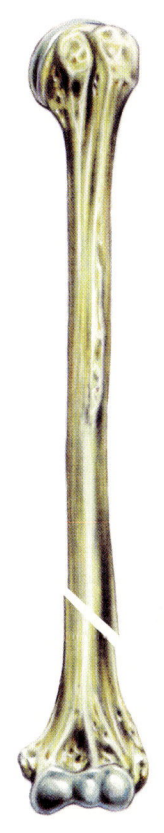

운동 스케줄을 똑똑하게 구성하면 이러한 '협부 손상'을 비롯한 전반적인 허리 통증을 예방할 수 있다. 척추뼈에 압박을 가하는 세션을 연달아 진행하는 대신 중간에 척추를 '펴주는' 세션을 넣어주는 것이다. 예를 들어 스쿼트 세션 다음날에는 로우 운동을 진행하기 보다 척추를 늘려주는 효과가 있는 풀업과 같은 운동을 수행하는 것이 좋다.

'스트렝스 트레이닝'으로 인한 기타 골절

엘리트 벤치 프레스 선수들은 종종 과도한 중량으로 인해 손뼈 골절을 경험한다. 또한, 바벨을 가슴 부위(흉곽)에 떨어뜨려 갈비뼈가 한 개 혹은 그 이상 골절되기도 한다[29]. 심지어 이러한 부상으로 인해 목숨을 잃은 사례도 있다. 부상 직후에는 문제없다고 생각하고 일어났지만, 몇 시간 후 내출혈로 사망한 선수도 있다. 강한 충격을 받은 경우에는 내부 출혈이 없는지 확인하기 위해 즉시 응급실을 방문하는 것이 좋다.

바벨을 가슴 근육(흉근) 위에서 튕기며 운동하는 것도 주의가 필요하다. 흉곽이 아무리 유연하다 하더라도 무게나 낙하 속도가 과도하면 부상을 입을 수 있기 때문이다.

전형적인 골절은 팔씨름에서 많이 발생한다. 상완골에 가해지는 비틀림 응력이 뼈 하부를 부러뜨릴 수 있기 때문이다[30]. 팔씨름으로 인한 골절은 골절선이 직선이 아니라 나선형을 그리는 특징적인 형태를 보이며, 약 25% 정도는 요골신경 손상도 함께 발생한다[31].

스트렝스 스포츠 선수라 하더라도 사전 준비 운동 없이 팔씨름에 나서는 것은 바람직하지 않다. 근육과 힘줄이 충분한 힘을 갖추고 있을지라도, 상완골은 특별히 강화되어 있지 않기 때문이다. 이러한 사례는 뼈의 강화가 얼마나 국소적인 부위에만 한정되어 이루어지는 지를 잘 보여준다.

갈비뼈(늑골) 탈구

의학적으로는 경미하다고 여겨지지만, 갈비뼈 탈구는 매우 고통스럽고 불편하여 수면에도 지장을 줄 수 있다.

갈비뼈 탈구를 일으킬 수 있는 동작은 다음과 같다:
- 스쿼트나 데드리프트에서 잘못된 허리 자세로 인해 약간의 측면 비틀림이 발생할 때
- 벤치 프레스에서 바벨을 가슴으로 튕길 때
- 풀업에서 몸을 아래로 세게 떨어뜨릴 때. 풀업에 능숙한 사람들은 어깨 질환을 앓고 있는 경우가 많아 내려가고 올라갈 때 비대칭적으로 움직인다. 이 비

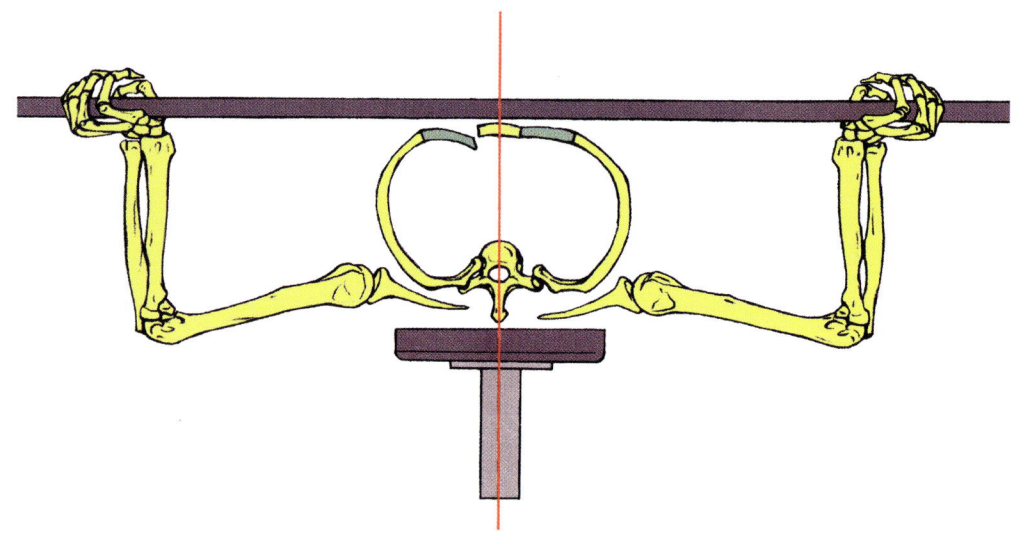

가슴(흉곽)에 바벨을 강하게 튕기며 벤치 프레스를 수행하면 갈비뼈가 탈구될 수 있다.

대칭적인 움직임은 갈비뼈에 가해지는 긴장을 악화
시키는 원인이 된다.

좀 더 일반적으로, 벤치 프레스를 할 때 견갑골이 제
대로 안정되지 않으면 하강 동작 시 바벨이 갈비뼈를
쳐서 탈구를 일으킬 수 있다.

갈비뼈 탈구의 대표적인 증상 중 하나는 갈비뼈 가장
자리를 따라 퍼지는 통증이다. 특히 뜬갈비뼈Floating
ribs(갈비뼈 중 제 11번과 12번, 부유늑골)는 안정성이 부
족하기 때문에 더 쉽게 영향을 받는다. 갈비뼈 탈구가
발생하면 카이로프랙틱Chiropratic 치료로 복구할 수 있
지만, 갈비뼈가 '제자리로 돌아갔다'고 해서 다시 탈구
가 발생하지 않는다는 보장은 없다. 이러한 재발은 오
랫동안 지속될 수 있다. 의사들은 효과적인 해결책이
부족하다 보니 환자들에게 종종 이 상태에 적응하는
법을 배우라고 권장하기도 한다. 다만, 극단적으로 심
각한 경우에는 외과적 수술이 고려될 수 있다.

회복 속도 향상 가능성

이러한 악순환을 방지하고 회복을 촉진하기 위해서
는 영양 관리와 뼈 건강을 지원하는 보충제 섭취가 필
수적이다. 콜라겐, 산화질소NO 전구체, 비타민 D 및
K2와 같은 보충제는 충분한 휴식과 더불어 회복에 중
요한 역할을 한다. 또한, 이러한 보충제 섭취는 반드시
재생 운동 세션과 병행해야 한다.

뼈도 '펌핑'된다

놀랍게 들릴 수 있지만, 운동 중 뼈도 혈액으로 인해
일시적으로 팽창(충혈)된다[32]. 이러한 직접적인 혈류
증가는 영양소와 산소를 공급하는 데 필수적이다.

근육과 마찬가지로:

− 뼈에 혈관이 많을수록, 뼈의 강도도 증가한다[33].

− 규칙적인 운동은 뼈의 혈류 공급을 개선하며, 회복
력을 향상시킨다.

− 자주 '펌핑'되는 뼈일수록 회복 속도가 빨라진다.

뼈는 다른 조직에 비해 혈액 공급이 적다. 미세 혈관

이 뼈조직에서 차지하는 비율은 단 7%에 불과하기 때문이다. 휴식 중일 때 100g의 뼈에는 분당 약 1ml 의 혈액이 공급되는데, 이는 근육보다 5배 적고, 심장과 비교하면 100배나 적은 양이다. 운동을 하면 혈류량이 최대 5배 증가할 수 있지만(근육에서는 혈류량이 40~60배 증가)[34], 반대로 신체 활동이 부족하면 뼈의 약화가 가속화된다(신체 활동이 부족한 사람들은 뼈의 혈류 공급 능력이 절반으로 감소한다).

뼈를 강화하려면 저중량 고반복 세트(가벼운 중량으로 15~20회 이상 실시)가 필수적이다. 이러한 운동 방식은 뼈에 영양을 공급하고 재생 속도를 가속화하는 역할을 한다. 신체 활동에 민감한 대부분의 조직과 마찬가지로, 산화질소NO는 뼈의 혈류량 증가에 중요한 역할을 한다[35]. 골격에 가해지는 기계적 응력Mechanical stress은 국소적으로 산화질소 생성을 강하게 촉진하며, 이는 뼈의 혈류량 증가뿐만 아니라 동화 작용(재생 및 강화)도 활성화시킨다[36]. 뼈에 혈액이 공급되면 인접 조직인 힘줄, 추간판(디스크) 그리고 골수에도 간접적으로 영양이 공급된다. 반대로 산화질소 합성이 억제되면 뼈에 혈액이 잘 공급되지 않고, 회복도 잘 이루어지지 않는다[37].

골수 : 회복을 위한 필수 요소

뼈의 혈류량을 증가시키는 것은 매우 중요하다. 특히 뼈의 안쪽에 위치한 골수의 기능을 극대화하려면 혈류량 증가(충혈)가 필수적이다. 골수는 매일 다음과 같은 중요한 역할을 수행한다:

– 적혈구 약 2,000억 개 생성[38]

– 백혈구 약 100억 개 생성

– 혈소판 약 4,000억 개 생성

– 면역 세포 생성

– 성장 인자 및 항염증 분자 생산

– 근육, 뼈, 관절, 힘줄 재생에 관여하는 중간엽 줄기

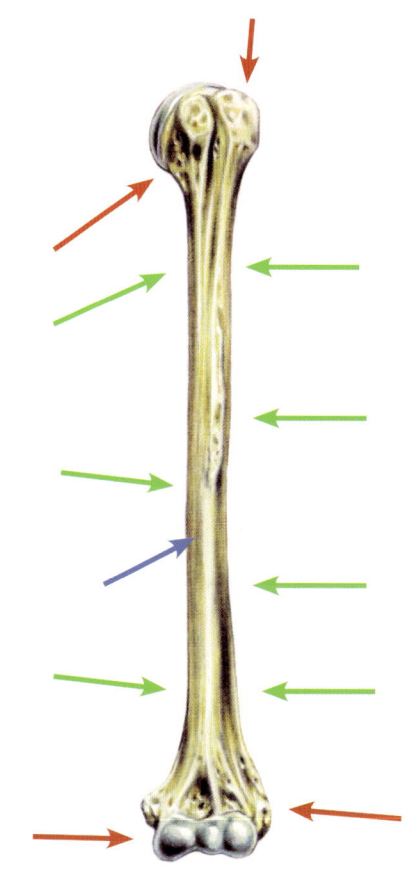

뼈에는 3개의 혈액 유입 경로가 있다.
– 중앙 영양 동맥(파란 화살표)
– 골단 동맥(빨간 화살표)
– 골막에서 나오는 동맥(뼈를 덮고 있는 근막–초록 화살표)

세포를 혈액으로 배출

또한, 골수는 혈액 속을 자유롭게 순환하는 미토콘드리아의 주요 공급원이다. 미토콘드리아는 성장 세포가 에너지를 필요로 할 때 흡수된다[40]. 하지만 안타깝게도 매일 골수에서 생성되는 1조 개의 세포 중, 재생 관련 전구세포는 1만~10만 개당 단 1개에 불과하다[39](물론, 이 숫자는 나이, 신체 활동 수준 등에 따라 다를 수 있다). 이는 매우 적은 양이지만, 조직 재생에 필수적이므로 이를 최대한 활성화하는 것이 중요하다.

1. Xue S. Age at Attainment of Peak Bone Mineral Density and its Associated Factors. Bone 2020 131:115163.

2. Garg P. The Skeletal Cellular and Molecular Underpinning of the Murine Hindlimb Unloading Model. Front Physiol 2021.

3. Sibonga JD. Spaceflight-induced Bone Loss. Curr Osteo Rep 2013 11:92.

4. Tomlinson RE. The Role of Nerves in Skeletal Development, Adaptation, and Aging. Front Endo 2020 11:646.

5. Cowin S. Blood and Interstitial Flow in the Hierarchical Pore Space Architecture of Bone Tissue. J Biomech 2015 48:842.

6. Prisby RD. Mechanical, Hormonal and Metabolic Influences on Blood Vessels, Blood Flow and Bone. J Endo 2017 235:R77.

7. Huang TH. Changes in Blood Bone Markers After the First and Second Bouts of Whole-body Eccentric Exercises. Scand J Med Sci Sports 2022 32:521.

8. Frost HM. A 2003 Update of Bone Physiology and Wolff's Law for Clinicians. Angle Orthod 2004 74:3.

9. Gómez-Bruton A. Is Bone Tissue Really Affected by Swimming? PLOS ONE 2013.

10. Granhed H. The Loads on the Lumbar Spine During Extreme Weight Lifting. Spine 1987 12:146.

11. Conroy BP. Bone Mineral Density in Elite Junior Olympic Weightlifters. MSSE 1993 25:1103.

12. Karlsson MK. Is Bone Mineral Density Advantage Maintained Long-term in Previous Weight Lifters? Calcif Tissue Int 1995 57:325.

13. Karlsson MK. Indicators of Bone Formation in Weight Lifters. Calcif Tissue Int 1995 56:177.

14. Yan C. Effect of Fatigue Loading and Rest on Impact Strength of Rat Ulna. J Biomech 2021 123:110449.

15. Ferland PM. Body Composition and Maximal Strength of Powerlifters. Inter J Exerc Sci 2023

16:828.

16. Robling AG. Recovery Periods Restore Mechanosensitivity to Dynamically Loaded Bone. J Exp Biol 2001 204:3389.

17. Popp KL. Changes in Volumetric Bone Mineral Density Over 12 Months after a Tibial Bone Stress Injury Diagnosis. Am J Sports Med 2021 49:226.

18. Balkovec C. A Characterization of Sub-endplate Damage During Intervertebral Disc Herniation. Spine J 2013 Abst 61.

19. Keylock L. Lumbar Spine Bone Mineral Adaptation: Cricket Fast Bowlers Versus Controls. BMJ Open Sport Exerc Med 2023 9:e001481.

20. Alway P. Lumbar Bone Mineral Asymmetry in Elite Cricket Fast Bowlers. Bone 2019 127:537.

21. Alway P. Activity Specific Areal Bone Mineral Density is Reduced in Athletes With Stress Fracture and Requires Profound Recovery Time. J Sci Med Sport 2022 25:828.

22. Modic MT. Degenerative Disk Disease. Radiol 1988 166:193.

23. Baranto A. Back Pain and MRI Changes in the Thoraco-lumbar Spine of Top Athletes in Four Different Sports. Knee Surg Sports Traum Arthr 2009 17:1125.

24. Rossi F. Lumbar Spondylolysis. J Sports Med Phys Fit 1990 30:450.

25. Sugimoto D. Part II: Comparison of CrossFit-related Injury Presenting to Sports Medicine Clinic by Sex and Age. Clin J Sport Med 2020 30:251.

26. Aasa U. A Descriptive Analysis of Functional Impairments and Patho-anatomical Findings in Eight Powerlifters. J Sports Med Phys Fit 2020 60:582.

27. Kotani PT. Studies of Spondylolysis Found among Weightlifters. Br J Sports Med 1971 6:4.

28. Tawfik S. The Incidence of Pars Interarticularis Defects in Athletes. Global Spine J 2020 10:89.

29. Goeser CD. Rib Fracture Due to

Bench Pressing. J Manip Physiol Ther 1990 13:26.

30. Moloney DP. Injuries Associated With Arm Wrestling. J Clin Orthop Trauma 2021 18:30.

31. Wael M. Spiral Humeral Fracture During Arm Wrestling. Cureus 2022 14:e29540.

32. Schroeter S. Exercise Dependent Changes in Periosteal Femur. Sports Orthop Traum 2022.

33. Prisby RD. Mechanical, Hormonal and Metabolic Influences on Blood Vessels, Blood Flow and Bone. J Endo 2017 235:R77.

34. Zmudzka M. The Impact of Aging and Physical Training on Angiogenesis in the Musculoskeletal System. Peer J 2022 10:e14228.

35. Heinonen I. Regulation of Bone Blood Flow in Humans. Scand J Med Sci Sports 2018 28:1552.

36. Klein-Nulend J. Nitric Oxide Signaling in Mechanical Adaptation of Bone. Osteo Int 2014 25:1427.

37. Tomlinson RE. Nitric Oxide-mediated Vasodilation Increases Blood Flow During the Early Stages of Stress Fracture Healing. J Appl Physiol 2014 116:416.

38. Cooper B. The Origins of Bone Marrow as the Seedbed of Our Blood. Osler Proc 2011 24:115.

39. Vanhie JJ. How Does Lifestyle Affect Hematopoiesis and the Bone Marrow Microenvironment? Toxicol Pathol 2022 50:858.

40. Stephens OR. Characterization and Origins of Cell-free Mitochondria in Healthy Murine and Human Blood. Mitochondrion 2021.

근력 운동은 신경전달물질을 고갈시킨다. 이러한 일시적인 피로 외에도 다음과 같은 방식으로 신경계에 손상을 줄 수 있다.
- 비병리적이지만 지속적인 손상
- 병리적이며, 때로는 되돌릴 수 없는 손상

- 부종
- 저산소증
- 신경 신호 손실

실제로 고강도 훈련으로 인해 미엘린 수초가 손상되면, 신경근 접합부Neuro-muscular junction의 기능적 안정성이 떨어져 신호 전달 효율이 저하될 수 있다.

비병리적 손상

신경 회복은 운동 수행 능력 향상에 중요한 요소 중하나다. 훈련마다 성과가 정체된다면, 이는 근육보다 신경 피로 때문일 가능성이 크다.

무거운 중량을 다룰수록 신경계는 더 큰 부담을 받는다. 하지만 관절과 힘줄의 회복과 마찬가지로, 신경 회복 역시 느리게 진행된다. 왜 신경 회복은 근육 회복보다 더 오래 걸리는 걸까?

고강도 훈련을 거듭하면 자극성 신경전달물질이 과도하게 사용되어 신경계 피로가 유발되고, 신경을 감싸고 있는 미엘린 수초가 손상된다. 휴식을 취하면 신경전달물질이 다시 보충되고 미엘린 수초도 회복되지만, 미엘린 수초의 복구는 고갈된 신경전달물질이 보충되는 것보다 훨씬 더 오랜 시간이 소요된다.

일시적인 신경 손상

신경은 높은 수준의 자극을 견딜 수 있도록 설계되어 있지만, 그 한계를 넘어서면 손상이 발생한다. 고강도 훈련은 단순히 근육 세포만 손상시키는 것이 아니라, 운동에 동원되는 신경망도 손상시킨다.

이때 신경 퇴행성 질환을 초래하는 현상들이 발생하는데, 주요 현상은 다음과 같다.

피로로 인한 고유수용성 감각 저하에 주의하자

운동이 진행될수록 신경 피로가 누적되면서 신체 움직임을 정밀하게 제어하는 능력이 감소된다. 이로 인해 균형 감각이 저하되며, 본인도 인지하지 못한 채 불안정한 자세를 취하게 될 수 있다.

따라서 스쿼트와 같이 균형을 잘 잡아야 하는 동작은 세션 마지막보다 초반에 수행하는 것이 좋다. 또한, 운동 시간이 길어질수록 올바른 자세를 잡는 데 더 많은 주의가 필요하다.

특히 초보자라면 자신의 움직임을 인식하기가 어려울 수 있으므로, 운동 후반부 마지막 세트를 할 때는 자세를 촬영하여 확인하는 것을 권장한다. 이는 피로 누적으로 인한 고유수용성 감각Proprioception 저하를 인지하는 데 유용하다. 실제로 확인해 보면 본인이 생각한 것보다 동작이 더 흐트러져 있는 것을 보고 깜짝 놀랄 것이다.

미엘린의 역할은 무엇인가?

미엘린 수초는 신경 섬유를 둘러싸고 있는 절연체로 신경 신호의 전달 속도를 최적화하는 역할을 한다. 근력 운동 중 이 미엘린 수초가 손상되면 뉴런을 통해 신경계 전체에 전달되는 전기신호가 '누출'되는 현상이 발생할 수 있다. 이러한 신호 손실은 일시적으로 신경 자극의 전달력을 약화시켜 근력 발휘에 영향을 준다. 따라서 매일 같은 운동을 하면 최대 근력(1회 최대 중량, 1RM)을 반복적으로 발휘하기가 어렵다.

반복적인 고강도 운동으로 인해 '탈수초화Demyelination'가 지속되면, 근력 저하도 장기화될 수 있다[1-2-3]. 이러한 이유로 파워리프팅 선수들은 경기 당일 최상의 컨디션을 유지하기 위해 1~2주 전부터는 최대 중량을 들지 않는다.

미엘린은 어떻게 손상되는가

고강도 운동은 다음 4가지 방식으로 미엘린 수초 손상을 유발할 수 있다.

1. 기계적 손상 : 신경은 근육 수축 시 압박되고, 이완(신장성 수축) 시 늘어난다. 반복적인 수축과 이완 작용은 말초 신경의 미엘린 수초를 손상시킨다[4]. 미엘린이 손상되면 신경 신호의 전달력이 감소하여 근력이 현저하게 떨어지고, 이를 복구하는 데는 오랜 시간이 걸린다.

2. 화학적 손상 : 운동 중 생성되는 염증성 인자, 산화성 분자, 대사 노폐물 등은 미엘린 수초를 공격하여 점진적으로 손상시킨다. 고강도 운동을 하면 이처럼 신경계 질환을 유발하는 손상 메커니즘이 발생한다[5].

3. 신경 내 미세 혈류 차단 : 신경이 약간만 압박을 받아도 미엘린 수초 내부의 미세 순환이 방해된다.

물론, 이러한 압박 수치는 신경이 차지한 공간에 따라 달라진다. 만약 손목터널증후군Carpal tunnel syndrome을 앓고 있다면, 안정적인 자세를 취해도 신경에 32mmHg의 높은 압력이 가해질 수 있다.

연구에 따르면, 신경 압박이 20~30mmHg 이상이면 신경 내 혈류 순환이 방해되기 시작하며, 45mmHg를 넘으면 혈류가 차단된다.

50mmHg의 수준으로 2분 이상 지속적인 압박이 가해지면 미엘린 수초뿐만 아니라 신경 축삭Axon 자체도 손상될 수 있다. 반복적인 손목 굴곡Flexion 및 신전Extension 동작은 신경에 염증과 부종을 유발하여 신경이 차지하는 공간을 점점 좁게 만든다. 신경은 약 20%까지 늘어나도 손상되지는 않지만, 15% 이상 늘어나면 혈류 공급이 중단되기 시작한다.

4. 허혈-재관류 손상 : 신경 압박이 사라지는 순간에는 급격한 반동으로 갑자기 많은 양의 혈액과 산소가 공급된다. 이처럼 산소 공급이 중단되었다가 갑자기 회복되면 조직에 손상을 초래할 수 있는데, 이를 '허혈-재관류' 손상이라 한다.

이러한 현상들이 복합적으로 발생하여 신경 신호의 전도 능력이 저하되기 때문에 특별히 피로를 느끼지 않더라도, 운동 세트가 진행됨에 따라 힘이 떨어지게 된다.

신경은 어느 정도의 압박을 받는가?

신경 압박 강도는 수은주 밀리미터mmHg 단위로 측정된다. 팔과 손을 자연스럽게 내려놓았을 때 압박 강도는 3~5mmHg이다[6]. 손을 컴퓨터 마우스 위에 올리면 압박 강도는 21mmHg까지 상승한다. 마우스 위에서 손가락을 움직여 클릭할 때는 33mmHg, 손목을 과도하게 젖힐 경우, 압박은 60mmHg 이상으로 증가한다.

신경 다발의 회복 속도가 느리므로, 운동선수는 같은 근육을 동원하는 강도 높은 훈련 사이에 충분한 휴식 시간을 두어야 한다. 회복을 촉진하려면, 혈관 밀도를 향상시키고 혈액 순환이 원활하게 이루어지도록 자극해야 한다[7]. 신경 피로를 유발하지 않을 정도로 저중량 고반복 세트를 구성하여 운동하면, 미엘린 수초의 재생 속도를 높이는 데 도움이 된다.

다른 조직과 마찬가지로, 신경에도 적절한 수준의 손상이 가해지면 회복을 위한 동화 작용이 활성화된다[8]. 이 과정에서 신경은 더 강해질 뿐만 아니라, 필요에 따라 더 유연해지기도 한다. 즉, 적절한 근력 운동은 신경을 둘러싼 미엘린 수초를 강화하지만, 무거운 중량을 다루게 되면 신경에 가해지는 압력 또한 증가하게 되어 손상을 일으킬 수 있다.

근육이 '떨리는' 현상

운동 직후 근육이 피로하면, 신경 신호의 오류로 인해 근경련Fasciculation이 발생할 수 있다. 이는 일부 근섬유가 무작위로 미세하게 떨리는 현상이다. 극도로 피로한 상태에서는 근경련이 심하게 나타날 수 있지만, 충분히 휴식을 취하면 정상적인 상태로 돌아온다.

병리적 손상

이러한 일시적 손상과 달리, 장기적이거나 영구적인 신경 손상도 발생할 수 있다. 이 경우 회복이 훨씬 더 어렵고, 신경 자극 신호의 손실이 지속된다. 이런 상태가 이어지면 운동선수는 단순 통증과는 차원이 다른 신경병증에 직면하게 된다. 또한, 나이가 들면 근육의 신경 흥분성Neuronal excitability이 자연스럽게 감소하는 경향이 있는데[9], 근력 운동은 이러한 자연적인

신경 노화를 다음 8가지 메커니즘을 통해 가속화한다.

1. 근육 비대에 의한 신경 압박

신경 압박은 운동 중에만 발생하는 것이 아니다. 비정상적으로 거대한 근육을 가진 선수들(주로 보디빌딩 챔피언)은 근육이 신경을 압박하여 신경 전달 속도가 감소하게 된다.

초기에는 근육 감각이 둔해지다가 점차 특정 근육의 수축력이 약해지는 것을 느끼게 되는데, 이러한 문제는 시간이 지나면서 운동으로 축적된 신경 섬유의 섬유화로 인해 더욱 악화된다. 신경 압박은 다른 스포츠에서도 발생하지만, 특히 보디빌딩에서 두드러지게 관찰된다[10].

예를 들어 어느 한 연구 결과에 따르면,

- 삼두근 비대는 척골 신경Ulnar nerve의 전도 기능을 방해할 수 있다[11-12].
- 슬와근 비대는 경골 신경Tibial nerve뿐만 아니라 정맥 혈류까지 방해할 수 있다[13].

이와 관련된 소흉근 문제에 대해서는 14장(186p)에서 다루겠다.

신경 전달 기능을 회복하려면 근육 크기(근육량)를 어느 정도 줄여야 한다.

2. 근육 불균형으로 인한 신경 신호 저하

길항근 간 불균형이 발생하면 자세가 변형되면서 신경 자극 신호가 약해질 수 있다. 예를 들어 대흉근이 등에 비해 과도하게 발달하면 어깨가 앞으로 쏠리는 현상이 발생한다. 이로 인해 팔로 전달되는 신경 자극 신호가 약해질 수 있는데, 특히 손의 악력이 약해지고 이두근 및 삼두근의 감각이 둔화될 수 있다. 또한, 양팔의 근력 차이가 더욱 두드러지게 나타날 가능성도 있다. 이 경우에는 어깨를 뒤로 당기는 것만으로도

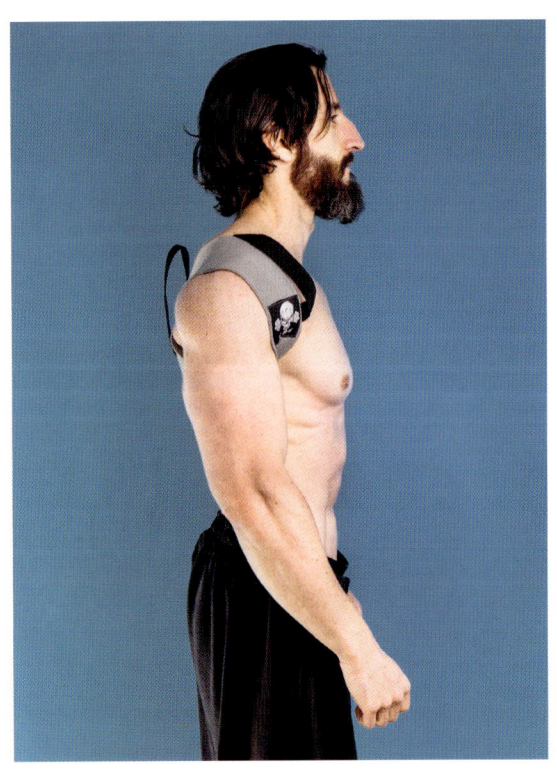

보우 타이 밴드(자세 교정 밴드)는 자세를 개선하고 근력을 회복하는 데 도움이 된다.

즉각적으로 신경 자극 신호의 감소를 완화할 수 있다. 따라서 어깨를 바로 세우는 역할을 하는 근육을 강화하는 것과 동시에, 대흉근 특히 소흉근을 충분히 스트레칭하는 것이 좋다.

3. 비정상적인 압박으로 인한 신경 신호 저하

요추나 경추에 부상이 발생하면 팔, 가슴, 허벅지로 전달되는 신경 신호가 약화되거나 차단될 수 있다.

경추(목뼈)에서의 신경 압박

경추에서 C7번이 압박되면, 삼두근 및 전완 굴근 Forearm flexors(손목 및 손가락을 구부리는 근육)의 근력이 약화되고 검지 및 엄지 부위에 통증이 발생할 수 있다. C6번이 압박되면, 이두근 및 전완 신전근Forearm extensors(손목 및 손가락을 펴는 근육)의 힘이 감소하고 넷째 손가락(약지) 부위에 통증이 발생할 수 있다.

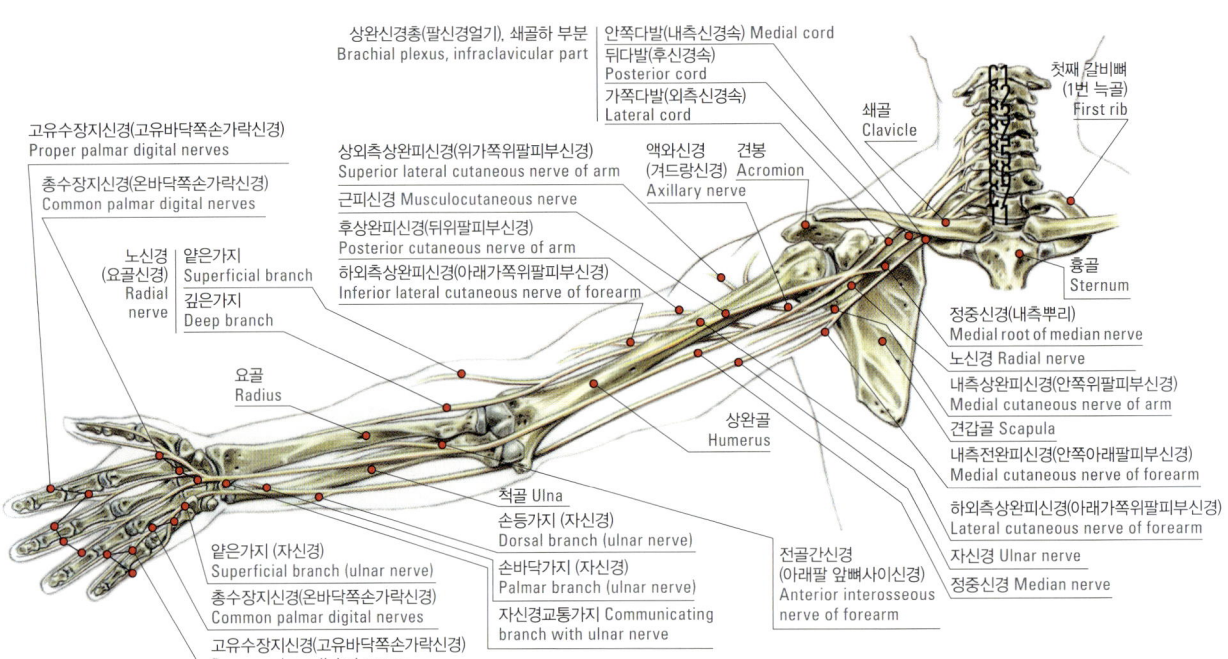

상지 신경 분포

C5번이 압박되면 삼각근, 극상근, 극하근의 기능이 저하될 수 있고, 어깨 관절 내 공간이 줄어들어 어깨 통증이 유발될 수 있다. 또한, 딥스 동작 시 손가락 저림 증상이 나타나는 경우도 있다(14장 참고).

(14장 참고)

좌골신경통 Sciatica

좌골신경통은 여러 가지 원인으로 발생할 수 있는데, 근력 운동을 하는 50세 이하의 사람들은 다음과 같은 원인으로 발생하게 된다.

- **디스크 탈출** : 디스크의 핵이 뒤쪽으로 밀려나는 경우, 통증이 한쪽 다리에만 나타난다.

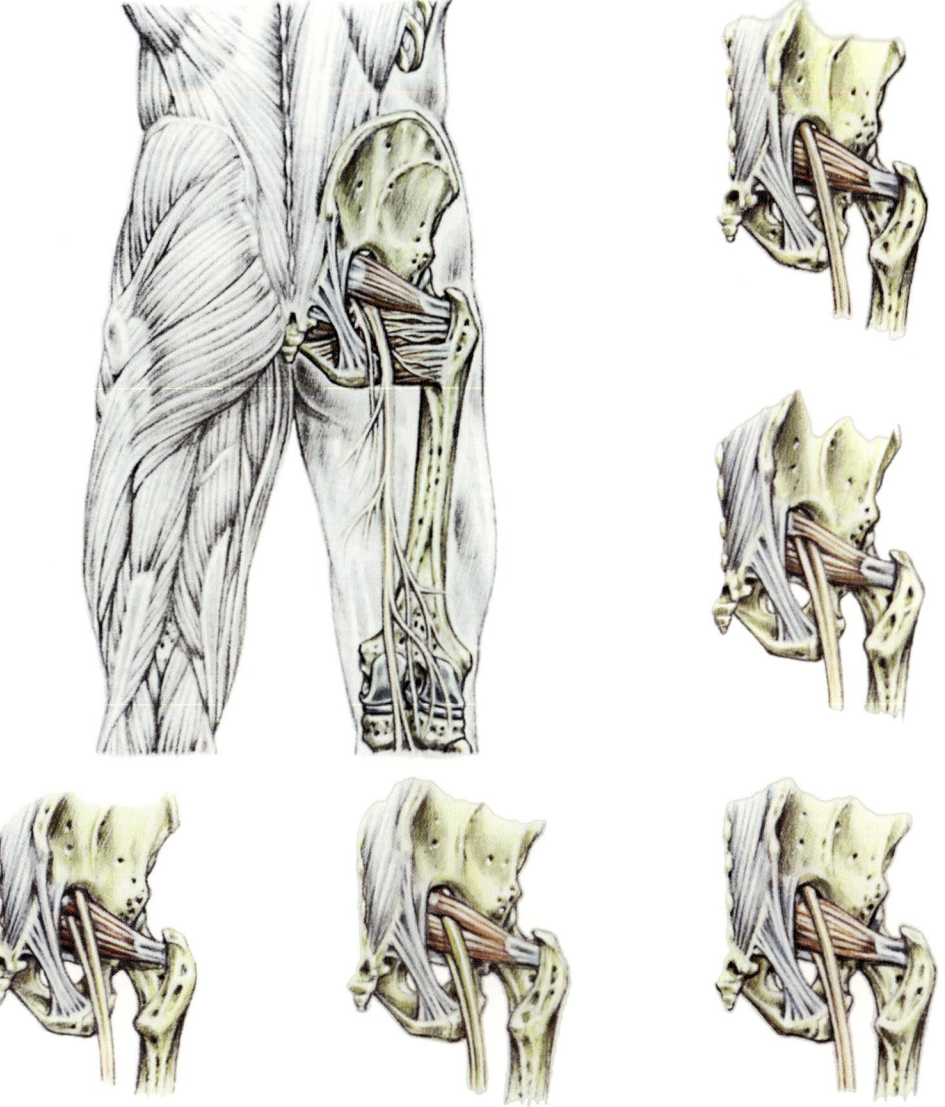

좌골신경은 이상근Piriformis muscle 또는 둔근Gluteal muscle 부위에서 '압박'될 수 있는데, 이로 인해 좌골신경통과 유사한 증상이 나타날 수 있다. 이 근육들 근처를 지나가거나 통과하는 좌골신경의 경로는 사람에 따라 매우 다양하기 때문에 이러한 질환은 유전적 요인이 큰 영향을 미친다.

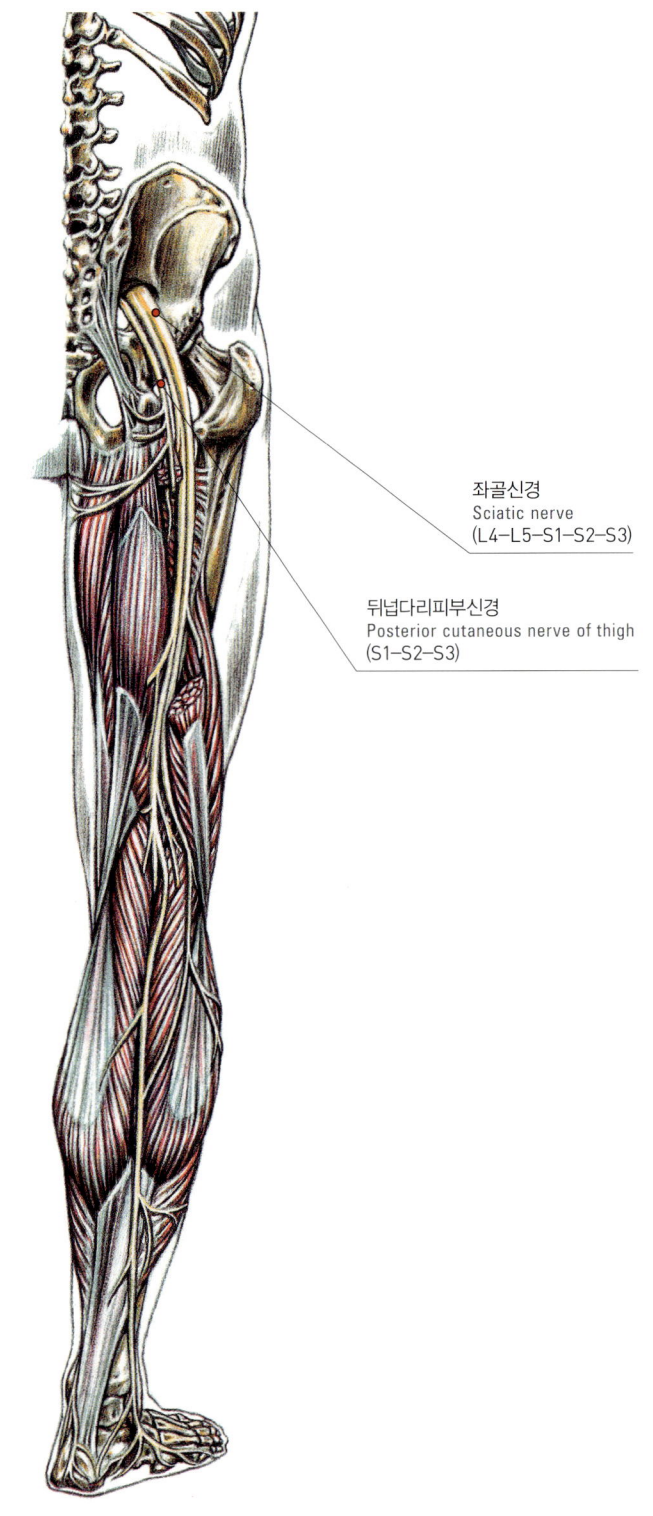

좌골신경
Sciatic nerve
(L4–L5–S1–S2–S3)

뒤넙다리피부신경
Posterior cutaneous nerve of thigh
(S1–S2–S3)

엄지발가락이 무감각하면, L5번 신경이 눌린 것이 원인이고, 새끼발가락이 무감각하면, L4번 신경이 눌린 것이다.

– 디스크 불안정성 : 시간에 따라 불편한 감각이 한쪽
 다리에서 다른 한쪽 다리로 이동할 수 있다.
2가지 원인은 배타적이지 않고, 종종 함께 나타난다.
50세 이상의 노년층은 디스크 관절염이나 정맥 울혈
이 좌골신경통의 원인일 수 있다.

4. 신경 압박으로 인한 염증 발생

반복적으로 압박을 받는 신경은 국소적 염증으로 인
해 부피가 커질 수 있다.

5. 부상으로 인해 유발되는 신경 신호 저하

뇌, 근육, 관절은 서로 지속적으로 소통하고 있다. 조
직에 병변이 발생하면 뇌는 추가적인 손상으로부터 조
직을 보호하기 위해 반응한다. 이는 하나의 부상으로
인해 신경계 전체 혹은 일부가 억제되는 이유를 설명
한다[14-15-16].

예를 들면

– 근육통은 일시적인 신경 억제제 역할을 한다.
– 무릎 십자인대 파열이 발생하면 뇌는 장기적으로
 해당 다리의 신경 신호를 억제할 뿐만 아니라 반대
 쪽 다리의 신경 신호 역시 억제한다[17].
– 슬굴곡근이 파열된 쪽은 부상이 완치되더라도 좌
 골신경의 전달성이 현저히 떨어진다[18].

이러한 신경 신호 저하(신경 손상)가 근육통처럼 며칠
간만 지속된다면 심각한 증상은 아니다. 하지만 이것
이 장기화되면 눈덩이 효과처럼 운동 기량을 떨어뜨릴
뿐만 아니라, 다른 질환의 원인이 되기도 한다. 가장
큰 문제는 일단 이런 상태가 되면 뇌에서 지속적으로
각인되어 벗어나기 힘들다는 사실이다. 특히 최고의
기량을 되찾고자 하는 선수의 경우, 이는 커다란 장애
물이 될 수 있다. 원인이 되는 병리적 증상이 사라져
도 신경 손상(신경 억제 증상)은 여전히 남아있기 때문
이다.

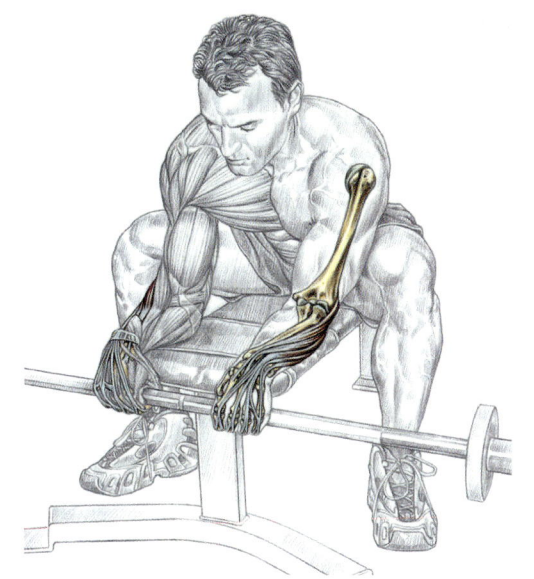

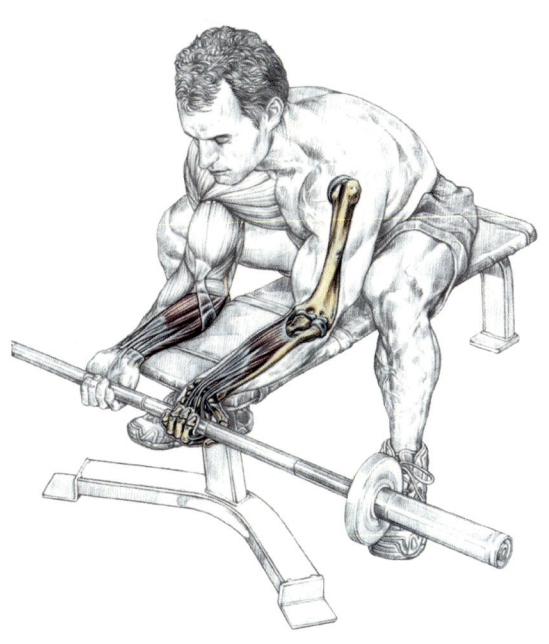

손목 굴곡 및 신전 동작의 가동 범위나 횟수를 과도하게 늘리면, 손목 신
경에 염증을 초래하기 쉽다.

신경이 문제의 원인이 아니더라도 완치를 위해서는 근
육, 힘줄 이상과 그로 인한 신경 이상을 종합적으로
고려해 해결해야 한다. 이에 대해 가장 잘 알려진 사
례는 '만성적인' 건염과 관련된 신경병증이다.

6. 만성적인 건염 혹은 요통과 관련된 신경병증

근력 운동에서 발생하는 부상 중 순수 신경병증의 발병률은 약 8%로 나타난다[19]. 발병률은 매우 낮지만, 질환의 심각성은 무시 못 할 수준이다. 그러나 엄밀한 의미에서 신경병증 발병률이 8%에 불과하다는 사실은 신경병증으로 인해 발전되는 '이차적' 통증을 간과하게 한다.

전형적인 만성 통증, 특히 건염, 관절통 또는 지속적인 요통은 종종 신경병증을 유발한다[20]. 이러한 병리적 증상이 3개월 이상 비정상적으로 지속된다면, 이는 콜라겐 조직뿐만 아니라 신경까지 손상되었음을 의미한다. 이로 인해 통증이 지속되는 것이다.

의사들은 테니스 엘보를 앓고 있는 환자들 중 절반 이상에서 통증이 없는 팔꿈치와 비교했을 때, 요골 신경의 국소 비대를 발견했다[21]. 이러한 신경 변이Alteration 이상 현상은 지속적인 병리 상태에서 통증에 대한 중추신경민감화Central sensitzation를 수반한다. 이는 단순한 건염을 넘어선 상태다.

이러한 신경병증적 요소는 운동을 하지 않을 때도 특정 시간에 통증을 발생시킨다. 예를 들어 어깨 건염을 앓고 있다면, 해당 부위가 밤마다 통증을 유발해 수면을 방해한다. 마찬가지로 손목터널증후군을 앓고 있다면 밤사이 해당 부위의 압력이 높아져 아침에 일어날 때 심한 통증이 느껴지기도 한다.

하지만 기저 신경병증의 영향이 항상 이처럼 명확하게 나타나는 것은 아니며 종종 미묘하게 나타나기도 한다. 운동 습관이 없는 인구 집단 중 만성 건염이 있는 경우, 50% 정도가 신경병증적 통증을 수반하는 것으로 밝혀졌다[22]. 또 다른 유사 연구에서는 장기 건염 환자의 25%에서 중추신경민감화로 인한 통증 과민성이 확인되었다[23].

이러한 현상은 다양한 의료적 치료를 해도 건염이 지속되는 이유를 설명한다. 아킬레스건염이 있는 운동선수를 조사한 결과,

- 35%가 5년 후에도 아킬레스건염을 앓고 있었으며
- 19%는 10년 후에도 지속적인 아킬레스건염에 시달리는 것으로 나타났다[24].

악순환에서 빠져나오기

힘줄, 관절 통증 혹은 요통으로 인한 신경계 '손상'을 예방하는 법은 없을까? 이론적인 해결책은 통증이 지속되지 않게 하는 것이지만, 이를 실천하기는 어렵다. 실제로 부상으로 인한 면역성 염증은 부상 부위와 연결된 신경을 손상시켜 신경 염증을 유발할 가능성이 높다[25].

이러한 악순환은 많은 운동선수가 그렇듯이 통증을 느끼면서도 훈련을 지속하면 더욱 쉽게 진행된다. 초반에는 이런 단순한 전략이 효과가 있는 것처럼 보인다. 통증이 심해지지 않고 사라지면, 선수는 이 방법을 고수한다. 하지만 어느 날 갑자기 사소한 건염이 사라지지 않고, 운동을 거듭할수록 악화되는 순간이 찾아온다. 통증이 사라지는 대신, 확산되어 신경병증적 손상으로 발전하게 되는 것이다.

일반적으로 건염은 수많은 모세혈관 증식을 수반한다. 그와 동시에 증식된 혈관에 새로운 감각 신경망이 연결되면서 추간판 탈출증처럼 서서히 통증이 확장된다(16장 참고)[26].

통증이 확장되면 통증 수용체 개수 및 통증 촉진 분자의 밀도가 증가한다. 또한, 지속적인 염증은 면역 체계를 과도하게 활성화시켜 자가 면역 반응을 유발할 수 있다[27].

이처럼 자가 면역 반응까지 유발되면 되돌리기가 매우 어려워진다. 물론, 모든 사람이 자가 면역 반응을 일으키고, 신경병증이 무조건 자리를 잡는 것은 아니다. 하지만 신경병증은 힘줄 손상 수준에 상관없이 나타날 수 있다[28]. 따라서 경미한 건염도 극심한 통증을 일으킬 수 있으니 주의해야 한다. 이는 요통과 관절 통증도 마찬가지다.

7. 신경 섬유화의 진행

만약 같은 동작으로 운동을 계속하면서 신경수초가 회복할 시간을 충분히 주지 않는다면, 이전까지 병리적으로 문제가 되지 않았던 신경 손상이 병적인 상태로 발전할 위험이 있다.

신경은 왜 섬유화될까?

세포 회복이 제대로 이루어지지 않아 형성되는 섬유화는 근막이나 힘줄에만 영향을 미치는 것이 아니라 신경에도 영향을 미친다. 신경 섬유화는 신체가 빠른 복구를 위해 신경 조직을 서둘러 재생하는 과정에서 발생하고, 신경수초는 점차 무질서하게 증식된 콜라겐 조직에 의해 압박을 받게 된다.

이러한 비정상적인 압박으로 인해 신경은 점차 유연성을 잃고, 전도성과 감각기능도 함께 저하된다[29]. 이전에는 자연스럽게 느껴졌던 움직임이 점점 덜 감지되기 시작하는 것이다.

감각 저하가 진행되면, 근력 감소가 뒤따른다. 특정 근육을 강하게 수축시키기가 점점 어려워지고, 좌우 근력의 불균형도 심화된다[30]. 심한 경우에는 특정 근육을 전혀 수축할 수 없는 상태에 이르기도 한다. 이러한 증상은 특히 오랜 훈련 경력을 가진 운동선수나 트레이너들에게서 흔히 나타난다. 장기간에 걸친 반복적인 운동이 신경 섬유화를 촉진하기 때문이다.

신경 섬유화는 요추 및 경추 신경 압박(디스크 질환

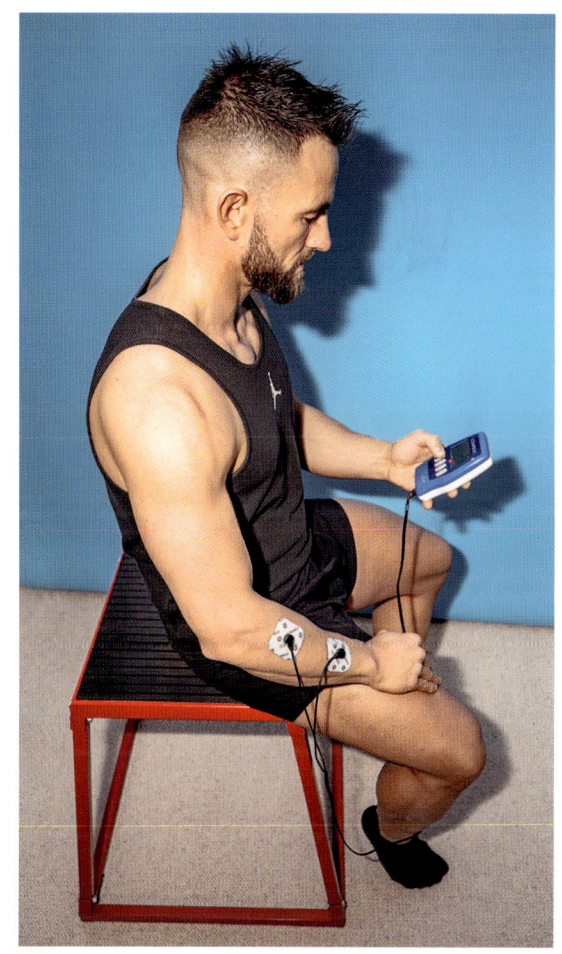

약한 강도의 전기 자극 요법은 사라지지 않고 계속 재발하는 통증을 완화하는 데 효과적이다.

등)과 함께 악화될 수도 있는데, 그러면 신경 허혈 Ischemia(혈액 공급 부족)이 발생하여 국소적인 저산소증 Hypoxia이 나타나고, 이는 힘줄에서 발생하는 것과 동일한 대사 이상을 유발한다(5장 참고).

이렇게 되면 악순환이 시작된다. 훈련 효과는 점점 떨어지고, 신경계는 점점 콜라겐 조직에 둘러싸여 유착이 발생하며 더 많은 미세 손상을 입게 된다[31]. 섬유화된 조직이 신경을 압박하면 통증이 발생할 수도 있고, 발생하지 않을 수도 있다.

문제의 원인은 단순히 훈련 강도(중량)에만 있는 것이 아니다. 동일한 움직임을 지나치게 반복하는 것도 신경 질환의 원인이 될 수 있다. 심지어 가벼운 부하(예: 마우스 클릭, 스마트폰 조작, 게임 컨트롤러 사용, 악기 연주 등)조차도 지속적으로 신경을 자극하면 문제를 유발할 수 있다.

운동 중에 근육이 일시적으로 팽창하는 것처럼, 신경 섬유도 운동 중에 비대칭적으로 확장된다[32-33-34]. 이러한 일시적인 신경 부피 증가와 그에 따른 수축, 마찰은 신경 세포 손상을 유발하여 이를 복구하는 과정이 필요해진다. 이러한 신경 손상은 부분적으로 염증 유발 분자의 생성과 관련이 있어, 항염증제를 사용하면 신경 섬유화를 완화할 수 있다. 하지만 이를 완전히 제거할 수는 없는데[35], 그 이유는 염증 유발 분자 외에도 섬유화 촉진 물질(예: P 물질, Substance P)이 존재하기 때문이다[36-37].

시간이 지나면 섬유화는 부분적으로 되돌릴 수 있다. 신체는 섬유화를 촉진하는 호르몬과 성장 인자를 생성하지만, 동시에 섬유화를 제거하는 호르몬도 생성하기 때문이다[38-39-40]. 문제는 섬유화를 촉진하는 호르몬이 제거하는 호르몬보다 훨씬 빠르고 강하게 작용한다는 점이다.

휴식은 도움이 될 수 있지만, 기적을 기대해서는 안 된다[41]. 오랫동안 신체 활동을 중단하더라도 이미 형성된 신경 섬유화가 저절로 사라지지는 않는다. 따라서 운동 방식의 변화를 통해 근육 감각을 되찾는 것이 중요하며 마사지 등을 통해 신경 섬유화를 줄이는 것이 좋다[42].

8. 신경의 부분 또는 완전 파열

신경이 완전히 끊어지는 경우는 드물지만, 한 번 발생하면 돌이킬 수 없는 심각한 결과를 초래한다. 신경 파열은 보디빌딩에서는 거의 나타나지 않지만, 크로스핏, 스트리트 워크아웃, 고강도 군사 훈련에서는 자주 발생한다. 지금부터 우리가 다룰 내용은 '가벼운' 부상이 아니라, 영구적으로 손상될 위험이 큰 부상이다.

신경은 유연하다

신경은 약 10% 정도의 신장을 무리 없이 견딜 수 있다. 신경수초는 우리가 접었다 펴는 망원경처럼 여러 개의 '튜브'가 겹겹이 겹쳐 있는 구조로 되어 있어 신체 움직임에 따라 늘어나거나 줄어든다[43].

그러나 특정 한계를 넘어서면 손상이 발생한다

신경이 20% 이상 늘어나면 손상이 발생할 가능성이 높아진다. 심한 경우에는 부분 혹은 완전 파열이 일어날 수도 있다. 15% 이상 늘어나면 신경 자체가 손상되지는 않더라도 신경에 혈액을 공급하는 혈관이 파열될 위험이 있다[44]. 신경의 신장은 혈류 공급에 상당한 영향을 미치며, 20% 이상 늘어날 경우에는 신경 혈류가 차단되어 허혈성 손상을 유발할 수 있다.

하지만 다행히도 신경 축삭돌기를 따라 혈관이 여러 개 분포돼 있기 때문에 모든 혈관이 한 번에 손상되지는 않는다. 신경의 허혈성 손상도 부분적으로만 발생하여 영양 부족으로 인한 손상 위험을 제한한다. 하지만 문제는 손상된 혈관이 회복되더라도 신경 회복은 지연될 수 있다는 점이다.

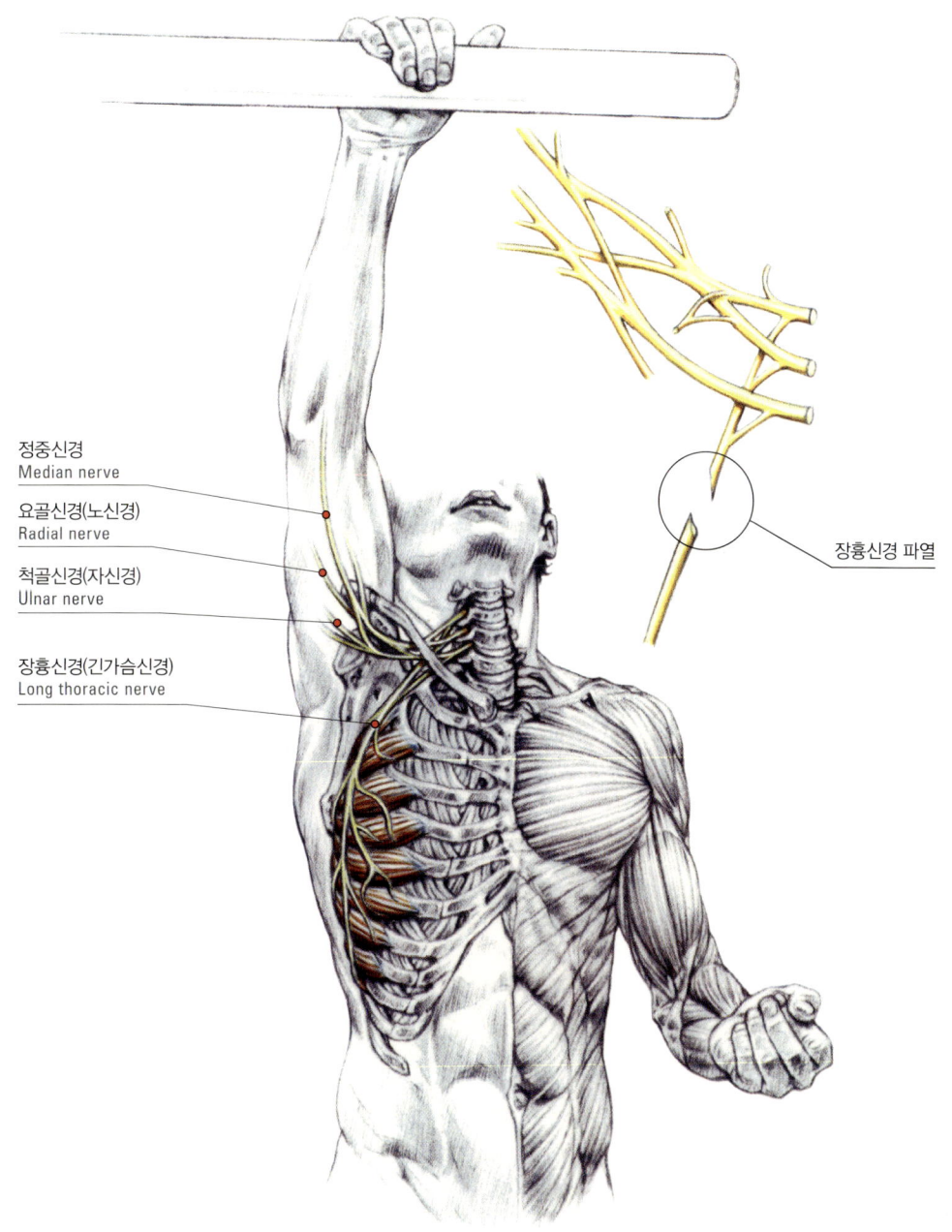

정중신경
Median nerve

요골신경(노신경)
Radial nerve

척골신경(자신경)
Ulnar nerve

장흉신경(긴가슴신경)
Long thoracic nerve

장흉신경 파열

팔을 머리 위로 높이 들어올리면 장흉신경Long thoracic nerve이 과도하게 늘어날 수 있다. 풀업이나 머슬업 동작에서 하강할 때 이런 일이 발생할 수 있으며, 때때로 밀리터리 프레스나 역도 동작에서도 과도한 신장이 일어날 수 있다. 동작을 폭발적인 힘으로 실시할수록 손상의 정도도 심해진다.

신경 손상의 결과

신경 손상으로 인한 결과는 크게 2가지가 있다.

1. **운동 신경 절단** : 마비가 발생하지만, 반드시 통증을 수반하지는 않는다.

2. **감각 신경 절단** : 마비는 없지만, 강한 통증이 발생한다. 또한, 정도의 차이는 있지만, 근육 경련이 동반될 수 있다.

병증의 심각성은 신경이 늘어난 정도에 따라 다르다. 가장 흔한 증상부터 가장 심각한 증상까지 나열하면 다음과 같다.

- 생리적신경차단Neurapraxia : 신경 자극 신호 전달이 중단되지만, 신경 자체가 손상되지는 않은 상태다. 주로 신경 수초가 손상되며, 힘을 줬을 때 따끔거리거나 저린 느낌이 나타날 수 있다.

- 운동 후에도 저림 증상이 지속되면 더 심각한 단계다.

- 이후에는 얼얼한 감각이 나타나면서 부분적인 감각 둔화와 근력 감소가 나타날 수 있다.

- 가장 심각한 증상은 감각이 완전히 사라지고 근육을 전혀 제어할 수 없게 된다.

신경 손상의 대표 사례

비록 드물지만, 근력 운동 중 발생하는 신경 손상은 중량을 들고 큰 가동 범위로 동작을 수행할 때 주로 발생한다.

- **등쪽어깨신경(견갑배신경) 손상** : 이 손상은 능형근의 일측성 신장으로 발생한다[45]. 예를 들어 덤벨 벤치 프레스를 수행한 후, 바닥에 덤벨을 내려놓을 때 신경이 손상될 수 있다. 머리를 한쪽으로 돌리면 신경이 미리 늘어나면서 손상 위험이 더 커진다. 특히 사각근(목갈비근)의 비대는 이 근육을 통과하는 등쪽어깨신경을 압박하여 손상을 악화시키는 요인으로 작용한다.

이를 '등쪽어깨신경 포착 증후군DSN: Dorsal Scapular Nerve syndrome'이라 한다[46]. 등쪽어깨신경은 능형근을 지배하므로, 손상 시 견갑골 사이에서 목까지 방사통과 근육 구축Contracture이 발생한다. 근육 구축이 강렬한 통증과 함께 발생하는 이유는 등쪽어깨신경이 감각 신경이기 때문이다. 경우에 따라서는 근육 마비가 발생할 수 있으며[47], 일반적으로 몸의 한쪽에만 영향을 미친다. 이러한 증상이 나타나면 신경 전문의와 상담해야 한다. 심각한 통증이 동반된 경우에는 의사의 판단에 따라 보톡스 주사를 통해 수축된 근육을 마비시켜 통증을 완화하기도 한다.

- **장흉신경의 신경차단증**Neurapraxia : 이러한 손상은 군대에서 군장 배낭을 착용할 때 발생할 수 있다. 무거운 배낭을 멜 때는 어깨끈이 장흉신경을 압박하여 자연스러운 신장을 방해하지 않도록 주의해야 한다. 정면을 보지 않고 머리를 옆으로 돌리면 반대쪽 장흉신경을 다칠 수 있다. 수영, 던지기 스포츠, 테니스를 근력 운동과 병행하면 장흉신경 손상 위험이 증가한다. 또한, 팔을 머리 위로 올린 자세로 수면을 취하는 것도 위험 요인이 될 수 있다. 장흉신경은 특히 가늘고 보호층이 얇기 때문에 다른 신경보다 더 취약한 편이다[48]. 장흉신경 파열은 정도에 따라 부상의 경중이 달라질 수 있다[49].

- **근육 파열에 의한 신경 손상** : 오훼완근Coracobrachialis은 근피신경(근육피부신경)이 통과하는 부위로 이 근육이 파열되면 해당 신경도 손상될 위험이 있다 (11장 참고).

- **골절에 의한 신경 손상** : 팔씨름에서 흔히 발생하는 부상으로, 상완골 골절 시 요골 신경(노신경)이 함께 손상될 수 있다(8장 참고).

- **탈구에 의한 신경 손상** : 팔꿈치나 무릎이 과신전Recurvatum된 상태에서 관절의 반대 방향으로 힘이 작용하면, 해당 부위를 지나가는 모든 신경이 손상될 수 있다.

근육이 더 이상 수축하지 않는다면 즉각 전문의와 상담해야 한다.

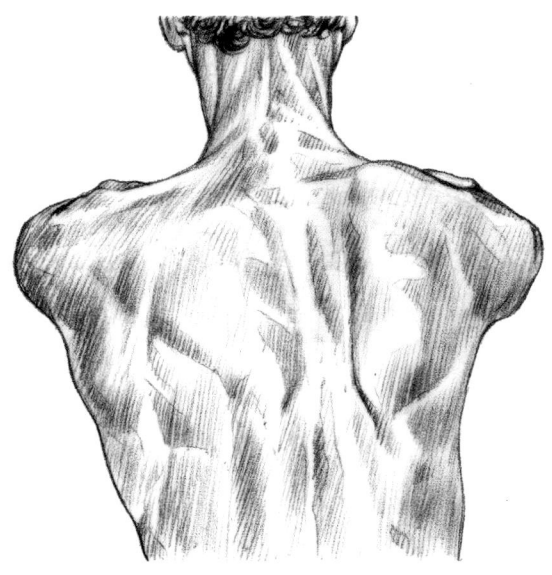

가장 흔하게 볼 수 있는 장흉신경 손상 증상은 견갑골 탈구(익상 견갑)다. 이는 전거근이 신경 자극을 충분히 받지 못해 견갑골을 안정적으로 유지할 수 없기 때문에 발생한다.

1. Barbe MF. Blocking CTGF/CCN2 Reverses Neural Fibrosis and Sensorimotor Declines in a Rat Model of Overuse-induced Median Mononeuropathy. J Orthop Res 2020.

2. Kouzaki K. Increases in M-wave Latency of Biceps Brachii After Elbow Flexor Eccentric Contractions in Women. Eur J Appl Physiol 2016 116:939.

3. Kouzaki K. Repeated Bouts of Fast Eccentric Contraction Produce Sciatic Nerve Damage in Rats. Mus Ner 2016 54:936.

4. Yoshii Y. Physiological Response of Peripheral Nerve to Repetitive Compression. J Musc Res 2021 24.

5. Park HT. Behind the Pathology of Macrophage-associated Demyelination in Inflammatory Neuropathies. Cell Mol Life Sci 2020 77:2497.

6. Topp KS. Structure and Biomechanics of Peripheral Nerves. Phys Ther 2006 86:92.

7. Morton AB. Functionalizing Biomaterials to Promote Neurovascular Regeneration Following Skeletal Muscle Injury. Am J Physiol 2021 320.

8. Love JM. mTOR Regulates Peripheral Nerve Response to Tensile Strain. J Neurophysiol 2017 117:2075.

9. Guo Y. Reduced Motoneuron Excitability and Common Synaptic Inputs of the Aged Human Vastus Lateralis. BioRxiv 2023.

10. Colak T. Nerve Conduction Studies of the Axillary, Musculocutaneous and Radial Nerves in Elite Ice Hockey Players. J Sports Med Phys Fit 2009 49:224.

11. Michael AE. Is Triceps Hypertrophy Associated With Ulnar Nerve Luxation? Mus Ner 2018 58:523.

12. Jeong HM. Mass Effect of the Distal Triceps Brachii Muscle on Ulnar Nerve Movement During Elbow Flexion. Mus Ner 2022 65:467.

13. Hameed M. Popliteal Artery Entrapment Syndrome. Brit J Sports Med 2018 52.

14. Lepley AS. Mechanisms of Arthrogenic Muscle Inhibition. J Sport Rehab 31:707.

15. Kami K. Leukemia Inhibitory Factor, Glial Cell Line-derived Neurotrophic Factor, and their Receptor Expressions Following Muscle Crush Injury. Mus Ner 1999 22:1576.

16. Kouzaki K. Sciatic Nerve Conductivity is Impaired by Hamstring Strain Injuries. Int J Sports Med 2017 38:803.

17. Qiu J. Bilateral Impairments of Quadriceps Neuromuscular Function Occur Early After Anterior Cruciate Ligament Injury. Res Sports Med 2022.

18. Kouzaki K. Sciatic Nerve Conductivity is Impaired by Hamstring Strain Injuries. Int J Sports Med 2017 38:803.

19. Lodhia KR. Peripheral Nerve Injuries in Weight Training. Phys Sports 2005 33:24.

20. Vincent TL. Peripheral Pain Mechanisms in Osteoarthritis. Pain 2020 161 Suppl 1:S138.

21. Abhimanyu V. Lateral Epicondylitis. J Body Mov Ther 2021 27:352.

22. Wheeler PC. Nearly Half of Patients With Chronic Tendinopathy May Have a Neuropathic Pain Component. BMJ Open Sport Exerc Med 2022 8:e001297.

23. Wheeler PC. Up to a Quarter of Patients With Certain Chronic Recalcitrant Tendinopathies May Have Central Sensitisation. Br J Pain 2019 13:137.

24. Lagas IF. 1/5 of Patients With Achilles Tendinopathy Have Symptoms After 10 Years. J Sports Sci 2022 40:2475.

25. Green DP. A Mast-cell-specific Receptor Mediates Neurogenic Inflammation and Pain. Neuron 2019 101:412.

26. Ackermann PW. Tendon Pain. Scand J Pain 2023 23:14.

27. Lacagnina MJ. Autoimmune Regulation of Chronic Pain. PAIN Rep 2021 6:e905.

28. De Marchi A. Achilles Tendinopathy, the Neovascularization, Detected by CEUS, is Abundant but not Related to Symptoms. Knee Surg Sports Traum Arth 2018 26:2051.

29. Bamac B. Influence of the Long Term Use of a Computer on Median, Ulnar and Radial Sensory Nerves in the Wrist Region. Int J Occup Med Env Health 2014 27:1026.

30. Fisher PW. Increased CCN2, Substance P and Tissue Fibrosis Are Associated With Sensorimotor Declines in a Rat Model of Repetitive Overuse Injury. J Cell Comm Sign 2015 9:37.

31. Festen-Schrier VJMM. The Biomechanics of Subsynovial Connective Tissue in Health and its Role in Carpal Tunnel Syndrome. J Electro Kin 2018 38:232.

32. Toosi KK. Effects of Computer Keyboarding on Ultrasonographic Measures of the Median Nerve. Am J Ind Med 2011 54:826.

33. Woo EHC. Effects of Electronic Device Overuse by University Students in Relation to Clinical Status and Anatomical Variations of the Median Nerve and Transverse Carpal Ligament. Mus Ner 2017 56:873.

34. Inal EE. Effects of Smartphone Overuse on Hand Function, Pinch Strength, and the Median Nerve. Mus Ner 2015 52:183.

35. Jain NX. Bone Loss from High Repetitive High Force Loading is Prevented by Ibuprofen Treatment. J Musculo Neur Int 2014 14:78.

36. Smith TTG. Forced Treadmill Running Reduces Systemic Inflammation yet Worsens Upper Limb Discomfort in a Rat Model of Work-related Musculoskeletal Disorders. BMC Musc Dis 2020 21:57.

37. Barbe MF. Blocking Substance P Signaling Reduces Musculotendinous and Dermal Fibrosis and Sensorimotor Declines in a Rat Model of Overuse Injury. Connect Tissue Res 2019 23:1.

38. Barbe MF. Blocking CTGF/CCN2 Reduces Established Skeletal Muscle Fibrosis in a Rat Model of Overuse Injury. FASEB J 2020 34:6554.

39. Barbe MF. Comparing Effects of Rest With or Without a NK1RA on Fibrosis and Sensorimotor Declines Induced by a Voluntary Moderate Demand Task. J Musc Neur Int 2019 19:396.

40. Barbe MF. Blocking CCN2 Reduces Progression of Sensorimotor Declines and Fibrosis in a Rat model of Chronic Repetitive Overuse. J Orthop Res 2019 37:2004.

41. Fisher PW. Increased CCN2, Substance P and Tissue Fibrosis are Associated With Sensorimotor Declines in a Rat Model of Repetitive Overuse Injury. J Cell Com Signal 2015 9:37.

42. Bove GM. Manual Therapy as an Effective Treatment for Fibrosis in a Rat Model of Upper Extremity Overuse Injury. J Neurol Sci 2016 361:168.

43. Kulow C. Topography and Evidence of a Separate 'Fascia Plate' for the Femoral Nerve inside the Iliopsoas. J Anat 2021 238:1233.

44. Ogata K. Blood Flow of Peripheral Nerve Effects of Dissection, Stretching and Compression. J Hand Surg 1986 11:10.

45. Mondelli M. Rare Mononeuropathies of the Upper Limb in Bodybuilders. Mus Ner 1998 21:809.

46. Muir B. Dorsal Scapular Nerve Neuropathy: A Narrative Review of the Literature. J Can Chiro Ass 2017 61:128.

47. Benoit P. La paralysie du nerf dorsal de la scapula. Presse Med 1994 23:348.

48. Didesch JT. Anatomy, Etiology, and Management of Scapular Winging. J Hand Surg Am 2019 44:321.

49. Mahan MA. Rapid Stretch Injury to Peripheral Nerves. Neurosurg 2020 86:437

각 근육군에 영향을 미치는 여러 질환

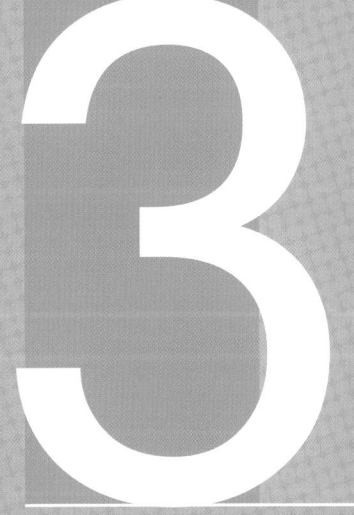

'극상근 완전 파열,
극하근 부분 파열,
이두근 힘줄 탈구,
견갑하근의 부분 파열,
견갑상완인대 파열,
힐삭스 병변'

- 한 보디빌딩 챔피언이 선수 생활 말기에
자신의 어깨 상태를 설명하면서 남긴 말.

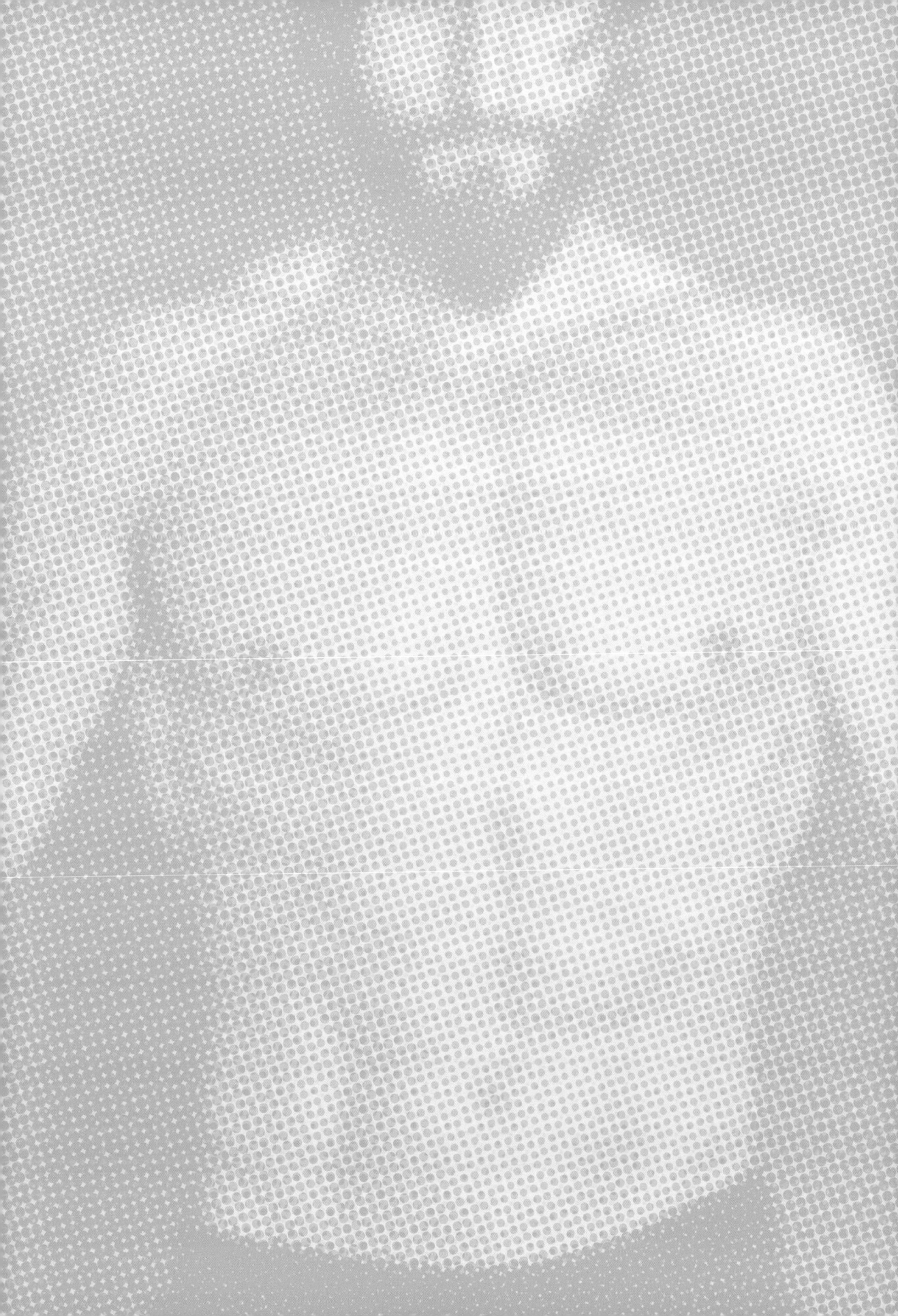

어깨 질환에서는 다음 2가지 내용을 다룬다.

1. 어깨 부상을 유발하는 원인

2. 어깨 부상을 예방하는 법

어깨, 취약한 연결고리

평균 연령 82세 사망자 172명의 어깨를 분석한 연구에 따르면, 50%가 회전근개 파열이 있었고 그중 절반 이상은 완전 파열이었다[1]. 일반인의 경우에도 노화 과정에서 이러한 손상이 발견되었으니, 하물며 극한의 부하를 견뎌야 하는 운동선수들은 문제가 더욱 심각할 것이다.

어깨는 근력 운동 분야에서 많이 부상을 입는 부위 중 하나다. 평균 9년간 근력 운동을 해온 사람들 중 26%가 최근 3일 동안 어깨 통증을 경험했다고 답했으며, 1년 동안 74%가 삼각근 통증을 겪었다고 답했다 (1장 참고).

어깨가 취약한 원인은 무엇인가

어깨 관절의 취약성은 크게 2가지 원인에서 비롯된다.

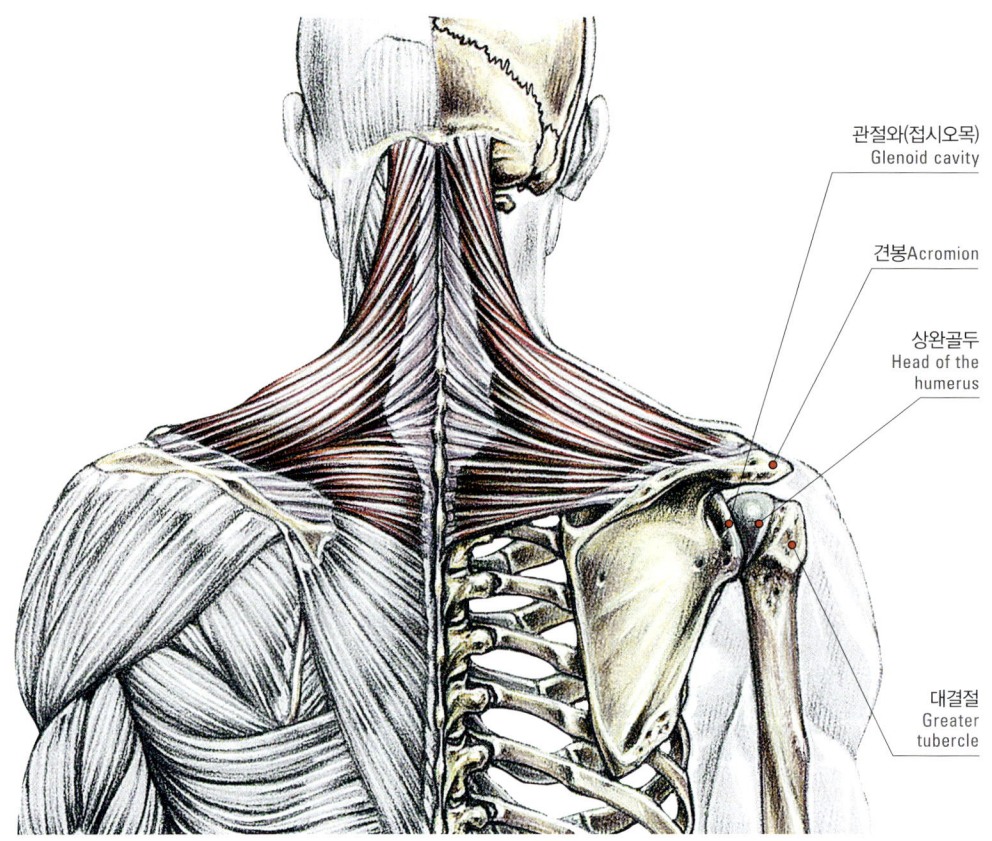

관절와(접시오목)
Glenoid cavity

견봉 Acromion

상완골두
Head of the humerus

대결절
Greater tubercle

상완골두는 얕고 오목한 견갑골 관절와에 결합되어 있다.

1. 구조적 원인

어깨 관절은 거의 모든 방향으로 움직일 수 있도록 설계되어 있으며, 관절의 뼈가 깊숙이 자리 잡지 않아 보호 기능이 상대적으로 약하다. 또한, 관절을 지탱하는 근육들이 작고 상대적으로 취약하다.

2. 행동적 원인

- 삼각근은 상체 운동 대부분에 사용되고, 일부 하체 운동(스쿼트, 데드리프트 등)에서도 사용된다. 따라서 지속적인 사용으로 인해 회복 시간이 충분히 확보되지 않는 경우가 많다.
- 운동선수들은 흔히 최대 중량을 들기 위해 위험한 자세를 취하며 벤치 프레스, 숄더 프레스, 풀업, 스내치(인상) 등을 실시한다.
- 길항근 사이의 근력 불균형이 자주 발생한다.
- 스스로 부상에서 자유로울 것이라 착각하고, 회복을 소홀히 여긴다. 부상은 '잘못된 훈련을 하는 다른 사람들에게만 해당하는 것'이라고 생각한다.

다양하게 나타나는 증상

근력 운동선수들은 어깨와 관련해 다음과 같은 5가지 주요 증상을 경험할 수 있다.

1. 특정 동작을 할 때 즉각적인 통증이 발생한다(운동 외 시간에는 불편함이 없다). 웜업 후 또는 운동을 몇 세트 진행한 후에는 통증이 완화될 수도 있지만, 그렇다고 이를 무시해서는 안 된다.
2. 운동 후, 밤중 또는 다음날 통증이 발생한다.
3. 운동할 때뿐만 아니라 운동 후에도 며칠 동안 지속적으로 통증이 느껴진다.
4. 특정 동작을 할 때 어깨의 가동 범위가 비정상적으로 제한된다.
5. 어깨가 과도하게 유연한 상태(과운동성)를 보인다.

이러한 증상의 원인을 정확히 규명하는 것은 어렵다.

전문가들조차도 병리학적 분류에 관한 의견이 일치하지 않는 경우가 많다. 하지만 힘줄이 파열된 경우에는 진단이 비교적 명확하다.

대표적인 3가지 어깨 질환

어깨에 발생하는 문제는 셀 수 없을 만큼 많다. 이 장에서는 그 모든 질환을 다루지 않고, 근력 운동 중 흔히 나타나는 주요 문제에 한정해 살펴보겠다. 이들의 원인은 대체로 유사하지만, 구체적인 증상의 양상과 정도는 사람마다 다르다.

근력 운동에서 어깨를 괴롭히는 대표적인 3가지 문제는 다음과 같다.

1. 회전근개 힘줄염 또는 근육 파열을 유발하는 충돌 증후군
2. 어깨 가동 범위 감소
3. 어깨 불안정성

이 3가지는 독립적인 문제가 아니라, 흔히 복합적으로 나타난다.

관절와순(관절순)과 상완이두근 장두건 문제에 대해서는 11장(139p)에서 다루도록 하겠다. 관절와순과 상완이두근 장두건 질환을 팔 부위로 분류한 이유는 순전히 어깨 질환과 구분하기 위한 편의적인 조치로 같은 내용을 여러 장에 걸쳐 반복하지 않기 위해서다. 하지만 실제로 이러한 병변은 어깨 관절과도 밀접하게 연결되어, 주로 견갑상완관절(어깨위팔관절Scapulohumeral joint)에서 발생한다.

마찬가지로 흉쇄관절 아탈구Sternoclavicular joint subluxation와 견봉쇄골관절 아탈구Acromioclavicular joint subluxation 문제도 이 장에서 다룰 수 있으나 주로 가슴 운동 중에 나타나는 경향이 있기 때문에 14장(186p)에서 상세히 다룰 예정이다.

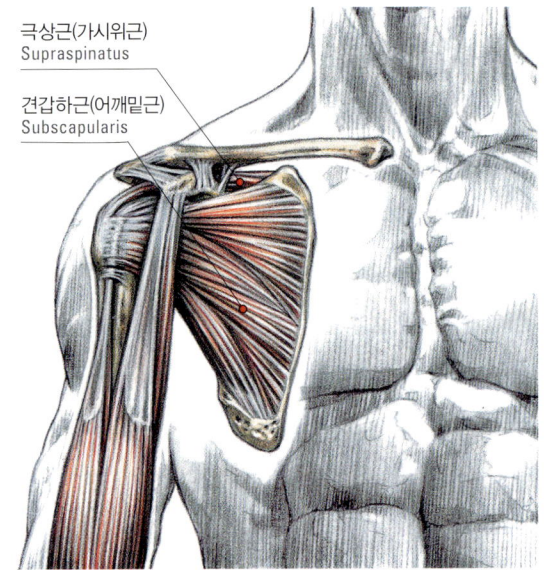

극상근(가시위근)
Supraspinatus

견갑하근(어깨밑근)
Subscapularis

회전근개, 앞모습

작지만 많이 쓰이는 근육들

회전근개는 어깨 관절을 안정적으로 유지하는 4개의 근육으로 이루어져 있다. 이 근육들이 없다면, 팔을 조금만 움직여도 어깨 관절이 탈구될 것이다. 회전근개를 이루는 근육은 다음과 같다.

– 극상근Supraspinatus

– 극하근Infraspinatus

– 견갑하근Subscapularis

– 소원근Teres minor

소원근은 크기가 작고 대체로 극하근과 융합되어 움직이기 때문에 여기서는 깊게 다루지 않았다.

어깨충돌증후군 Impingement syndrome

어깨충돌증후군의 원인

어깨 근육과 힘줄은 견봉과 상완골 사이의 좁은 공간에서 움직이기 때문에 마찰없이 움직이기가 어렵다.

일부 사람들은 선천적으로 견봉의 모양이 갈고리처럼 휘어 있어 견봉하 공간Subacromial space이 더욱 좁아 마찰이 심해진다. 또한, 힘줄이 두꺼운 경우에도 마찰이 심해져 쉽게 염증이 발생한다[2]. 견봉의 형태가 선천적으로 완만하고 덜 튀어나온 사람은 상대적으로 어깨 부상이 발생할 확률이 적다.

반면, 견봉이 튀어나온 사람은 팔을 머리 위로 들어 올릴 때, 극상근 및 극하근 힘줄이 견봉궁Acromial arch에 부딪힐 위험이 커진다. 일반적으로는 어느 정도 이러한 마찰이 발생하더라도 무게를 들지 않는다면 노화가 진행되면서 서서히 문제가 발생할 뿐이지만, 운동선수들은 무거운 중량을 사용하여 최소 수백 번씩 반복적으로 힘줄을 '깎아'낸다.

팔을 내릴 때도 극상근 하부는 상완골과 마찰하게 된

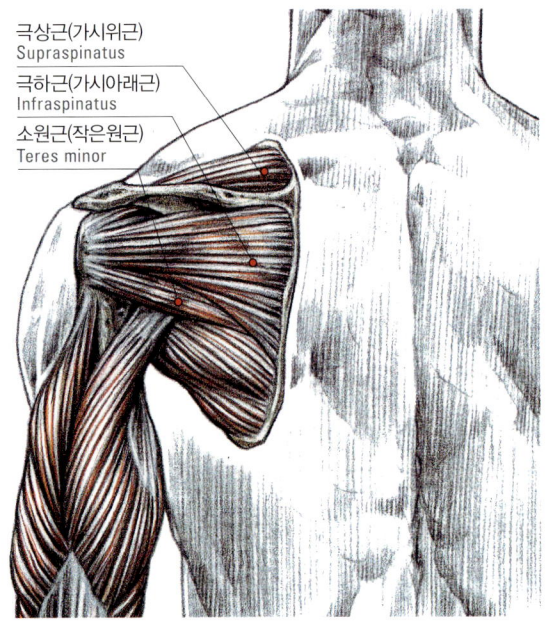

극상근(가시위근)
Supraspinatus

극하근(가시아래근)
Infraspinatus

소원근(작은원근)
Teres minor

회전근개, 뒷모습

다. 이러한 반복적인 미세 손상은 염증을 유발할 수 있으며 점차 통증으로 이어지기 쉽다.

어깨 힘줄은 압박을 견디기 위해 점점 단단해지면서 섬유연골로 변형되는데[3-4], 이를 섬유연골화생이라 한다(5장 및 11장 참고). 이러한 섬유성 변이는 힘줄의 상부(윤활낭 부분)와 하부(상완골과 맞닿는 부분)에서 모두 발생한다[5].

섬유연골화생으로 힘줄은 압박을 견딜 수 있게 되는 대신 유연성과 재생 능력을 잃게 된다. 그 결과, 다양한 어깨 움직임으로 인한 신장에 의해 견봉과 접촉하는 힘줄 부위뿐만 아니라 상완골 아래쪽에 인접한 힘줄 부위도 손상될 위험이 커진다[6]. 섬유연골화된 부위가 부풀어 오르면서 통증을 유발할 수도 있다.

신체의 선천적인 형태학적 구조 차이로 인해 일부 운동선수들은 어깨 질환을 더 빠르게 경험하게 된다[7-8-9].

또한, 팔을 들어올리는 동작이 많은 종목(예: 투척 스포츠, 수영)의 선수들은 어깨 질환을 겪을 확률이 높다. 이는 선수 생활 동안뿐만 아니라 은퇴 후에도 발생할 수 있다[10].

마찰이 장기간 누적되면, 어느 순간 통증이 나타나면서 운동선수는 예상치 못한 기능적 장애를 겪게 된다. 하지만 선수들은 문제의 원인을 명확하게 이해하지 못한 채, 단순히 '운이 나빴다'고 생각하는 경우가 많다.

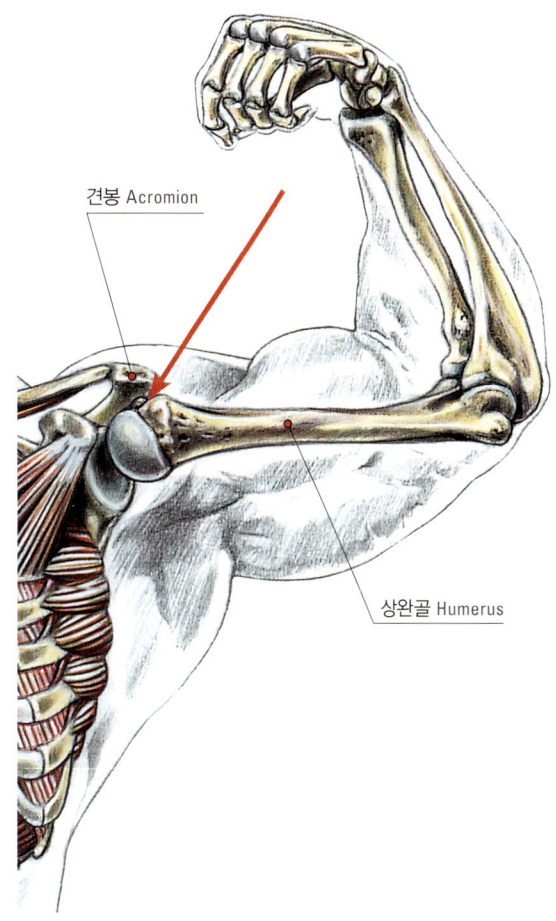

견봉 Acromion

상완골 Humerus

견갑상완관절(어깨위팔관절,Scapulohumeral joint) 사이 공간 감소

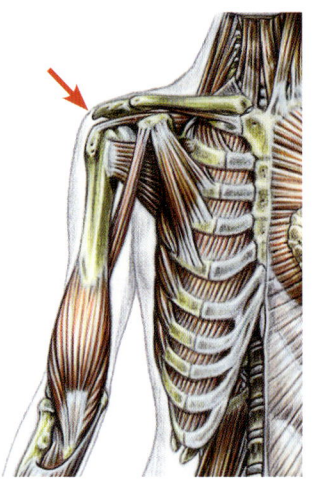

굴곡진 형태의 견봉

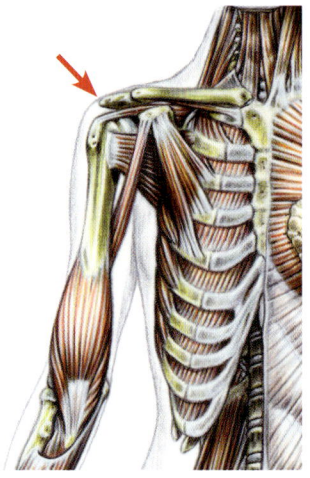

평평한 형태의 견봉

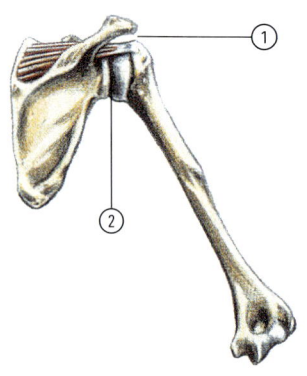

① 팔을 들어올릴 때는 힘줄이 견봉궁Acromial arch에 부딪힌다.
② 팔을 내릴 때는 극상근이 상완골과 마찰된다.

견봉인가, 관절와인가? - 힘줄 충돌의 경계

극상근과 극하근 힘줄은 견봉과 상완골뿐만 아니라 견갑골 관절와(접시오목)와도 마찰이 일어날 수 있다. 팔을 높이 들어올리기만 해도, 이 부위에서 충돌이 쉽게 발생한다는 사실이 여러 연구에서 제시되고 있다[11].

평균적으로 팔을 123도 이상 들어올리면 극상근 힘줄이 관절와와 접촉하기 시작한다(참고로 팔을 수평으로 벌렸을 때의 각도는 90도).

견봉과 마찬가지로 관절와의 형태도 개인마다 다르다. 또한, 회전근개의 부착 위치도 개인차가 크기 때문에 어떤 사람은 팔을 높이 들어올려도 큰 문제가 없지만, 어떤 사람은 팔을 조금만 들어올려도 힘줄이 뼈에 걸리는 증상을 겪게 된다. 예를 들어 팔을 105도 정도만 들어도 충돌이 발생하는 사람이 있는 반면, 145도까지 팔을 들어올려야 접촉이 발생하는 사람도 있다는 것이다.

운동하는 사람 입장에서 보면 힘줄이 어디에 닿든지 간에 결과는 같다. 즉, 팔을 일정 각도 이상 들어올리면 반드시 힘줄과 뼈 사이에 마찰이 발생한다. 이러한 이유로, 단순히 견봉을 깎아 공간을 넓히는 수술로 문제를 해결하려는 방식은 종종 실패하게 된다.

힘줄이 어디에 부딪히든, 팔을 높이 들어올리는 동작을 반복하여 힘줄의 마찰과 압박이 지속되면 결국 힘줄이 손상되고 염증과 통증을 유발하게 된다.

어깨충돌증후군은 천장에 그림을 그리기 위해 팔을 머리 위로 들어올리는 화가들에게도 자주 발생하는 질환이다[12-13]. 붓은 그다지 무겁지 않기 때문에 중량보다는 머리 위로 팔을 든 자세 때문에 부상이 발생한다고 봐야 한다.

팔을 더 높이 들어올릴수록 견봉하 공간이 좁아지고 동시에 관절와가 힘줄과 가까워진다. 그리고 팔을 내릴 때, 극상근은 상완골과 마찰하게 된다.

무거운 중량을 이용해 반복적으로 팔을 머리 위로 올리는 운동을 하면 증상이 더욱 빠르게 나타날 수 있다. 하지만 벽을 칠하는 페인트공들처럼 팔을 앞쪽으로만 들어올리는 경우에는 이러한 증상이 비교적 덜 나타난다. 팔을 완전히 머리 위로 올리지 않는 것만으로도 어깨에 가해지는 부담을 크게 줄일 수 있다는 것이다.

이러한 해부학적 특성을 이해하고 적극 활용하면, 어깨와 등 근육을 단련하면서도 불필요한 부상을 예방할 수 있다.

윤활낭(활액낭)의 보호 및 통증 유발 역할

견봉하 윤활낭Subacromial bursa은 매우 연약한 조직이기 때문에 힘줄에 과도한 압력이 가해지면 윤활낭이 부분적으로 손상될 수 있다[14]. 또한, 윤활낭을 과도하게 자극하면 점점 더 많은 윤활액(활액)이 생성되어 부종이 발생할 수 있다. 이 상태가 악화되면 염증이 발생하는데, 이를 윤활낭염Bursitis이라고 한다. 윤활낭염의 대표적인 특징으로는 국소적인 열감과 야간통이 있다.

마찰이 반복되는 부위에서는 섬유연골 조직이 석회화될 가능성이 높다. 힘줄에 쌓인 석회(칼슘) 침착물은 윤활낭을 뚫고 염증을 유발할 수 있으며, 반대로 윤활낭 주변부에 생긴 석회 침착물은 힘줄 손상을 일으킬 수 있다.

과거에는 염증이 생긴 윤활낭이 힘줄을 파괴하는 특정 분자를 생성한다고 믿었기 때문에 윤활낭 절제술이 널리 시행되었으며, 부분적으로라도 윤활낭을 제거하는 것을 치료법으로 여겼다. 그러나 최근 연구를 통해 윤활낭의 역할에 대한 인식이 변화하면서, 이러한 수술이 점점 줄어들고 있다[15].

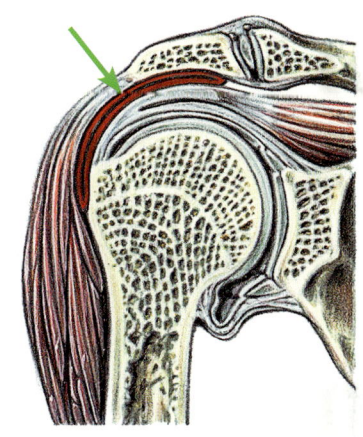

견봉과 힘줄 사이에 위치한 윤활낭(붉은색으로 표시된 부위)은 마찰을 줄이는 윤활 작용을 하여 조직이 부드럽게 미끄러지도록 돕고, 힘줄의 조기 마모를 방지한다.

다행히도 윤활낭은 수술적 절제를 하더라도 스스로 재생될 수 있다[16]. 윤활낭은 어깨 건강에 필수적인 구조로, 윤활낭에서 분비되는 줄기세포와 면역세포는 어깨 힘줄과 신경 회복을 돕는 핵심 요소로 작용한다[17]. 특히 윤활낭에서 생성되는 힘줄 전구세포는 골수에서 유래한 줄기세포보다 손상된 회전근개를 재생하는 데 훨씬 더 특화되어 있다[18].

석회화가 진행되지 않도록 어깨를 무리하게 사용하지 말고, 적절하게 운동하는 것이 좋다. 윤활낭 막을 힘줄과 부드럽게 접촉시키면 줄기세포를 힘줄에 침착시킬 수 있는데, 이 방식은 현대 수술 기법에서도 똑같이 적용하고 있다.

후천적 어깨충돌증후군

어깨충돌증후군은 해부학적 구조로 인해 자연적으로 발생할 수도 있지만, 과도한 운동으로 인해 유발되는 경우가 많다[19]. 이러한 '후천적 어깨충돌증후군'은 '자연적 어깨충돌증후군'과 구분된다. 후천적 어깨충돌증후군의 주요 원인은 상완골두의 비정상적인 위치 변화(전방 및 상방 전이)이며, 이는 장기간에 걸쳐 발생한 근육 불균형이 원인이다[20]. 많은 사람들이 삼각근 전면과 대흉근을 과도하게 단련하는 반면, 견갑골을 안정화하는 후방 삼각근, 중부 승모근, 극하근, 능형근 등의 근육은 상대적으로 소홀히 하는 경향이 있다. 이러한 불균형으로 인해 견봉하 공간과 관절와상완관절 공간이 좁아져 힘줄의 마찰과 충돌이 증가하는 것이다.

후천적 어깨충돌증후군을 유발하는 추가적인 요인들은 다음과 같다.

- 운동 세션이 진행됨에 따라 일시적으로 근피로와 혈액 울혈로 인해 힘줄과 견봉 사이 공간이 점차 감소하게 된다[21].
- 인대의 이완은 어깨 불안정성을 유발할 수 있다.

- 관절와순 또는 상완이두근 장두건의 손상은 어깨 불안정성을 더욱 악화시킬 수 있다(11장 참고).
- 등 상부가 둥글게 말리는 자세도 어깨 불안정성에 영향을 준다. 이는 선천적인 후만(굽은 모양) 때문일 수도 있고, 종종 등 부위의 가동성 부족 또는 근력 저하 등과 같은 후천적 문제 때문일 수도 있다.
- 등이 구부정하면 견갑골이 벌어지면서 견봉하 공간이 좁아진다. 등(척추) 부위를 강화하는 방법은 16장(206p)에서, 흉추 자세를 개선하는 방법은 15장(200p)에서 다루겠다.
- 고개를 너무 아래로 숙이는 습관도 문제가 된다. 머리를 앞으로 숙이면 극하근의 수축을 지시하는 신경 자극이 억제되어 견봉하 공간을 더욱 좁게 만든다. 따라서 운동할 때도 가능하면 정면을 바라보거나, 약간 위를 보는 것이 바람직하다.

이러한 요소들이 복합적으로 작용할수록, 원래는 경미할 수도 있는 어깨충돌증후군 발생 위험이 기하급수적으로 증가하게 된다[22].

운동선수들은 종종 다음과 같은 병적 연쇄작용에 직면하기도 한다.

- 선천적으로 어깨충돌증후군이 존재하고,
- 여기에 후천적 어깨충돌증후군이 더해지며,
- 힘줄의 부종까지 겹쳐 증상이 더욱 심화되는 것이다.

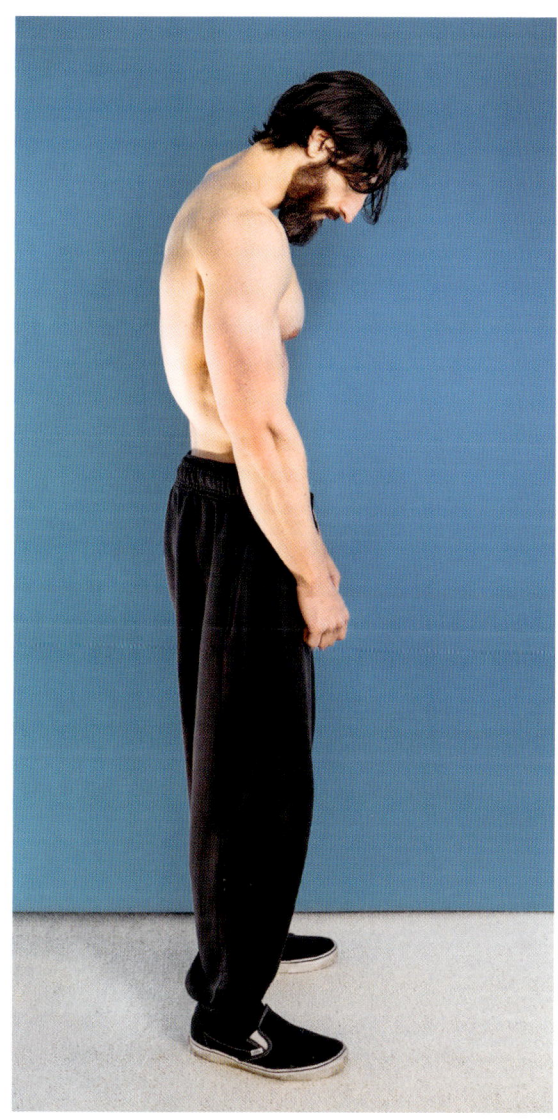
굽은 등 상부는 견봉하 공간을 좁게 만든다.

어깨를 위협하는 근력 불균형

해부학적으로 허용되지 않는 방향으로 어깨를 움직이는 경우를 제외하고, 어깨 질환을 발생시키는 가장 큰 원인은 오랜 기간에 걸쳐 축적된 근력 불균형이다. 이러한 불균형은 상완골과 견갑골을 안정화하는 근육군에 영향을 미친다.

1. 상완골 안정화 근육의 불균형

51명의 보디빌더와 200명의 일반인을 비교한 연구에 따르면, 근력 운동을 수행하는 사람들에게서 특정 근육 및 힘줄의 불균형이 발견되었다[23]. 일반인들은 견갑하근, 극하근, 극상근 힘줄의 두께가 비교적 균형을 이루지만, 보디빌더들은 극상근 힘줄이 정상보다 50~100% 더 두꺼운 경향을 보였다.

이러한 힘줄 비대는 극상근 자체의 근육 비대 때문일 수도 있지만, 힘줄의 염증 때문일 수도 있다. 실제로 조사를 받은 보디빌더의 1/3 이상이 어깨 질환을 앓고 있었다.

연구에 따르면, 극상근 힘줄의 두께와 어깨 통증 사이에는 밀접한 상관관계가 있는 것으로 나타났다. 즉, 힘줄이 두꺼울수록 통증이 발생할 가능성이 높다는 것이다.

힘줄이 두껍다는 건, 오래전부터 많은 운동량을 소화했다는 뜻이므로 운동 경력이 오래되었다면 그만큼 어깨 질환 위험도 크다고 이해할 수 있다. 그러나 여기서 우리가 오해하지 말아야 할 것은, 어깨 질환의 직접적인 원인은 운동량이 아니라 힘줄의 두께라는 것이다. 힘줄이 두꺼울수록 견봉과 상완골 사이에 더 많이 끼어 짓눌리면서 지속적인 마찰을 일으키고, 염증 및 가동 범위 감소를 유발하는 것이다. 이러한 마찰이 계속되면 힘줄이 파열될 수 있다. 즉, 힘줄의 두께는 어깨 질환을 발생시키는 주요인이고[24], 지나친 운동량은 그저 증상을 앞당기기만 할 뿐이다.

보디빌더들은 극상근 힘줄이 비대한 반면, 견갑하근과 극하근의 크기는 일반인과 거의 차이가 없었다. 이는 보디빌더들이 상대적으로 이 두 근육을 충분히 단련하지 않았음을 의미한다. 이러한 결과는 근력 비교 실험에서도 동일하게 확인된 바 있다.

근육 불균형은 거기서 그치지 않는다. 보디빌더들의 근육 발달 패턴을 분석했을 때, 일반인과 비교하여 다음과 같은 차이가 관찰되었다.

– 전면 어깨 근육은 일반인의 5배
– 중부 삼각근은 일반인의 3배
– 후면 어깨 근육은 일반인보다 10~15% 증가에 불과

이러한 불균형은 근육 크기의 차이뿐만 아니라, 전체적인 어깨의 움직임과 정렬에 중요한 영향을 미친다. 과도하게 발달한 전면 근육은 어깨를 앞쪽으로 당기면서 견봉하 공간을 감소시킨다.

운동선수와 일반인의 근력을 비교한 연구에 따르면, 어깨 내회전근과 외회전근의 근력 차이는 미미하거나 거의 존재하지 않는 경우가 많다[25-26]. 크로스핏 선수들은 외회전근의 힘은 일반인과 비슷한 반면[27], 내회전근의 힘은 상대적으로 더 강하다는 특징이 있다.

이러한 연구 결과는 3가지 중요한 사실을 시사한다.

1. 첫째, 어깨 안정화 역할을 하는 회전근개 근육은 일반적인 운동으로는 거의 활성화되지 않는다. 이로써 보디빌더와 일반인의 힘줄 및 근육 두께가 유사하다는 관찰 내용이 설명된다.

2. 둘째, 회전근개 근육은 별도로 자극하지 않으면, 근력 향상이 거의 일어나지 않는다.

3. 셋째, 충분히 웜업을 하지 않을 경우, 회전근개 근육의 근력 증진이나 힘줄 두께 증가가 거의 일어나지 않는다.

내회전근(극하근)과 외회전근(견갑하근)의 근력 비율을 보면 외회전근이 지나치게 약해 내회전근의 강한 힘을 상쇄할 수 없을 것처럼 보이지만, 사실은 그렇지 않다. 극하근은 본래 근력이 크게 증가하지 않는다. 따라서 견갑하근의 근력이 과하게 강하다고 느껴진다면 상대적으로 극하근 단련을 소홀히 했기 때문이다. 이어서 살펴볼 내용이지만, 내회전근과 외회전근의 불균형을 바로잡기 위해 견갑하근 강화 운동을 자제해야 한다고 결론짓는 것은 잘못된 판단이다. 오히려 회전근개 전체의 균형 잡힌 강화가 필요하다.

2. 견갑골 안정화 근육의 불균형

중부 승모근과 하부 승모근은 견갑골과 어깨를 안정시키는 데 필수적인 역할을 한다. 반면, 상부 승모근은 상대적으로 중요성이 낮다. 연구에 따르면, 보디빌더들은 일반인보다 상부 승모근의 힘이 27% 더 강하지만, 중부 승모근의 힘은 10% 부족한 것으로 나타났다[28]. 동일한 불균형이 크로스핏 운동선수들에게서도 유사하게 관찰되었다[29]. 통계 분석 결과, 하부 승모근의 근력이 부족할수록 어깨 질환 발생률이 증가하는 것으로 확인되었다.

소흉근의 어깨 질환 관련성에 대해서는 14장(186p)에서 살펴보겠다. 소흉근은 고강도 벤치 프레스를 실시할 경우 짧아지기 쉬운데, 그 결과 견갑골을 앞쪽으로 끌어당겨 어깨를 불안정하게 만들 수 있다.

이러한 불균형은 가능한 초기에 교정해야 하며, 이를 위해서는 로잉과 상체를 기울인 상태에서 수행하는 벤트오버 래터럴 레이즈가 효과적이다(15장 참고).

견갑골 안정성의 중요성

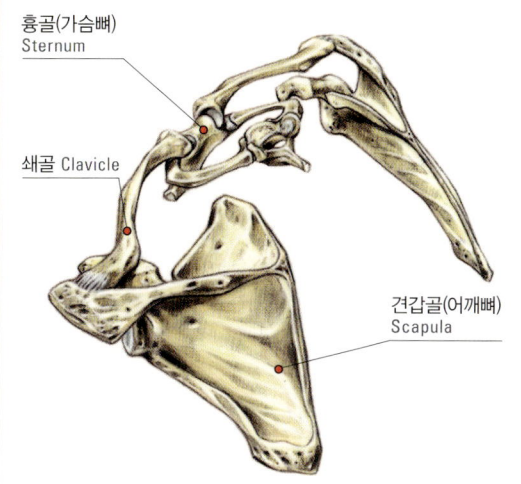

흉골(가슴뼈)
Sternum

쇄골 Clavicle

견갑골(어깨뼈)
Scapula

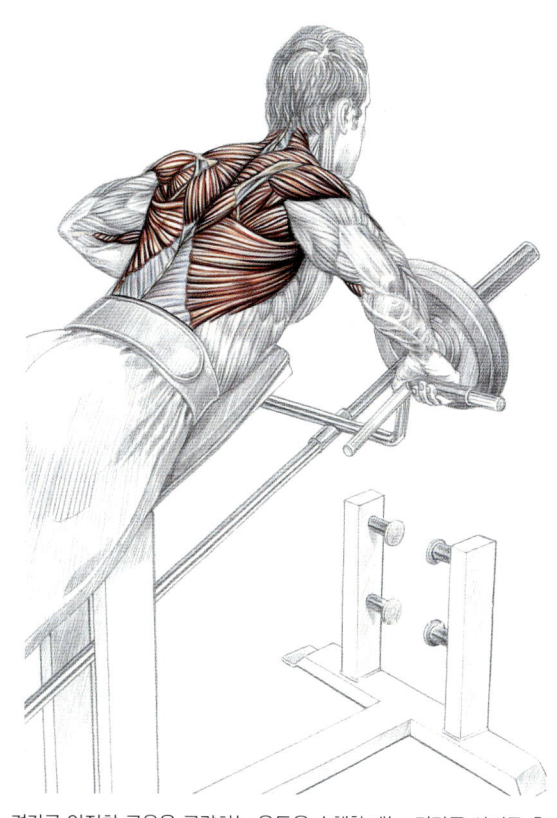

견갑골 자체는 단단한 구조물에 의해 직접적으로 고정되어 있지 않다. 상지대(팔이음뼈 Shoulder girdle)는 흉골 위에 올려져 있는 것과 같으며, 실질적으로 이를 고정하는 뼈가 없어 마치 허공에 떠 있는 듯한 구조를 이룬다. 따라서 견갑골의 안정성은 주로 근육의 수축력에 의해 결정된다. 근육 긴장도가 낮은 저긴장Hypotonia 상태의 사람들을 보면, 마치 등에서 날개가 돋아난 것처럼 날개뼈가 돌출된 익상견갑Winged scapula 현상이 나타날 수 있는데, 이러한 상태는 보통 관절의 과유연성을 동반한다.

견갑골 안정화 근육을 공략하는 운동을 수행할 때는, 견갑골 사이를 충분히 벌린다는 생각으로 신장한 다음, 견갑골을 최대한 서로 가깝게 밀착시키는 느낌으로 수축한다. 최대 수축 상태에서 1초간 유지한 후, 천천히 중량을 내려놓는다.

어깨 안정성을 유지하기 위해서는 다음 2가지 요소가 중요하다.
– 상완골이 견갑골에 올바르게 고정되어야 한다. 하지만 이것만으로는 충분하지 않다.

– 견갑골 자체도 안정적으로 고정되어야 한다. 움직일 때 견갑골이 충분히 고정되어 있지 않으면, 어깨 역시 불안정해질 수밖에 없다. 왜냐하면 상완골은 견갑골에만 부착되어 있기 때문이다.

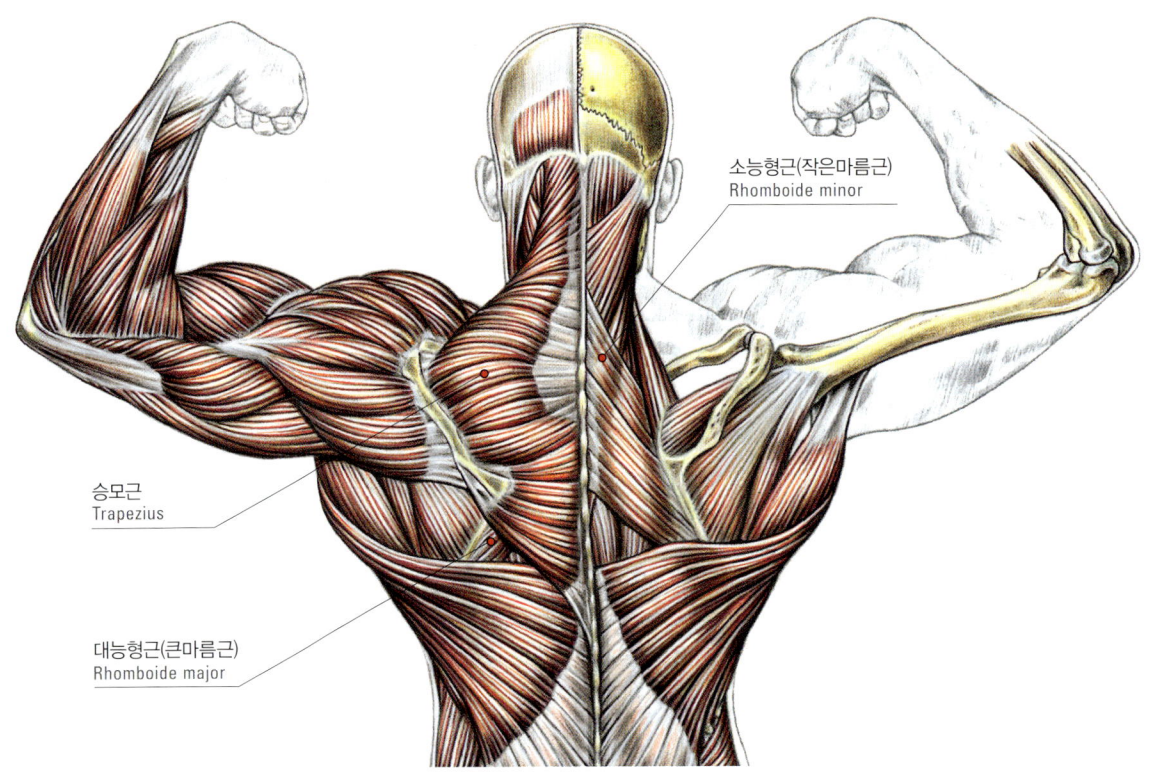

소능형근(작은마름근)
Rhomboide minor

승모근
Trapezius

대능형근(큰마름근)
Rhomboide major

어깨의 안정성은 어깨 회전근과 견갑골 안정화 근육(능형근, 중부 승모근, 전거근), 이 2가지 요소에 의해 결정된다. 어느 한쪽이 약해지면 다른 쪽이 이를 보상할 수 없다.

견갑골이 불안정하면 어깨 회전근이 튼튼하더라도 의미가 없다. 상완골과 견갑골이 단단히 결합되어 있어도 전체 구조가 흔들릴 것이기 때문이다. 이는 마치 파도에 흔들리는 배에 탄 것과 같다. 배를 단단히 붙잡고 있어도 배 자체가 흔들리면 결국 함께 흔들릴 수밖에 없다. 반대로 배가 안정적으로 고정되어 있으면 균형을 유지할 수 있다.

해부학적 차이와 견갑골의 안정성

견갑골의 안정성은 개인의 해부학적 차이에 따라 다를 수 있다. 특히 짧은 쇄골을 가진 사람들은 상대적으로 안정성이 높은데, 그 이유는 다음과 같다.

- 등 근육을 단련할 때, 승모근을 더 효과적으로 활성화할 수 있다. 하지만 광배근Latissimus dorsi을 자극하는 데는 어려움을 겪을 수 있다.
- 견갑골의 가동성이 상대적으로 낮아 움직일 수 있는 공간이 제한된다.

반면, 긴 쇄골을 가진 사람들은 다음과 같은 이유로 견갑골 안정성이 상대적으로 낮다.

- 등 근육을 단련할 때, 승모근을 충분히 자극하기

어렵다. 반면, 광배근 활성화는 더 용이하다.

– 견갑골이 움직일 수 있는 공간이 넓기 때문에 가동성이 증가한다.

견갑골의 크기도 어깨 안정성에 중요한 요소다. 견갑골이 클수록 어깨를 잘 보호할 수 있지만, 반대로 견갑골이 작으면 부상 위험이 증가한다. 그 이유는 다음과 같다.

– 작은 견갑골은 차지하는 공간이 적어 어깨 관절을 보호하기에 상대적으로 부족하다.

– 작은 견갑골에는 크고 강한 근육이 부착되기 어려워 힘줄과 근육의 안정성이 저하된다.

근육은 근력을 제공할 뿐만 아니라 견갑골 사이의 공간을 채우는 역할도 한다. 즉, 과도한 근육 비대는 가동성을 제한하지만, 동시에 더 큰 안정성을 제공한다.

어깨충돌증후군을 유발하는 동작

어깨충돌증후군을 많이 유발하는 동작은 어깨 프레스 계열 운동이다. 팔을 머리 뒤쪽으로 들어올릴수록 위험성이 증가한다. 다시 말해 목 뒤로 바벨을 내리는 프레스는 목 앞으로 내리는 프레스보다 더욱 위험하다. 물론, 목 앞으로 내리는 프레스도 여전히 어깨에 부담을 주는 위험한 동작에 속한다. 어깨 프레스 머신 중에는 팔을 위로 올리는 동시에 몸 뒤쪽으로 당기는 것이 있는데, 이는 특히 더 위험하다.

문제는 가끔 실시하는 특정 운동이 아니라 팔을 머리 위로 올리는 동작을 반복하는 것이다. 팔을 반복적으로 위로 들어올리면 어깨 관절에 지속적인 부하가 가해지면서 부상 위험이 승가한다.

전면 삼각근이 과도하게 발달한 반면, 후면 삼각근, 극하근, 하부 승모근의 발달이 부족하면 어깨 관절이 취약해지고 부상 위험이 증가한다. 이를 방지하기 위해서는 반드시 균형을 회복해야 한다. 근육 균형 회복을 위한 2가지 원칙은 다음과 같다.

첫째, 상대적으로 약한 근육을 강화해야 한다.

둘째, 어깨에 안정성이 요구될 때 해당 근육들이 자연스럽게 동원될 수 있도록 해야 한다. 이러한 근육 동원 동기화(동시 수축)는 저절로 형성되는 것이 아니기 때문에 훈련을 통해 습득해야 한다.

또한, 팔을 머리 위로 들어올리는 동작의 훈련량을 적절히 조절하는 것도 중요하다.

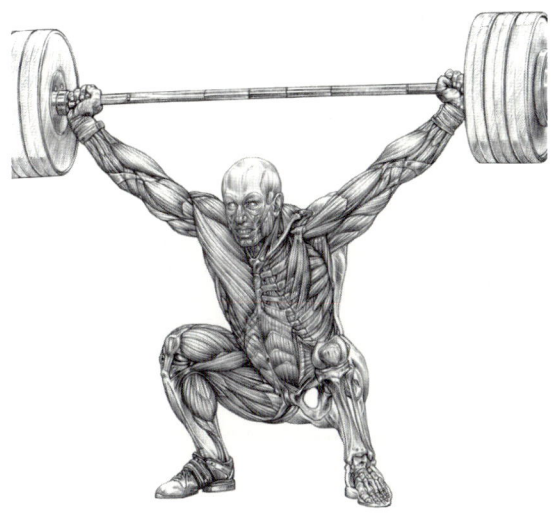

역도 동작은 어깨가 과도하게 뒤쪽으로 젖혀지게 한다.

휴식의 중요성

이론적으로는 충분한 회복 시간을 주면 어깨 프레스 운동을 해도 문제가 되지 않는다. 그러나 천장에 그림 작업을 하는 화가처럼, 운동선수들도 반복적으로 어깨에 부하를 가하여 관절이 완전히 회복될 시간을 주지 않는다. 어깨의 부담을 증가시키는 동작들은 다음과 같다.

- 등 운동을 할 때 풀업이나 랫 풀 다운 같은 동작은 팔을 머리 위로 올려 어깨에 스트레스를 가중시킨다.
- 삼두근 운동을 할 때 손이 머리 위에 위치하는 일부 동작은 어깨에 압박을 가한다.
- 이두근 운동을 할 때 상완근을 활성화하는 일부 동작은 팔꿈치를 공중에 뜨게 한다.
- 가슴 운동을 할 때 풀오버 동작은 팔을 머리 위로 들어올린다.
- 복근 운동을 할 때 철봉에 매달려 다리를 들어올리는 동작은 팔을 머리 위로 고정시킨다.

이러한 동작들을 개별적으로 수행하는 것은 문제가 되지 않는다. 그러나 매번 팔을 머리 위로 올리는 운동을 수행할 경우에는 어깨 관절이 지속적으로 미세 손상을 입게 되고, 충분한 회복이 어려워진다.

위험 요소 파악하기

어깨를 보호하는 가장 중요한 첫 단계는 위험한 운동을 명확히 파악하고, 이러한 운동을 무분별하게 연달아 수행하지 않는 것이다.

어깨 프레스 운동을 반드시 하고 싶다면 해도 좋다. 다만, 그 외의 팔을 머리 위로 들어올리는 다른 동작들은 피하는 것이 현명하다. 대신 어깨에 부담을 덜 주면서도 유사하게 근육을 자극할 수 있는 변형 운동을 활용하자. 이렇게 하면 극상근과 극하근이 세션 간 충분히 회복할 시간을 가질 수 있다.

운동 외적인 활동도 고려해야 한다. 만약 직업상 팔을 자주 머리 위로 들어야 하는 경우에는 훈련 시 이러한 동작의 빈도를 줄이는 것이 필수적이다. 또한, 주말에

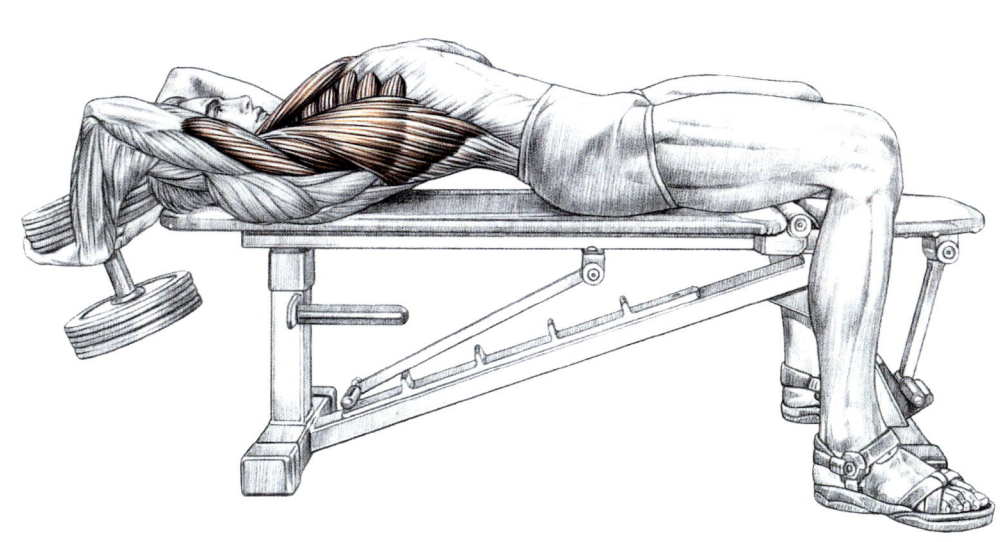

풀오버 동작은 스탠딩 자세에서 케이블을 이용하는 방식, 머신에 앉아서 수행하는 방식, 벤치에 누워서 수행하는 방식 모두 팔을 머리 위로 올려야 하기 때문에 어깨 관절에 부담이 된다.

페인트칠을 하거나 무거운 짐을 나르는 활동을 했다면, 며칠 동안 팔을 머리 위로 올리는 운동을 피하고 어깨의 회복을 돕는 것이 바람직하다.

어깨 주요 힘줄이 만나는 '결절'

극상근과 극하근 힘줄은 모두 대결절에 부착되어 있다. 이 두 힘줄은 서로 '융합'되어 있어서 시작점과 끝점을 명확히 구분하기 어렵다. 과거에는 두 힘줄이 교차하는 부위를 혼동하는 경우가 많았으나, 현대에 들어서는 발전된 기술을 통해 각 힘줄의 정확한 부착 지점을 분석할 수 있게 되었다.

이는 단순한 학문적 발견을 넘어 어깨충돌증후군을 앓고 있는 환자들에게서 극하근 파열이 높은 빈도로 발생하는 이유를 설명해 준다. 또한, 근력 운동을 수행하는 사람들이 극하근의 부분 및 완전 파열을 자주 겪는 이유도 이와 관련되어 있다. 극하근은 대결절에 광범위하게 부착되어 있어, 팔을 어느 쪽으로 움직여도 견봉과 마찰하게 되어 마모되기 쉽다.

손 방향에 주의해야 하는 이유

상완골 상부 외측은 완전한 구형이 아니다. 대결절은 약간 돌출된 형태이며, 이로 인해 견봉하 공간이 줄어들게 된다. 견봉하 공간은 삼각근을 강화하는 래터럴 레이즈 동작을 할 때 손 방향에 따라 차이가 발생한다.

엄지손가락이 새끼손가락보다 아래를 향한 상태로 팔을 올리면, 대결절이 위를 향하게 되어 견봉과 직접 충돌할 가능성이 높아진다.

엄지손가락이 새끼손가락보다 위로 향하도록 하면, 소결절이 견봉을 향하게 되어 견봉하 공간이 넓어진다.

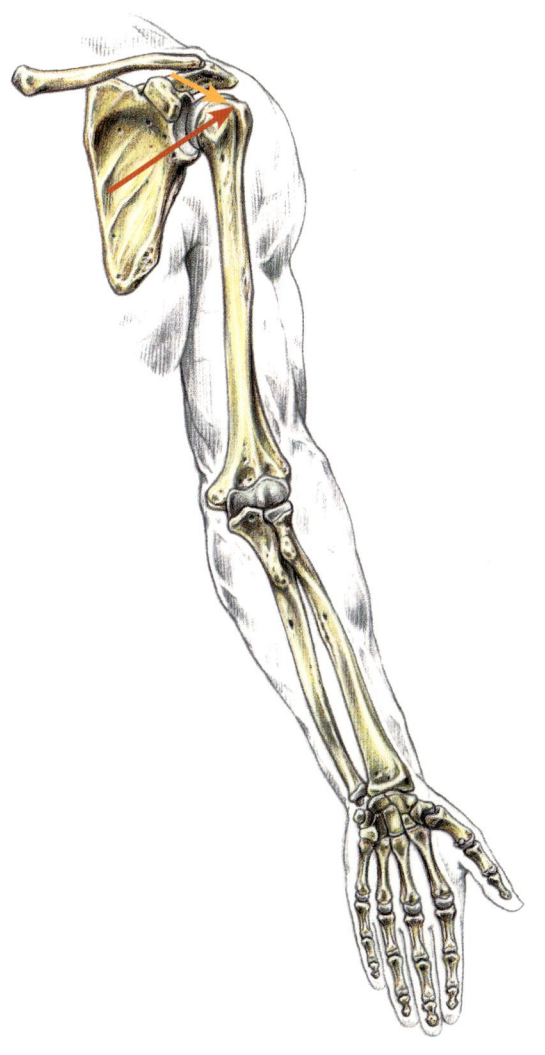

오늘날에는 극상근 힘줄(주황색 화살표 표시)이 대결절 상부 전체에 부착되어 있지 않고, 생각보다 부착 면적이 좁다는 사실이 밝혀졌다. 반면, 극하근 힘줄(빨간색 화살표 표시)은 기존에 알려진 것보다 훨씬 넓은 부위를 덮고 있으며, 심지어 결절 상부에서 극상근 일부를 덮고 있는 것으로 밝혀졌다[30-31-32-33]. 따라서 이 부위는 견봉에 의해 마모되기 쉬운 조건에 노출되어 있다.

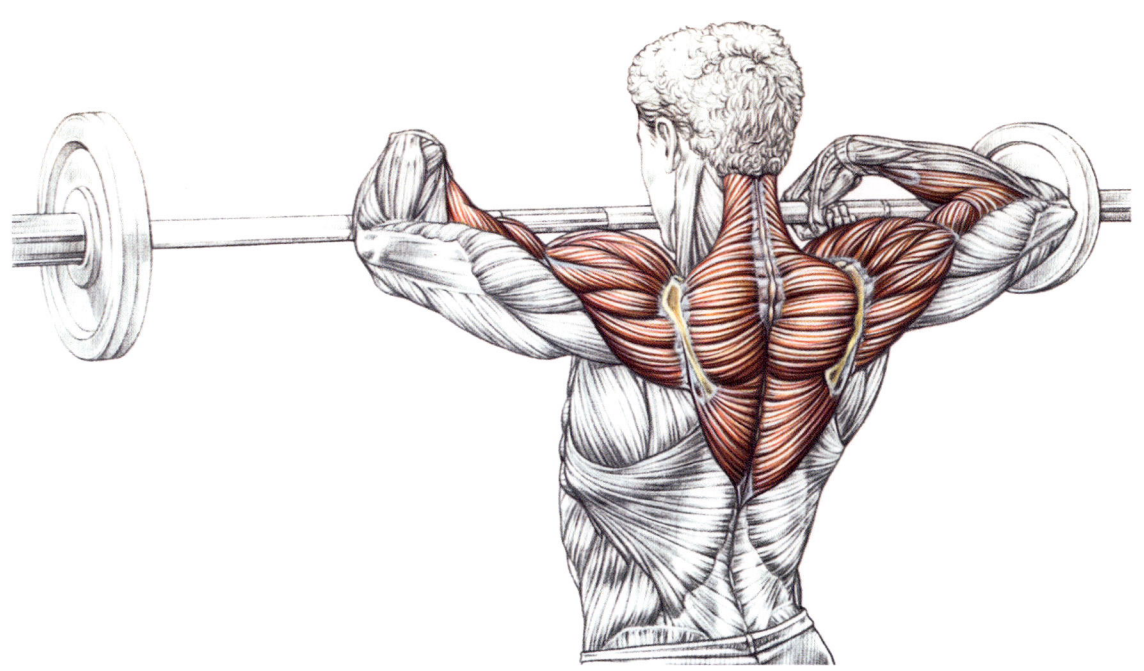

대결절이 위로 향하는 대표적인 동작 중 하나는 스탠딩 바벨 로우다. 이는 역도에서 바벨을 위로 들어올리는 스내치 풀 동작의 일부이기도 하다. 극상근과 극하근이 견봉과 충돌하는 것을 방지하려면, 이미 어깨충돌증후군을 앓고 있는 경우에는 최대한 이 동작을 피하는 것이 좋고, 어깨 질환이 없는 경우에는 바벨을 가슴 중앙 높이 이상으로 올리지 않는 것이 중요하다.

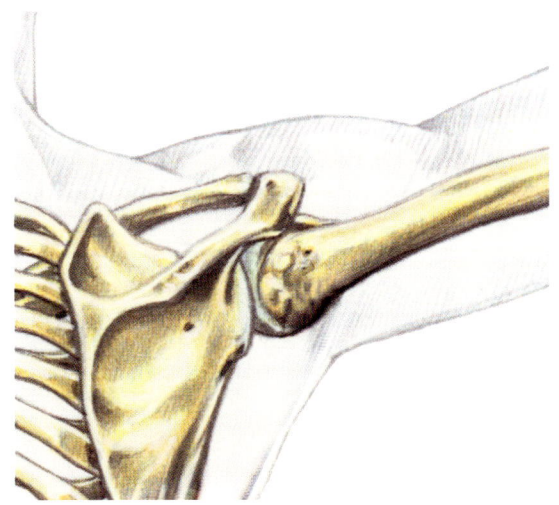

래터럴 레이즈를 할 때 엄지가 위를 향하도록 손 위치를 조정하면, 견봉하 공간이 넓어져 극상근과 극하근이 견봉과 충돌할 위험이 줄어든다.

통증이 발생한 후에 조치를 취하면 이미 늦는다. 어깨 구조의 손상은 대체로 통증이 나타나기 오래전부터 진행되기 때문이다. 예를 들어 상급 투수 중 40%가 이미 회전근개의 부분 또는 완전 파열[34]인 것으로 나타났지만, 이들 대부분은 지난 5년간 어떤 증상도 느끼지 못했다고 응답했다.

이와 같이, 통증을 기준으로 부상을 판단하면 오랫동안 손상을 인지하지 못할 수 있다. 그러다 어느 날 갑자기 통증이 나타나게 되면, 그 원인을 찾아내기가 어렵고 무엇보다 통증이 쉽게 사라지지 않을 가능성이 높다.

가동성의 변화

누운 상태에서 팔을 어깨와 수평으로 유지하고 팔꿈치를 90도로 구부렸을 때, 정상적인 어깨의 가동 범위는 약 180°다. 하지만 이 '정상 범위'에도 개인마다 다양한 편차가 존재한다. 이러한 차이는 해부학적 차이에서 기인하거나, 특정 스포츠 동작을 반복하여 몸이 적응한 결과이기도 하다. 그러나 대부분의 극단적인 가동 범위 변화는 병리적 원인에 의해 발생하며 바람직하지 않다. 일반적으로 어깨의 가동 범위가 변화하는 유형은 2가지가 있는데, 이는 가동 범위가 증가하는 유형과 가동 범위가 감소하는 유형이다.

비병리적인 삼각근 가동 범위

과도한 관절 이완Hyperlaxity이 없는 한, 대부분의 사람은 180° 범위 내에서 어깨를 움직일 수 있다. 하지만 어느 방향으로 회전할 때 더 편안하게 움직일 수 있는지는 개인마다 차이가 있다. 회전 유형에는 크게 2가지가 있다. 외회전이 과도한 경우(과다 외회전)와 내회전이 과도한 경우(과다 내회전)다. 한쪽의 가동 범위가 증가하면 반대쪽은 제한될 가능성이 크다.

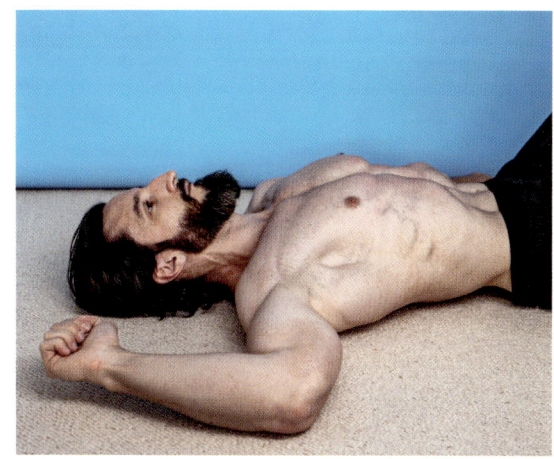

외회전 가동성이 우수한 어깨

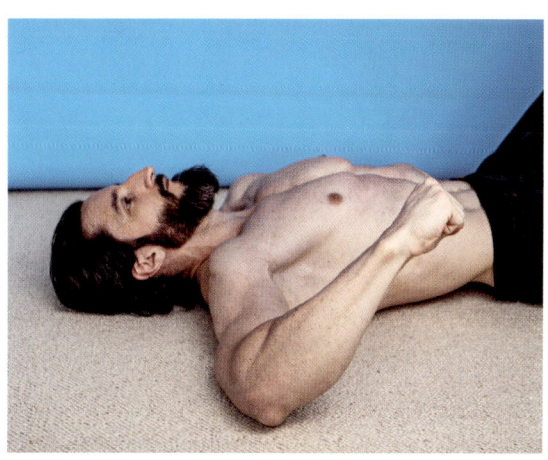

내회전 가동성이 부족한 어깨. 즉, 자연적으로 과다 외회전인 사례.

과다 외회전 Hyper-external rotation

평균 180° 어깨 회전 범위 중 어떤 사람들은 외회전이 매우 발달하여 손을 머리 뒤쪽으로 멀리 보낼 수 있다. 하지만 그런 이들은 보통 내회전이 상대적으로 제한되는 경향이 있다.

이러한 특징은 어린 시절부터 투척 종목 운동(야구, 던지기 스포츠 등)을 수행한 선수들의 자주 쓰는 팔Dominant arm에서 흔히 발견된다. 조기에 특정 운동을 지속적으로 수행하여 해부학적 변화가 발생한 경우, 양쪽 어깨의 운동 범위가 상당히 비대칭적일 수 있다. 즉, 자주 쓰지 않는 팔은 머리 뒤쪽으로 완전히 넘기

기 어렵다. 물론, 선천적으로 과도한 외회전이 가능한 선수는 우수한 투수로 성공할 가능성이 높다.

양측 어깨 모두 외회전이 동일하게 우수할 경우에는 다음과 같은 장단점이 있다.

– 역도에서 팔을 후방으로 충분히 신전하는 데 유리하고, 비하인드 넥 프레스, 비하인드 넥 풀업과 같이 외회전 가동성이 필요한 일부 운동을 할 때 유리하다.

– 하지만 스탠딩 바벨 로우와 같은 일부 운동에서는 불리하게 작용할 수 있다.

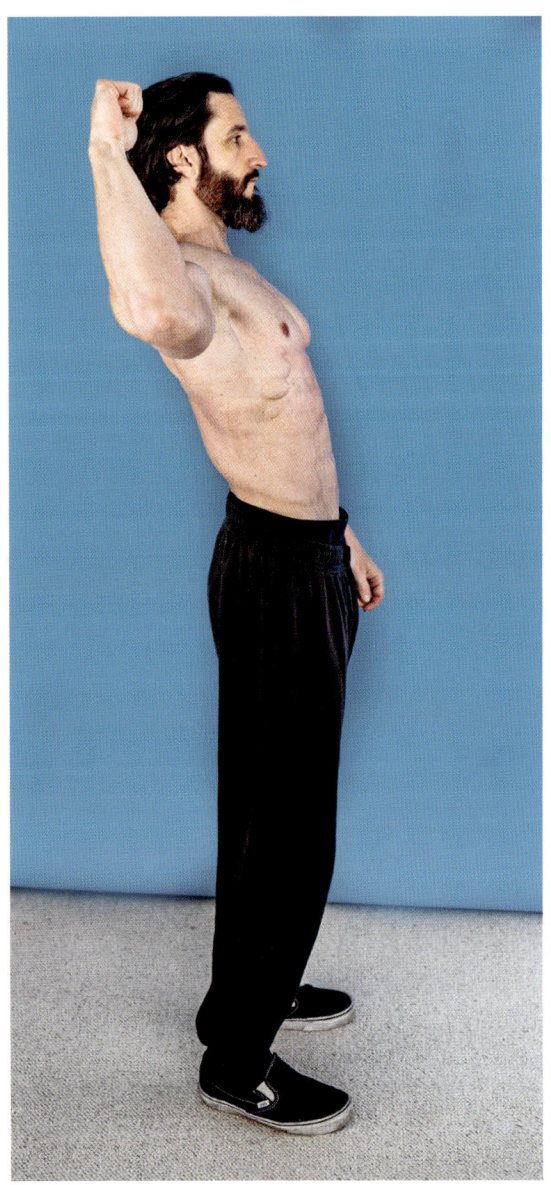

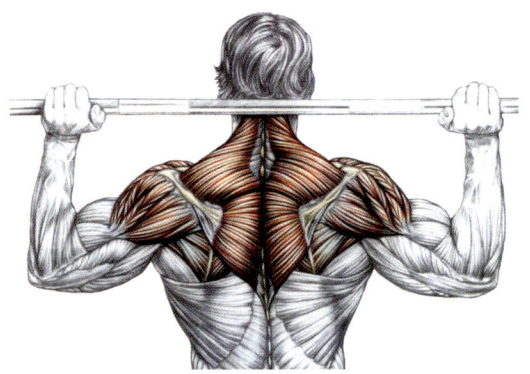

외회전이 과도한 사람들은 이러한 움직임이 자연스럽게 느껴진다.

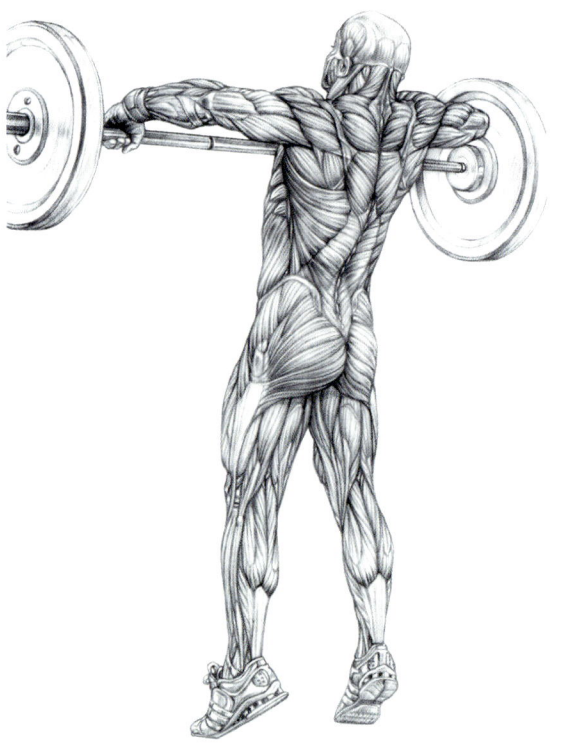

앞서 봤듯이 어깨 회전 검사는 누운 상태에서 수행하는 것이 일반적이다. 서서 검사를 진행할 경우에는 가동 범위가 더 커질 수 있는데, 이유는 자세 변화 때문이다. 허리, 특히 요추를 과도하게 젖히면 어깨가 더 '유연해진' 것 같은 착시를 불러일으킨다. 이러한 이유로 어깨 가동성이 부족한 사람들은 척추를 과도하게 사용하여 이를 보상하려는 경향이 있는데, 이는 척추 질환 위험을 증가시킨다.

내회전 가동성이 우수하면 역도에서 바벨을 당기는 '풀' 동작이 쉬워진다.

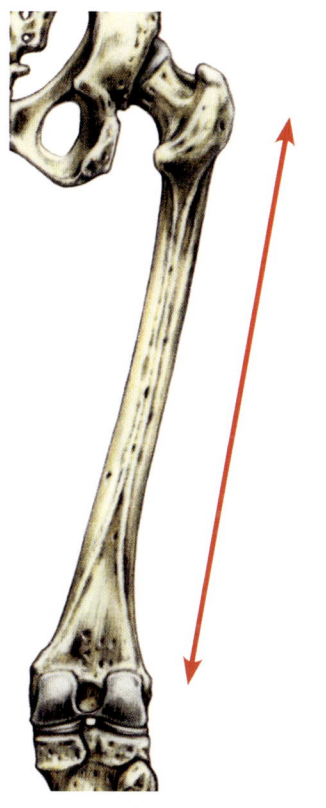
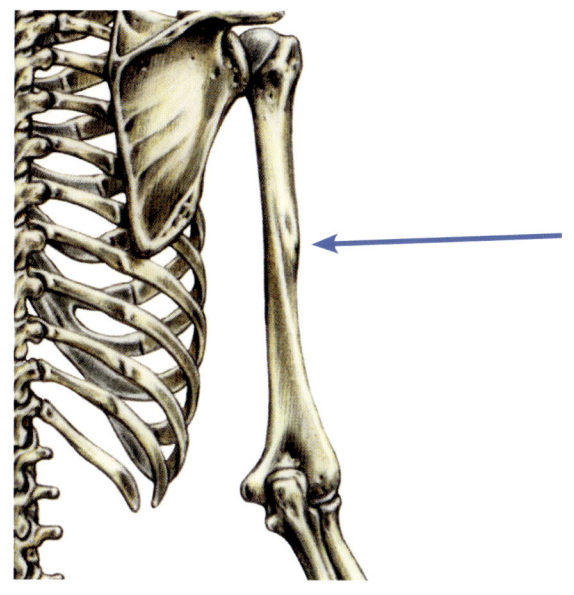

상완골과 대퇴골은 구조적으로 매우 유사하지만, 중요한 차이점이 있다. 붉은색 화살표를 보면 대퇴골은 상대적으로 직선적인 구조로 되어 있다. 반면, 파란색 화살표가 가리키는 상완골은 비틀린 구조로 되어 있다.

과다 내회전 Hyper-internal rotation

반대로 내회전 가동성이 우수한 사람들도 있다. 이들은 손바닥을 바닥 가까이 보내는 능력이 뛰어난 반면, 외회전 가동 범위가 제한적이다.

예를 들어 수영 선수들은 일반적으로 상당한 가동 범위가 필요한데, 보통 내회전이 발달한 경우가 많다[35](접영은 예외적으로 외회전이 발달한 사람이 유리하다). 수영 선수들은 양팔을 균형적으로 사용하기 때문에 특별한 질환이 없는 한 좌우 가동 범위의 차이가 크지 않는 경향이 있다.

양측 어깨 모두 내회전이 우수할 경우에는 다음과 같은 장단점이 있다.

– 스탠딩 바벨 로우와 같은 운동 수행이 용이하다.

– 앞에서 언급한 외회전이 필요한 동작, 특히 역도에서 팔을 뒤로 신전하는 동작에서는 불리하다.

상완골의 비틀린 나선형 구조가 어깨 회전 가동 범위를 결정한다

고관절은 비구(절구Acetabulum)의 형태와 대퇴골두의 구조가 가동 범위를 결정하는 주요 요인이다. 반면, 어깨 관절은 상완골의 비틀림 각도가 가동 범위를 결정하는 핵심 요소다.

따라서 특별한 질환이 없고, 어린 시절부터 특정 스포츠를 훈련하지 않았다면, 개개인의 어깨 회전 범위는 주로 상완골의 선천적인 형태 즉, 비틀림 정도에 의해 결정된다.

가동 범위 감소

어깨의 가동 범위 감소는 2가지 유형으로 나뉜다.
1. 비병리적인 가동 범위 감소
2. 병리적인 가동 범위 감소

1. 비병리적인 가동 범위 감소

벤치 프레스를 전문적으로 하는 파워리프터들은 어깨의 가동 범위가 감소하는 경향이 있다[36]. 이 종목에서는 바벨의 하강 범위를 제한하는 것이 중요한데, 바벨을 적게 내릴수록 더 무거운 무게를 들어올릴 수 있기 때문이다. 이처럼 제한된 운동 범위를 반복적으로 수행하면, 상완골두를 지지하는 인대와 힘줄이 단단해지면서 안정성이 증가한다. 이는 최대 중량을 다룰 때 유리한 요소가 될 수 있다.

그러나 이처럼 가동 범위를 줄여서 운동하다가 갑자기 볼을 던지거나 역도 동작을 과도하게 할 경우에는 문제가 발생할 수 있다. 가동 범위를 제한하는 선택을 했다면, 그에 따른 결과를 이해하고 기존의 익숙한 범위를 벗어나지 않도록 신중하게 접근해야 한다.

어깨가 정상적으로 중심을 유지하면 문제는 없지만, 특정 인대와 힘줄에 의해 제한된 운동 범위를 벗어나 어깨의 중심이 어긋나면 부상 위험이 커진다.

2. 병리적인 가동 범위 감소

일반인과 비교했을 때, 보디빌더의 어깨 내회전 범위는 평균 11% 적은 것으로 나타난다[37]. 파워리프터와 달리, 보디빌더들은 다양한 방향으로 어깨에 부하를 가하게 된다. 이 경우 어깨 가동 범위 감소는 단순한 위험 요인을 넘어 어깨 후방 관절낭에 경직을 일으킨다. 이는 여러 연구에서 흔히 관찰되는 근육 불균형 증상이다[38].

근육 불균형으로 인해 어깨 중심이 어긋나면, 회전 운동이 제한된다. 아직 병리적 상태가 아니라 하더라도, 이러한 불균형은 미래의 문제를 예고하는 신호가 될 수 있다. 한쪽 어깨의 가동 범위가 상대적으로 감소하면, 반대쪽 어깨에 과부하가 걸릴 수 있으며, 이는 새로운 부상을 유발할 수 있다.

같은 연구에 따르면, 보디빌더들은 내회전 범위는 감소한 반면, 외회전 범위는 증가한 것으로 나타났다. 이는 긍정적인 변화로 보일 수 있지만, 실제로는 체스트 프레스나 숄더 프레스 등과 같이 가슴이나 어깨를 누르는 운동으로 인해 인대가 이완된 결과일 수 있다[39]. 지금부터는 이로 인해 발생하는 어깨 불안정성에 대해 살펴보겠다.

어깨 불안정성

어깨 불안정성이 반드시 통증을 유발하는 것은 아니다. 하지만 어깨 불안정성은 중량을 다룰 때 견봉과 상완골두 사이 공간을 감소시키기 때문에 어깨충돌증후군의 위험 요인이 될 수 있다. 어깨 불안정성은 크게 전방 불안정성과 후방 불안정성으로 구분된다.

1. 전방 불안정성

어깨 전방 불안정성은 보디빌더들 사이에서 매우 흔하다. 조사에 따르면, 71%의 보디빌더들이 이 문제를 경험하는 반면, 동일 연령대의 일반인은 19%만이 해당 문제를 겪는다[38].

이를 유발하는 주요 운동은 어깨를 뒤쪽으로 당기는 비하인드 랫 풀 다운과 비하인드 넥 프레스다. 이 운동들이 10년 전부터 점차 인기가 줄어든 이유도 바로 이 문제 때문이다.

만약 이런 동작의 운동을 계속하고 싶다면, 바를 지나치게 깊이 내리지 않도록 주의하여 어깨 관절과 인

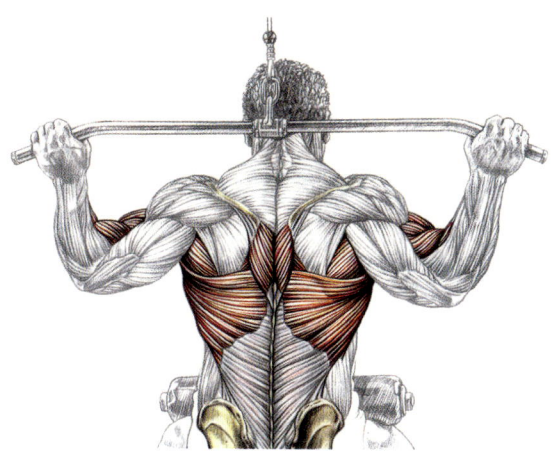

바벨을 깊이 내릴수록, 어깨 관절과 인대의 신장이 과도해질 위험이 크다. 특히 인대가 지나치게 늘어나면, 어깨 불안정성으로 이어지기 쉽다.

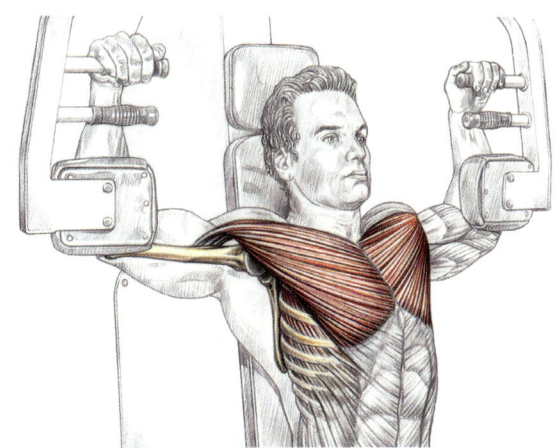

프레스 머신은 이미 근육을 신장시킨 상태에서 동작을 시작하도록 설계되어 있으므로 동작을 시작할 때(특히 고중량 세트를 수행할 때) 주의해야 한다. 그렇지 않을 경우, 반드시 대흉근이 손상되지는 않더라도, 어깨 인대가 과도하게 늘어날 위험이 크다. 플라이 머신을 사용할 때도 마찬가지로 주의가 필요하다.

대의 과도한 신장을 방지해야 한다. 그러나 아무리 주의해도 위험성은 여전하다. 가슴 운동을 할 때도 특정 범위를 넘어서면 어깨 관절낭 인대Capsular ligament에 부담을 주어 안정성을 약화시킬 수 있기 때문이다.

가슴 운동은 동작 마지막에 팔을 멈춰줄 구조가 없기 때문에 운동 범위가 지나치게 커지면, 그 역할을 어깨 관절낭 인대가 대신 수행하게 된다. 따라서 특히 벤치 프레스, 플라이, 딥스 등과 같은 가슴 운동을 할 때는 지나치게 하강하지 않아야 한다. 특히 팔이 긴 사람들은 더욱 주의가 필요하다.

어깨 전방 불안정성은 스트리트 워크아웃, 크로스핏, 역도 종목에서도 자주 발생한다. 특히 크로스핏에서 수행하는 '키핑 풀업'에서 반동을 과하게 하면 어깨에 상당한 부담이 가해지므로 주의해야 한다.

참고할 점

어깨 인대는 상완이두근 장두건을 힘줄 고랑에 안정적으로 고정시키는 역할도 한다. 만약 인대가 지나치게 늘어나면, 상완이두근 장두건이 불안정해질 확률이 높다(11장 참고).

2. 후방 불안정성

후방 불안정성은 비교적 드물지만, 운동 방식에 따라 크게 영향을 받는다. 예를 들어 풀업바에 매달린 상태에서 반동을 이용하여 풀업이나 머슬업을 수행하면 후방 불안정성이 발생할 수 있다. 근육이 피로해질수록 어깨 인대가 반동 충격을 더 많이 흡수하게 되며, 이로 인해 인대가 점차 이완되거나 탈구될 수 있다. 이러한 상태가 지속되면 크로스핏에서 잘 나타나는 어깨 질환이 발생한다[39].

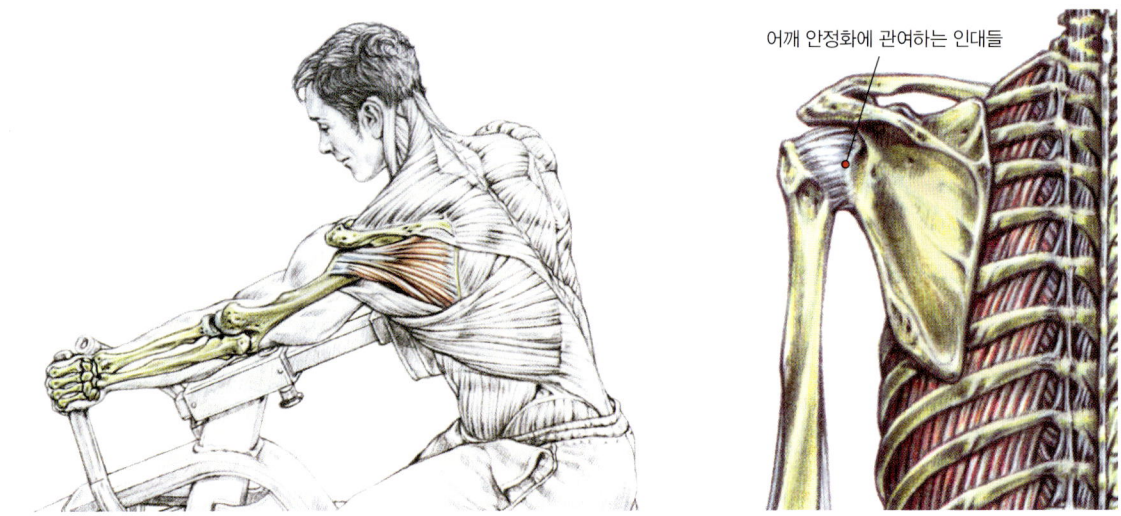

어깨 안정화에 관여하는 인대들

로잉 운동을 할 때 팔을 너무 앞으로 움직이면(특히 몸통을 막는 복부 지지대가 있는 로잉 기구에서) 후방 인대가 약해질 수 있다.

후방 불안정성이 있는 경우에는 어깨의 내회전 테스트에서 가동 범위 감소 또는 제한이 나타날 수 있다. 그러면 프레스 운동 수행 시 근력이 감소하게 된다.

어깨 불안정성은 쉽게 감지되지 않는다

어깨 인대가 늘어나면 관절이 불안정해지면서 다양한 병리적 위험이 증가한다. 일반적으로 인대 과이완은 남성보다 여성에게 더 잘 나타난다[40].

이러한 '잠재적 불안정성'은 즉각적으로 드러나지 않으며 전문가가 여러 테스트를 수행해야만 이를 진단할 수 있다. 그러나 어깨 불안정성은 인지 여부와 관계없이 어깨에 악영향을 미치며, 장기적으로 심각한 손상을 초래할 수 있다. 심지어 미세한 불안정성Micro-instability조차 어깨 건강에 중대한 영향을 미친다. 일반

적으로 어깨 통증은 프레스 운동 때문이라고 생각하기 쉽지만, 사실 랫 풀 다운과 같이 위에서 아래로 당기는 운동으로 인해 발생하는 미세 불안정성이 어깨 건강을 악화시키는 주요 원인이다. 즉, 풀업이나 랫 풀 다운과 같은 운동을 줄이고, 이를 로잉 운동으로 대체하는 것만으로도 어깨 건강을 상당히 개선할 수 있다. 또한 풀업이든 로잉이든, 모든 당기는 운동을 할 때는 팔을 완전히 펴지 않는 것이 중요하다.

미세 불안정성은 근력에도 영향을 미친다. 뇌는 인대가 약간이라도 불안정하다고 감지하면, 즉시 신경계를 차단하려 한다. 예를 들어 벤치 프레스 중 어깨 관절이 불안정하면, 가슴 근육이 충분한 힘을 발휘할 수 있다 하더라도 갑자기 힘이 빠지는 것을 느낄 수 있다.

여러 가지 비대칭성

어깨 가동성을 테스트할 때는 한쪽 어깨만 평가해서는 안 된다. 반드시 좌우를 비교해야 하며, 좌우 차이가 크다면 부상 위험이 증가할 수 있다.

완벽하게 대칭적인 신체를 가진 사람은 거의 없다. 따라서 약간의 비대칭은 정상적인 현상이며, 그 자체로 병리적 상태라고 볼 수는 없다. 그러나 이러한 불균형을 방치하여 좌우 차이가 점차 커지면 부상 위험이 증가하게 된다. 특히 양쪽 팔을 동시에 사용하는 운동, 예를 들어 벤치 프레스, 숄더 프레스 등을 많이 수행할수록 비대칭성이 더 심해진다. 어깨의 비대칭성과 관련하여 고려해야 할 4가지 요소는 다음과 같다.

1. **대부분의 사람은 좌우 어깨너비가 동일하지 않다**

   이 선천적 비대칭은 팔의 지렛대 역할에 영향을 미친다.

2. **팔 길이가 동일하지 않은 경우도 많다**

   여기에 쇄골 길이 차이까지 더해지면 같은 동작을 수행해도 좌우 어깨의 신장 정도가 다르다.

3. **삼각근의 회전 가동 범위가 좌우에서 다르게 나타날 수 있다**

   일반적으로 더 넓은 어깨를 가진 쪽의 가동성이 더 좋지만, 동시에 안정성은 떨어진다. 특정 질환으로 인해 가동 범위가 제한될 수도 있다.

4. **한쪽 근력이 반대쪽보다 강한 경우가 많다**

   예를 들어 극하근의 좌우 근력 차이는 양쪽 팔을 동시에 사용할 때 불균형을 초래할 수 있다[41]. 이는 어깨 근육뿐만 아니라 다른 근육에도 적용되는 사실이다.

경미한 부상도 주의하도록 하자. 한쪽 어깨에 통증이 발생하면, 자연스레 반대쪽 어깨를 과도하게 사용할 가능성이 크기 때문이다. 예를 들어 벤치 프레스나 숄더 프레스 수행 시 손상된 어깨를 보호하려다 보면 반대쪽 삼각근을 과도하게 사용하게 되고, 결국 건강한 쪽 어깨까지 손상될 위험이 높아진다.

양쪽을 동시에 사용하는 운동에 주의하자

운동 범위나 근력의 좌우 불균형이 클수록 양쪽을 동시에 사용하는 운동(예를 들어 벤치 프레스, 숄더 프레스)을 할 때 부상 위험이 증가한다. 이러한 불균형이 누적되면 운동 수행이 점점 더 어려워지고, 장기적으로 어깨 건강을 해칠 수 있다. 따라서 좌우 근력이 불균형하다면 한 쪽씩 수행하는 편측 운동Unilateral exercise을 실시하는 것이 더 안전하다.

모든 근육이 영향을 받는다

보통 어깨 통증을 느끼면 어깨에 문제가 있다고 생각하는 경우가 많지만, 실제로는 단순히 그 부위만의 문제가 아닐 때가 더 많다. 예를 들어

- 어깨 앞쪽 통증은 상완이두근 장두건의 문제일 가능성이 높고,
- 승모근 상부 통증은 극상근의 문제와 관련이 있으며,
- 등 하부 통증은 극하근의 문제일 가능성이 크다.

따라서 특정 부위에 통증을 느낀다고 해서 그 부위만이 원인이라고 섣불리 단정해서는 안 된다. 연구 결과에 따르면, 회전근개 전체의 근육과 힘줄은 함께 영향을 받는 경우가 많고, 여러 불균형이 복합적으로 작용하여 발생한다. 예를 들어

- 어깨 앞쪽 통증은 어깨 관절이 올바른 위치에서 벗어났음을 의미한다. 이는 회전근개 근육의 약화나 심각한 경우 손상으로 인해 발생할 수 있다.

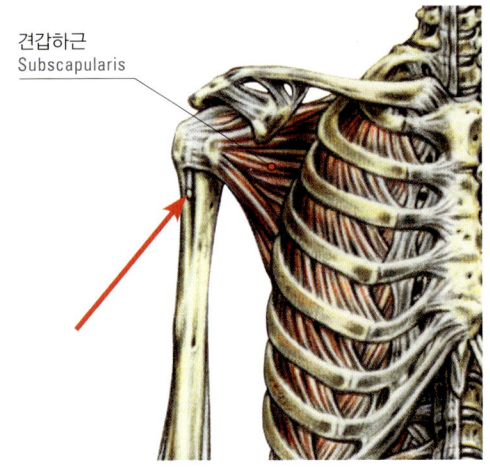

견갑하근
Subscapularis

견갑하근은 상완이두근 장두건이 결절간구와 힘줄 덮개를 안정적으로 지나가도록 도와주는 역할을 한다. 따라서 견갑하근과 상완이두근 장두건의 손상은 서로 연관되어 있어 하나의 손상이 다른 손상으로 이어진다. 외과 연구에서도 견갑하근이 파열될 경우, 상완이두근 장두건이 잘 불안정해지는 것으로 나타난다[44]. 이 경우에는 재활 운동으로 탄력 밴드를 활용한 고반복 운동이 효과적이다. 처음에는 30~50회를 하다가 운동이 수월해지면 100회까지 반복하자(135~136p 참고).

– 견갑하근이 손상되면 극상근이 과부하를 받아 추가적인 문제를 유발한다[42].
– 상완이두근 장두건의 문제는 견갑하근 파열 위험을 5배 증가시키며, 반대의 경우도 마찬가지다[43].

우리는 종종 극하근에 초점을 맞추어 스트레칭과 회복 운동을 하고, 견갑하근은 간과하는 경우가 많다. 그러나 견갑하근이 손상되면 극상근뿐만 아니라 극하근도 함께 영향을 받는다. 따라서 어깨 재활 및 치료는 특정 근육이 아닌, 어깨를 안정화하는 모든 근육을 목표로 해야 한다.

한쪽 어깨만 문제가 될 수 있는가?

어깨 통증이 한쪽에서만 발생한다고 해도, 반대쪽 어깨가 완전히 건강하다고 단정할 수 없다. 실제로 한쪽 어깨에 통증이 있는 환자 100명을 대상으로 한 연구에 따르면, 통증이 없는 쪽에서도 90%가량 유사한 구조적 변화를 보였다[45]. 따라서 양측을 모두 고려한 예방과 재활이 필요하다.

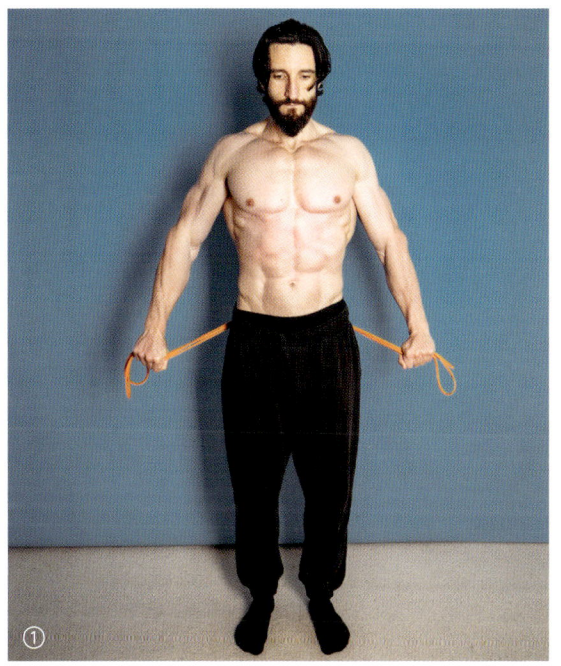

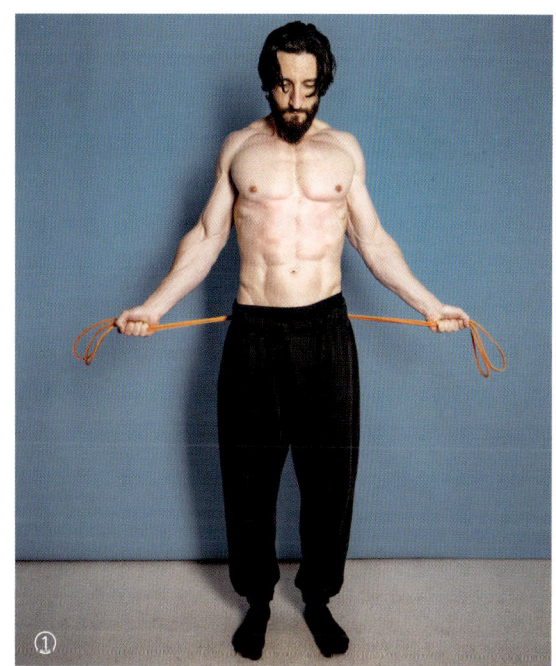

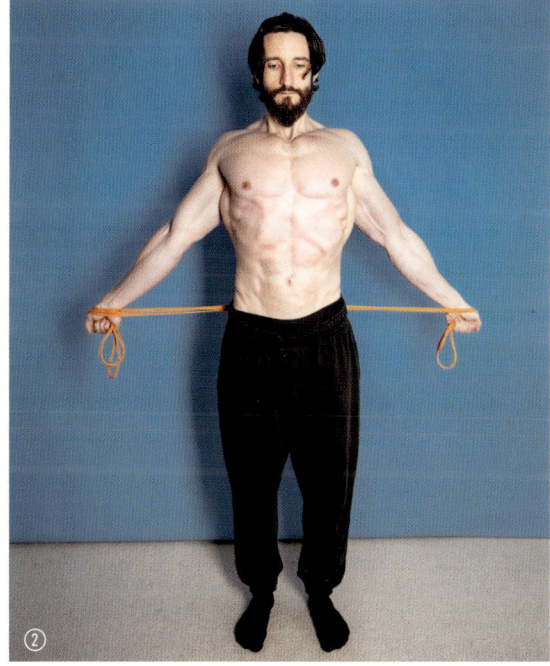

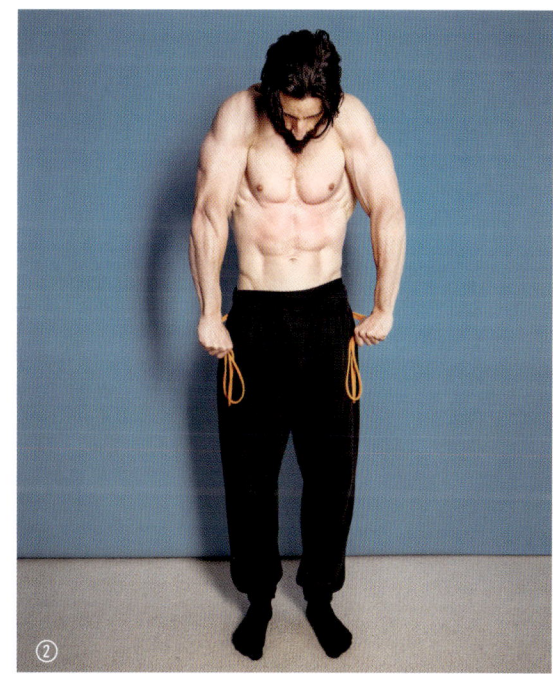

팔을 뻗은 상태에서 밴드를 등 뒤에 두고, 손을 회내Pronation한 상태에서 잡는다. 팔을 벌려 밴드에 저항을 가하고, 엄지손가락을 축으로 손을 회외Supination로 회전하면서 견갑골을 조인다. 최대 수축 상태에서 1초간 유지한 후 천천히 원위치로 돌아온다.

팔을 뻗은 상태에서 밴드를 등 뒤에 두고, 손을 회외한 상태에서 잡는다. 새끼손가락을 축으로 손을 회내로 회전하면서 어깨를 앞으로 조인다. 최대 수축 상태에서 1초간 유지한 후 천천히 원위치로 돌아온다.

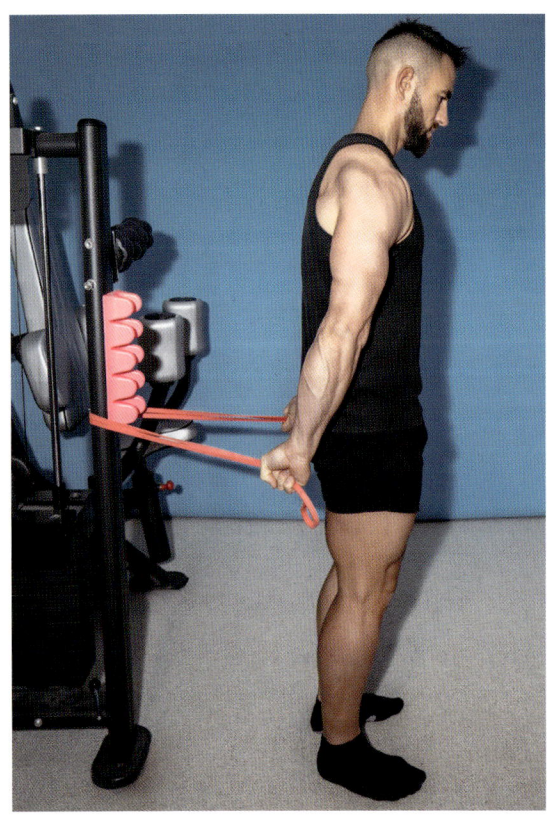

밴드를 머신, 선반 등 적당한 높이에 고정시키고 동작을 실시한다. 밴드를 고정시킨 위치에서 더 멀리 떨어질수록 저항이 증가하고 회전 범위가 커진다.

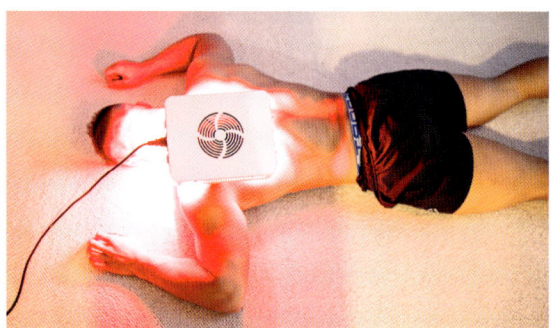

어깨 통증이 있을 경우, 회전근개 근육 전체에 적외선 치료를 병행한다.

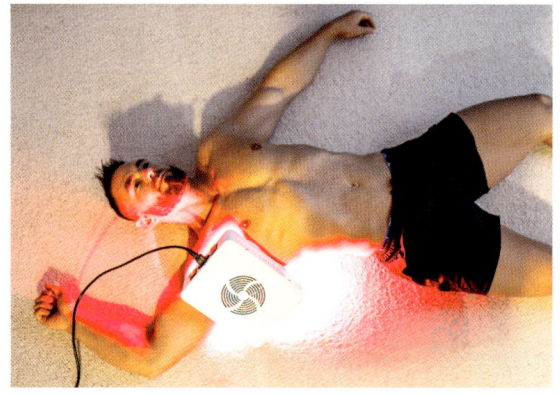

특히 팔 안쪽의 오목한 부위(견갑하근이 위치한 곳)를 집중적으로 치료하는 것이 중요하다.

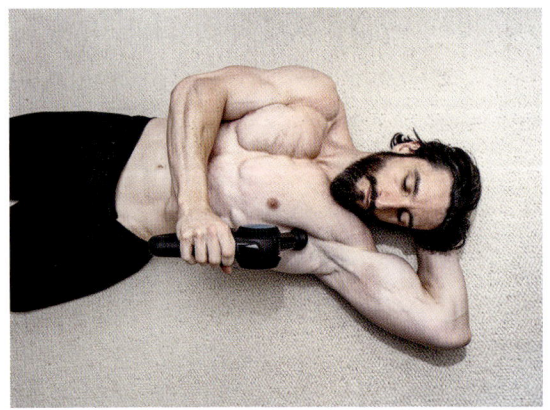

마사지건(진동 기구)을 활용하면 일반적인 마사지 기법으로 자극하기 어려운 견갑하근을 자극할 수 있다. 마사지건을 천천히 겨드랑이 주변을 따라 이동시키면서 사용하면, 진동이 근육 내부 깊숙이 전달되어 견갑하근 전체에 효과를 준다.

1. Alraddadi A. The Association between Coracoacromial Ligament Morphology and Rotator Cuff Tears. Clin Anat 2022.

2. Michener LA. Supraspinatus Tendon and Subacromial Space Parameters Measured on Ultrasonographic Imaging in Subacromial Impingement Syndrome. Knee Surg Sports Traum Arthr 2015 23:363.

3. Gigante A. Fibrous Cartilage in the Rotator Cuff. J Shoulder Elbow Surg 2004 13:328.

4. Archambault JM. Rat Supraspinatus Tendon Expresses Cartilage Markers With Overuse. J Orthop Res 2007 25:617.

5. Lee SB. The Bursal and Articular Sides of the Supraspinatus Tendon Have a Different Compressive Stiffness. Clin Biomech 2000 15:P241.

6. Wakabayashi I. Mechanical Environment of the Supraspinatus Tendon. J Shoulder Elbow Surg 2003 12:612.

7. McCreesh KM. Acromiohumeral Distance Measurement in Rotator Cuff Tendinopathy. Br J Sports Med 2015 49:298.

8. Balke M. Differences in Acromial Morphology of Shoulders in Patients With Degenerative and Traumatic Supraspinatus Tendon Tears. Knee Surg Sports Traum Arthr 2014.

9. Yilmazturk K. Is Boulder Geometry Important for Rotator Cuff Tears? Int J Clin Pract 2021 75:e15005.

10. Kettunen JA. Cumulative Incidence of Shoulder Region Tendon Injuries in Male Former Elite Athletes. Int J Sports Med 2011 32:451.

11. Saini G. Supraspinatus-to-Glenoid Contact Occurs During Standardized Overhead Reaching Motion. Orthop J Sports Med 2021 9.

12. Svendsen SW. Work Above Boulder Level and Degenerative Alterations of the Rotator Cuff Tendons. Arthritis Rheum 2004 50:3314.

13. Stenlund B. Significance of House Painters' Work Techniques on Boulder Muscle Strain During Overhead Work. Ergonomics 2002 45:455.

14. Klatte-Schulz F. Bursa-derived Cells Show a Distinct Mechano-response to Physiological and Pathological Loading In Vitro. Front Cell Dev Biol 2021 9:657166.

15. Klatte-Schulz F. Subacromial Bursa. Cells 2022 11:663.

16. Steinert AF. Subacromial Bursa? Arthrosc 2019.

17. Morikawa D. Examining the Potency of Subacromial Bursal Cells as a Potential Augment for Rotator Cuff Healing. Arthro 2019 35:2978.

18. Dyrna F. Human Subacromial Bursal Cells Display Superior Engraftment Versus Bone Marrow Stromal Cells in Murine Tendon Repair. Am J Sports Med 2018 46:3511.

19. Jobe FW. Classification and Treatment of Boulder Dysfunction in the Overhead Athlete. J Orthop Sports Phys Ther 1993 18:427.

20. Kolber MJ. Characteristics of Boulder Impingement in the Recreational Weight-training Population. JSCR 2014 28:1081.

21. Klich S. Functional and Morphological Changes in Boulder Girdle Muscles After Repeated Climbing Exercise. Res Sports Med 2023.

22. Leong HT. Reduction of the Subacromial Space in Athletes With and Without Rotator Cuff Tendinopathy and its Association With the Strength of Scapular Muscles. J Sci Med Sport 2016 19:970.

23. Jerosch J. Sonographische Befunde an Schultergelenken von Bodybuildern. Deut Zeit Sportmed 1989 40:437.

24. Hunter DJ. Acromiohumeral Distance and Supraspinatus Tendon Thickness in People With Boulder Impingement Syndrome Compared to Asymptomatic Age and Gender-matched Participants. BMC Mus Dis 2021 22:1004.

25. Barlow JC. Shoulder Strength and Range-of-motion Characteristics in Bodybuilders. JSCR 2002 16:367.

26. Kolber MJ. Shoulder Joint and Muscle Characteristics in the Recreational Weight-training Population. JSCR 2009 23:148.

27. Torres-Banduc MA. Isokinetic Force-power Profile of the Boulder Joint in Males Participating in CrossFit® Training and Competing at Different Levels. Peer J 2021 9:e11643.

28. Kolber MJ. Characteristics of Shoulder Impingement in the Recreational Weight-training Population. JSCR 2014 28:1081.

29. Silva ER. Function, Strength, and Muscle Activation of the Boulder Complex in CrossFit® Practitioners With and Without Pain. J Orthop Surg Res 2022 17:24.

30. Sahu D. Revisiting the Rotator Cuff Footprint. J Clin Orth Traum 2021 21:101514.

31. Kadi R. Shoulder Anatomy and Normal Variants. J Belg Soc Radiol 2017 101(Suppl 2):3.

32. Mochizuki T. Humeral Insertion of the Supraspinatus and Infraspinatus. J Bone Joint Surg Am 2009 91 Suppl 2 Pt 1:1.

33. Schwarz GM. Delamination in Rotator Cuff Tears. Clin Anat 2022 35:194.

34. Connor PM. Magnetic Resonance

Imaging of the Asymptomatic Shoulder of Overhead Athletes. Am J Sports Med 2003 31:724.

35. Holt K. Humeral Torsion and Boulder Rotation Range of Motion Parameters in Elite Swimmers. J Sci Med Sport 2017 20:469.

36. Gadomski SJ. Range of Motion Adaptations in Powerlifters. JSCR 2018 32:3020.

37. Kolber MJ. Characteristics of Anterior Boulder Instability and Hyperlaxity in the Weight-training Population. JSCR 2013 27:1333.

38. Gross ML. Anterior Boulder Instability in Weightlifters. Am J Sports Med 1993 21:599.

39. Hak PT. The Nature and Prevalence of Injury During CrossFit® Training. JSCR 2013.

40. Kolber MJ. Shoulder Joint and Muscle Characteristics Among Healthy Female Recreational Weight-training Participants. JSCR 2011 25:231.

41. Lucena EG. Isokinetic Strength of Boulder Rotator Muscles in Powerlifters. J Sports Med Phys Fit 2022 62:170.

42. Péan F. Computational Analysis of Subscapularis Tears and Pectoralis Major Transfers on Muscular Activity. Clin Biom 2022 92:105541.

43. Wang Hao. Clinical Approach to Inconclusive Subscapularis Tear Diagnosis. Int J Sports Med 2023.

44. Shi LL. Accuracy of Long Head of the Biceps Subluxation as a Predictor for Subscapularis Tears. Arthr 2015 31:615.

45. Barreto RPG. Bilateral Magnetic Resonance Imaging Findings in Individuals With Unilateral Boulder Pain. J Shoulder Elbow Surg 2019 28:1699.

이두근 및 관절와순 질환

근력 운동에서 가장 많이 파열되는 근육을 꼽자면 단연 이두근이다. 한쪽 또는 양쪽 이두근 파열을 경험해보지 못한 스트롱맨은 찾기 힘들 정도다. 특히 보디빌딩에서는 일정 연령을 넘어서면 이두근 손상이 매우 흔한데, 이는 이두근이 상부(상완이두근 장두건)와 하부(원위부 힘줄)에서 모두 파열될 수 있기 때문이다.

이두근 손상 역시 다른 부상으로 이어지기 쉽다. 예를 들어 어깨의 안정성이 저하될 수 있으며, 연쇄 반응으로 관절순Labrum이 손상될 수도 있다.

이두근이 부분적으로 찢어질 경우에는 특별한 치료법이 없고, 보존적 치료가 일반적이다. 하지만 완전 파열(힘줄 단열)이 발생하면, 외과적 수술을 통해 힘줄을 다시 부착하는 것이 유일한 해결책이다.

이두근 운동은 전완근에도 상당한 부담을 주는데, 과부하로 인해 전완이 손상되면 극심한 통증이 발생하여 훈련이 어려워질 수 있다. 이러한 문제를 방지하기 위해서는 신중한 운동 방식과 철저한 예방 조치가 필수적이다.

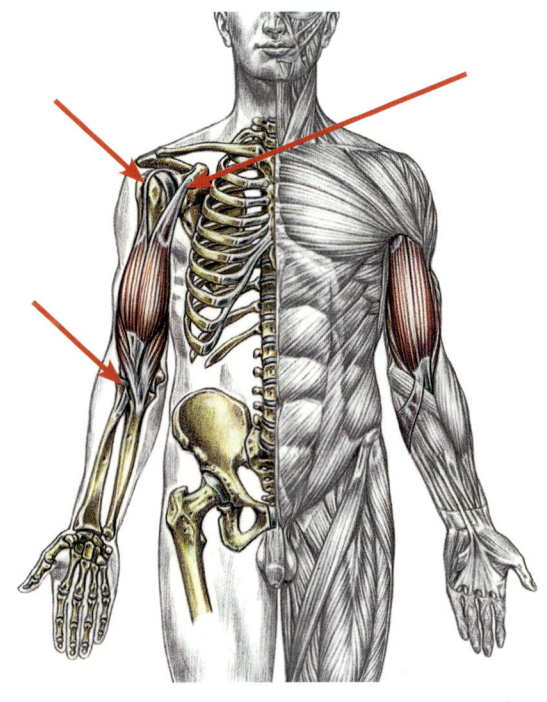

이두근은 3개의 주요 힘줄로 지탱되며, 각각 다른 부상 위험에 노출되어 있다.

다양한 부위에서 발생하는 이두근 파열

이두근은 다양한 동작에서 활성화되는 만큼 힘줄 역시 부상 위험이 높다. 특히 신장성 수축 단계에서 힘줄이 쉽게 손상될 수 있다.

스트렝스 트레이닝에서 가장 흔한 이두근 부상 유형은 이두근 원위부 힘줄(전완 부착부)의 완전 파열이다. 반면, 보디빌딩에서는 상완이두근 장두건 파열이 더 일반적으로 나타난다. 이 부위의 손상은 심한 통증을

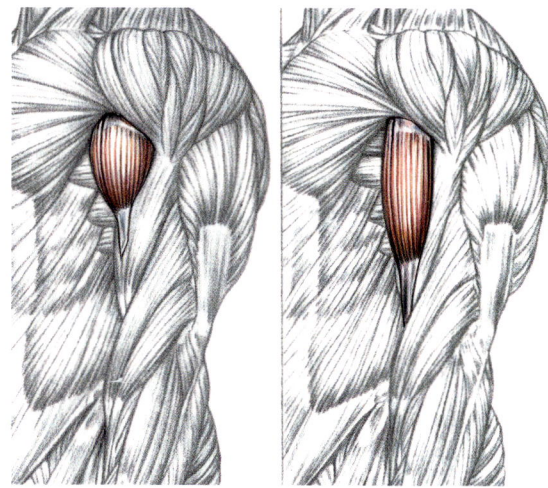

이두근 원위부가 파열되면 근육이 위쪽(어깨 방향)으로 말려 올라간다.

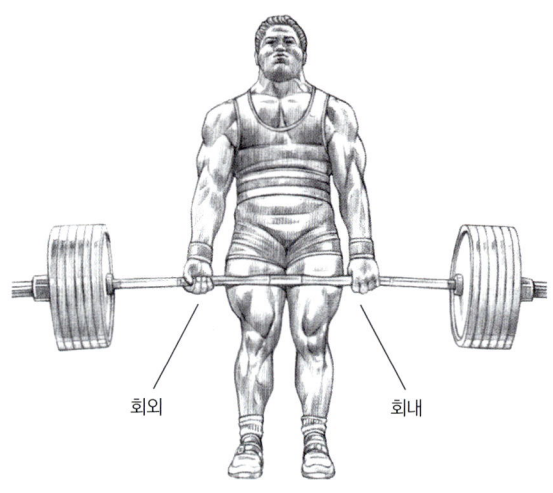

회외 　　　　 회내

이두근 원위부 파열은 팔을 편 채 손바닥이 위를 향한 회외 자세에서 하중을 당길 때 자주 발생한다[1]. 대표적인 예로는 바벨 컬, 래리 스콧 벤치 컬 같은 자세를 재현하는 머신 운동, 랫 풀 다운, 데드리프트, 타이어 플립, 스톤 리프팅 등이 있다. 반면, 역도에서는 양손을 회내 방향으로 돌리고 바를 잡기 때문에 이두근 파열이 상대적으로 드물다.

유발할 뿐만 아니라 훈련을 방해하고 어깨의 안정성을 저하시킨다. 또한 드물지만, 상완이두근 단두건이 파열되기도 한다.

1. 이두근 하부(원위부) 파열

이두근 원위부 파열은 단순한 불운이 절대 아니다. 팔을 완전히 폈을 때 이두근의 주요 기능은 전완을 상완 쪽으로 당기는 것이다. 이러한 자세에서 반복적으로 중량을 당기면, 이두근 힘줄에 건염이 생기기 시작한다. 그 이상 미세 손상이 누적되면 힘줄의 구조가 점차 약화되어 어느 날, 특별히 격한 동작을 하지 않더라도 힘줄이 끊어지며 이두근이 어깨 쪽으로 말려 올라가게 된다[2].

팔꿈치 신전 각도와 부상 위험

사람마다 팔을 뻗을 수 있는 가동 범위는 크게 다르다. 어떤 사람은 팔을 완전히 뻗는 것이 어려운 반면, 어떤 사람은 팔을 뻗어 후방으로 과도하게 신전할 수 있다. 이를 과신전이라고 한다.

과신전Recurvatum은 이두근 파열 위험을 증가시킨다

팔을 과신전할 수 있는 사람은 척골Ulna이 상완골과 일직선이 아니라 그것을 넘어 특정한 각도를 이루게 된다. 이 해부학적 특징은 보통 남성보다 여성에게 더 흔하다.

팔을 과신전할 수 있다면 팔의 가동 범위가 커서 이두근과 삼두근 발달에는 유리할 수 있다. 그러나 컬 동작이나 광배근을 당기는 동작 등을 할 때 손을 회외한 상태에서 과도한 신전을 반복하면 이두근 힘줄이 파열될 위험이 높아진다.

팔의 신전 동작 가동 범위가 제한적이더라도 랫 풀 다운, 로잉, 컬 운동 시에는 팔이 과도하게 늘어나는 것을 방지해야 한다.

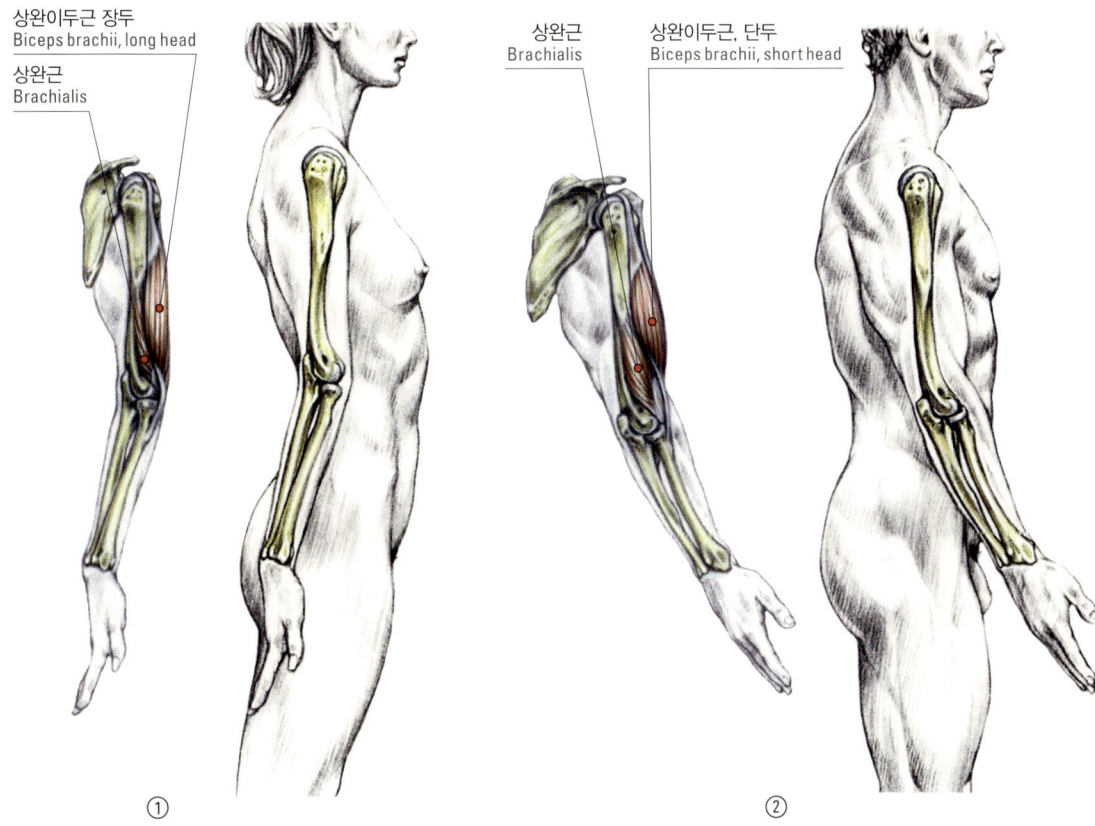

상완이두근 장두
Biceps brachii, long head
상완근
Brachialis

상완근
Brachialis

상완이두근, 단두
Biceps brachii, short head

① 팔꿈치 관절이 과신전될 수 있는 경우, 상완이두근 장두가 충분한 신장성을 가지면서 관절의 가동 범위가 커진다. 팔을 최대한 뻗었을 때 팔꿈치 전반Recurvatum이 나타난다.

② 팔꿈치 관절이 과신전되지 않는 경우, 상완이두근 단두가 짧고, 관절의 가동 범위가 제한된다.

이두근 보호의 습관화

운동할 때든, 일상생활을 할 때든 무언가를 당길 때는 팔을 완전히 뻗으면 안 된다. 훈련으로 인해 힘줄(건)이 약해진 상태라면 일상에서 사소한 동작만으로도 파열될 수 있다. 그래서 많은 사람들이 "운동할 때는 다친 적이 없는데, 오히려 일상생활을 하다가 다쳤다"라고 말한다. 하지만 실상은 운동할 때의 실수가 누적된 결과일 뿐이다.

따라서 팔을 끝까지 뻗지 않는 습관을 들여야 한다. 힘이 어느 정도 이상 강해지면 힘줄이 늘어난 상태 즉, 취약한 위치에서 이두근이 쉽게 파열될 수 있기 때문이다.

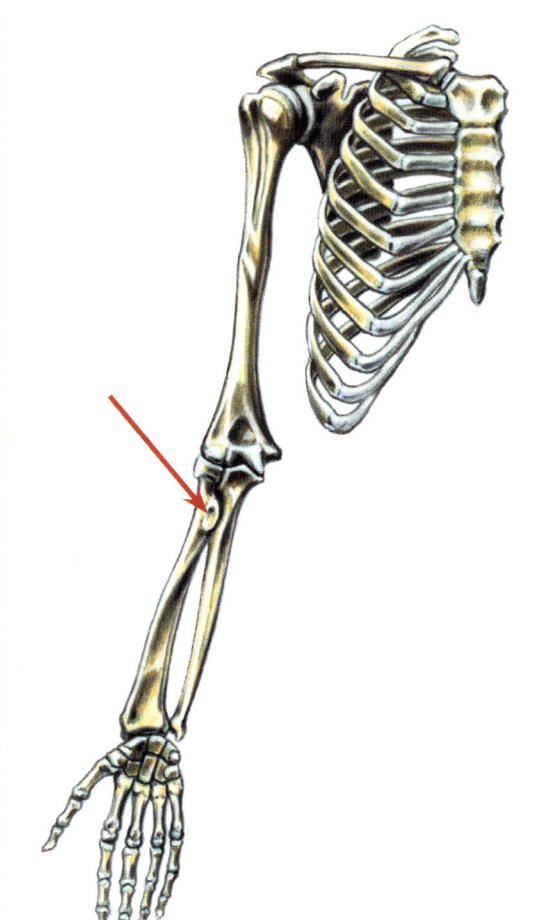

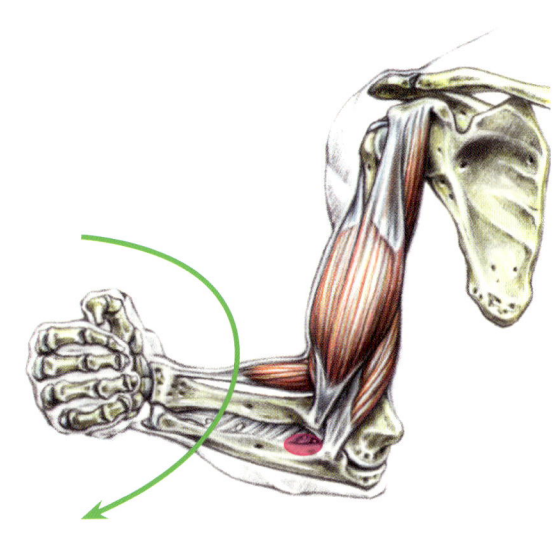

손을 회내하면(엄지손가락이 서로 마주 보는 방향, 초록색 화살표를 따라 회전하면), 이두근 힘줄이 척골과 마찰되거나 심한 경우 눌릴 수 있다(빨간색 부분). 이는 힘줄이 지나가는 공간이 좁아지기 때문인데, 만약 뼈의 돌출부가 크다면 힘줄이 더 쉽게 손상될 수 있다.

이두근 힘줄은 아래팔뼈(요골) 돌출부(결절)에 붙어 있다. 연구에 따르면
이 돌출부가 클수록 이두근이 찢어질 위험이 커진다[3-4].

스트레이트 바로 리버스 컬을 하거나 오버그립으로 풀업을 할 때는 손을 억지로 회내하지 않도록 주의하자. 특히 힘줄이 꼬이는 듯한 느낌이 들면 더욱 주의해야 한다.

2. 상완이두근 장두건(장두) 질환

장두건은 이두근 힘줄 중에서 가장 큰 스트레스를 받는다. 운동을 꾸준히 하지만, 특별한 증상이 없는 평균 연령 23세 사람들을 대상으로 한 초음파 검사 결과, 건초(건막) 주위 염증성 삼출액이 관찰된 비율은 다음과 같다.

- **18%** : 휴식 시[6]
- **31%** : 운동 후 24시간 뒤
- **43%** : 운동 후 48시간 뒤

장두건의 손상은 다음 6가지 외상 요인이 반복적으로 누적되면서 발생한다.

신장(스트레칭)

바이셉스 컬(특히 인클라인 컬), 벤치 프레스, 딥스 같은 운동에서 가동 범위를 크게 하면 장두건이 과도하게 늘어난다. 장두건은 일반적인 힘줄에 비해 유연성이 뛰어나지 않아서 조금만 늘어나도 부담이 되는데, 특히 팔을 위로 들어올린 후 다시 내릴 때는 단순 신장 외에도 비틀림Torsion이 추가로 발생하여 힘줄에 더 큰 부담이 간다[7]. 반복적인 신장은 힘줄(장두건)의 미세 파열을 유발하며, 결국 어깨 아래쪽, 이두근구(두갈래근 고랑) 위치에 통증을 발생시키는 원인이 된다.

마모(마찰 손상)

바이셉스 컬, 벤치 프레스, 딥스 같은 운동을 반복하면 장두건이 신장될 뿐만 아니라 이두근구 안쪽에 강하게 눌리면서 마찰로 인해 닳게 된다. 신장 동작을 과도하게 할수록 이러한 손상이 가속화된다.

눌림(찝힘)

팔을 머리 위로 올리는 동작(숄더 프레스, 인클라인 플라이 등)을 할 때는 극상근과 극하근이 견봉에 부딪힐 수 있고, 이두근 장두와 견갑하근도 오훼돌기Coracoid

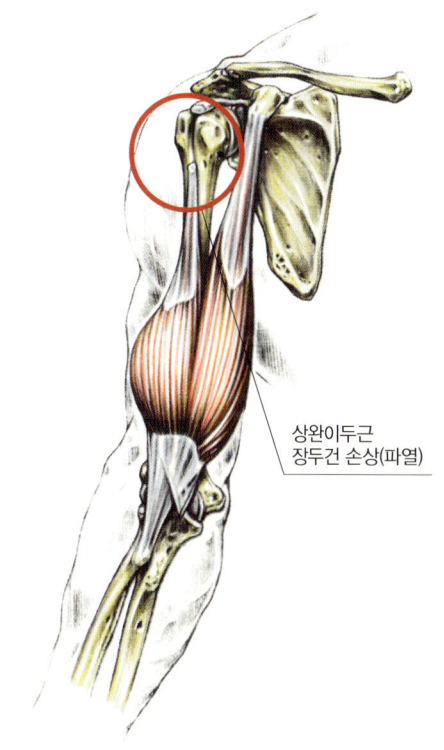

상완이두근
장두건 손상(파열)

장두건 손상은 일시적인 자극(염증)부터 지속적인 통증과 불안정성, 심할 경우 완전 파열(힘줄 단열)까지 발생할 수 있다[5].

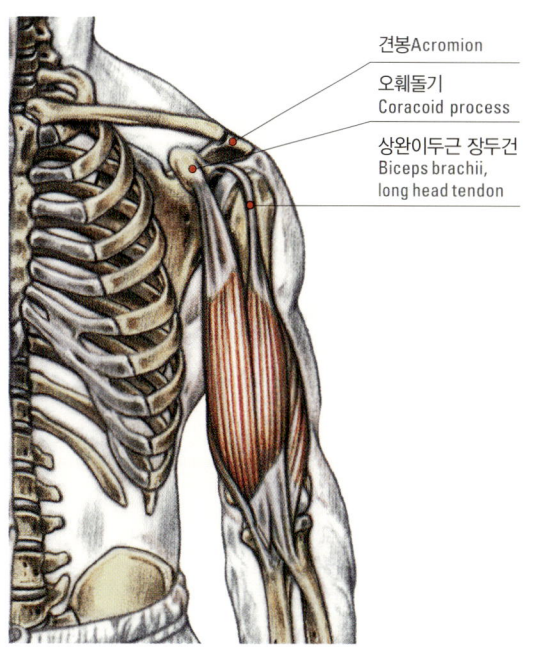

견봉Acromion

오훼돌기
Coracoid process

상완이두근 장두건
Biceps brachii,
long head tendon

장두건은 팔을 들어올리면 뼈와 마찰되기 때문에, 손상을 최소화하려면 동작의 가동 범위를 조절하는 것이 중요하다.

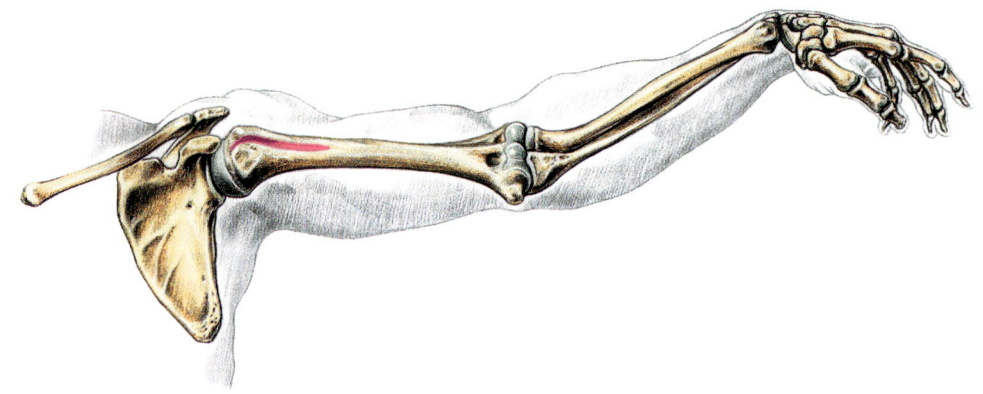

어깨의 다른 어떤 힘줄보다도 이두근 장두건은 정확한 위치(그림의 분홍색 부분)에서 움직여야 한다. 이 힘줄은 이두근구 내에서 중심을 유지해야 하며, 제자리를 벗어나면 마찰로 인해 손상이 발생한다. 힘줄이 부드럽게 미끄러지지 못하고, 마찰로 인해 힘줄의 가장자리(외측)가 점점 닳아 손상되면 어깨 관절 위쪽 부위에서 통증이 느껴진다.

차단

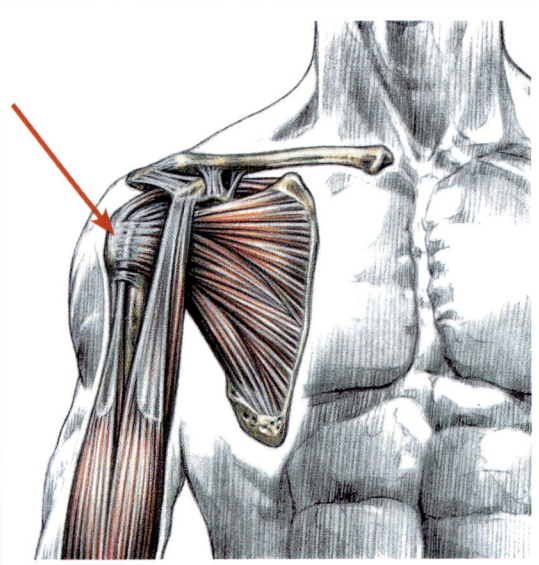

이두근 장두건은 좁은 터널을 통과해야 하는 구조로 되어 있다. 힘줄이 정확한 위치에 있더라도 터널이 더 좁기 때문에 힘줄이 지나갈 때는 변형이 일어나게 된다. 건강한 힘줄이라면 문제없이 지나가지만, 손상된 힘줄(염증이 있는 경우 등)은 변형될 때마다 심한 통증을 일으킬 수 있다. 특히 힘줄에 염증이 생겨 부어오르면, 터널을 통과할 수 없을 정도로 커져 팔을 들어올리는 움직임 자체가 제한될 수 있다.

process에 부딪힐 수 있다. 그러면 어깨 앞쪽 상단에서 집히는 듯한 통증이 발생하게 되는데, 특히 가슴 상부나 어깨 운동(프레스나 플라이) 후 이런 통증이 나타난다면, 팔의 가동 범위를 줄이는 것이 좋다.

위치 이탈(중심 이탈)

운동선수들의 어깨는 종종 근육 불균형 때문에 중심이 흐트러질 수 있다. 주동근과 길항근의 힘 균형이 맞지 않거나 어깨의 안정화 근육이 손상되어(혹은 둘 다로 인해) 이두근 장두건이 원래 있어야 할 위치에서 벗어나게 된다(10장 참고). 그 결과, 힘줄이 제대로 된 경로를 따라 움직이지 못하고 마찰이 심해진다.

염증

이두근 장두건은 감각 신경이 밀집되어 있어, 통증이 쉽게 느껴진다[8]. 이 힘줄은 윤활을 돕는 활액막Synovial sheath에 싸여 있는데, 힘줄이 반복적으로 마찰되면 활액막에 염증이 생길 수 있다(건초염). 이 염증은 힘줄을 과도하게 늘리지 않더라도 어깨를 많이 사용하는 것만으로도 유발될 수 있다. 이러한 통증 매개체와 염증 유발 분자는 힘줄을 화학적으로 공격하면서, 힘줄의 내구성을 약화시킨다.

![tag icon]

이두근 장두건이 손상되는 원인은 팔 운동뿐만 아니라 어깨, 가슴, 심지어 등 운동에도 있다. 문제는 많은 사람들이 이 부위를 충분히 웜업하고 윤활성을 높이지 않은 채로 운동을 시작한다는 것이다. 그러면 힘줄이 차갑고 건조한 상태에서 갑자기 강한 부하를 받게 되어 손상이 가중될 수 있다. 따라서 어깨, 가슴, 등 운동을 하기 전에는 반드시 이두근을 충분히 웜업하여 이두근 장두건의 기계적 저항력과 윤활성을 높여야 한다.

통증이 발생했을 때는 그 위치를 정확히 파악하는 것이 중요하다. 어깨 삼각근 상부 통증인지, 하부 통증인지에 따라 해결 방법이 달라지기 때문이다. 간단한 촉진을 통해서도 통증의 위치를 알아낼 수 있지만, 운동선수는 대부분 여러 부위의 손상이 동시에 누적되는 경우가 많으므로 이두근 장두건 전체에 걸쳐 통증이 발생하기도 한다. 어깨 앞쪽 통증이 반드시 힘줄 파열로 이어지는 것은 아니지만, 이는 이두근 장두건 손상의 초기 신호일 가능성이 높다.

이두근 장두건의 비정형적인 구조

이두근 장두건의 지름(5~6mm)은 일반적인 힘줄과 비슷하지만, 길이(평균 9cm)가 상대적으로 길고, 30~40도의 각도로 되어 있다. 바로 이 각도 때문에 장두건은 다른 힘줄과는 다른 기계적 특성을 갖는다[9]. 하지만 이 구조적 특징은 장두건의 취약점이기도 하다. 힘줄을 제자리에 고정하기 위해 힘줄의 윗부분은 높은 밀도의 결합 조직으로 덮여 있는데, 이 결합 조직은 인대로 이루어져 있어, 우리가 이를 직접 강화할

수는 없다. 우리가 할 수 있는 것은 어깨를 과도하게 신장시키는 동작을 피해 장두건을 늘이지 않는 것과 이두근 장두건을 지지하는 근육을 강화함으로써, 힘줄의 안정성을 어느 정도 확보하는 것이다.

마찰 방지 특성

이두근 장두건을 마찰로부터 보호하기 위해 이 힘줄이 뼈와 직접적으로 닿는 부위(이두근구)는 섬유연골화되는 특징이 있다[10].

다시 말해 이두근 장두건이 지나가는 이두근구 Intertubercular sulcus, Bicipital groove 부분은 시간이 지나면 섬유연골로 변형되며 보호막 역할을 하게 된다. 이런 보호 작용 덕분에 이두근 장두건은 보통의 힘줄보다 3배 더 강한 저항성을 가지지만, 유연성은 4배 낮아진다.

벤치 프레스 같은 가슴 운동을 할 때 바벨을 깊이 내리면, 이 섬유연골 형성이 촉진되어 힘줄이 딱딱해지고 파열될 위험이 증가한다(5장 참고).

연구에 따르면, 뼈에 압박되지 않도록 힘줄을 다른 곳에 부착하면 섬유연골이 사라진다. 반대로 일반적인 힘줄이라도 지속해서 압박을 받으면 그 부위에 섬유연골이 형성된다. 즉, 섬유연골은 원래부터 존재하는 것이 아니라, 힘줄이 뼈에 가해지는 압력에 적응하여 형성된 결과물이다[11].

이러한 가역성은 섬유연골 형성이 압박에 대한 정상적인 반응이며 병리적인 현상이 아니라는 것을 시사한다. 그러나 운동선수가 점점 더 무거운 중량을 이용해 깊이 내려가려고 할수록(가동 범위를 크게 할수록), 압박에 대한 힘줄의 반응이 과도해질 수 있다. 섬유연골 부위가 증가함에 따라 힘줄은 점점 유연성을 잃게 될 것이며, 동시에 무거운 중량은 힘줄을 더욱 늘어나게 만들 것이다. 힘줄은 섬유 다발들이 서로 충분히 감긴 형태가 아닐수록 더욱 뻣뻣하다. 즉, 섬유 다발이 나

선형으로 이루어져 있을수록 더 유연하고, 그렇지 않으면 단단해진다(5장 참고). 이두근 장두건은 견봉 상완 관절을 단단히 고정하는 역할을 하기 때문에 강한 압박이 가해져도 힘줄이 크게 늘어나지 않고, 어깨가 지나치게 신장되는 것을 방지한다. 이러한 특성은 뼈를 안정적으로 지지하는 데 효과적이다.

힘줄 다발이 나선형으로 많이 감겨 있어 탄성이 큰 아킬레스건과 달리, 상완이두근 장두건은 섬유연골이 많고 나선형 다발 형태가 두드러지지 않아 유연하지 않다. 따라서 무리한 스트레칭은 이 힘줄의 본래 구조를 손상시키기 쉬우며, 어깨를 안정적으로 지탱하는 능력도 약화시킬 수 있다.

상완이두근 장두건은 기본적으로 강하지만, 지속적인 자극을 받으면 점차 약해질 수 있다. 특히 섬유연골 부위는 혈액 공급이 적어 회복 속도가 느리다는 점이 문제를 더욱 심각하게 만든다.

하지만 단단한 구조 덕분에, 섬유연골 부위는 일반적인 힘줄보다 15~20배 더 많은 윤활액을 포함하고 있다[12]. 또한, 이 부위는 다공성이 낮아 내부의 윤활액이 쉽게 빠져나가지 않기 때문에[13] 수압 저항력을 갖게 되어, 압박을 받을 때 일반적인 힘줄처럼 쉽게 짓눌리지 않는다.

그러나 윤활액이 많다고 해서 무조건 좋은 것은 아니다. 일정 수준을 넘어서면, 보호 기능을 하는 이 윤활 성분이 오히려 문제를 일으킬 수 있다[14]. 힘줄 내부의 윤활액 농도는 적정 수준이 필요한데, 윤활액이 부족하면 힘줄이 거칠어지고, 뼈와의 마찰이 증가해 결국 찢어지게 된다.

반대로 윤활 성분이 지나치게 많으면 힘줄이 과도한 수분을 흡수해 부어오른다. 이렇게 되면 힘줄이 터널(힘줄 고랑)을 지나갈 공간이 부족해지고, 가뜩이나 혈액 공급이 적은 섬유연골 부위로 영양과 산소가 더욱 전달되기 어려워진다(3장 참고). 이로 인해 섬유연골 부위에 염증과 통증이 발생하게 되면 주로 어깨 앞쪽에서 통증이 느껴진다.

이 경우에는 가벼운 프런트 레이즈 운동을 웜업으로 수행하면, 과도한 수분을 분산시키는 데 도움이 되어 통증을 완화할 수 있다. 실제로 이를 수행하면 며칠 내로 통증이 줄어드는 것을 느낄 수 있다. 이는 단순한 웜업이 주는 즉각적인 통증 완화 효과와는 다르다.

힘줄 고랑 이상으로 인한 불안정성

상완이두근 장두건이 지나가는 이두근구는 평균 깊이가 4~6mm이다. 하지만 20%의 사람들은 이 힘줄 고랑이 3mm 이하로 좁다. 힘줄 고랑이 좁으면 힘줄이 이곳을 통과할 때 마찰이 심해지며, 건염이나 심한 경우 파열이 발생할 수도 있다[15].

이두근구가 좁은 경우를 의심할 수 있는 대표적인 증상은 다음과 같다.

- 팔을 움직일 때 어깨 앞쪽에서 '딸깍' 소리가 자주 난다.
- 가슴 근육 운동 후 어깨 앞쪽에서 유독 자주 통증이 발생한다.

이런 증상이 나타난다면 힘줄이 마찰로 손상되는 것을 막기 위해 벤치 프레스나 인클라인 컬과 같은 운동을 할 때 가동 범위를 제한해야 한다.

대부분의 어깨 불안정성은 선천적이 아니라 후천적으로 발생한다[16]. 즉, 어깨 관절이 정상 위치에서 벗어나 정렬이 흐트러지는 것이 원인이 될 수 있다. 또는 반복적인 스트레칭으로 인해 어깨를 덮고 있는 보호 인대가 늘어나면서 불안정성이 심해질 수도 있다.

상완이두근 장두건의 안정성은 인대뿐만 아니라 극상근과 견갑하근의 영향도 받는다. 이 두 근육 중 하나라도 손상되면 상완이두근 장두건에서 '딸깍' 소리가 날 수 있다. 물론, 힘줄 고랑이 너무 얕아서 발생하는 경우도 있지만, 이러한 증상이 갑자기 나타났다면 극상근이나 견갑하근 손상을 의심해볼 필요가 있다.

예방이 최선이다 ——————

운동 중이나 운동 후 어깨 앞쪽이 당기는 느낌이 강할
수록, 매 세션 전 이 민감한 부위를 다음과 같이 철저
히 웜업하는 것이 중요하다.

1. 10장(112p)에서 설명한 모든 원칙을 철저히 적용하
여 삼각근이 정확한 중심을 유지하도록 한다.

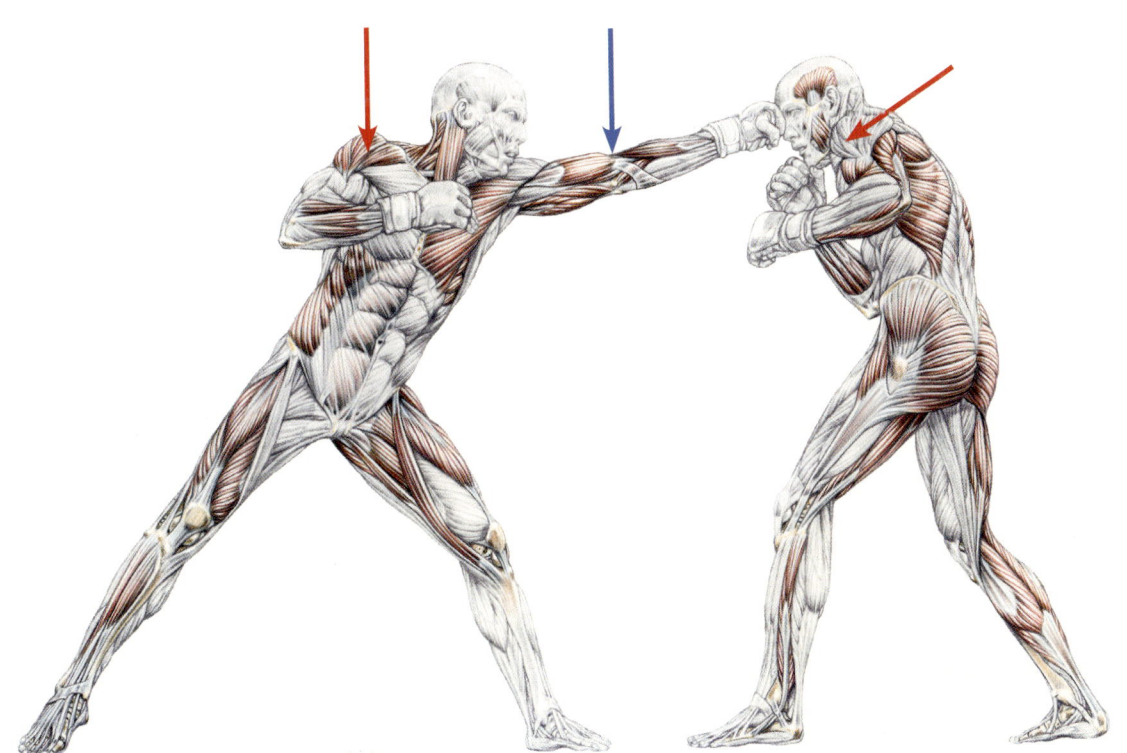

복싱에서 자주 발생하는 상완이두근 손상은 2가지 경우가 있다. 먼저 가드를 유지할 때, 상완이두근 장두건이 힘줄 고랑과 지속적으로 마찰하면서 염
증과 마모가 발생한다(빨간색 화살표). 이러한 상태에서 상대에게 강하게 훅을 날리면 이미 약해진 장두건이 파열될 위험이 크다. 또한, 펀치가 빗맞거
나 힘이 제대로 전달되지 않을 경우, 예상보다 팔이 과도하게 늘어나면서 이두근 하부가 찢어질 수 있다(파란색 화살표).

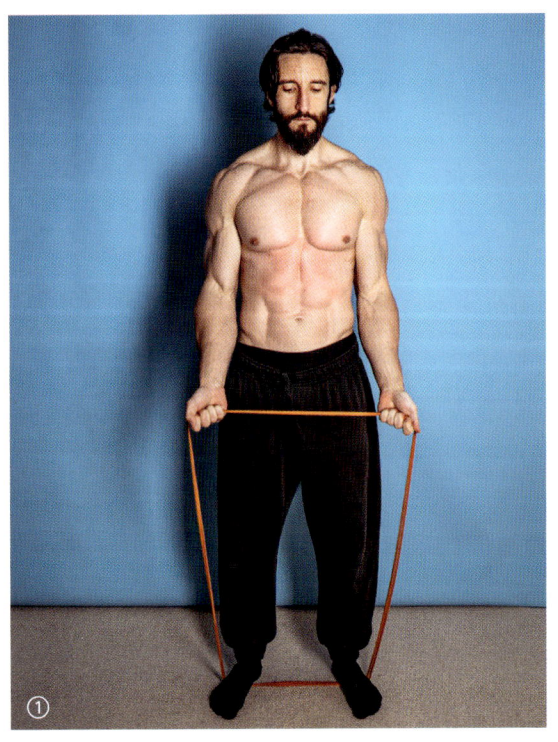 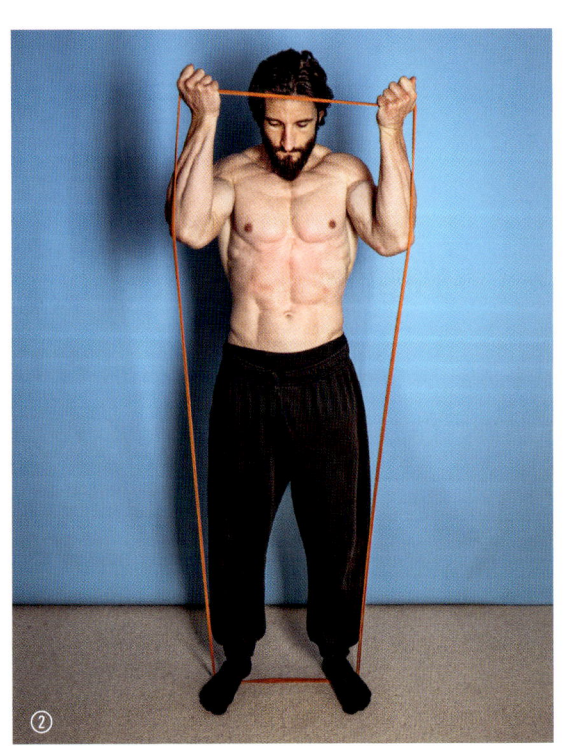

여기서 소개한 3가지 운동을 각각 1~2세트씩 최소 20회 이상 수행한다.

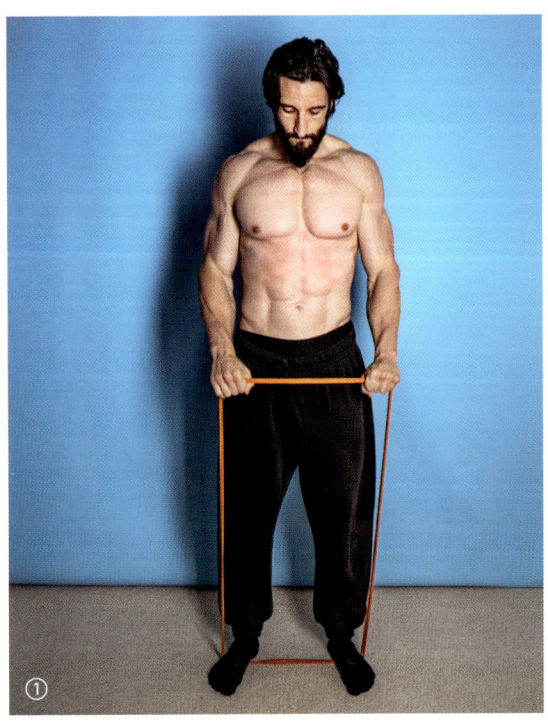 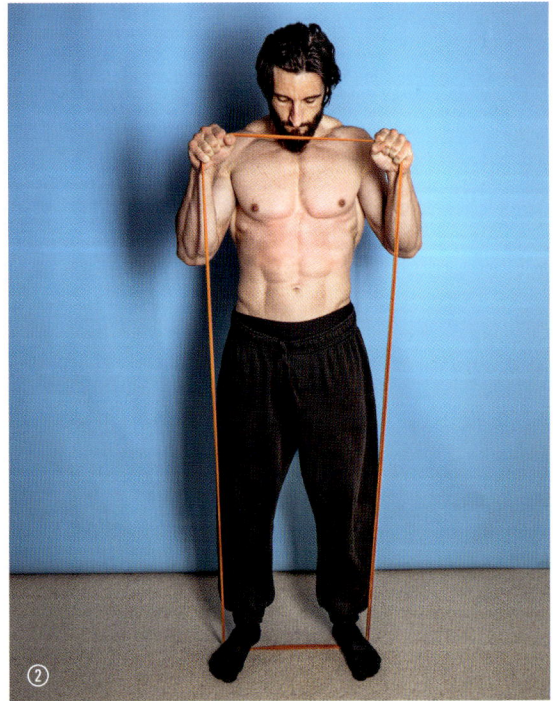

기본적인 컬과 리버스 컬을 이어서 실시한 후 프런트 레이즈로 마무리한다.

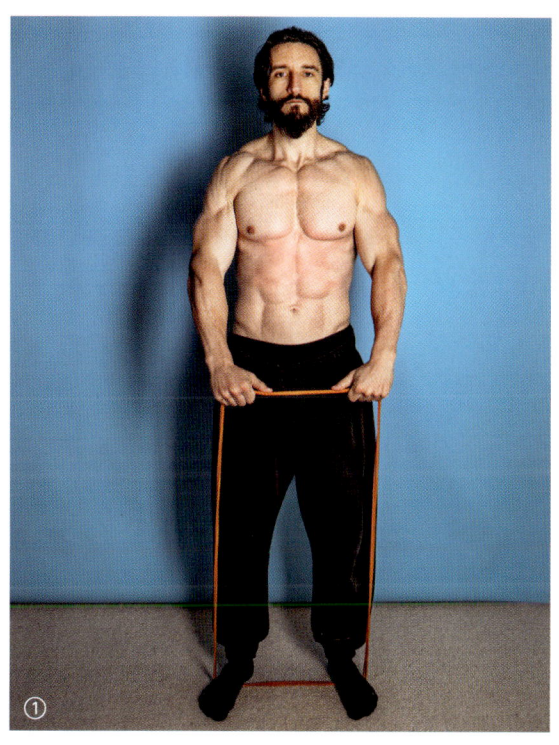
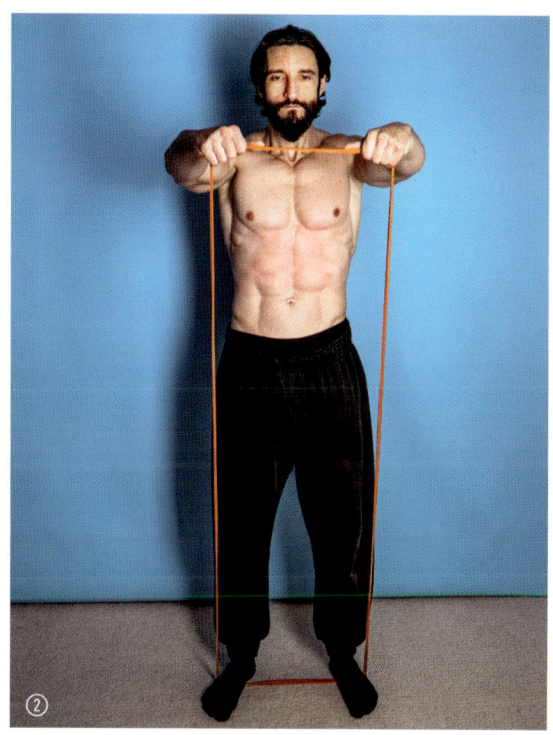

고무밴드를 이용한 프런트 레이즈는 힘줄 고랑의 윤활 작용을 촉진하고, 장두건의 웜업 효과를 높이는 데 유용하다.

2. 상체 운동을 할 때는 반드시 기본적인 이두근 워밍업 세트를 수행한다. 데드리프트나 스쿼트를 하기 전에도 마찬가지다. 이러한 동작들은 모두 상완이두근 장두건에 상당한 부담을 주기 때문이다.

3. 운동 전 힘줄 고랑의 윤활 작용을 최적화한다. 장두건에는 히알루론산이 풍부하게 함유되어 있는데, 이를 최적으로 활용하려면 점진적으로 체온을 상승시켜 액화하는 과정이 필요하다. 특히 건염이 있는 경우에는 염증으로 인해 히알루론산의 질이 저하되어 점성이 증가하므로 더욱 철저한 준비가 필요하다.

4. 고랑 내 힘줄의 불안정성이 의심될 경우 이를 개선하기 위해 견갑하근과 극하근을 강화하는 운동을 수행한다. 이 두 근육의 힘줄은 이두근 장두건을 감싸면서 균형을 맞추는 역할을 한다(10장 참고).

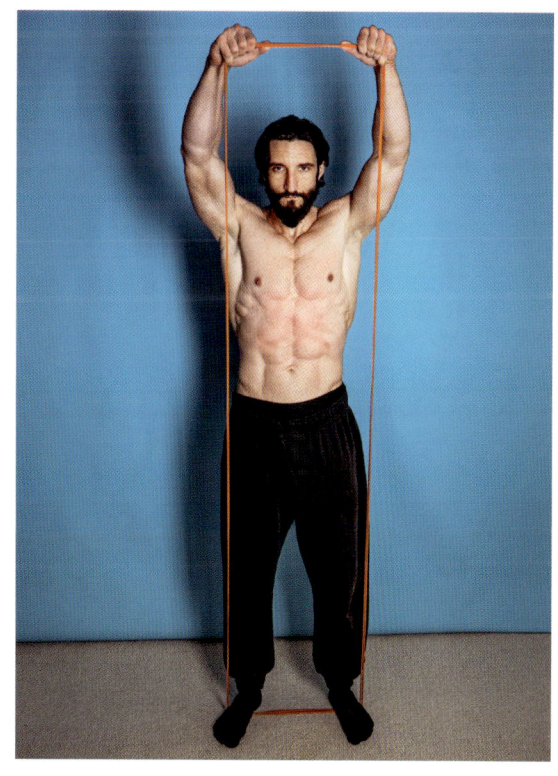

손을 너무 높이 올리지 않도록 유의한다.

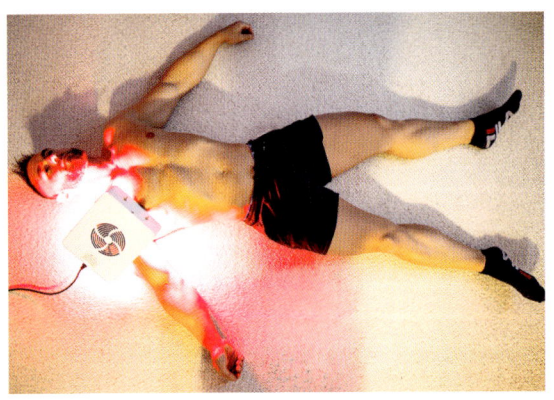

장두건은 위치가 깊지 않기 때문에 운동 전 적외선을 이용해 조직을 가볍게 예열하거나 훈련 사이에 실시하여 재생 속도를 촉진할 수 있다.

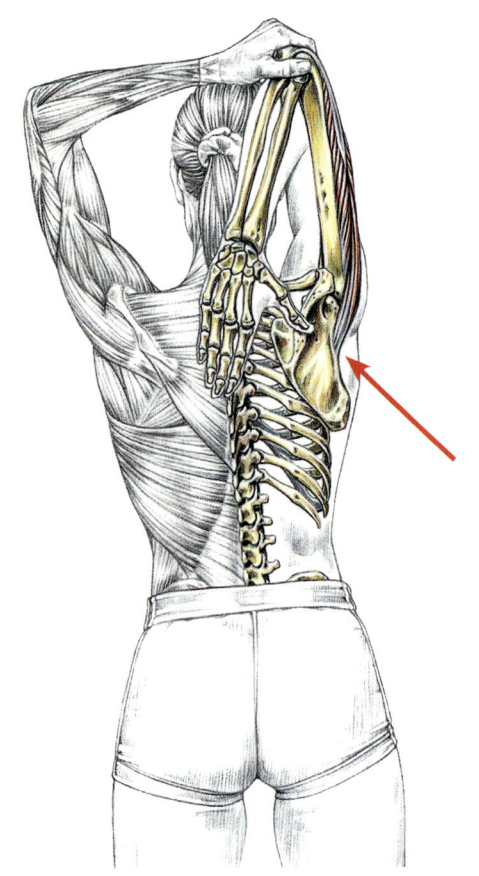

삼두근 장두는 견갑골에 부착되어 있기 때문에, 어깨 안정성 유지에 중요한 역할을 한다.

어깨 안정성에 팔근육이 담당하는 역할

상완이두근과 상완삼두근 장두건이 어깨 안정성에 어떤 역할을 하는지를 두고 해부학적으로 논쟁하기도 한다. 일부 해부학자들은 장두건이 어깨 안정성에 적극적으로 관여한다고 보지만, 장두건의 역할이 미미하거나 아예 없다고 주장하는 학자들도 있다.

운동 습관이 없는 일반인은 장두건이 실제로 어깨 안정성에 기여한다고 해도 이를 일상생활에서 체감하기는 어렵다.

그러나 스트렝스 종목에서는 이 논쟁에 대한 답이 명확하다. 무거운 중량을 다루는 상황에서는 장두건이 조금만 늘어나도 즉각적으로 퍼포먼스 저하나 통증으로 이어지기 때문이다.

실제로 보디빌더나 스트롱맨이 훈련을 하다가 상완이두근 장두건이 찢어질 경우, 즉각적으로 어깨에서 불안정성이 확연하게 느껴진다. 간혹 수술로 힘줄을 재건한 후에 수술한 어깨가 반대쪽 어깨보다 더 안정되었다고 느끼는 경우가 종종 있는데, 이는 수술할 때 장두건을 단축시켜 더 팽팽하게 만들어놓기 때문이다.

스트레칭을 통해 상완이두근과 상완삼두근 장두건을 과도하게 늘리면 어깨 안정성이 오히려 떨어진다. 따라서 삼각근을 동원하여 극한의 긴장을 견뎌야 하는 운동선수는 어깨 전면과 삼두근에 대한 과도한 스트레칭을 자제해야 한다. 스트레칭을 하고 난 뒤 어깨 불안정성이 느껴진다면, 해당 부위를 지나치게 늘리고 있다는 신호다.

삼두근 장두건을 효과적으로 단련하여 어깨 안정성을 강화하는 방법은 삼두근과 등 상부 관련 챕터(각 12장과 15장)에서 자세히 다루겠다.

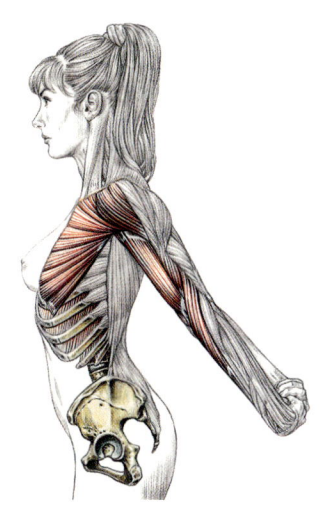

어깨가 불안정한 경우에는 이러한 자세의 과도한 스트레칭을 피해야 한다.

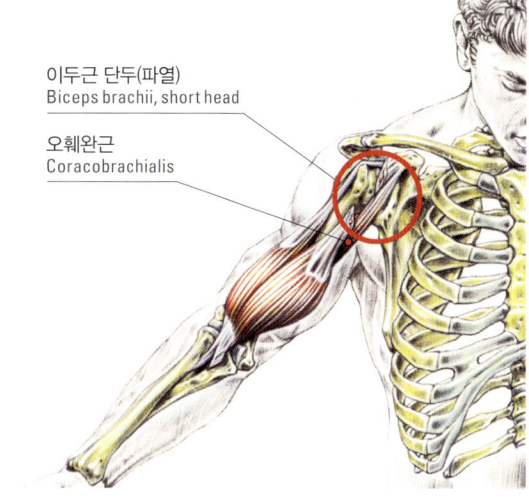

이두근 단두가 파열되면, 그 옆에 붙어 있는 오훼완근Coracobrachialis도 함께 손상될 가능성이 높다.

부상은 연쇄적으로 발생한다

어깨 안정화에 중요한 역할을 하는 이두근 장두건은 회전근개 손상과 함께 병변이 발생하는 경우가 많다[17-18]. 반대로 이두근 장두건이 손상되면 회전근개의 퇴행성 변화가 동반되는 경우도 많다(10장 참고). 즉, 이두근 장두건 통증은 어깨 전체로 확산될 수 있으며, 반대로 어깨 불안정성이 장두건의 부상으로 이어질 수도 있다.

3. 상완이두근 단두 상부(단두건) 파열

과거에는 보기 힘들었지만, 최근 전통적인 운동 방식이 다시 유행하면서 점점 더 많이 발생하는 부상이다. 특히 다음과 같은 운동을 할 때는 단두건이 찢어지거나 완전히 파열될 수 있다.

– 손을 회외한 상태로 실시하는 풀업Pull up(언더그립)

– 중량을 사용하는 업라이트 로우Upright Row

– 역도의 인상 동작Snatch pull phase

– 아틀라스 스톤 리프트Atlas stone lift(스트롱맨 경기 종목)

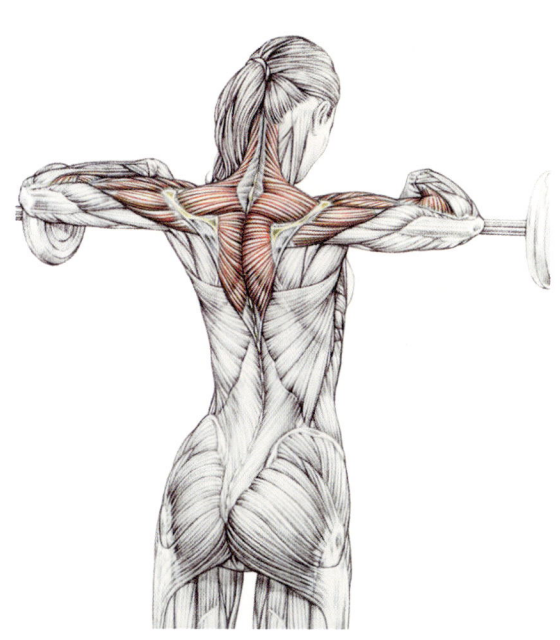

업라이트 로우 동작에서 팔을 들어올릴 때, 팔꿈치를 바깥으로 많이 벌릴수록 상완이두근 단두 상부(단두건)가 심하게 신장된다. 이와 같은 과도한 신장은 결국 부분 또는 완전 파열을 유발할 수 있다.

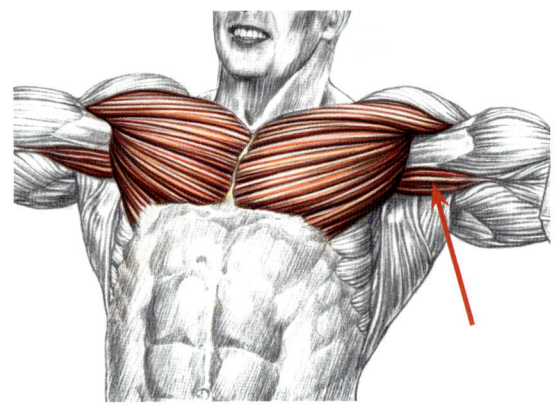

오훼완근이 뻣뻣한 사람은 준비 운동으로 체스트 플라이(펙덱 플라이)를 저중량 고반복으로 수행하는 것을 권장한다. 첫 번째 세트에서는 가동 범위를 줄이고, 세트 후반부로 갈수록 점차 더 깊게 내리는 것이 좋다. 물론, 가동 범위를 너무 과도하게 늘리면 오훼완근이 손상될 위험이 있으므로 자신의 유연성과 어깨 안정성을 고려해 적절한 가동 범위로 실시해야 한다.

오훼완근의 역할과 부상 위험

오훼완근은 견갑골에 부착되어 있어, 어깨를 안정화하는 기능을 한다. 오훼완근은 팔을 몸에서 멀리 뻗으면 신장되고, 팔을 몸통 쪽으로 끌어당기면 수축되어 가슴과 등 운동의 여러 동작에 관여한다. 하지만 전완을 상완 쪽으로 당기는 동작(팔꿈치 굴곡)에는 직접적으로 관여하지 않는다.

이두근 단두가 찢어지면 오훼완근도 함께 손상될 가능성이 크다. 또한, 가슴 운동을 할 때 무리하게 깊이 내려가면 대흉근과 오훼완근의 힘줄이 동시에 파열될 수 있다. 일부 사람들은 부상을 입기 전에 가슴 운동이나 등 운동 중 해당 근육의 통증을 느끼기도 하는데, 이는 보통 오훼완근이 짧아서 지나치게 뻣뻣하기 때문이다(이보다 빈도는 적지만 근섬유가 과하게 발달해서 통증이 느껴지는 경우도 있다)[19].

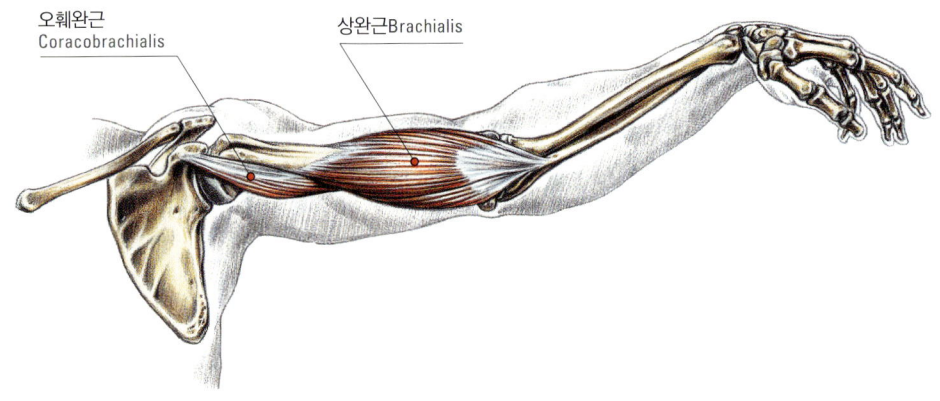

오훼완근
Coracobrachialis

상완근Brachialis

상완근과 오훼완근은 겉으로 잘 보이지 않는 근육 중 하나다.

오훼완근이 과도하게 뻣뻣하면 가슴이나 등 운동을 할 때 가동 범위가 제한되어 운동 중에 충분히 깊이 내려가지 못할 수 있다. 이를 해결하기 위해 다음과 같은 관리 방법을 권장한다.

운동 전, 오훼완근을 충분히 웜업한다.

운동 후, 스트레칭을 통해 유연성을 향상시킨다.

아침 또는 저녁에 근육을 마사지하여 긴장을 완화한다. 단, 오훼완근은 신경 및 혈관과 가까운 위치에 있기 때문에 진동 마사지건이나 기타 근막 이완 기구를 사용할 때 매우 신중해야 한다.

오훼완근이 찢어지면 눈에 띄는 변형은 없지만, 상당한 통증이 유발될 수 있다. 이는 이 근육을 관통하는 근피신경(근육피부신경) 때문이다. 오훼완근이 찢어질 때 근피신경까지 손상될 경우, 팔 굴곡력(팔을 구부리는 힘)이 감소하고, 전완에 지속적인 자극감 또는 불쾌한 감각 이상이 발생할 수 있다. 더 큰 문제는 오훼완근을 단련하는 것만으로도 신경이 지속적으로 자극받을 수 있다는 점이다. 이 경우, 오훼완근을 과도하게 신장시키는 동작을 피하고 신경을 자극하지 않는 수준의 운동만 수행해야 한다.

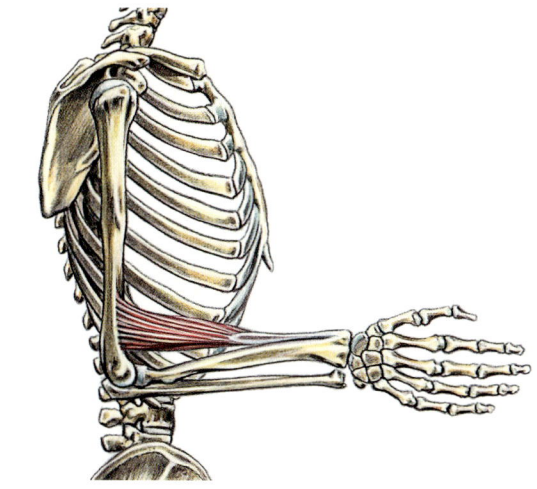

점점 더 많은 운동선수들이 상완요골근을 집중적으로 단련하고 있다.

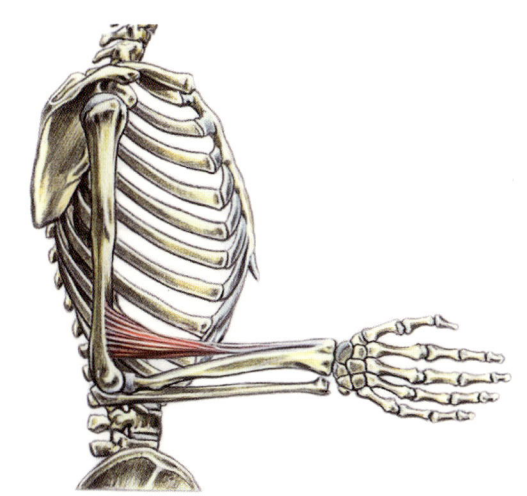

최근 들어, 보디빌딩 챔피언들 사이에서 상완요골근 위축 현상이 증가하고 있다.

상완요골근 파열의 증가

상완요골근 파열은 점점 더 흔해지는 부상이다. 손을 회외한 상태에서 팔을 펴면 이두근건이 팔꿈치에서 가장 취약한 상태에 놓이게 된다. 반면, 손을 회내하거나 중립 상태로 팔을 펴면, 이두근 힘줄에 가해지는 부담이 훨씬 줄어든다. 하지만 이두근이 안전한 위치에 놓이는 순간, 그 부담은 상완요골근으로 전가될 수 있다[20-21]. 상완요골근이 지속적인 부담을 받으면 건염이 발생할 수 있으며, 이는 힘줄 파열로 이어질 수 있다.

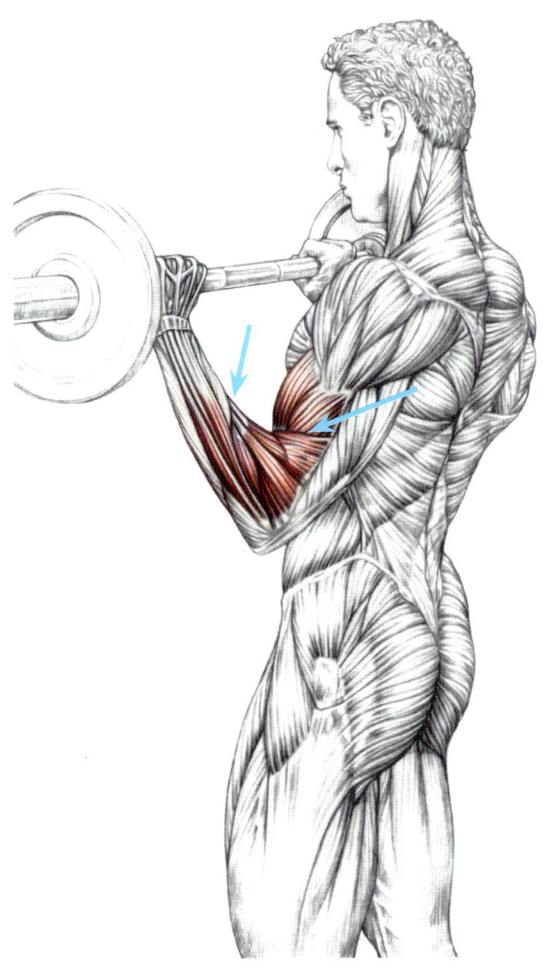

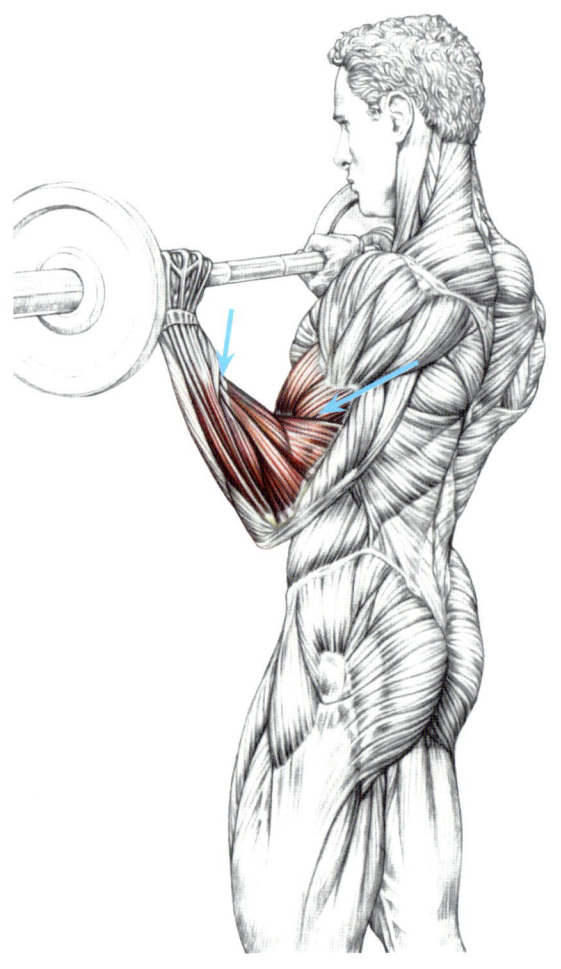

상완요골근이 짧은 경우, 손에서 멀리 떨어진 위치에 부착되고 이두근 상부까지 높이 올라가지 않는다.

상완요골근이 긴 경우, 손과 더 가까운 위치에 부착되고 이두근 상부까지 높이 올라간다.

상완요골근이 짧거나 약한 경우에는 손 위치와 관계없이 등을 당기는 모든 운동(랫 풀 다운, 로잉 등), 모든 형태의 바이셉스 컬, 무거운 중량을 사용하는 데드리프트(바벨, 타이어, 기타 도구 사용 포함) 등과 같은 운동을 할 때 팔을 완전히 펴지 않는 것이 안전하다. 상완요골근이 건염 또는 파열로 인해 약해지면, 이두근을 보호하는 역할을 제대로 수행하지 못하게 되고 결과적으로, 이두근 파열 위험이 증가할 수 있다.

신경 자극 감소

상완요골근이 파열되지 않고 특정 부위에서 위축이 일어났다면, 경추 신경 문제로 인해 신경 자극이 감소했기 때문일 수 있다(9장 참고). 이두근 역시 C5, C6, C7 신경이 지배하는 근육이므로, 경추 문제로 인해 신경 자극이 줄어들면 근력이 약화될 수 있다. 또한, 신경이 이두근에 도달하기 전에 압박(포착Entrapment)되기도 한다(9장 참고).

상완근의 통증과 파열

상완근 파열 사례도 의학 문헌에 많이 보고되어 있다[22]. 바이셉스 컬을 수행하는 동안에도 상완근이 손상될 수 있으며, 심할 경우 완전 파열될 수 있다[23]. 완전 파열은 매우 드물지만, 상완근을 지속적으로 과도하게 신장하면 이로 인해 건염이 발생하고 이후에는 파열되어 통증이 유발될 수 있다. 또한, 상완근을 감싸고 있는 근막도 자극을 받아 촉진 시 통증이 발생할 수 있다. 바이셉스 컬이나 등 운동 중 팔을 완전히 펴지 않으면 상완근을 보호할 수 있다.

관절와순 손상

관절와순은 어깨 관절 내부에 있는 연골성 구조로, 관절의 안정성을 높이는 역할을 한다. 관절와순은 관절와(접시오목)의 깊이를 약 50% 증가시켜, 상완골두가 더 안정적으로 자리 잡도록 돕는다. 이로 인해 흡착 효과가 발생하여 어깨의 전체적인 안정성이 강화된다. 고관절에도 이와 비슷한 역할을 하는 구조가 존재하는데, 두 부위 모두 유사한 병변이 발생할 수 있다. 근력 운동에서는 어깨 관절와순을 고관절만큼 강하게 손상시키기는 힘들지만, 자극의 빈도수는 더 많은 경향이 있다.

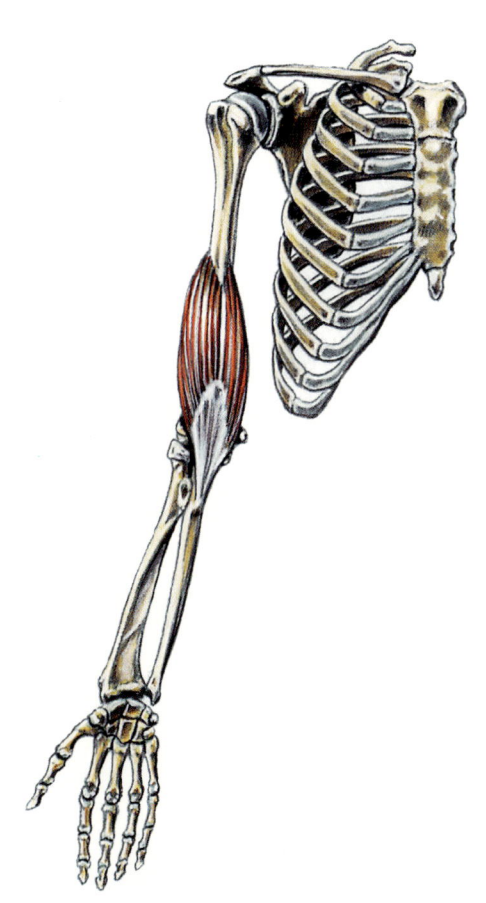

상완근은 파열보다 통증에 더 취약하다.

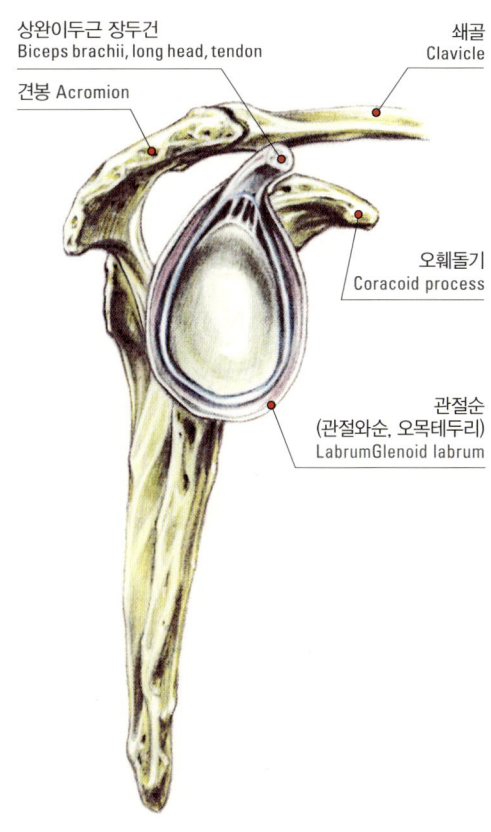

상완이두근 장두건
Biceps brachii, long head, tendon

견봉 Acromion

쇄골
Clavicle

오훼돌기
Coracoid process

관절순
(관절와순, 오목테두리)
LabrumGlenoid labrum

관절와순은 마치 배관의 고무 패킹처럼, 두 개의 '관'을 단단히 결합하여 안정성을 유지하는 역할을 한다. 하지만 고무 패킹이 마모되듯이 관절와순 역시 손상될 수 있다. 관절와순이 손상되면 상완골두가 관절와(접시오목) 안에서 흔들리게 되며, 어깨가 불안정해지고 이로 인해 통증이 발생할 수 있다.

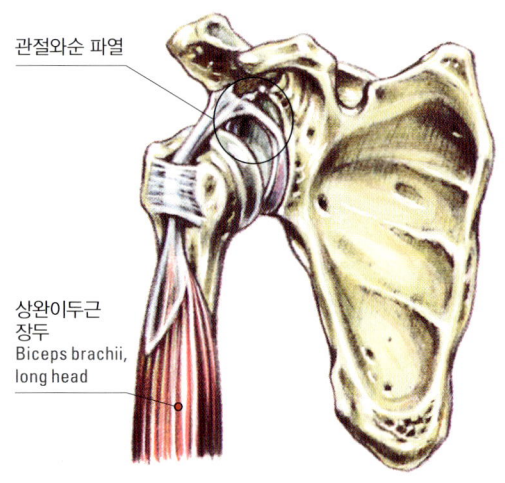

관절와순 파열

상완이두근
장두
Biceps brachii,
long head

상완이두근 장두건 상부의 절반은 관절와순에 부착되어 있다.

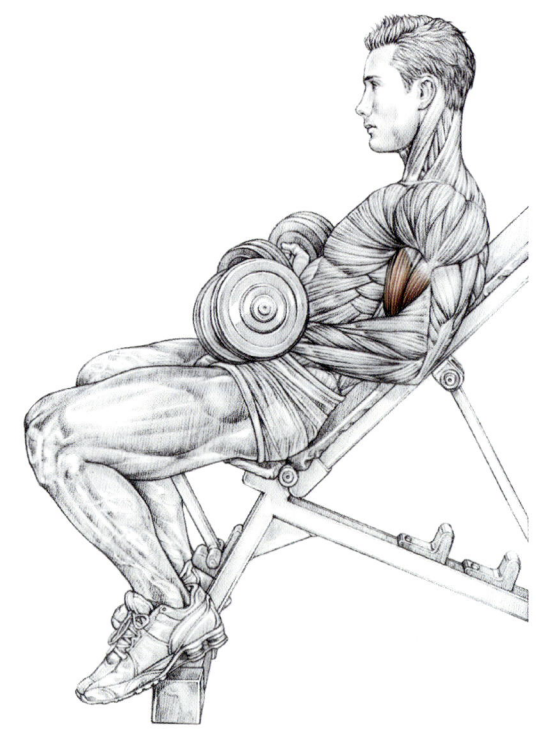

인클라인 벤치 컬을 할 때 팔을 끝까지 뻗으면 이두근 장두건이 늘어나 관절와순 상부에 상당한 부담이 가해진다.

관절와순 병변

접촉 스포츠에서는 충격으로 인해 어깨가 탈구되거나 상완골두가 관절와에 강하게 부딪혀 관절와순(오목테두리)이 손상될 위험이 있다. 근력 운동에서는 이와 다른 원인으로 관절와순 손상이 발생하지만, 과거에 외상(가령 킥보드, 자전거, 오토바이 사고로 인한 측면 낙상 등)을 경험한 적이 있다면 악화될 수 있다. 근력 운동에서 발생하는 관절와순 손상은 주로 4가지 원인으로 인해 발생한다.

1. 이두근 장두건에 의한 열상

이두근 장두건이 늘어나거나 파열되면, 이 힘줄이 일부 관절와순 조직을 함께 끌어당겨 손상을 유발할 수 있다[24]. 특히 다음과 같은 운동을 할 때 이두근 장두건에 의해 관절와순이 손상될 수 있다.

- **인클라인 벤치 컬**: 팔꿈치를 몸 뒤쪽으로 깊이 보내면, 장두건이 심하게 신장되면서 이 힘이 관절와순까지 전달될 수 있다.
- **데드리프트 혹은 클린**: 무거운 바벨이 팔을 아래로 강하게 당기면서 이두근을 통해 관절와순에 힘이 가해질 수 있다.
- **딥스**: 어깨가 위쪽으로 당겨지면서 이두근 장두건이 이두근구에 강하게 눌려 관절와순을 늘리고 손상을 유발할 수 있다.

2. 인대와 삼두근 장력으로 인한 변형

관절와순의 일부는 어깨 인대와 연결되어 있으며, 이 인대가 긴장하면 그 힘이 관절와순으로 전달된다. 랫풀 다운과 같은 운동을 할 때, 팔을 완전히 편 상태에서 반동을 이용해 당기면 어깨 인대와 삼두근 장두가 강한 충격을 흡수하게 된다. 이 두 조직은 원래 탄성이 낮아 반복적으로 충격이 누적되면, 인대가 찢어지고 관절와순이 손상될 수 있다.

3. 무게 압박으로 인한 손상

무거운 중량을 들고 팔을 반복적으로 움직이면 관절와순을 지속적으로 압박하여 마모를 유발할 수 있다. 가슴 운동(벤치 프레스 등)의 경우, 바벨이 상완골을 후방으로 밀어내면서 관절와순에 강한 압력이 가해진다. 특히 협소한 벤치에서 좁은 그립으로 벤치 프레스를 수행하면 관절와순이 강하게 눌릴 위험이 크다. 반대로 넓은 벤치나 플로어 프레스를 활용하면 어깨의 안정성이 높아지고 관절와순에 가해지는 부담이 줄어든다. 예상치 못한 요인으로도 관절와순이 압박될 수 있다. 1장에서 살펴보았듯이 체중이 많이 나가는 사람이 옆으로 누워 자는 경우, 한쪽 어깨의 관절와순이 지속적으로 압박될 수 있으며, 이는 장기적으로 손상을 일으킬 수 있다. 이런 사람은 어깨와 몸통 사이에 베개를 끼우면 압박을 완화하는 데 도움이 된다.

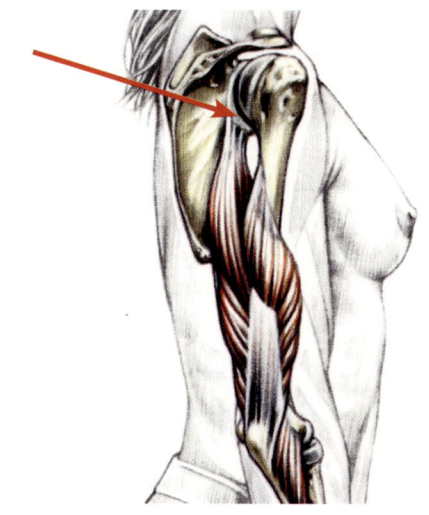

삼두건 장두건은 후방 인대낭에 얽혀 있으며, 관절와순에 직접적 또는 간접적으로 부착된다[25].

4. 어깨 병변에 의한 손상

회전근개 병변이 있는 경우에는 어깨 관절이 중심에서 벗어날 수 있다. 관절와순은 관절와에 밀착된 섬유연골성 조직이기 때문에, 어깨 관절의 위치 변화에 적응할 수 없다. 이로 인해 관절와순을 압박하는 힘이 고르게 분산되지 못하고, 특정 부위에 집중되어 과도한 마모가 발생하게 된다. 또한, 흡착 효과가 약화되어 어깨의 안정성이 더욱 저하된다.

반대로 관절와순 손상이 어깨 문제를 유발할 수도 있다. 관절와순이 손상되면 어깨의 안정성이 감소하면서 견봉하 공간이 좁아질 수 있다(10장 참고). 이렇게 되면, 회전근개와 이두근 장두건의 병변이 악화되는 악순환이 발생한다. 이러한 2가지 병리적 과정은 한 번 시작되면 대체로 회복이 어려운 상태까지 발전할 위험이 있다.

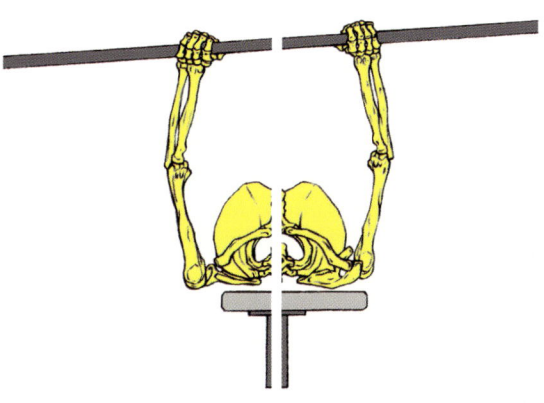

벤치 프레스에서 하강 동작을 과도하게 하면 상완골이 후방으로 밀리면서 인대가 늘어나고 관절와순에 강한 압력이 가해진다[26]. 벤치가 좁을수록(왼쪽 그림), 이러한 압박은 더욱 강해진다. 반면, 넓은 벤치(오른쪽 그림) 또는 플로어 프레스를 활용하면, 어깨 안정성이 증가하여 관절순에 가해지는 부담도 줄어든다.

근력 운동에서 관절와순 손상을 유발하는 4가지 원인은 복합적으로 작용한다. 섬유연골 조직으로 이루어진 관절와순은 재생력이 매우 낮아 찢어지거나 분리될 경우 자연적으로 회복되지 않는다. 관절와순이 손상되면, 어깨 관절이 느슨해지고 불안정해지면서 불편함과 통증이 점점 증가하게 된다.

관절와순이 손상되면, 최선의 해결책은 수술을 통해 다시 부착하는 것이다. 하지만 손상이 심할 경우에는 회복이 거의 불가능할 수도 있다. 관절와순에는 신경이 거의 분포되어 있지 않기 때문에 건강한 상태에서는 통증을 느끼지 않는다. 그러나 손상이 발생하면, 관절와순 주변에 신경 분포가 3~4배 증가하여 새로운 신경망이 형성되고, 이로 인해 점점 더 심한 통증을 느끼게 된다[27].

관절와순 파열을 예방하는 법

관절와순 손상을 방지하려면 다음 사항을 실천하는 것이 중요하다.

– 운동 전 어깨를 충분히 웜업한다.

– 회전근개 근육을 강화하여 상완골이 관절와에 단단히 고정되도록 한다.

– 이두근, 삼두근, 삼각근의 과도한 신장을 피한다. 특히 팔을 편 상태에서 반동을 이용해 당기는 동작은 관절와순에 강한 충격을 줄 수 있다. 당장 반복 횟수를 늘릴 수는 있어도 결국 관절에 부담이 쌓이게 된다.

– 가슴과 어깨 프레스 운동을 할 때 무거운 중량을 지나치게 무리해서 다루지 않는다.

– 벤치 프레스 운동을 할 때 어깨를 충분히 지지할 수 있는 넓은 벤치를 사용한다.

– 연골 보호 영양제(콜라겐, 글루코사민 등)를 꾸준히 섭취한다.

1. Kapicioglu M. The Role of Deadlifts in Distal Biceps Brachii Tendon Ruptures. Orthop J Sports Med 2021 9.

2. Lappen S. Distal Biceps Tendon Ruptures Occur With the Almost Extended Elbow and Supinated Forearm. BMC Musc Dis 2022 23:599.

3. Hilgersom NFJ. Greater Radial Tuberosity Size Is Associated With Distal Biceps Tendon Rupture. Knee Surg Sports Traum Arthr 2021 29:4075.

4. Seiler JG. The Distal Biceps Tendon. J Shoulder Elbow Surg 1995 4:149.

5. Lalehzarian SP. Management of Proximal Biceps Tendon Pathology. World J Orthop 2022 13:36.

6. Schreiner JK. Changes in Ultrasound Imaging of Joints, Entheses, Bursae and Tendons 24 and 48 H After Adjusted Weight-training. Ther Adv Musc Dis 2022 14.

7. Cyrus Rezvanifar S. The Long Head of the Biceps Tendon Undergoes Multiaxial Deformation During Shoulder Motion. J Biomech 2023.

8. Izumi M. Expression of Substance Pand Nerve Growth Factor in Degenerative Long Head of Biceps Tendon in Patients With Painful Rotator Cuff Tear. J Pain Res 2021 14:2481.

9. Varacallo M. Biceps Tendon Dislocation and Instability. Stat Pearls Pub 2022.

10. Bottegoni C. Fibrocartilaginous Metaplasia Identified in the Long Head of the Biceps Brachii. J Shoulder Elbow Surg 2018 27:1221.

11. Benjamin M. Fibrocartilage in Tendons and Ligaments. J Anat 1998 193:481.

12. Wren TA. Mechanobiology of Tendon Adaptation to Compressive Loading through Fibrocartilaginous Metaplasia. J Rehabil Res Dev 2000 37:135.

13. Grodzinsky AJ. Electromechanical and Physicochemical Properties of Connective Tissue. Crit Rev Biomed Eng 1983 9:133.

14. Attia M. Greater Glycosaminoglycan Content in Human Patellar Tendon Biopsies Is Associated With More Pain and a Lower VISA Score. Brit J Sports Med 2014 48:469.

15. Yoo JC. The Influence of Bicipital Groove Morphology on the Stability of the Long Head of the Biceps Tendon. J Orthop Surg 2017 25.

16. Ulucakoy C. The Effect of Bicipital Groove Morphology on the Stability of the Biceps Long Head Tendon. Arch Orthop Traum Surg 2021 141:1325.

17. Candela V. Shoulder Long Head Biceps Tendon Pathology Is Associated With Increasing Rotator Cuff Tear Size. Arthro Sports Med Rehab 2021 3:e1517.

18. Carvalho CD. Supraspinatus Muscle Tendon Lesion and Its Relationship With Long Head of the Biceps Lesion. Rev Bras Ortop 2020 55:329.

19. Vrzgula M. Anatomical Study of the Ventral Upper Arm Muscles With a Case Report of the Accessory Coracobrachialis Muscle. Medicina 2023 59:1445.

20. Armstrong D. Closed Rupture of Brachioradialis During Exercise. J Hand Surg Eur 2011 36:704.

21. Khan IA. Complete Closed Brachioradialis Tendon Rupture. Hand Surg 2015 20:141.

22. Willaume T. Biceps, Brachialis, and Triceps. Sem Musc Rad 2021 25:566.

23. Curry EJ. Brachialis Muscle Tendon Rupture of the Distal Ulnar Attachment in a Competitive Weight Lifter. Ortho 2019 42.

24. Cope MR. Biceps Rupture in Bodybuilders. J Shoulder Elbow Surg 2004 13:580.

25. Nasu H. An Anatomic Study on the Origin of the Long Head of the Triceps Brachii. JSES Open Access 2019 3:5.

26. Bonaspetti G. Body Builder's Shoulder. Case Rep Ortho 2022.

27. Beretov J. Glenoid Labral Tears Are Associated With Increased Neurofilament Innervation? J Sci Med Sport 2021 24:S8.

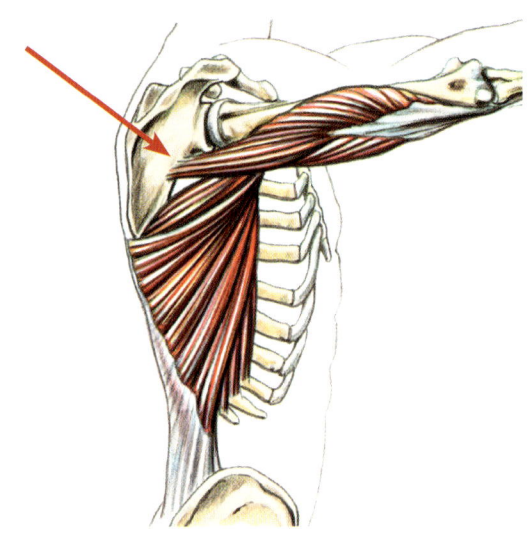

삼두근 장두는 견갑골에 부착되어 있어. 등 운동과 어깨 후면 운동을 할 때 지속적으로 사용된다.

삼두근에 영향을 미치는 주요 질환은 크게 2가지로 나뉜다. 하나는 근육 파열로 발전할 수 있는 건염이고, 다른 하나는 흔히 나타나는 팔꿈치 통증이다. 삼두근 장두건이 파열되면 그 기시부인 관절와에서 작은 뼛조각이나 관절와순 일부가 떨어져 나가는 경우도 있다(11장 참고).

다른 건파열과 마찬가지로 알려지지 않은 병변을 학계에 처음 보고하는 사례는 주로 근력 운동 종목 선수들인 경우가 많다[1]. 삼두근 부상은 이러한 경향이 특히 두드러지는 대표적인 예다.

삼두근 힘줄 파열

삼두근 파열은 일반적인 스포츠에서는 드물지만, 근력 운동에서는 흔히 발생하는 부상 유형이다(특히 파워리프팅, 보디빌딩 등과 같은 근력 종목에서 잘 나타난다). 삼두근 파열은 주로 5가지 유형으로 나타난다.

1. 삼두근 장두건 파열

이 부상은 자주 발생하지만, 다음 사항을 잘 지키면 충분히 예방할 수 있다.

- 등 운동, 어깨 후면 운동, 데드리프트를 하기 전에 반드시 삼두근을 웜업한다.
- 랫 풀 다운, 풀업 같은 당기는 운동을 할 때 팔을 완전히 펴지 않는다. 팔을 완전히 펴면 삼두근이 과도하게 신장되어 부상을 입을 수 있다.
- 풀오버와 파워 트라이셉스 운동으로 해당 부위를 단련한다.

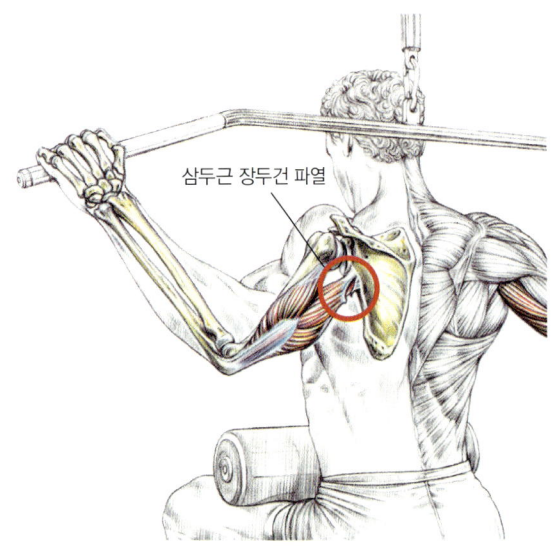

삼두근 장두건 파열

랫 풀 다운과 같이 당기는 운동을 할 때 팔을 완전히 펴면 삼두근 장두가 강하게 늘어난다. 만약 반동을 이용해 운동하면 힘줄에 미세 손상이 발생할 수 있고, 이것이 지속적으로 누적되면 결국 파열로 이어질 수 있다.

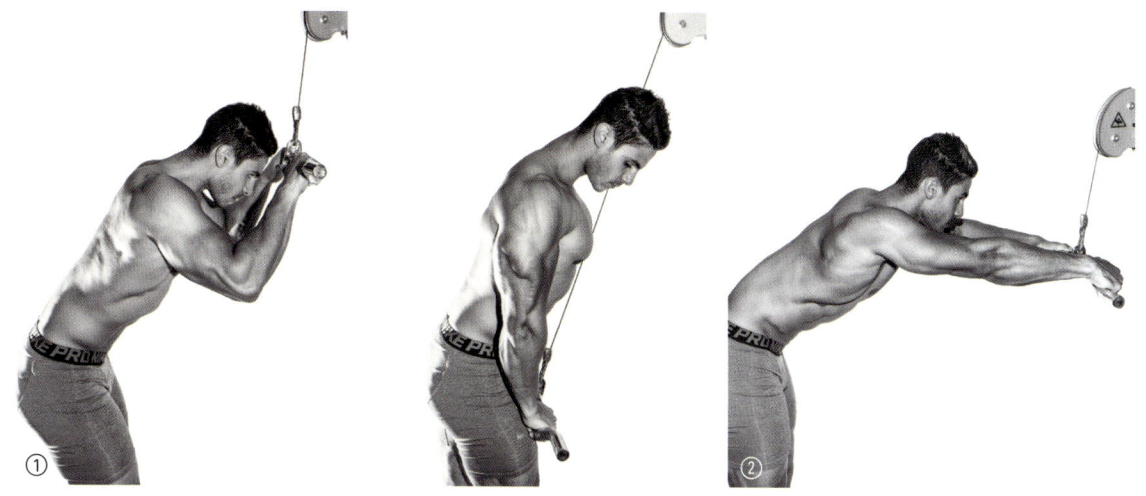

파워 트라이셉스①와 팔을 곧게 뻗는 풀오버② 운동은 삼두근이 견갑골에 부착되는 부위를 효과적으로 강화한다.

2. 힘줄판 파열

삼두근은 힘줄판에 붙는 부착력이 약해질 수 있다. 이러한 손상은 주로 삼두근 외측두에서 발생한다. 삼두근 외측두가 점진적으로 손상되면 수개월에 걸쳐 근육이 조금씩 수축하면서 팔꿈치에서 멀어지는 것처럼 보이는데, 이는 외측두 섬유가 서서히 마모되는 동안 운동을 지속하면 더욱 심해진다. 이러한 부상은 특히 오랜 기간 훈련한 보디빌더들에게서 흔하게 나타난다.

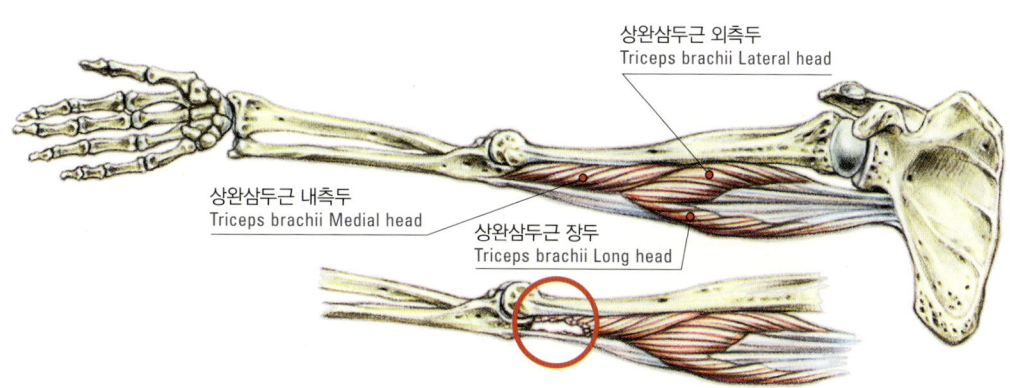

상완삼두근 외측두
Triceps brachii Lateral head

상완삼두근 내측두
Triceps brachii Medial head

상완삼두근 장두
Triceps brachii Long head

삼두근 힘줄판의 점진적 파열

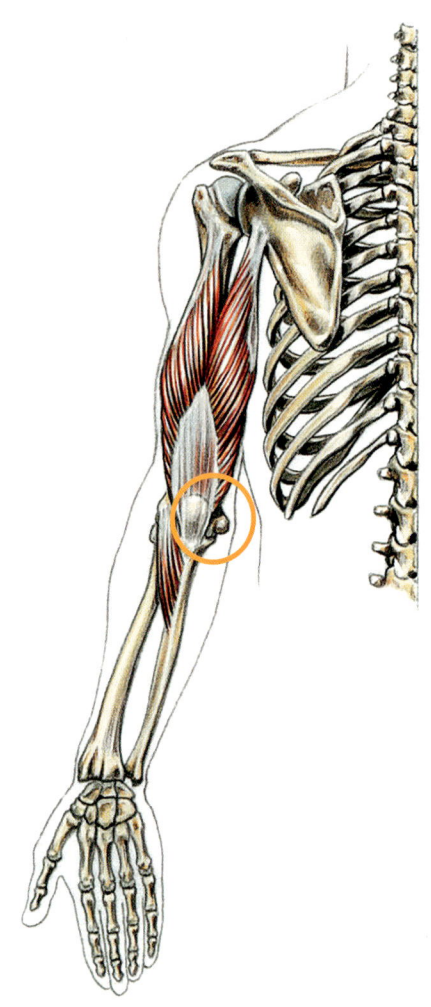

팔꿈치가 찢어질 가능성이 있는 부위

3. 팔꿈치 손상

삼두근은 팔꿈치 부착부에서도 파열될 수 있는데, 이 부위는 3개의 근육(장두, 외측두, 내측두)이 연결된 것처럼 보인다. 파열은 대부분 부분적으로 발생하고 자연 회복도 어느 정도 가능하지만, 외과적 수술 치료는 어렵다. 오히려 힘줄이 완전히 파열되는 경우가 수술로 치료하기 더 쉽다.

4. 삼두근 내측두 파열

삼두근 내측두에서 발생하는 파열은 일반적인 사람들에게는 드물지만, 근력 운동 종목 선수들에게는 흔히 관찰된다. 이는 내측두가 단순히 삼두근의 한 부분이 아니라, 하나의 독립적인 근육일 가능성을 시사한다. 최신 해부 기법을 활용한 연구에 따르면, 삼두근을 이루는 세 갈래의 근두는 하나의 공통된 건판으로 연결되어 있지 않으며, 내측두는 전완골에 독립적인 부착점이 있는 것으로 나타났다[2-3].

신체를 탐색하는 도구의 정밀도가 향상되면서 이른바 '하위 힘줄' 구조가 보다 명확하게 밝혀지는 중이다. 예를 들어 하퇴 삼두근에 해당하는 아킬레스건은 세 갈래의 반독립적인 하위 힘줄로 구성되어 있으며, 이들은 서로 엉켜 있으면서도 미세하게 미끄러지듯 움직인다[4]. 이러한 하위 힘줄 간의 움직임이 원활하지 않으면, 염증성 질환(건염 등)이 유발될 수 있으며, 근두간 힘의 불균형은 근육 파열 위험을 높이는 요인으로 작용한다.

삼두근 내측두가 특히 취약한 이유는 4가지다.

1. 내측두의 부착부가 상대적으로 약하다. 장두와 외측두는 강하게 융합되어 있지만, 내측두는 상대적으로 얇고 연결이 취약하여 파열될 위험이 크다.

2. 내측두를 직접적으로 강화하는 운동이 거의 없다. 대부분의 삼두근 운동은 장두와 외측두에 집중된다.

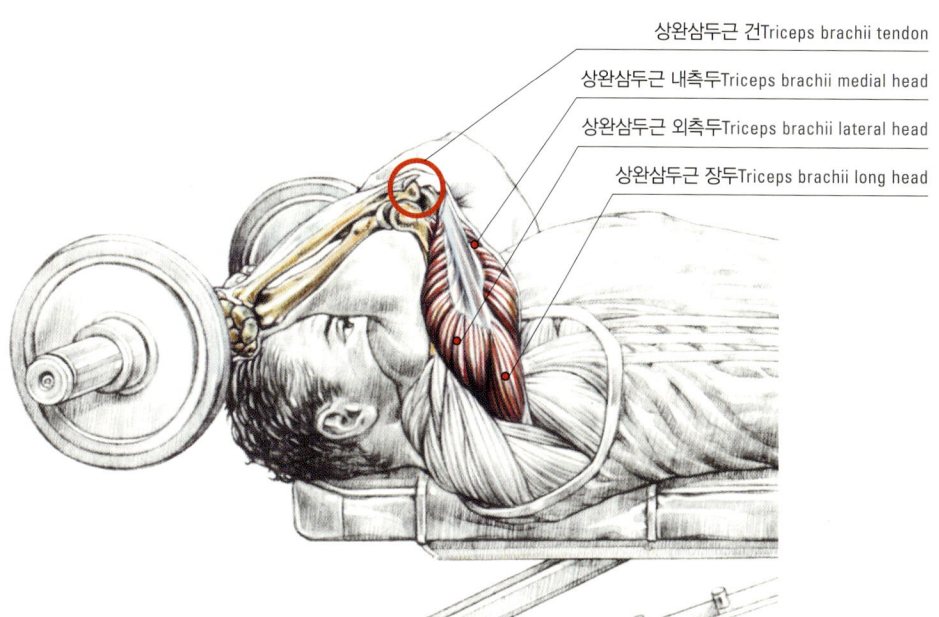

상완삼두근 건Triceps brachii tendon

상완삼두근 내측두Triceps brachii medial head

상완삼두근 외측두Triceps brachii lateral head

상완삼두근 장두Triceps brachii long head

근력 운동 중 삼두근 내측두의 부착부 단독 파열이 발생한다는 사실은 이 부위가 삼두근에서 가장 약한 부위임을 시사한다.

3. 3개의 근육 사이에 힘의 불균형이 발생한다. 장두 와 외측두가 상대적으로 더 강해 내측두가 과부하 를 받아 손상될 가능성이 높아진다.

4. 장두가 긴장되면 내측두도 긴장된다. 벤치 프레스 나 바벨을 이용하여 트라이셉스 익스텐션을 할 때 팔꿈치가 몸에서 멀어질수록 내측두는 더 많은 긴 장을 받게 된다. 이는 삼두근 각각의 하부 힘줄이 서로 완전히 독립적이지는 않기 때문이다.

이러한 4가지 요인이 근력 운동선수들 사이에서 내측 두 파열이 흔한 이유를 설명한다.

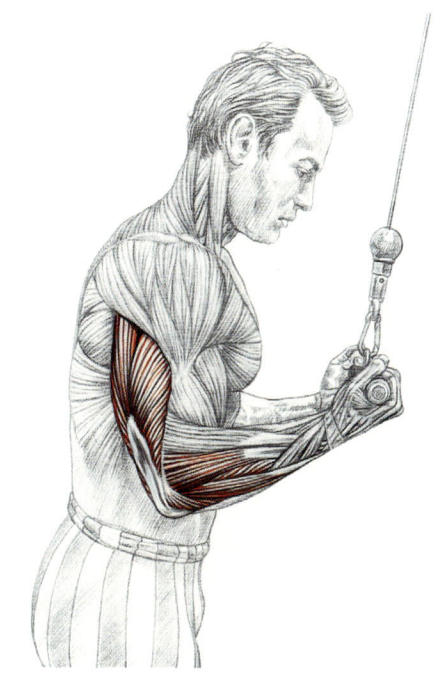

삼두근 장두, 외측두, 내측두를 균형 있게 단련하는 것이 중요하다. 자세 가 불편하고 평소보다 힘이 덜 발휘되어도, 손을 회외한 상태에서 수행 하는 트라이셉스 익스텐션 운동을 포함시키는 것이 도움이 된다.

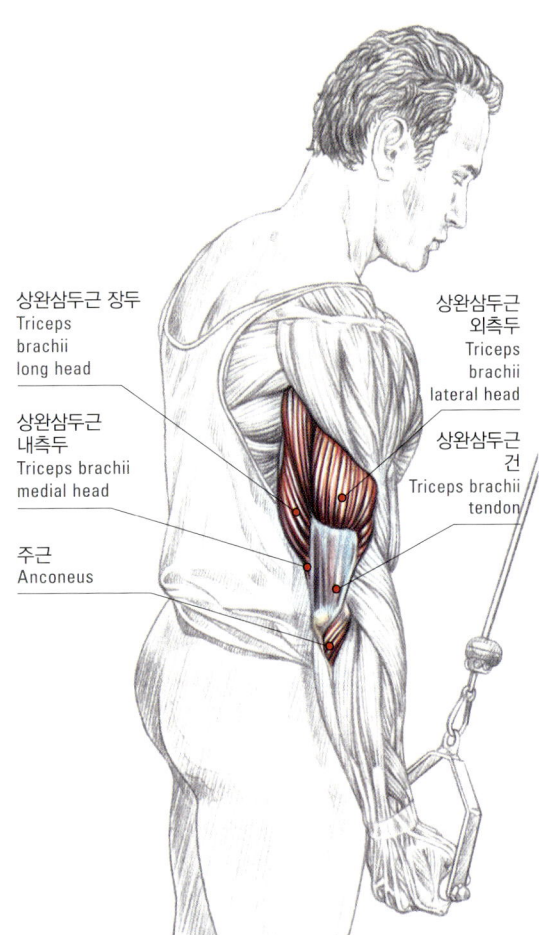

상완삼두근 장두
Triceps
brachii
long head

상완삼두근
내측두
Triceps brachii
medial head

주근
Anconeus

상완삼두근
외측두
Triceps
brachii
lateral head

상완삼두근
건
Triceps brachii
tendon

손을 회외한 상태에서는 한쪽 팔로 운동하는 것이 양쪽 팔로 긴 직선바를 잡고 운동하는 것보다 팔꿈치가 덜 당겨진다.

5. 팔꿈치 완전 파열

팔꿈치 과신전(141p 그림 참고)은 삼두근의 근육 비대를 촉진할 수 있다. 팔을 더 넓은 범위로 움직일 수 있어 삼두근을 더 깊이 수축하고, 신장시킬 수 있기 때문이다. 또한 과신전이 있는 경우, 삼두근이 평균보다 긴 경향이 있다. 이러한 특징으로 인해 통증을 느끼지 않는 선에서 팔을 완전히 펴고, 삼두근을 최대한 수축할 수 있으며, 가슴과 어깨 운동 시 팔을 완전히 펴고 잠시 휴식을 취할 수도 있다.

하지만 과신전은 프레스 운동에서 부상 요소가 될 수도 있다. 무거운 중량을 다룰 때 팔을 완전히 편 상태로 잠그면(록아웃 포지션) 팔꿈치가 역방향으로 접힐 위험이 크다. 특히 역도 동작에서 이러한 사고가 빈번하게 발생한다. 비슷한 위험은 스쿼트나 레그 프레스를 할 때 무릎에서도 나타난다. 무거운 중량을 사용할 때, 다리를 완전히 편 상태로 무릎을 고정하면, 과신전된 무릎이 반대 방향으로 꺾이는 심각한 부상이 발생할 수 있다.

팔꿈치 건염

팔꿈치가 완전히 찢어지기 전에는 힘줄 통증으로 전조 증상이 나타나는데, 그것이 바로 건염이다. 모든 건염이 파열로 이어지는 것은 아니지만, 이는 분명 삼두근과 팔꿈치에 과부하가 걸렸다는 신호다. 이 상태가 지속되면 팔꿈치 관절과 삼두근이 견딜 수 있는 한계를 초과하게 되고, 최악의 경우 파열로 이어질 수 있다.

팔꿈치: 취약한 관절

삼두근과 팔꿈치는 인류가 사냥할 때 가벼운 물체를 폭발적인 힘으로 던지는 기능을 수행하도록 설계되었다. 반면, 이두근은 무거운 물체를 당기거나 신체를 끌어올릴 수 있게 강한 힘을 낼 수 있도록 발달했다. 삼두근은 이두근처럼 지속적이고 강한 저항을 견디도록 설계되지 않았다. 또한, 팔꿈치는 무거운 중량을 반복적으로 밀어 올리는 움직임에 취약하다. 따라서 반복적인 팔꿈치 신전 동작(트라이셉스 익스텐션, 프레스 운동 등)은 팔꿈치 관절의 조기 마모를 유발할 수 있다.

이러한 퇴행 과정은 다음과 같은 단계로 진행된다. 먼저 힘줄과 관절에서 염증이 발생한다. 염증이 지속되면, 팔꿈치 관절 연골이 거칠어지면서 마찰이 증가하고, 외상이 발생하여 힘줄이 손상된다. 예를 들어 팔꿈치에서 '뚝뚝' 소리가 나거나 지속적인 불편함이 발생하게 된다. 이러한 손상은 팔꿈치 주변 신경에도 영향을 미쳐 통증이나 감각 이상을 유발하기도 한다.

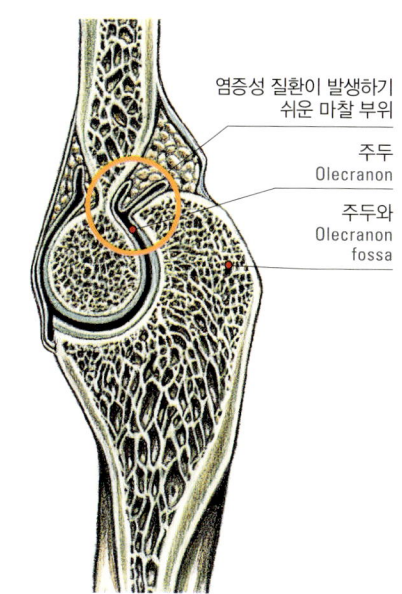

염증성 질환이 발생하기
쉬운 마찰 부위

주두
Olecranon

주두와
Olecranon
fossa

팔꿈치를 완전히 펴면 주두가 상완골의 주두와에 맞물린다. 이 맞물림 구조는 안정성을 제공하지만, 이것이 반복되면 연골이 점차 마모될 수 있다.

팔을 완전히 펴야 할까?

개인마다 팔꿈치를 신전할 수 있는 능력은 다르다. 어떤 사람들은 과신전이 있어서 팔꿈치를 완전히 펼 수 있는 반면, 어떤 사람들은 선천적으로 팔을 완전히 펼 수 없는 구조로 되어 있다. 팔꿈치 신전이 제한적인 경우에는 삼두근 운동이나 프레스 운동을 할 때 팔꿈치를 잠그지 말고, 지속적인 근육 긴장을 유지해야 한다. 그렇지 않으면 팔꿈치 후방에서 충돌이 발생할 위험이 있다.

주두Olecranon가 상완골의 주두와Olecranon fossa에 반복적으로 부딪히면, 통증과 퇴행성 관절 질환이 발생할 수 있다.

선천적으로 신전 범위가 제한된 사람들은 가동 범위를 크게 하기 위해 무리할 필요가 없다. 이 제한은 뼈 구조에서 기인하는 것이며, 연골 손상을 초래하지 않는 이상 변경할 수 없다. 따라서 중력에 의해 팔이 과도하게 늘어나는 것을 방지해야 한다. 즉, 랫 풀 다운,

로잉, 컬 같은 운동을 할 때 팔이 완전히 늘어나도록 두지 않는 것이 좋다. 또한 벤치 프레스, 숄더 프레스, 역도 동작을 할 때도 팔을 완전히 펴지 않는 것이 좋다. 무리하여 팔을 끝까지 펴면 결국 관절에 강한 부담을 주게 된다는 점을 잊지 말자.

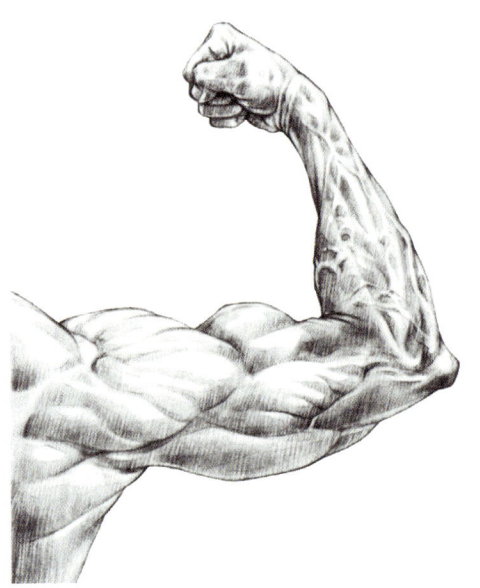

비정상적으로 발달된 주두

윤활낭염Hygroma 문제

윤활낭염은 흔히 "팔꿈치가 부풀어 오르는 현상"으로, 자주 압박을 받거나 운동할 때 통증이 발생한다. 특징적인 증상으로는 팔꿈치 부위에 부종이 발생하며, 삼두근 힘줄이 뼈 위에서 부드럽게 움직일 수 있도록 도와주는 윤활낭에 장액성 액체가 과도하게 축적된다. 정상적인 윤활낭은 평평한 형태이지만, 반복적인 미세 외상으로 인해 염증 반응이 발생하면 부어오를 수 있다. 즉, 윤활낭 부종은 과도한 마찰과 반복적인 충격으로 인해 발생하며, 이는 휴식 부족이 주요 원인이다.

주두
Olecranal

상완삼두근 장두
Triceps brachi, long head

상완삼두근 내측두
Triceps brachii, medial head

상완삼두근
외측두
Triceps
brachii
lateral head

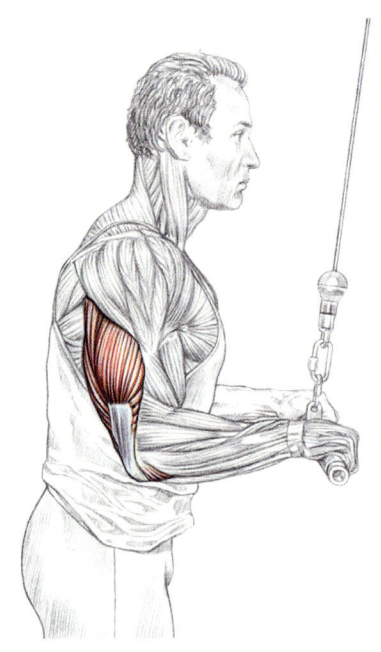

팔꿈치 윤활낭 부종이 나타날 경우에는 바벨, 덤벨, 프레스 머신과 같은 장비를 사용하는 운동을 피해 팔꿈치에 가해지는 충격을 최소화해야 한다.

대신 케이블 머신을 활용하자. 운동할 때는 좁은 가동 범위로, 최대한 많이 반복하여 삼두근을 자극하되 팔꿈치에 과도한 압박이 가지 않도록 한다.

팔꿈치 불안정성

팔꿈치 안정성은 여러 인대, 특히 척골측부인대(내측
측부인대)에 의해 유지된다. 삼두근은 척골에 부착되
어 있으며, 척골과 상완골 사이에서 팔꿈치 안정성을
유지하는 역할을 한다. 하지만 삼두근은 요골에는 직
접적으로 작용하지 않기 때문에 요골이 상대적으로
'떠 있는' 상태가 될 수 있으며, 이로 인해 팔꿈치 관절
이 느슨하거나 불안정해질 수 있다.

요골을 안정화하는 역할은 손의 내전근과 외전근, 그
리고 원회내근Pronator teres이 수행한다[5]. 따라서 팔꿈
치의 안정성을 유지하려면 삼두근뿐만 아니라, 손목
과 전완 근육도 강화하는 것이 중요하다.

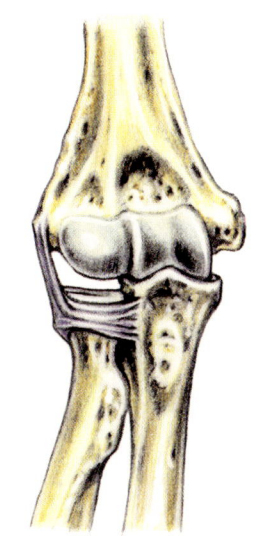

상완(위팔)과 전완(아래팔)은 상대적으로 약한 인대로 연결되어 있어 격
렬한 스포츠 활동 중 손상될 위험이 크다.

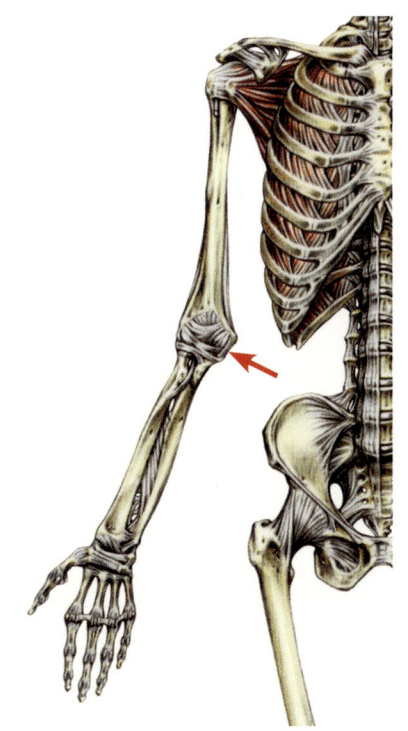

척골측부인대 Ulnar collateral ligament

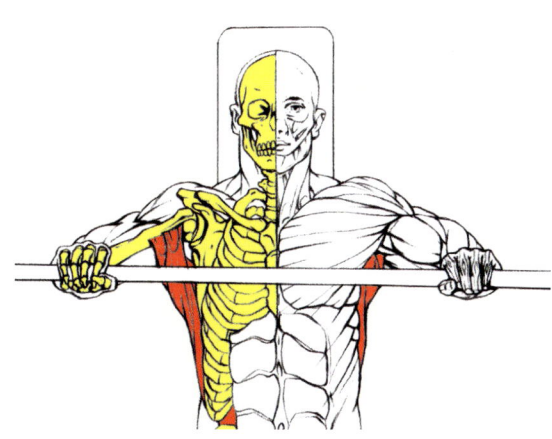

팔꿈치 불안정성의 또 다른 유형으로 프레스 운동 시 팔꿈치가 흔들리는
현상이 있다. 이러한 불안정성은 주로 광배근 근력 부족과도 관련이 있
다. 등 근육이 약하면 어깨가 불안정해지고 팔꿈치까지 그 영향이 연쇄
적으로 미치게 된다. 결국 프레스 동작 중 삼두근이 불균형한 힘을 받게
되어 부상 위험이 커진다.

척골 신경은 팔꿈치 아래쪽을 지나며, 정상적으로는 고랑 내에서 척골 신경초를 따라 움직인다. 하지만 반복적인 팔꿈치 신전(트라이셉스 익스텐션 등) 동작을 하거나 윤활낭염이 있는 경우에는 신경의 원활한 주행이 방해될 수 있다. 이러한 증상이 나타난다면, 팔꿈치에 부담이 적은 운동으로 변경하는 것이 좋다. 신경과 관련된 또 다른 삼두근 문제로는 딥스 동작 중 손가락 저림 증상이 있다. 이에 대한 해결 방법은 14장(194p)에서 설명하겠다.

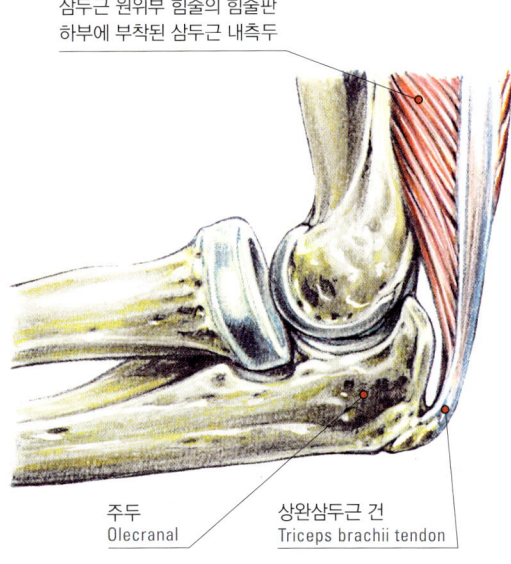

삼두근 원위부 힘줄의 힘줄판 하부에 부착된 삼두근 내측두

주두
Olecranal

상완삼두근 건
Triceps brachii tendon

삼두근 내측두는 삼두근 원위부 힘줄의 힘줄판 하부에 부착된다. 주두가 넓을수록 힘줄판이 넓게 자리 잡을 수 있어 내구성이 더 강하다. 반대로 주두가 좁고 가느다란 경우에는 힘줄판이 부착될 공간이 적어 얇고, 물리적으로 취약할 가능성이 크다.

해부학적 차이가 삼두근 질환에 미치는 영향

삼두근과 팔꿈치 힘줄 병변의 위험성을 예측하는 데 도움이 되는 골격 차이는 2가지가 있다.

1. 전완(아래팔) 길이

척골의 길이는 삼두근 부상 여부를 결정하는 중요한 요인이다. 전완이 길수록 프레스 운동을 할 때 바벨을 더 깊이 내릴 수밖에 없으며, 삼두근과 팔꿈치가 더 강한 신장과 하중을 견뎌야 한다. 즉, 전완이 길면 가동 범위가 커져 같은 중량을 다루더라도 상대적으로 큰 부담을 느끼게 된다. 반면, 전완이 짧은 사람은 같은 중량을 들 때 더 유리한 지렛대 효과를 가질 수 있다.

2. 뼈대의 크기

삼두근 힘줄이 팔꿈치에 부착되는 부위의 넓이도 삼두근 부상에 영향을 준다. 굵은 뼈를 가졌을 경우에는 힘줄이 더 넓은 부위에 부착되고 상대적으로 안정적이며 강한 내구력을 가진다. 가느다란 뼈를 가졌을 경우에는 팔꿈치 관절이 더 유연한 경향이 있으며, 이로 인해 과신전 위험이 커진다. 관절이 너무 유연하면 힘줄과 인대 또한 과도하게 늘어나 위험할 수 있다. 하지만 골격이 크다고 해서 부상에서 완전히 벗어날 수 있는 것은 아니다. 더 무거운 무게를 들 수 있는 만큼, 부상 위험도 증가한다. 안정적인 뼈 구조는 부상 위험을 낮출 뿐, 완전히 없어지는 못한다.

전완이 길고, 팔꿈치 관절이 유연하거나 힘줄 부착 부위가 좁은 경우에는 다음과 같은 사항을 명심하자.

– 삼두근 운동을 할 때 가동 범위를 조절하여 주두와 힘줄이 강하게 부딪히는 것을 방지한다.

– 바벨 또는 덤벨을 이용한 트라이셉스 익스텐션은

삼두근 힘줄과 팔꿈치에 지나친 부담을 줄 수 있다.

- 점프 푸시업은 팔꿈치 관절과 힘줄에 과도한 충격을 주기 때문에 특히 위험하다.

- 좁은 그립 벤치 프레스는 삼두근 단련에 효과적인 대체 운동이다. 프리웨이트 운동이지만, 삼두근을 덜 신장시키면서도 강한 자극을 제공할 수 있다. 또한, 팔꿈치를 몸통과 가까이 유지하는 동작이므로, 삼두근 장두의 과신장을 방지하여 내측두의 손상 위험을 줄여준다.

- 프리웨이트 운동을 줄이고 관절과 힘줄에 더 부드러운 자극을 제공하는 케이블 머신을 활용한다.

12 참고문헌

1. Athwal GS. Isolated Avulsion of the Medial Head of the Triceps Tendon. Arthr 2009 25:983.

2. Barco R. The Distal Triceps Tendon Insertional Anatomy-implications for Surgery. JSES Open Acc 2017 1:98.

3. Walker CM. Distal Triceps Tendon Injuries. Clin Sports Med 2020 39:673.

4. Handsfield GG. Achilles Subtendon Structure and Behavior as Evidenced from Tendon Imaging and Computational Modeling. Front Sports Act Living 2020.

5. Saito A. Elasticity of the Flexor Carpi Ulnaris Muscle After an Increased Number of Pitches Correlates With Increased Medial Elbow Joint Space Suppression. JSCR 2021 35:2564.

전완, 손목, 손의 병적 이상

전완과 손의 움직임은 수많은 근육과 관절이 협력하여 이루어진다. 전완에는 약 20개의 주근육, 손에는 보다 작고 섬세한 30여 개의 근육이 분포한다. 여기에 연결된 힘줄 수는 이보다 2배 이상 많으며, 모두 각각 1개 또는 2개의 관절 연골을 지닌 29개의 뼈에 부착되어 있다. 이처럼 복잡한 구조가 일상에서 끊임없이 사용되기 때문에, 부상 가능성 또한 매우 다양하게 존재한다.

특히 근력 운동을 할 때는 전완과 손에 손상이 매우 잘 발생한다. 다만, 이러한 손상은 요통처럼 심각한 건강 문제로 이어지는 수준은 아니며, 대부분 일상생활에서 불편함을 초래하는 정도에 그친다. 문제는 이러한 손상이 운동할 때는 극심한 고통을 유발할 수 있다는 점이다. 게다가 한 번 부상이 발생하면 수개월에서 심지어 수년간 지속되기도 하여 생각보다 훨씬 더 오랫동안 일상과 운동 수행에 영향을 미칠 수 있다. 이 장에서는 이토록 삶을 불편하게 만들 수 있는 전완과 손목 질환에 대해 알아보겠다.

전완에서 발생하는 대표적인 3가지 손상

근력 운동에서는 전완 부위에 자주 나타나는 문제로 크게 3가지가 꼽힌다. 그중 가장 잘 알려진 것은 건염이며, 이는 테니스 엘보Tennis elbow와 골프 엘보Golf elbow 두 유형으로 나뉜다. 하지만 전완에 통증을 일으키는 건염은 사실상 하나의 문제에서 비롯된다. 그 근본 원인은 바로 요척골 이개Radio-ulnar diastasis 즉, 요골과 척골 사이가 벌어지는 불안정성이다. 이는 사람마다 해부학적 구조상 선천적으로 취약하거나 반복적으로 자극받는 부위에 따라 다르게 나타난다. 이에 더해 손목 통증에 대해서도 함께 살펴보겠다.

1. 요척골 이개

전완을 이루는 두 뼈인 요골과 척골은 결합 조직과 3개의 근육을 통해 서로 연결되어 있다.

이 연결 구조는 모두 연조직으로 이루어져 있어 두 뼈 사이에는 일정 수준의 유연성이 존재한다[1-2]. 전완이 수축하면, 요골과 척골은 다음과 같이 서로 반대 방향으로 힘을 받으며 분리되려는 경향을 보인다.

- 두 뼈를 양쪽으로 벌어지게 하거나,
- 서로 맞부딪히듯 압축되게 하거나,
- 한쪽은 아래로, 반대쪽은 위로 휘게 만들거나,
- 서로 비틀리게(회전하게) 하거나,
- 한쪽 뼈는 앞으로, 반대쪽은 뒤로 밀리게 만든다.

이러한 다양한 방향의 힘은 요골과 척골을 서로 연결하는 모든 구조물에 스트레스를 가한다. 즉, 팔꿈치와 손목에 있는 인대들, 요골과 척골 사이를 연결하는 골간막, 양쪽을 잇는 근육과 힘줄, 이를 감싸는 근막 전반에 걸쳐 과신장이 일어나게 된다.

유연성 향상일까, 안정성 손실일까?

무거운 중량으로 훈련할수록, 요골과 척골 사이가 '헐거워질' 가능성이 높다.

컬 운동 시 이두근을 최대한 수축할 때 필요한 마지막 가동 범위 몇 밀리미터를 확보하려면, 손을 회외 방향으로 돌려 골간막과 연결 인대들을 늘어뜨려야 한다. 연구에 따르면, 이 연결 인대들을 절단했을 때 요골과 척골 사이 간격이 넓어지면서 회외 가동 범위가 약

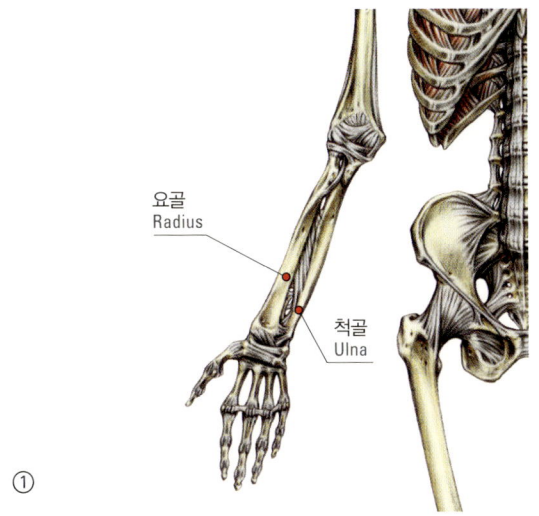
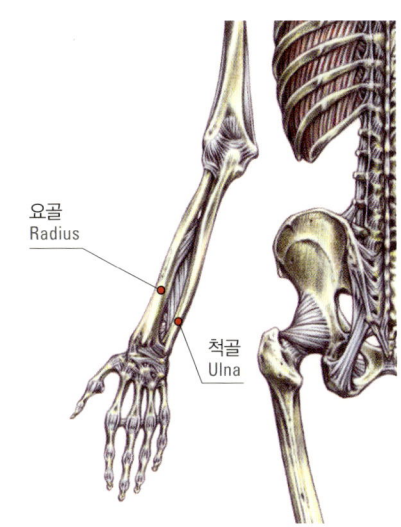

①   ②

요골
Radius

척골
Ulna

요골
Radius

척골
Ulna

인대와 골간막은 척골을 요골에 연결한다(① 앞모습, ② 뒷모습).

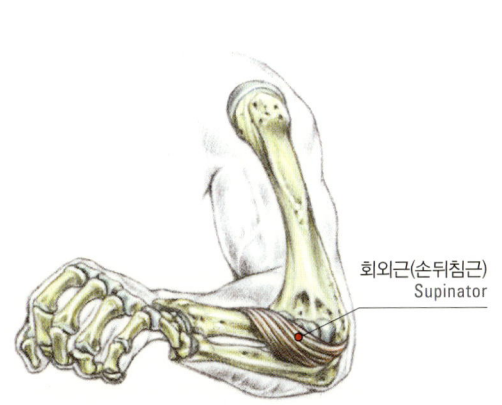

방형회내근(네모엎침근)
Pronator quadratus

원회내근
(원엎침근)
Pronator
teres

요골과 척골을 지지하는 근육

회외근(손뒤침근)
Supinator

척골과 상완골을 지지하는 근육

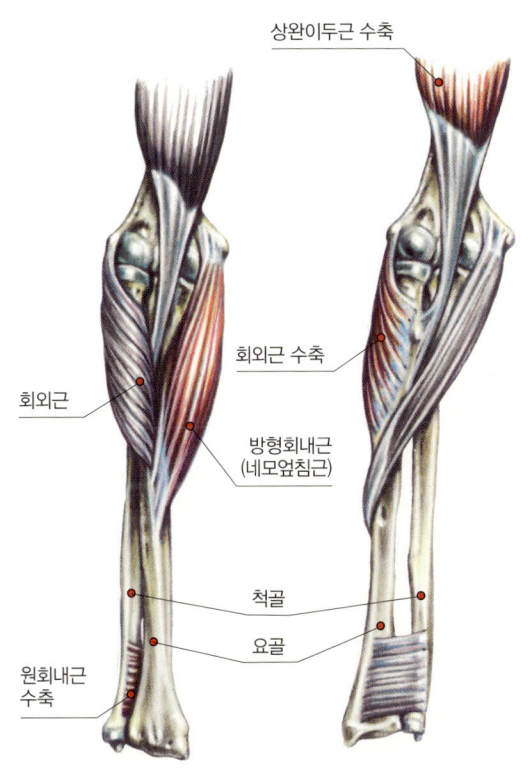

상완이두근 수축

회외근 수축

회외근

방형회내근
(네모엎침근)

척골

요골

원회내근
수축

회내·회외 근육의 작용. 팔의 회전 동작을 수행하면서 요골과 척골을 안
정적으로 연결하고 있다.

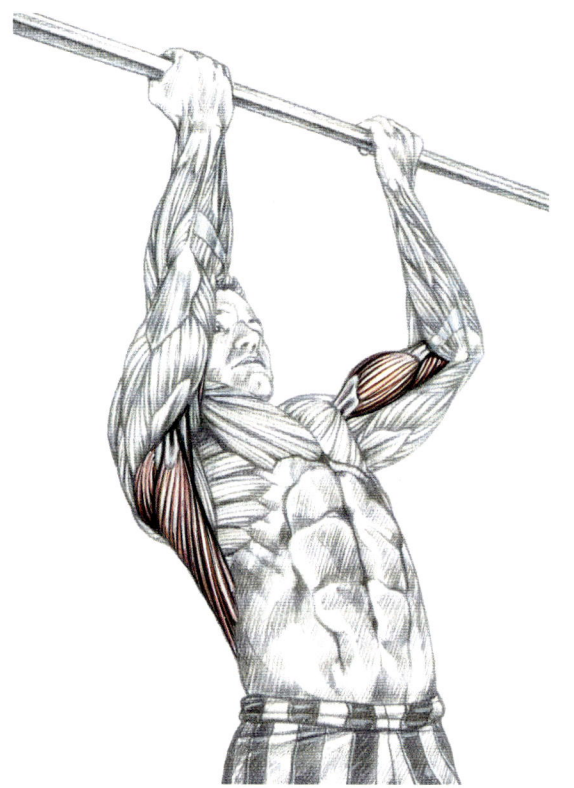

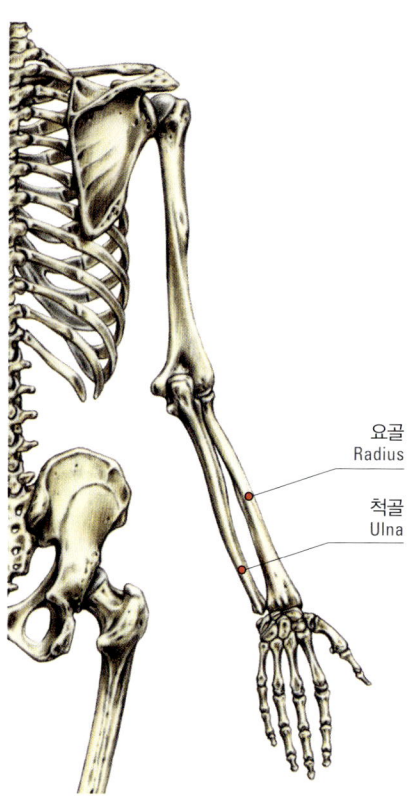

요골
Radius

척골
Ulna

바이셉스컬이나 풀업 수행을 위해 언더 그립으로 바를 잡을 때, 손목을 자연스러운 가동 범위보다 크게 회외 방향으로 회전시키면 전완에 자극이 갈 수 있다.

손목을 회외 방향으로 돌릴수록 요골이 척골에서 멀어지게 된다.

20% 증가했다[3]. 또한, 골간막 근처의 근육을 압박하여 외상을 입히는 방식으로도 가동 범위 몇 밀리미터를 더 얻을 수 있다.

결국 손의 회외 가동 범위를 제한하는 주된 요소는 뼈와 뼈가 맞부딪히는 것이 아니라, 이들 사이를 연결하는 조직의 구조적 한계인 것이다. 그 연결 조직을 늘릴수록 가동 범위는 늘어난다.

전완이 길수록 무거운 컬 운동을 할 때 골간막에 손상을 입기 쉽다. 이때 관절에 무리하게 힘을 가하면 회외 방향의 가동 범위를 늘릴 수 있다. 물론, 바람직한 방법은 아니지만, 이는 실제 운동 현장에서 흔히 자행되는 일이다.

문제는 요골과 척골 사이가 아주 미세하게 어긋나도 전완 전체의 정렬이 틀어지기 시작한다는 점이다. 이

상태에서 운동을 지속하면 다양한 형태의 병변이 발생하게 되고, 결국 조금만 힘을 줘도 전완에 광범위한 통증이 나타나게 된다. 또한 요골이 척골에서 멀어질수록, 동작할 때마다 팔꿈치 관절에 더 많은 자극이 가해진다. 어떤 사람들은 이를 '유연성 향상'으로 인한 가동 범위 증가로 보지만, 사실 그것은 관절의 안정성을 잃어가는 과정일 뿐이다.

치명적인 메커니즘

요골-척골 간 전개되는 병리적 과정은 어깨 관절에서 전개되는 손상 메커니즘과 동일하다. 어깨에서는 삼각근, 힘줄, 인대가 약해져 상완골두를 관절와 안에서 안정적으로 지탱하지 못할 경우, 팔을 움직일 때마다 관절이 불안정해지기 시작한다. 상완골의 정렬

이 한번 흐트러지면, 이후 모든 움직임은 관절 구조물 전체, 힘줄, 인대, 근육에 과도한 스트레스를 유발하는 동작이 된다. 이와 같은 상태를 견봉쇄골분리증Acromioclavicular joint diastasis이라고 하는데, 전완에서 발생하는 요척골 이개도 사실상 같은 메커니즘이 다른 부위에서 발생한 것에 불과하다.

전완에서도 강한 하중이 가해질 경우, 요골과 척골을 고정하는 안정화 구조물들이 두 뼈를 제대로 붙잡아주지 못해 요골과 척골 사이가 벌어지기 시작한다. 그 순간부터는 전완의 근육, 힘줄, 근막이 비정상적인 하중을 감당해야 하며, 이후에는 단순한 움직임조차 구조적으로 해로운 자극이 된다.

요척골 이개가 초래하는 다양한 전완 통증

요척골 이개가 전완에서 발생하는 다양한 이상 증상의 주된 원인이라는 근거는 총 5가지가 있다.

1. 테니스 엘보나 골프 엘보는 비정상적으로 오래 지속되는 경우가 많다. 적극적인 치료를 진행해도 만족스러운 결과가 나오지 않는다는 것은 문제의 근본 원인을 잘못 짚고 있기 때문일 수 있다. 단순히 통증 해결에만 집중한 재활 접근 방식은 문제 있는 근육을 정확히 겨냥하지 못한다.

2. 골프나 테니스에서 볼을 타격할 때 받는 충격은 찰나의 순간에 요골과 척골을 벌린다. 전완부 근육은 격렬하게 수축하는 그 짧은 순간에, 정렬이 흐트러진 상태로 충격을 흡수하게 된다. 이로 인해 근육과 힘줄은 손상에 더욱 취약해진다.

3. '테니스 엘보 밴드'를 전완 상부에 감으면 즉각적으로 통증 완화 효과가 나타난다. 이 통증 완화 효과의 원리는 아직 명확히 밝혀지지 않았다[4]. 한 가지 가능한 설명은 이러한 스트래핑Strapping 기법이 요골과 척골 사이의 이격을 줄여주기 때문이라는 것이다.

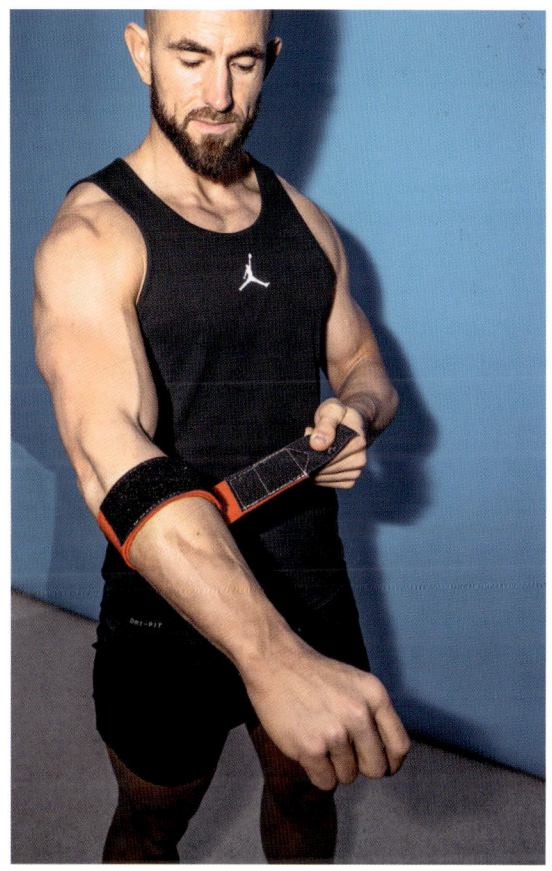

요골과 척골을 인위적으로 밀착시키는 밴드는 근력 약화와 인대의 이완을 보완하는 역할을 한다. 대부분 즉각적인 통증 완화와 근력 향상 효과를 볼 수 있다.

근력 운동에서는 이러한 밴드를 전완 가장 위쪽에 감거나, 보다 일반적으로 손목에 감았을 때도 효과를 볼 수 있다. 파워리프팅에서 사용하는 손목 보호대 역시 전완 위쪽까지 높게 착용하면, 척골과 요골이 벌어지는 것을 줄이는 데 도움이 된다.

하지만 재활 운동 없이 보조 장비만 습관적으로 사용하는 것은 오히려 부정적인 결과를 가져온다. 요골과 척골이 벌어지는 것을 막아주는 근육과 인대의 힘을 오히려 약화시키기 때문이다[5].

4. 전완 통증이 있는 경우, 손목 회전을 담당하는 근육을 강화하면 회복이 촉진된다. 회내·회외 동작을 담당하는 근육 운동을 전완 훈련에서 배제해서

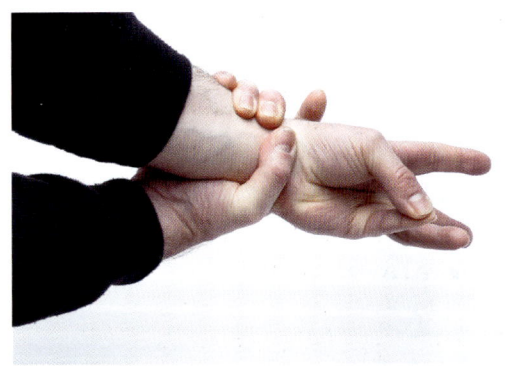
요척골 간 이격이 신경 전달을 방해하는지 확인하는 테스트

는 안 된다. 왜냐하면 요척골 이개로 인한 문제는 결국 이들 근육군이 약해지는 결과로 나타나기 때문이다.

5. 요골과 척골의 간격이 벌어지면 신경 전달에도 장애가 발생한다. 이에 따라 손목터널증후군처럼 손가락 힘이 약해질 수 있는데, 이는 간단한 자가 테스트로 확인할 수 있다. 새끼손가락과 엄지손가락을 맞댄 상태에서 힘을 주어 눌러본다. 그런 다음, 반대쪽 손으로 요골과 척골을 손목이나 팔꿈치 부위에서 단단히 잡아 눌러보자. 이때 손가락에 힘이 더 잘 들어간다면, 이 두 뼈의 벌어짐이 신경 자극을 방해하여 근력 저하를 유발하고 있음을 의미한다. 다른 방법은 다음과 같다. 한쪽 팔로 특정 근육 운동(예: 반복 수축)을 한계까지 수행한 뒤, 반대쪽 손으로 요골과 척골을 조여주는 것이다. 이후 같은 동작을 다시 수행했을 때 반복 횟수가 늘어난다면, 역시 골간 이격으로 인한 신경 전달 저하가 있었음을 뜻한다. 반복 횟수가 더 많이 증가할수록, 요척골 이개 문제가 더 심각할 가능성이 있다.

요골과 척골을 안정화하는 근육들을 관리하자 ————
원회내근, 방형회내근, 회외근은 요골과 척골을 서로 고정하는 역할을 한다. 이들은 요척골 사이의 안정성을 유지하는 요소 중, 우리가 직접 강화할 수 있는 유일한 근육이다.

– 운동인 대부분이 이 안정화 근육을 간과하고 전혀 강화하지 않는다. 그 결과, 반복되는 전완부 스트레스를 감당할 수 있을 만큼 근육의 지지력이 충분하지 않게 된다. 이에 따라 요골이 척골에서 점점 벌어지게 되며, 인대와 골간막이 점점 늘어나고 이완된다. 훈련을 거듭할수록 요척골의 이격은 더욱 심해지고 통증과 기능 저하를 유발하는 병적 상태가 악화되며 고착된다.

– 가장 효과적인 방법은 이 근육들을 정기적으로 그리고 특정한 방식으로 훈련하여 강화하는 것이다. 회내·회외 운동이 중요한 이유가 바로 이 때문이다. 이러한 운동은 전완부 근력 향상과 근비대뿐 아니라, 무엇보다 전완 통증을 예방하는 데 중요한 역할을 한다. 특히 원회내근은 상완골과 전완골을 견고히 연결하는 역할도 수행하므로 이 근육을 강화하면 팔꿈치 질환 예방에도 도움이 된다(12장 참고).

2. 전완의 주요 건염 2가지

일상생활과 운동할 때 모두 과도하게 쓰이는 전완은 염증과 통증을 유발하는 건염(힘줄염)이 빈번하게 발생하는 부위다. 이에 따라 아주 작은 물체를 쥘 때조차 통증이 발생할 수 있는데, 그 양상은 크게 다음과 같다.

– 전완의 위쪽에 국한된 통증이라면, 일반적으로 힘줄에 직접적인 병변이 생겼을 가능성이 높다.

– 전완 중심부까지 통증이 퍼지는 경우는 근막에 원인이 있을 수 있다. 촉진 시, 단순히 힘줄 끝이 아니라 마치 근육 전체가 아픈 듯한 느낌이 들기도 한다. 그러나 실제로 통증을 유발하는 곳은 근육이 아니라 통각 수용체가 훨씬 더 풍부한 근막이다.

전완에서 가장 흔히 나타나는 건염은 외측상과염 Lateral epicondylitis과 내측상과염Medial epicondylitis이다. 운동을 하지 않는 일반인을 대상으로 한 연구에 따르면, 이러한 염증성 질환은 치료하지 않아도 6~24개월 사이에 자연적으로 호전되기도 한다[6]. 전체 환자의 약 80%는 약 1년 내에 증상이 사라지지만, 운동선수에게 1년은 사실상 영원처럼 긴 시간이다. 하지만 증상이 있는 상태에서 무리한 운동을 지속하기라도 한다면, 통증이 사라지기까지 수년이 아니라 수십 년이 걸릴 수도 있으며, 심지어 영구적인 통증으로 이어질 수도 있다. 따라서 치료보다 예방이 더 중요하다.

전완부 근육들은 근력 운동 중 과도하게 그리고 불균형하게 사용되며, 이로 인해 병적으로 취약해지기 쉽다. 그러나 요골과 척골이 단단하게 고정되어 있다면, 질환에 쉽게 노출되지 않을 수 있다. 즉, 이러한 '건염'을 예방하려면 전완의 회내·회외에 관여하는 근육들을 강화해야 한다.

이 근육들은 표층에 가깝기 때문에, 근막 이완 마사지나 적외선 치료에도 효과적으로 반응한다. 실제로 외측상과염을 앓고 있는 사무직 종사자들을 대상으로 한 연구에 따르면, 4주 동안 총 12회 마사지 치료를 받은 집단은 통증이 거의 80%까지 감소한 반면, 아무런 치료도 받지 않은 집단은 7% 감소에 그쳤다[7].

3. 삼각섬유연골복합체의 자극

삼각섬유연골복합체TFCC, Triangular Fibro Cartilage Complex 는 척골과 손 사이를 연결하는 구조물로 기능적으로는 무릎의 반월판Meniscus에 해당한다. TFCC는 여러 개의 작은 인대들에 의해 안정화되며 손에 긴장이 걸릴 때마다 심한 압박을 받는다. 또한 요골과 척골을 연결하고 있어, 전완을 움직일 때마다 요골과 척골이 벌어지면 TFCC에 연결된 모든 구조가 강하게 당겨지게 된다. 푸시업은 TFCC를 자극하는 대표적인 운동이

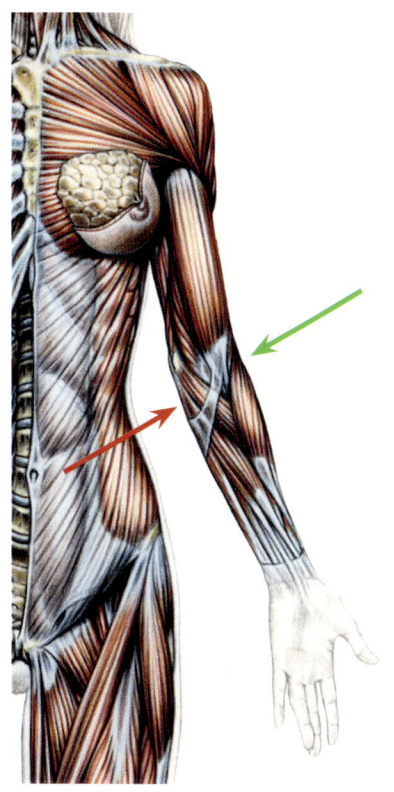

외측상과에 부착된 근육에서 유발되는 통증은 일반적으로 테니스 엘보라고 한다(초록색 화살표). 이 경우 전완의 바깥쪽에 통증이 나타난다. 내측상과의 근육이 영향을 받을 경우, 이를 내측상과염 또는 골프 엘보라고 한다(빨간색 화살표). 이 경우에는 전완의 안쪽에서 통증이 느껴진다.

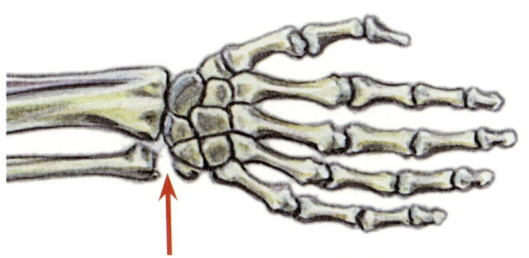

손을 움직일 때 손목의 새끼손가락 쪽에서만 통증이 느껴진다면, 아마도 TFCC(삼각섬유연골복합체)의 자극에 의한 통증일 가능성이 크다. 이는 손목을 과도하게 신전시키는 동작 때문에 발생하며, 주로 역도 운동과 크로스핏에서 자주 관찰되는 부상 유형이다.

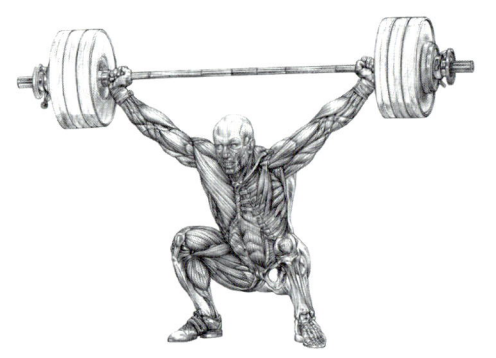

역도 동작을 수행할 때는 축이 회전하는 바벨을 사용해야 한다. 양쪽 슬리브 부위가 회전하지 않는 바벨을 사용할 경우, 중량 원판의 관성이 고스란히 손목으로 전달되기 때문이다.

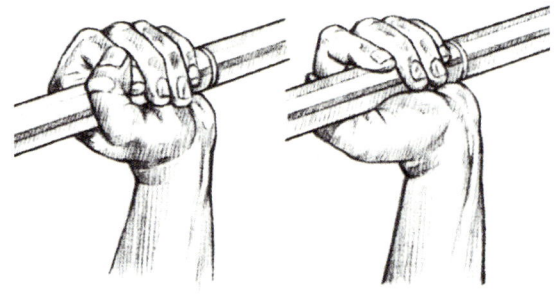

손목을 과도하게 꺾으면 꺾을수록 TFCC를 자극하고 손상시킬 위험이 높다.

다. 따라서 이 운동을 할 때는 손목의 부담을 줄이기 위해 손과 전완의 정렬을 유지할 수 있도록 돕는 푸시업 핸들을 사용하는 것이 좋다. 굴러가지 않는 사각형 형태의 덤벨을 핸들처럼 활용하는 것도 좋다.

전완 운동을 과도하게 하거나 특히 손목의 굴곡 및 신전 동작을 반복적으로 수행할 때도 TFCC에 자극이 발생할 수 있다.

척골 길이 차이가 손목에 미치는 영향

일반적으로 척골은 요골보다 약간 짧다. 이 차이가 2mm 이내면 중립형이라 한다. 하지만 간혹 척골이 더 길게 자란 경우가 있으며, 이는 손목척골충돌증후군Ulno-carpal impingement을 유발할 소지가 있다. 이 경우에는 손목에 가해지는 하중 분포가 비정상적으로 변하게 된다. 보통은 척골이 짧은 덕분에 전체 하중의 80%가 요골에, 나머지 20%가 TFCC(삼각섬유연골복합체)에 분산된다.

하지만 척골이 길어질수록 이 비율은 50:50에 가까워지게 되며, 그 결과 TFCC가 과도한 압박을 받게 된다. 만약 이러한 상황에서 통증이 발생한다면, 우선 충분

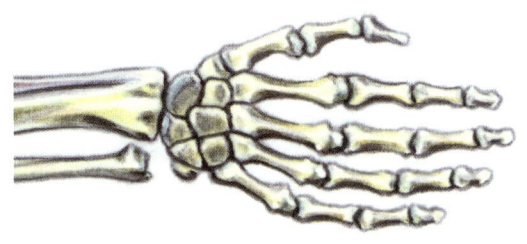

짧은 척골

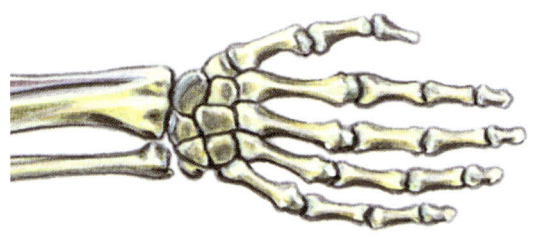

긴 척골

한 휴식이 권장된다. 전완 부위의 직접적인 운동량을 크게 줄여야 하며, 손목에 파워리프팅용 밴드를 착용하여 TFCC의 부담을 덜어주어야 한다.

영양학적 측면에서는 TFCC의 섬유연골을 구성하는 주요 물질이 제1형 콜라겐이므로 손목 관절 건강을 위한 예방 차원에서 콜라겐 보충제 섭취가 도움이 될 수 있다.

부상을 일으키는 해부·형태학적 요인

잘못된 운동 동작 외에도 몇 가지 해부·형태학적 요인이 전완 통증이나 부상 가능성을 높인다. 자신의 신체를 잘 파악하면 어느 부분이 취약점인지 미리 알 수 있다.

해부학적 요인

부상 위험에 영향을 미치는 3가지 주요 해부학적 차이를 살펴보자.

1. 긴 뼈 vs 짧은 뼈

전완이 짧으면 특히 벤치 프레스, 풀업, 컬과 같은 운동을 할 때 더 유리하다. 스쿼트를 할 때도 어깨를 무리하게 뒤틀지 않고 편하게 바벨을 잡을 수 있다. 하지만 전완이 짧으면 미적으로는 조금 떨어진다.

반면, 전완이 길면 같은 운동을 했을 때 부상에 더 취약하다. 손에 무게가 걸리면 손목이 쉽게 뒤틀리면서 본래의 자연스러운 회외 범위를 벗어나기 때문이다. 예를 들어 바벨 컬을 할 때 원회내근, 방형회내근, 골간인대에 과도한 신장 압력이 가해지게 된다.

하지만 긴 전완은 미적으로 더 보기 좋으며, 데드리프트를 할 때 바닥의 바벨을 잡거나, 아틀라스 스톤Atlas stone을 감싸 잡는 동작에 유리하다는 이점도 있다.

2. 긴 근육 vs 짧은 근육

전완 근육이 짧은 사람은 상대적으로 긴 힘줄을 가졌을 가능성이 높다. 힘줄이 길수록 건염으로 고통받을 위험도 더 커진다. 반대로 긴 근육이 전완의 대부분을 덮고 있으면, 건염 위험이 전혀 없는 것은 아니지만, 상대적으로 적다. 또한, 근비대가 훨씬 수월해진다.

3. 두꺼운 뼈 vs 가는 뼈

손목이 굵은 사람은 손목이 가는 사람보다 같은 하중에서 단위 면적당 걸리는 긴장이 적기 때문에 통증에 대한 저항력이 더 크다.

근력 운동을 하면 누구나 전완 통증을 경험할 수 있지만, 그 정도는 신체 조건에 따라 달라진다. 해부학적으로 근력 운동에 가장 취약한 전완 조건을 가진 사람을 정리하면, '긴 전완 골격, 짧은 근육, 가는 손목'의 조합이라 할 수 있다. 만약 여기에 해당한다면, 가능한 모든 예방 조치를 미리 적극적으로 취해야 한다.

형태학적 요인

부상 위험에 영향을 미치는 3가지 주요 형태학적 차이를 살펴보자.

1. 당신은 과회내형인가, 과회외형인가?

팔을 90도로 구부렸을 때, 대부분의 사람은 손을 약 180도 회전시킬 수 있다. 하지만 실제로는 손을 얼마나 회전시킬 수 있는지 즉, 회내와 회외 시 엄지손가락이 어느 정도까지 내려가는지는 개인차가 크다.

특히 팔을 완전히 펴거나 굽힌 상태에서는, 팔을 90도로 굽힌 상태보다 회전 가동 범위가 크게 제한되며, 이때 개인의 해부학적 특성이 뚜렷하게 드러난다. 이러한 특성은 특정 동작을 수행할 때 차이를 만드는 요인이 된다. 일반적으로 구분하는 유형은 다음 2가지다.

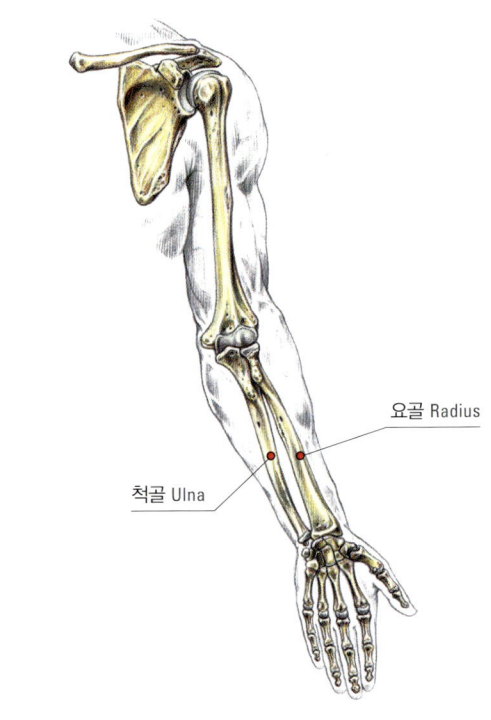

요골의 상단부는 나선형 형태로 이루어져 있다.

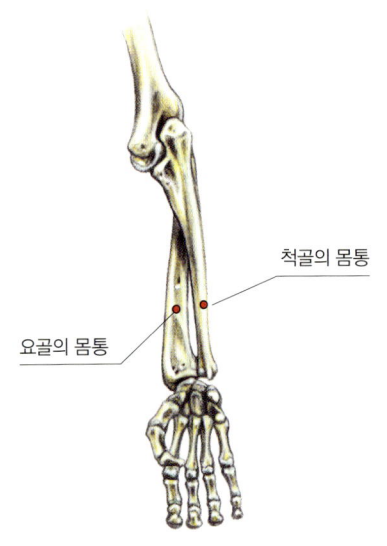

개인마다 요골의 곡률 정도가 다르며, 이는 회내, 회외 운동 수행에 영향을 미친다.

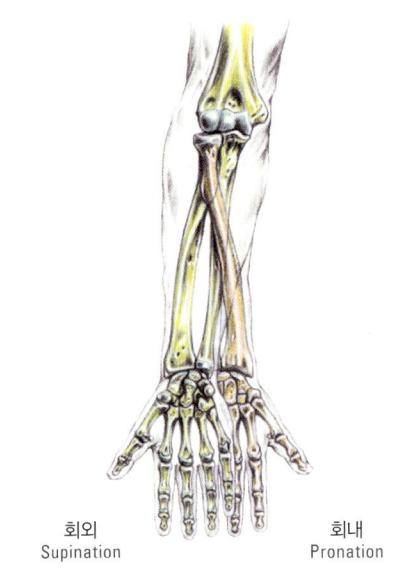

회외
Supination

회내
Pronation

나선 형태를 띠는 요골은 척골과 견고하게 맞물리면서 손을 회내하는 데 적합한 구조를 하고 있다.

1. 과회외형 : 요골의 곡률이 완만하여 팔을 펴고 손바닥을 위로 향하게 했을 때(회외), 엄지를 뒤쪽으로 더 넓은 범위까지 회전시킬 수 있다. 반면, 손바닥을 아래로 향하게 했을 때(회내)는 엄지를 뒤쪽으로 돌리는 데 제약이 있다.

2. 과회내형 : 요골의 곡률이 뚜렷해 손바닥을 위로 향하게 할 경우(회외), 엄지를 뒤쪽으로 보내는 데 한계가 있다. 반면, 손바닥을 아래로 향하게 했을 때(회내), 엄지를 뒤쪽으로 보내는 능력은 뛰어나다.

이런 형태학적 차이는 다음과 같은 결과를 가져온다.

1. 과회외형은 일반적으로 바벨 컬 동작 시 직선바를 보다 수월하게 사용할 수 있다. 특히 팔꿈치 외반이 거의 없고, 팔이 비교적 곧은 형태일수록 이러한 경향이 뚜렷하다. 이들은 바벨 컬이나 풀업, 랫 풀 다운을 할 때 좁은 언더 그립(손바닥을 위로)도 불편함 없이 취할 수 있다.

2. 과회내형은 바벨 컬 동작 시 직선바를 사용하면 손을 충분히 돌리기 어려우므로 불편함을 겪는다. 특히 팔꿈치 외반이 심한 경우, 이 불편함은 더욱 두드러진다. 또한 바벨 컬이나 풀업, 랫 풀 다운을 할 때 좁은 언더 그립을 취하는 것도 불편하다. 무리하게 손을 바깥쪽으로 회전시켜 운동하면 요골과 척골 사이 이격을 촉진하여 전완 부위의 기능적 장애 및 통증을 초래할 수 있다. 따라서 병리적 문제를 최소화하려면, 이러한 해부학적 특성에 맞게, 직선바가 아닌 이지EZ 바나 덤벨을 사용하는 것이 바람직하다.

하지만 과회내형은 직선 바를 이용한 리버스 컬 동작에서는 비교적 손목 부담 없이 수행할 수 있다는 해부학적 장점이 있다.

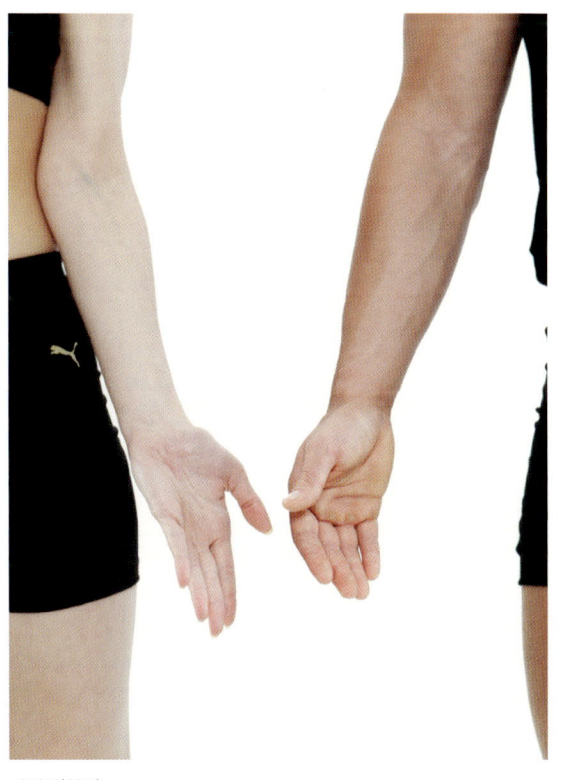
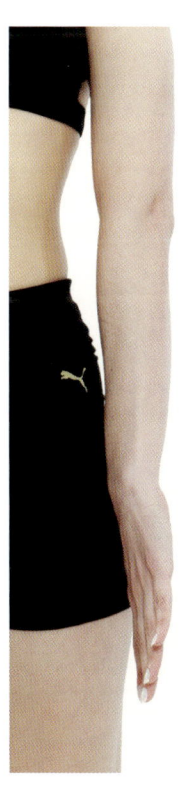
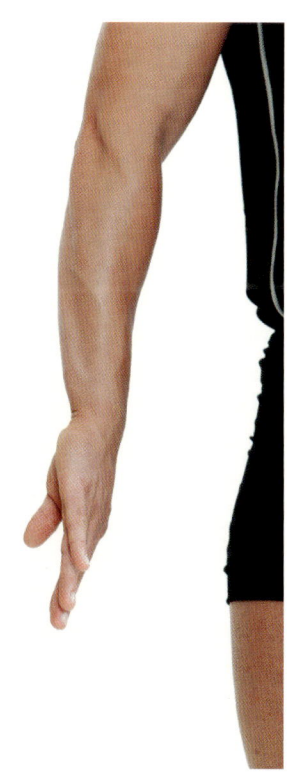

과회외(왼쪽)

과회내(오른쪽)

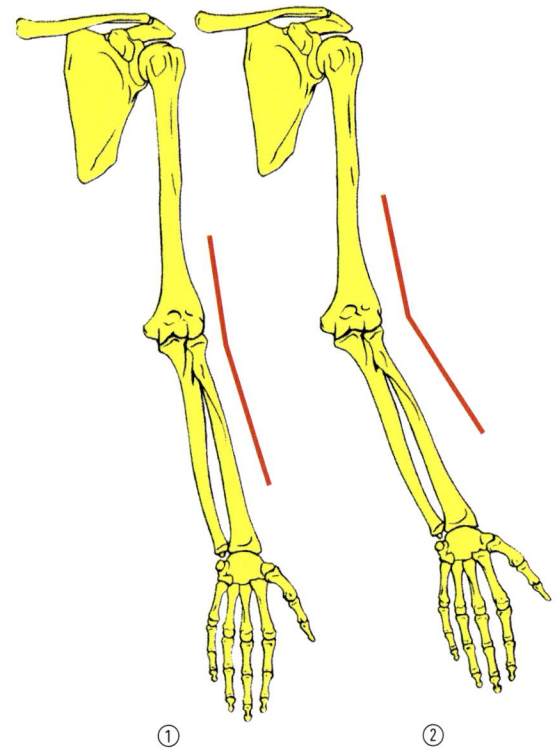

외반각이 크면, 바벨 컬을 실시할 때, 기계적 충돌이 발생한다. 관절은 자연스럽게 손을 바깥쪽으로 벌어지게 하려 하지만, 바벨은 손을 곧게 유지하도록 강제하기 때문이다. 바벨은 절대 휘어지지 않으므로, 결국 이 충돌로 인한 스트레스는 관절과 근육, 힘줄 및 인대에 전달되어 손상을 일으킨다.

이러한 경우에는 근육을 강하게 수축할 때 바벨을 손에 안정적으로 유지하기가 매우 어려워 계속해서 자세를 바꾸거나 그립을 다시 잡으려는 경향이 나타난다. 특히 과회내형은 이러한 현상이 더욱 두드러진다. 또다른 증상으로는 수축 동작을 할 때 팔꿈치가 벌어지는 현상이 나타나기도 한다.

주의할 점

외반각이 같은 사람이라도 전완의 길이에 따라 손이 벌어지는 정도가 다르다. 전완이 길수록 손이 더 바깥쪽으로 벌어지게 된다.

해부학적으로 손바닥을 앞으로 향한 채 팔을 펴고 섰을 때, 전완이 팔과 완벽하게 일직선을 이루는 경우는 드물다. 상완골의 비틀림 정도에 따라 전완의 방향이 외측으로 더 많이 또는 적게 벌어지는데, 이를 외반각이라 한다.
① 팔꿈치 각도가 덜 뚜렷한 상지
② 팔꿈치 각도가 뚜렷한 외반각을 보이는 상지

3. 요골 관절와의 형태

다른 운동 종목과 달리, 역도는 바벨을 지탱하기 위해 손목을 뒤로 심하게 꺾어야 하므로 손목 유연성이 필수다. 하지만 모든 사람이 손목 관절에 부담을 주지 않고, 완전히 신전할 수 있는 것은 아니다.

일반적인 근력 운동 종목에서는 오히려 손목을 단단하고 견고하게 유지하는 것이 중요하다. 손목을 과도하게 늘리지 않고 일정한 강성을 유지해야 부상으로부터 보호할 수 있다. 가는 손목은 상대적으로 더 유연하지만, 이는 근력 운동 분야에서는 오히려 불리한 특성이다.

뼈와 뼈가 서로 맞닿는 접촉부는 억지로 유연성을 늘릴 수 없으며, 강제로 늘리려 하면 머지않아 그 대가를 치르게 된다. 자신의 뼈 구조가 가동 범위를 제한하고 있다고 느낀다면, 손목을 억지로 뒤로 꺾지 않도록 주의하자. 관절을 보호하기 위해서는 본인이 가진 자연스러운 가동 범위를 넘어 무리하게 손을 뒤로 젖히려는 노력을 피해야 한다.

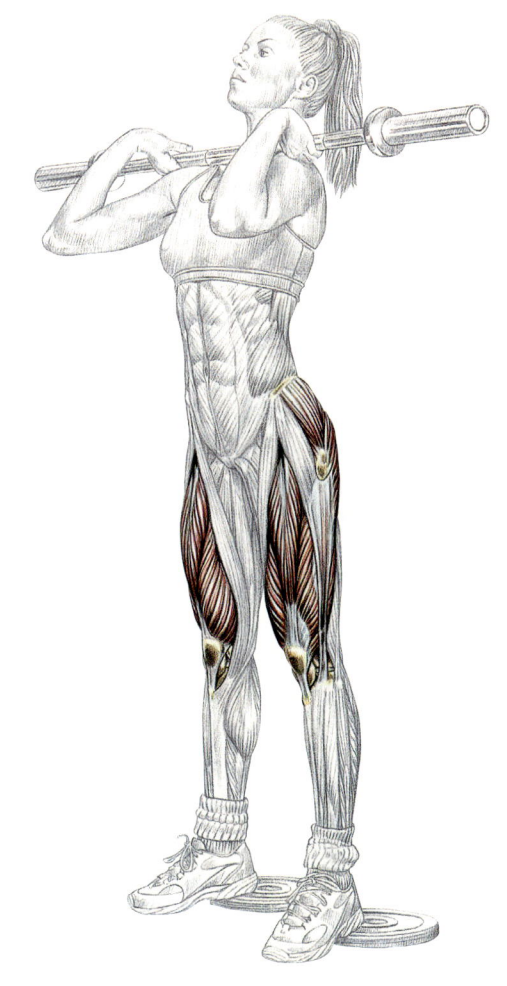

손목을 완전히 신전한 상태

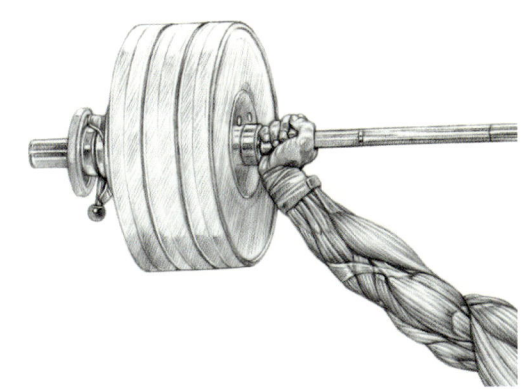

손목 유연성을 요구하는 역도

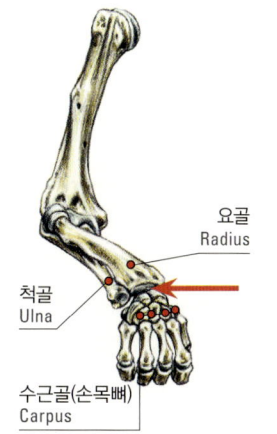

요골
Radius

척골
Ulna

수근골(손목뼈)
Carpus

손목을 뒤로 꺾는 능력은 유연성에만 좌우되지 않는다. 요골 관절와가 깊을수록 손목을 뒤로 꺾을 수 있는 각도가 줄어든다. 요골과 손목이 더 빨리 만나기 때문이다.

부상을 유발하는 대표적인 운동 오류 10가지

전완 통증은 단순히 운이 나쁘다거나 우연히 발생하는 것이 아니다. 다음과 같은 전형적인 실수들이 복합적으로 쌓이면서 통증을 유발하는 것이다.

1. 훈련하기 전에 전완근을 체계적으로 예열하지 않는다.

2. 손목의 신전근, 상완요골근, 회내·회외 근육에 대한 예방 차원의 강화 운동을 충분히 하지 않는다.

3. 이두근 운동 시 지나치게 무거운 중량을 사용한다.

4. 컬, 트라이셉스 익스텐션 및 등 운동 시 일자 바벨을 사용한다.

5. 항상 표준 직경의 바벨만 사용한다. 대부분의 경우 이는 삼두근 운동에서는 너무 얇고, 이두근 운동에서도 종종 너무 얇다.

6. 이두근 컬이나 등 운동 시 팔에 지나친 긴장을 줌으로써 요골과 척골이 벌어지게 만든다.

7. 전완을 강하게 자극하는 운동 간의 휴식과 회복이 부족하다.

8. 전완에 자극이 강한 프리웨이트 운동과 상대적으로 부하가 적은 머신 및 케이블 운동을 번갈아 가며 하지 않고, 프리웨이트 운동만 고집한다.

9. 특히 고중량 운동을 수행할 때 손목 보호 스트랩을 착용하지 않는다.

10. 자신의 해부학적 형태에 따른 부상 위험을 미리 고려하지 않고, 통증이 만성화될 때까지 방치한다.

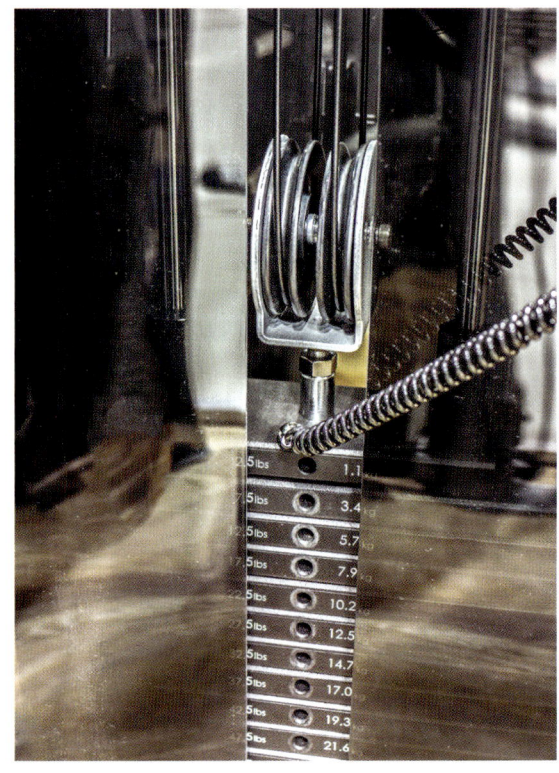

케이블 머신의 도르래가 여러 개로 힘이 분산될수록, 관절과 힘줄, 근육에 가해지는 충격은 줄어든다.

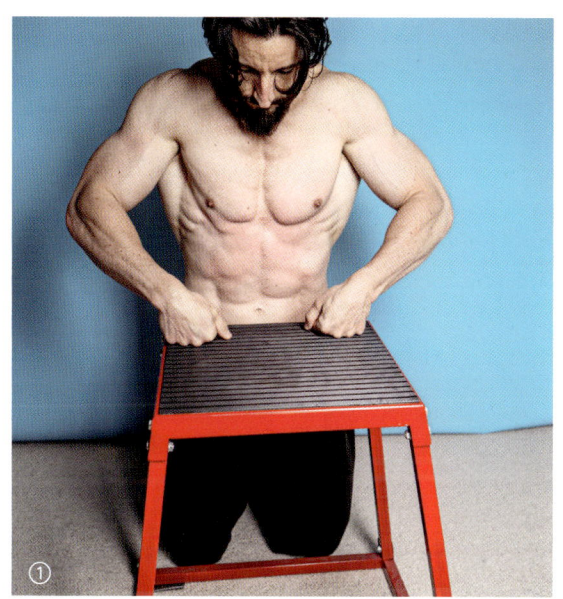

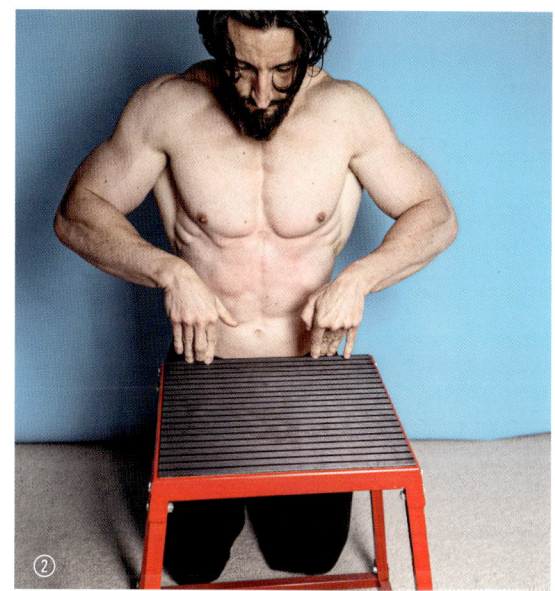

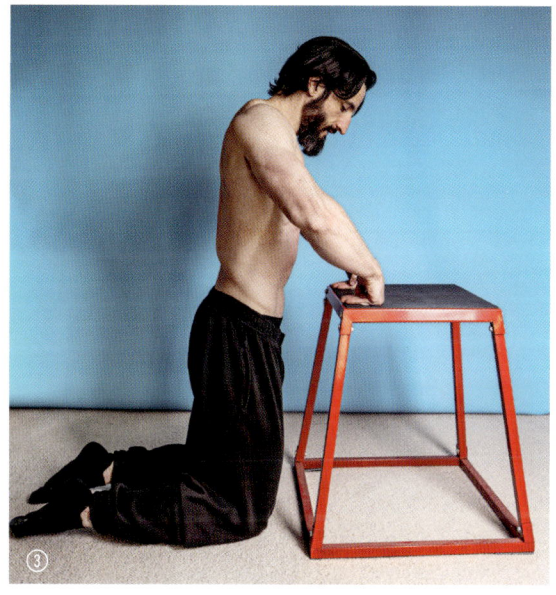

손목 신전근 웜업 및 회복 운동

벤치나 침대 소파 앞에 앉아 손가락 마디를 평평한 면 위에 올려놓는다.
손가락을 천천히 들어올렸다가 다시 내려놓는다.

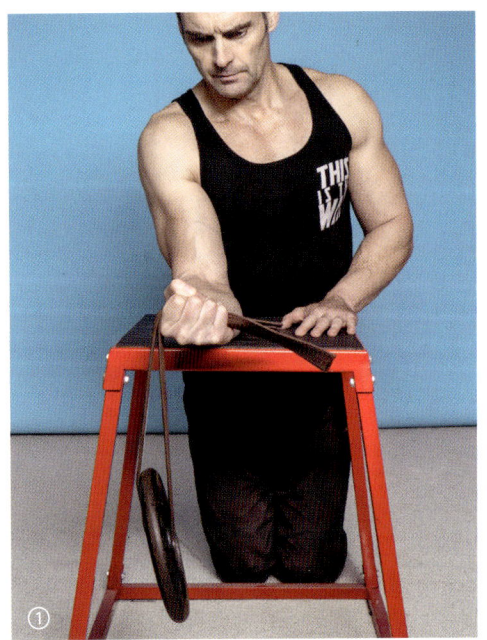 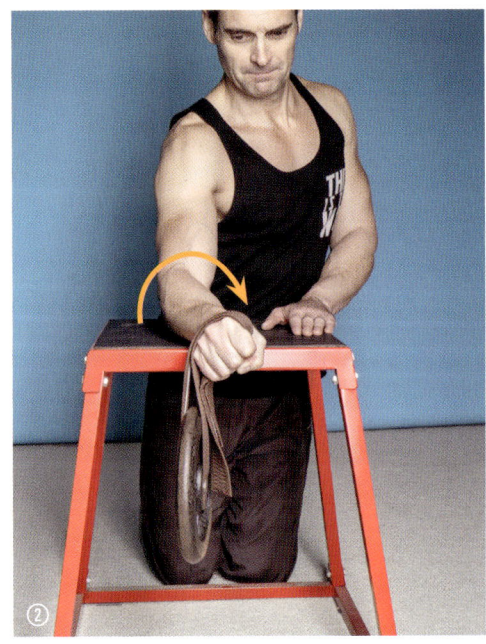

끈이나 벨트, 밴드 등에 중량을 연결한 후, 벤치, 소파 혹은 침대 위에 전완(아래팔)을 올리고 팔을 90도 구부린 자세를 취한다. 손을 회외(손바닥이 위로 향한 상태)한 상태에서 끈을 잡고, 천천히 손을 회내(손바닥이 아래로 향한 상태) 방향으로 돌린다.

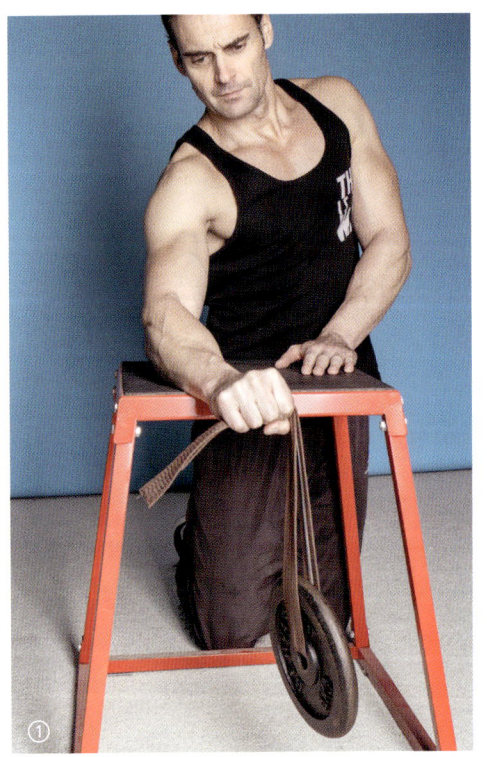 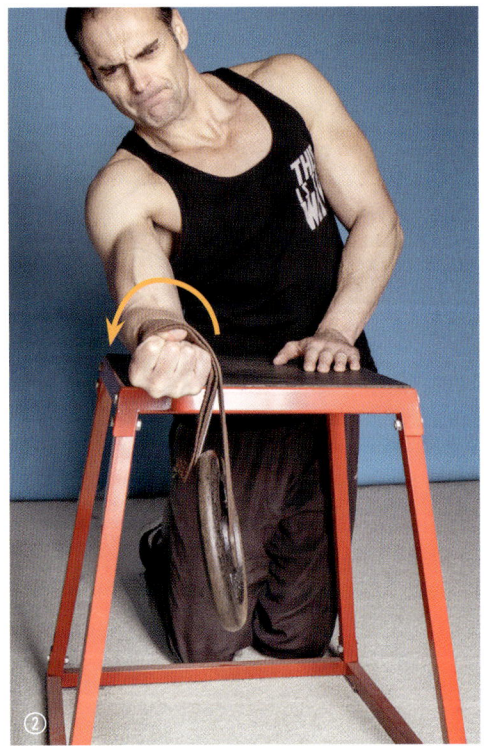

손을 회내한 상태에서 끈을 잡고, 천천히 손을 회외 방향으로 돌린다. 이때 사용되는 근육들은 일상생활이나 일반적인 운동에서 거의 사용되지 않기 때문에 매우 중요한 동작이라 할 수 있다.

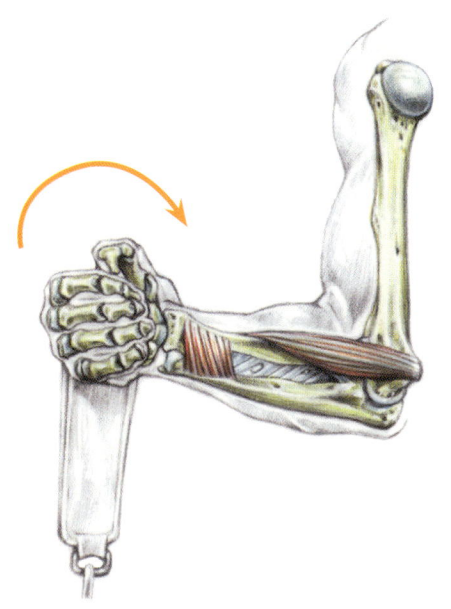

1. Zhang N. Forearm Interosseous Membrane Maintains the Stability of Proximal Radioulnar Joint. Orthop Surg 2021 13:168.

2. Rahmatullah Bin Abd Razak H. An Anatomical and Biomechanical Assessment of the Interosseous Membrane of the Cadaveric Forearm. J Hand Surg Eur 2020 45:369.

3. Gutowski CJ. Interosseous Ligament and Transverse Forearm Stability. J Hand Surg Am 2017 42:87.

4. Heales LJ. Evaluating the Immediate Effect of Forearm and Wrist Orthoses on Pain and Function in Individuals With Lateral Elbow Tendinopathy. Musc Sci Pract 2020 47:102147.

5. Struijs PA. Orthotic Devices for Tennis Elbow. Br J Gen Pract 2001 51:924.

6. Sayegh ET. Does Nonsurgical Treatment Improve Longitudinal Outcomes of Lateral Epicondylitis Over No Treatment? Clin Orthop Relat Res 2015 473:1093.

7. Ajimsha MS. Effectiveness of Myofascial Release in the Management of Lateral Epicondylitis in Computer Professionals. Arch Phys Med Rehab 2012 93:604.

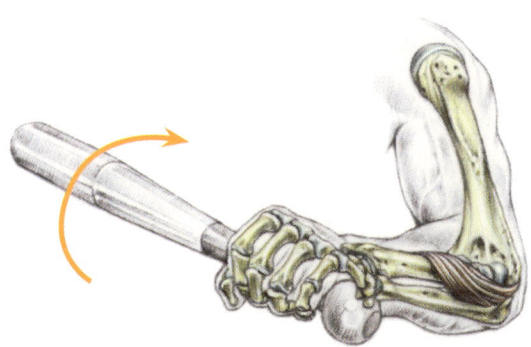

전완 통증을 예방하려면 근력 운동을 시작하기 전에 회내·회외 운동을 실시하여 관련 근육을 웜업해야 한다. 특히 근육이 늘어나는 신장 동작을 할 때, 자연스러운 회전 범위를 벗어나 과도하게 손목을 돌리지 않도록 주의하면서 수행하자.

대흉근 관련 병적 이상

근력 운동에서 이두근 다음으로 가장 많이 파열되는 근육은 대흉근이다. 이 장에서는 흉근 파열의 주요 유형과 그 원인을 살펴볼 것이다. 가슴 운동은 어깨, 이두근, 전완, 팔꿈치 등 상지의 여러 부위에 부담을 줄 수 있는데, 특히 딥스는 신경계 이상을 초래할 수 있는 동작이므로 별도로 다루겠다. 그 외에 젊은 운동선수에게 발생하기 쉬운 흉골 통증, 일부 동작에서 나타나는 쇄골 주변의 다양한 통증, 그리고 마지막으로 소흉근과 관련된 병적 이상에 대해서도 살펴보겠다.

대흉근 파열의 3가지 유형

1. 대흉근 상부 파열

대흉근 힘줄은 상완골에 U자형으로 부착되어 있어 상대적으로 취약한 구조로 되어 있다. 플랫 벤치 프레스나 인클라인 벤치 프레스를 수행할 때는 힘줄 중에서도 가장 바깥쪽에 있는 힘줄(대흉근 상부 섬유Upper pec)이 가장 많이 늘어나게 된다. 따라서 이 부위가 가장 먼저 파열될 가능성이 높다.

2. 대흉근 하부 파열

대흉근 하부 섬유는 덤벨 플라이 혹은 머신 플라이와 같이 벌리는 동작을 할 때 쉽게 손상될 수 있다. 특히 팔을 깊게 내릴 경우, 단 한 번의 동작만으로도 흉근 파열이 발생할 수 있다[1]. 이때 근건접합부에서 시작된 파열이 오훼완근까지 확장되어 손상되는 사례도 종종 보고된다(11장 참고).

파열은 이처럼 갑작스럽게 발생하기도 하고, 미세 파열이 발생한 후 수개월에 걸쳐 점진적으로 진행되기도 한다. 연구에 따르면, 운동 연차가 늘어날수록 대흉근 힘줄의 손상도도 높아지는 경향이 확연하게 관찰

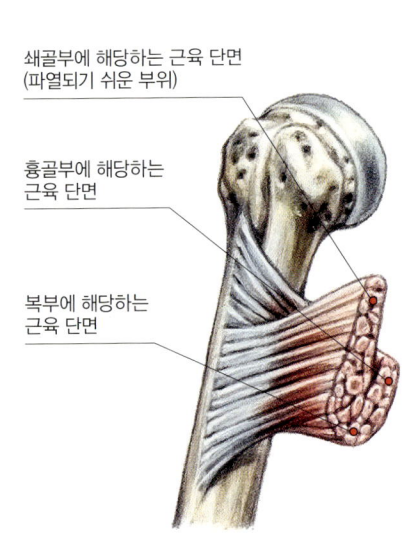

쇄골부에 해당하는 근육 단면
(파열되기 쉬운 부위)

흉골부에 해당하는 근육 단면

복부에 해당하는 근육 단면

상완골에 부착된 대흉근 단면

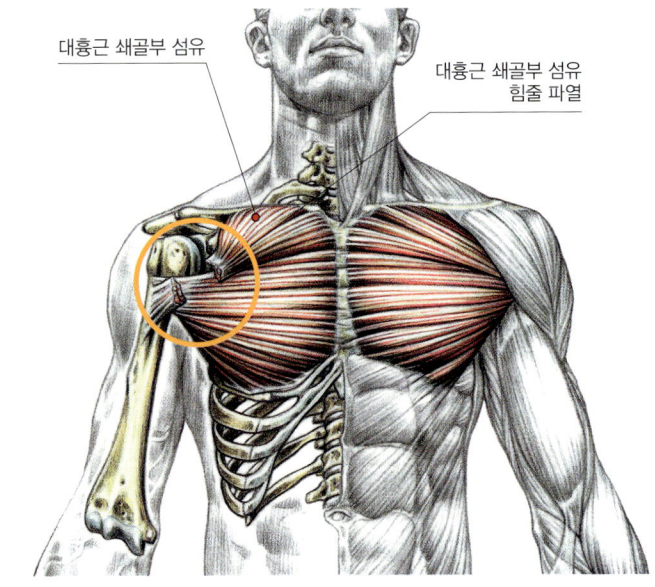

대흉근 쇄골부 섬유

대흉근 쇄골부 섬유 힘줄 파열

대흉근 '상부' 손상

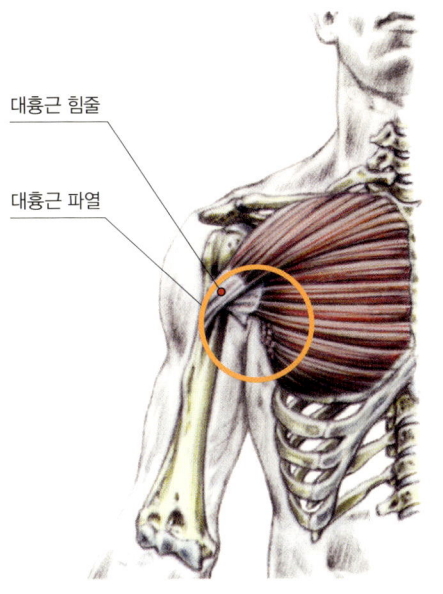

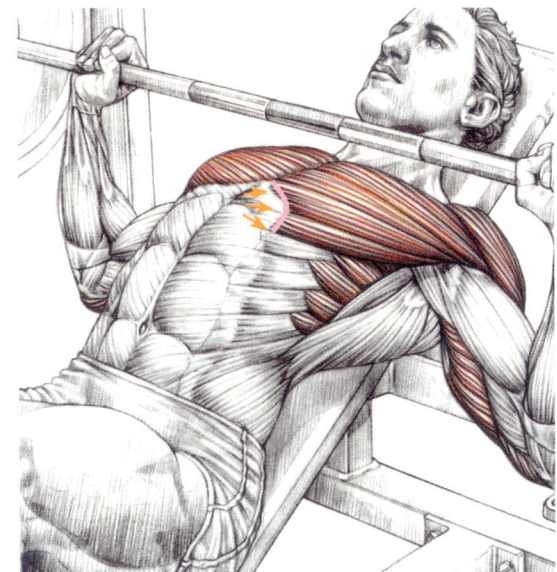

대흉근 '하부' 손상

대흉근 하부 안쪽에서 발생하는 부분 파열의 주요 위치

된다[2]. 운동 중 누적되는 미세 파열은 일반적으로 큰 통증 없이 진행되지만, 시간이 지남에 따라 점진적인 근력 감소를 초래한다.

3. 대흉근 하부 안쪽 부분 파열

대흉근은 부채꼴 형태를 띠고 있어, 운동 시 섬유 다발마다 신장 강도가 서로 다르게 작용한다[3]. 예를 들어 벤치 프레스를 할 때 오른쪽 대흉근은 5시 방향, 왼쪽 대흉근은 7시 방향에 해당하는 섬유들이 가장 강하게 늘어난다. 이러한 국소적인 과신장은 대흉근 하부 안쪽에 부분 파열을 유발한다(부분 파열은 외과적 수술로 복구가 불가능하다).

해부학적 구조 차이에 따른 대흉근 파열 부위

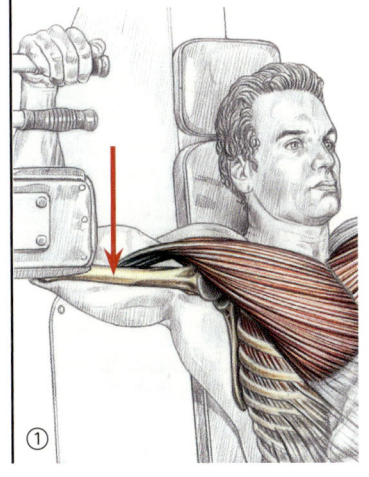

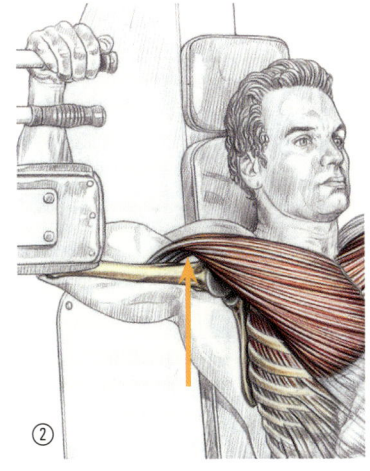

① 대흉근 힘줄이 상완골 아래쪽에 부착될수록 대흉근이 비대해지고, 잘 늘어나기 때문에 파열되기 쉽다(특히 대흉근 상부).
② 반대로 대흉근 힘줄이 어깨 위쪽에 높게 부착될수록 파열 위험은 낮지만, 대흉근(특히 상부)을 활성화하거나 발달시키기가 어렵다. 이 경우 파열은 주로 흉골 부위Sternal head 즉, 대흉근 하부에 발생한다.

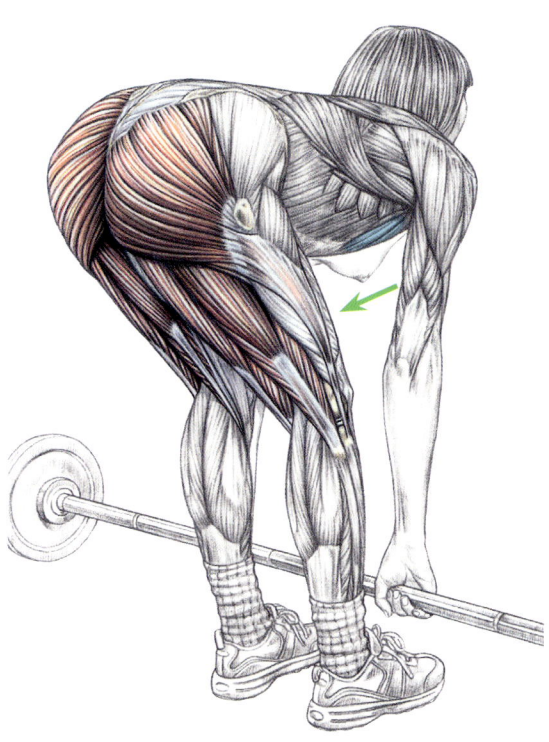

데드리프트 동작 시 파열이 발생할 수 있는 부위. 녹색 화살표는 힘이 작용하는 방향을, 파란색으로 칠해진 부분은 파열 위험이 있는 영역을 나타낸다.

등 운동 시에도
대흉근을 주의해야 한다

흉근은 '가슴 운동'을 할 때만 손상되는 것이 아니다. 실제로 여러 종류의 등 운동도 가슴 근육을 위험하게 자극할 수 있다.

데드리프트로 인한 흉근 손상

고중량 데드리프트, 스톤 리프팅, 타이어 플립은 대흉근 하부 근육 다발을 집중적으로 자극하여 부분 파열을 유발할 수 있다[4].

풀업 시 흉근의 긴장

풀업 동작에서는 대흉근 하부 섬유가 이차적으로 활성화되며, 수축과 신장 자극을 받는다.

비록 흉근이 보조적으로 작용하는 수준이라 하더라도 이를 충분히 웜업하지 않은 상태에서 풀업을 실시하는 것은 위험하다. 데드리프트나 풀업뿐만 아니라, 모든 등 운동 전에는 반드시 흉근을 충분히 웜업해야 한다.

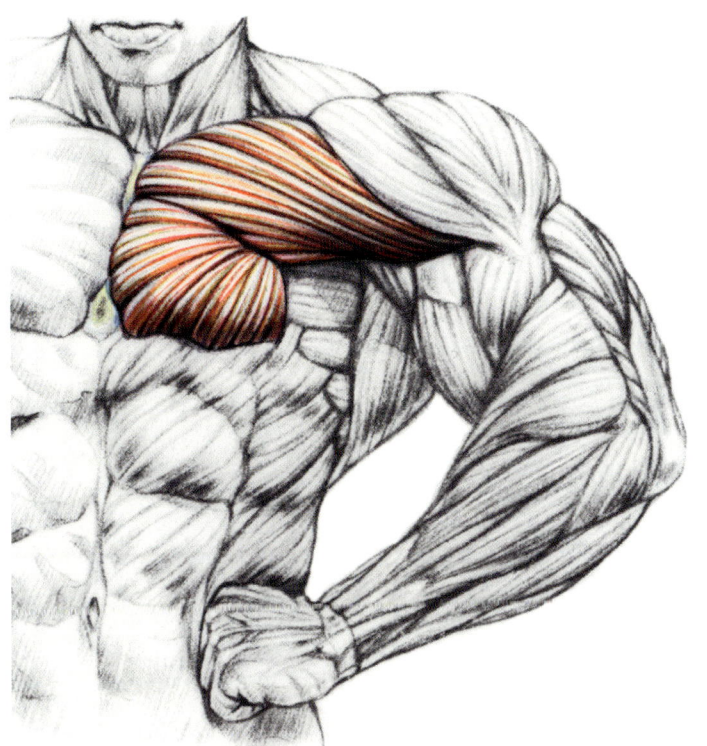

근육 또는 힘줄이 파열되면, 외형적으로 패인 '구멍'은 영구히 남는다

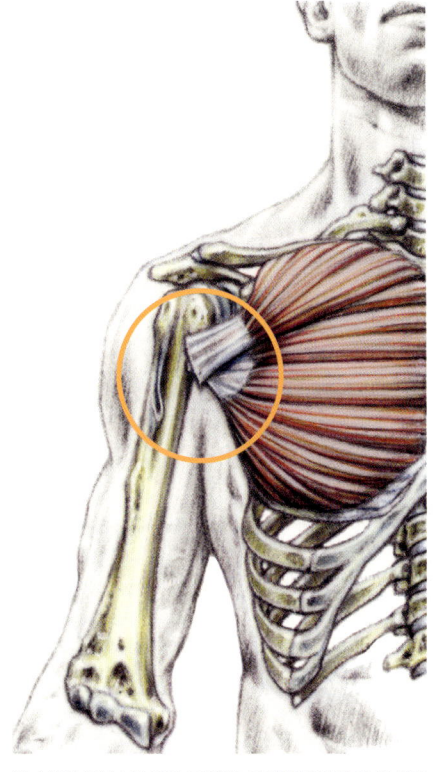

뼈 부착부에서 발생한 파열은 근건접합부에서 발생한 파열보다 수술 예후가 더 좋다.

근육 파열은 수술적 치료가 필요한가?

근육 파열이 발생하면 기능적 측면에서 완벽하게 회복하기는 어렵다. 그렇기 때문에 손상을 최소화하기 위한 수술적 치료를 고려할 수 있다. 하지만 안타깝게도 모든 파열이 수술 가능한 것은 아니다. 파열의 정도와 위치, 범위에 따라 수술 가능 여부가 달라진다(작은 부분 파열은 복구가 불가능하여 일반적으로 수술 대상이 되지 않는다).

수술이 가능한 경우에는 좌우 대흉근의 근력 균형을 회복하고, 외형적으로 생긴 '구멍'을 부분적으로라도 메우는 것이 바람직하다. 의학적 연구에 따르면, 수술을 받았을 때 근력 회복률은 거의 완전한 수준이지만,

수술을 받지 않았을 때 회복률은 절반 정도에 그치는 것으로 나타났다.

부상을 입은 선수 두 그룹의 회복률을 비교한 연구에서도 다음과 같은 차이가 나타났다[5].

– 수술을 받은 그룹 중, 70%는 회복 상태가 '매우 우수'한 반면, 비수술 그룹에서는 20%에 불과했다.
– 회복 상태가 '나쁨'으로 평가된 경우는 수술 그룹이 10%, 비수술 그룹이 40%였다.

수술은 파열 발생 후 1개월 이내에 진행했을 때 회복이 가장 원활하게 이루어졌다. 수술이 30일 이상 지연되면, 반대쪽 대흉근에 비해 근력 회복률이 평균 25% 낮아지는 것으로 나타났다[6].

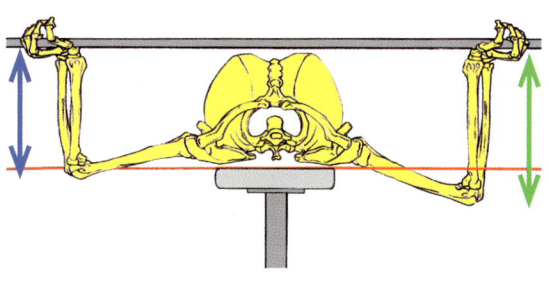

대흉근의 부가근 또는 흉골근Sternalis

전완이 길수록 바벨을 더 깊게 내리게 되어 대흉근의 신장 강도가 커지고 파열 위험도 증가한다(초록색 화살표). 전완이 짧을수록 같은 위치까지 바벨을 내릴 때 대흉근의 신장이 덜 일어나므로, 파열 위험도 줄어든다(파란색 화살표).

운동과 무관한 대흉근 이상

신경 압박으로 인한 '패임' 현상

대흉근은 경추 6번과 7번(C6–C7)에서 유래하는 신경의 지배를 받는다. 이 경추 신경의 압박이나 장애는 대흉근 형태를 변화시켜 마치 파열된 것처럼 보이는 움푹 꺼진 부위를 만들 수 있다. 이는 흔히 대흉근 상부 또는 중앙 부위에 생긴 패임으로 관찰되지만, 실제로 파열된 것이 아니라, 근육이 위축된 것(근위축 Muscular atrophy)이다. 이러한 문제는 해당 경추 신경의 기능을 회복시키는 의료적 치료를 통해서만 개선된다.

대흉근 중앙에 나타나는 과잉 근육

일부 운동인들 중에는 대흉근 중앙에 추가적인 근육, 흉골근Sternalis이 존재하는 경우가 있다. 이는 전체 인구의 약 8%에게 관찰되는 근육으로[7], 양쪽 대흉근 사이, 흉골 아래쪽에 위치하여 중앙 공간을 메우는 특이한 형태로 나타난다. 이러한 구조는 대개 양측에 나타나지만, 완전히 대칭적이지 않은 경우가 많다. 이 근육은 정상적인 변이로 병적 소견이 아니다.

함몰흉 Pectus excavatum

일부 사람들은 가슴뼈 부위가 '움푹 들어간 듯한 구조'로 되어 있다. 이는 흔히 흉곽 한쪽에만 국한되어, 좌우 비대칭으로 나타나는 경우가 많다. 이러한 함몰은 흉골을 흉곽 안으로 끌어당기는 늑연골이 비정상적으로 빠르게 성장하여 생기는 변화다. 많은 이들이 대흉근을 발달시켜 이 함몰 부위를 메우려고 근력 운동에 입문한다.

팔 길이와 대흉근의 신장 한계

가슴 근육 운동 시에는 다음 4가지 사항을 주의해야 한다.

1. 전완이 길수록, 벤치 프레스나 딥스 운동 시 대흉근이 파열될 위험이 더 높아진다.

2. 흉곽이 두꺼울수록 프레스류 동작에서는 대흉근 손상 위험이 낮아지지만, 딥스에서는 여전히 위험성이 크다.

3. 상완과 전완을 포함한 팔 전체 길이가 길수록 덤벨 플라이와 같이 흉근을 벌리는 운동을 할 때 대흉근 파열 위험이 더 높아진다. 이는 팔이 길수록 근육을 과도하게 신장시킬 수 있기 때문이다.

4. 안타깝게도 팔 길이, 흉곽 두께, 대흉근이 견딜 수 있는 신장 한계 간에는 서로 정확히 맞아떨어지는 공식이 존재하지 않는다. 맨몸이나 가벼운 중량을 사용할 때는 아무런 문제가 없지만, 중간 이상의 무게, 특히 고중량을 사용할수록 대흉근의 근건접합부가 견딜 수 있는 한계점에 매우 빠르게 도달한다. 따라서 가동 범위를 크게 할 수 있다고 해서 반드시 최대 범위까지 움직여야 하는 것은 아니다. 근육이 늘어나는 신장 단계에서 최대 범위까지 무리하게 움직이면 부상 위험도 그만큼 증가한다는 것을 명심하자.

대흉근 힘줄은 단기적으로 급격한 파열이 발생할 수 있다. 장기적으로는 힘줄에 미세 손상이 누적되고 서서히 퇴화하면서 부분적인 대흉근 파열이나 상완이두근 장두 파열로 이어질 수 있다.

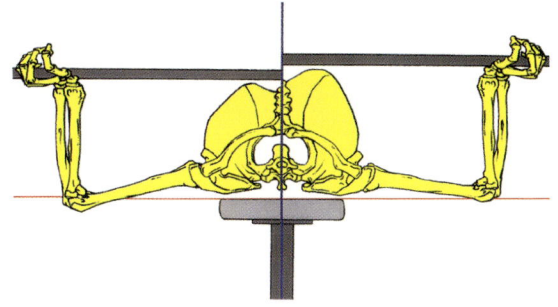

흉곽이 두꺼우면 프레스 동작의 가동 범위가 줄어들지만, 흉곽이 얇으면 바벨이 가슴에 닿을 때까지 더 깊게 내려야 하므로 대흉근 파열 위험이 증가한다.

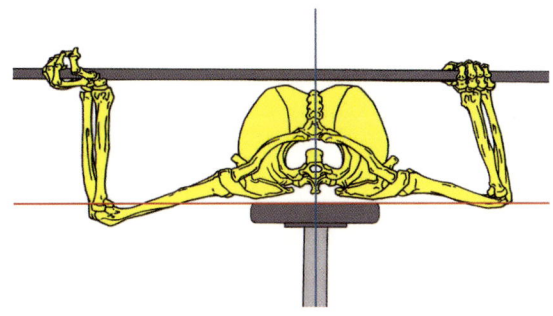

상완골이 길수록 자연스럽게 그립을 넓게 잡게 되는데, 그러면 어깨를 안정화하기 어려워지므로 어깨 부상 위험이 증가한다.

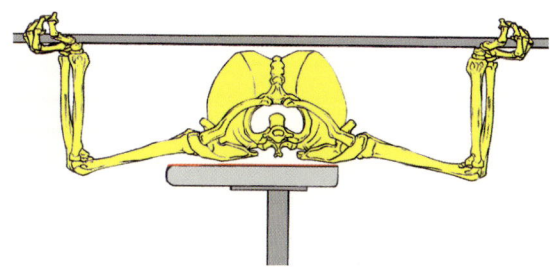

벤치나 머신의 등받이 폭이 좁으면, 견갑골과 상완골이 지지대 없이 허공에 떠 있는 면적이 커진다. 이 경우 어깨 안정화 근육이 아무리 작용하더라도 고중량 운동에서는 어깨와 가슴, 이두근에 큰 부담이 간다. 넓은 벤치를 사용하면 관절이 안정화되어 어깨를 보호할 수 있다.

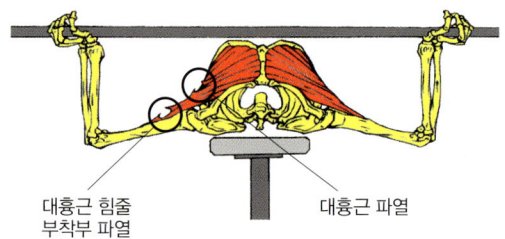

대흉근 힘줄
부착부 파열

대흉근 파열

프레스 동작에서 그립을 넓게 잡을수록 힘줄이 파열될 위험이 크다

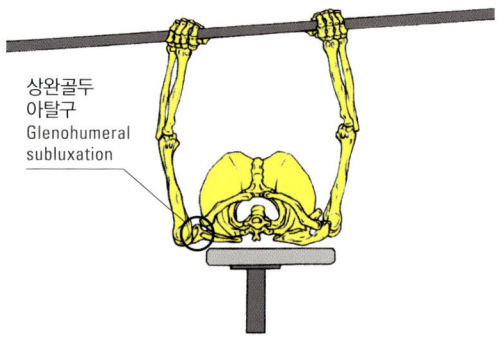

상완골두
아탈구
Glenohumeral
subluxation

프레스 동작 시 그립 너비를 좁히면 힘줄의 신장이 줄어들어 힘줄 파열
위험은 감소하지만, 이로 인해 어깨, 팔꿈치, 삼두근이 일부 위험해질 수
있다. 팔꿈치를 몸 앞쪽으로 가져올수록 상완골이 관절와의 중심축에 안
정적으로 유지되기가 어려워지기 때문이다.

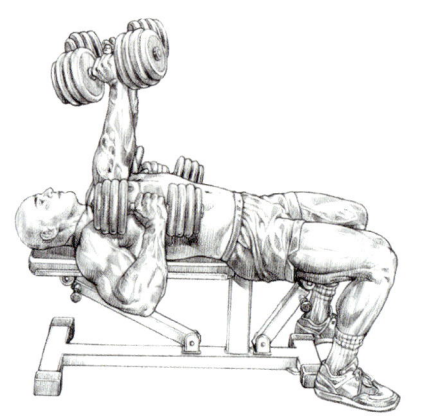

팔꿈치를 몸통에 가까이 붙이는 동작. 가령 좁은 그립의 프레스 동작은
대흉근 힘줄을 보호하며 극하근과 극상근 힘줄의 마찰을 줄인다.

그립 너비와 부상 간 관계

프레스 운동 시에는 다음을 유의하자.

– 어깨가 전방으로 불안정하다면, 그립을 좁히는 것
  이 좋다.

– 어깨가 후방으로 불안정하다면, 그립을 넓히는 것
  이 좋다.

– 그립이 좁을수록 어깨의 후방 관절와순이 손상될
  가능성이 높다.

– 가슴 운동 세션마다 모든 각도(디클라인, 플랫, 인클
  라인)를 수행하기보다는, 세션별로 각도를 바꿔서
  운동하는 것이 좋다. 그러면 같은 부위의 힘줄, 인
  대, 관절와순에 지속적으로 부담이 가해지는 것을
  막을 수 있다.

– 벤치의 폭이 넓으면 발생할 수 있는 문제를 최소화
  할 수 있지만, 벤치가 좁으면 다양한 문제가 발생할
  수 있다.

딥스Dips 동작에 따른 부상

딥스는 운동 각도가 다르게 보이긴 하지만, 숄더 프레
스와 같은 유형의 질환을 일으킬 수 있다(물론, 원인은
조금 다르다). 다만, 딥스를 할 때 흔히 나타나는 신경
성 저림 현상은 딥스 동작 고유의 문제다.

딥스 운동은 어떻게 어깨를 손상시키는가?

딥스 운동은 팔이 위로 올라간 자세가 아닌데도 극하
근과 극상근 힘줄을 강화하는 데 도움이 된다. 팔이
아래쪽을 향한 딥스 자세의 영향은 매우 잘 연구되어
있는데, 이는 휠체어로 이동할 때 사용하는 팔의 움직
임과 거의 일치하기 때문이다[8]. 즉, 휠체어 바퀴를 밀
때의 동작이 딥스 동작과 유사하다.

이때 승모근 중부를 강하게 수축하여 삼각근을 뒤쪽으로 당긴 자세를 유지하면 회전근개 근육의 손상을 최소화할 수 있다. 그러나 어깨가 넓을수록 딥스 동작 중 어깨를 뒤로 유지하기가 어려워진다.

쇄골이 짧아 어깨 폭이 좁은 운동선수들은 딥스를 수행할 때 어깨를 뒤쪽으로 잘 유지할 수 있으며 전면 삼각근의 개입을 줄이고, 대흉근을 더 강하게 사용할 수 있다. 또한, 회전근개의 손상 위험이 낮다. 하지만 이런 특징을 가진 선수들은 딥스 하강 동작에서 대흉근이 극도로 늘어나기 때문에 파열될 위험이 높다. 특히 대흉근이 상완골에 부착된 지점이 어깨로부터 멀리 떨어져 있을수록 이 위험은 더욱 커진다.

쇄골이 길어 어깨가 넓고, 대흉근이 상완골에 부착된 지점이 어깨에 가까운 사람은 딥스 운동 시 대흉근보다 삼각근을 더 많이 사용하게 된다. 이 경우 대흉근 파열 위험은 상대적으로 줄어들지만, 삼각근과 이두

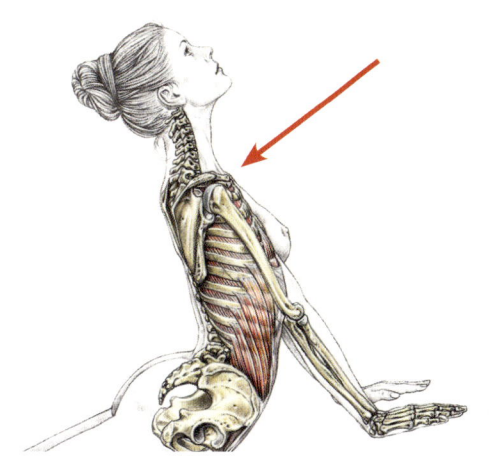

딥스 운동은 견봉하 공간을 좁혀 어깨 힘줄에 지속적인 마찰을 유발한다. 이러한 마찰 때문에 휠체어를 사용하는 사람들에게 어깨 문제가 매우 흔하게 발생한다[9].

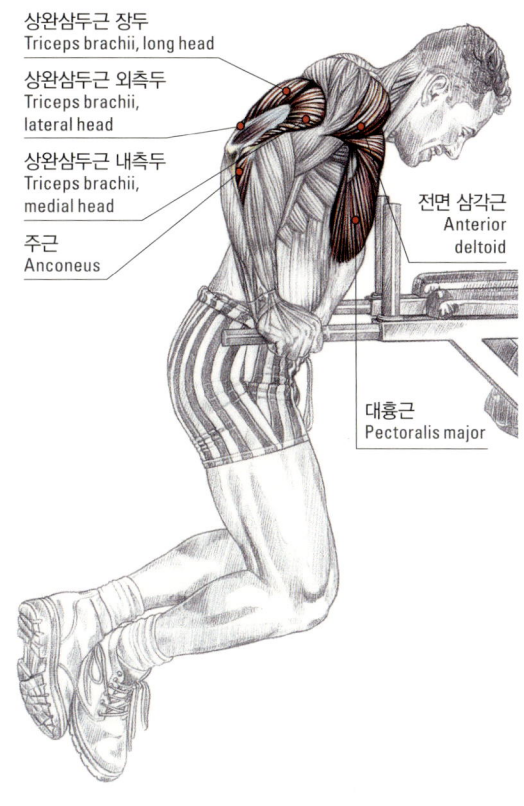

상완삼두근 장두
Triceps brachii, long head

상완삼두근 외측두
Triceps brachii, lateral head

상완삼두근 내측두
Triceps brachii, medial head

주근
Anconeus

전면 삼각근
Anterior deltoid

대흉근
Pectoralis major

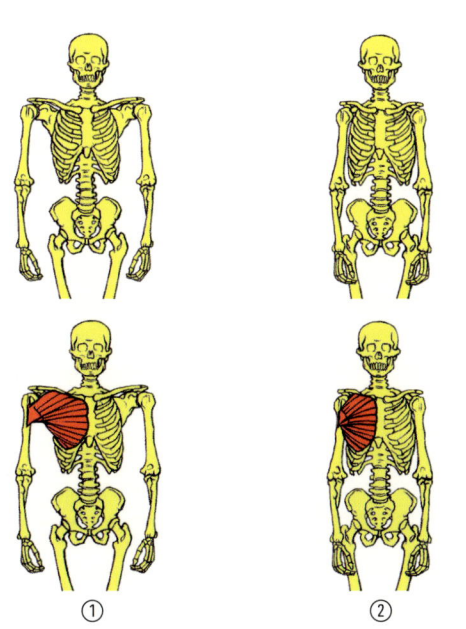

① ②

① 어깨가 넓으면 대흉근이 상대적으로 길어 딥스 운동 시 파열 위험이 줄어든다.
② 어깨가 좁으면 대흉근이 상대적으로 짧아 딥스 운동 시 파열 위험이 높아진다.

딥스 운동 시 최대 신장 범위까지 움직이는 것은 바람직하지 않다. 특히 고중량으로 딥스를 할수록 하강 동작의 깊이를 제한하는 것이 현명하다.

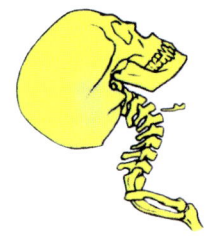

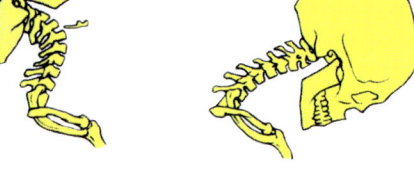

목을 뒤로   머리를 앞으로 숙여 턱을
젖힌 자세   가슴 쪽으로 당긴 자세

딥스 운동 시 신경 신호 전달이 방해되지 않도록 하려면 턱을 가슴 쪽으로 당긴 채 유지하는 것이 좋다.

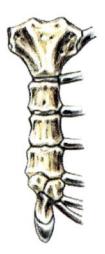

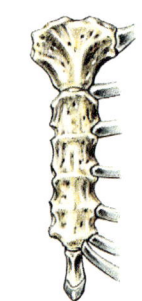

청소년기 흉골 모습   젊은 성인의 흉골 모습

25~30세 이전까지는 흉골의 연골 접합부가 완전히 골화되지 않은 상태일 수 있다(왼쪽 그림). 예를 들어 푸시업을 할 때 흉곽이 과도하게 늘어나면, 늑연골이 미세하게 이동할 수 있다.

근 장두 손상 위험은 더 높아진다.

팔이 길수록 앞에서 언급한 모든 문제가 더욱 심각해진다. 반대로 상완과 특히 전완이 짧을수록 부상 위험은 줄어든다.

딥스 동작 시 손 저림 현상

딥스와 같은 특정 운동들은 팔이나 손가락에 따끔거림, 저림 또는 무감각을 유발할 수 있다. 특히 운동 중 머리의 위치가 잘못되면 이런 증상이 더욱 악화된다. 딥스를 할 때 고개를 과도하게 들어올리면 상완신경총의 신경 전달을 방해할 수 있다. 이 신경들은 팔 전체를 지나가기 때문에 통증이나 저림이 팔, 팔꿈치, 손까지 퍼질 수 있다. 이러한 신경성 증상은 앉아서 기구 또는 덤벨을 사용하여 어깨 후면을 자극하는 벤트오버 레터럴 레이즈에서도 동일하게 발생할 수 있다.

흉골 통증

흉골은 단순히 흉곽 중앙 뼈에 그치지 않고, 늑골(갈비뼈)과 연결되어 관절 역할을 한다. 흉골의 움직임은 호흡을 가능하게 해주지만, 다른 관절과 마찬가지로 통증을 유발할 수 있다.

흉골 통증은 주로 벤치 프레스 시 바벨을 흉곽에 너무 강하게 충돌시키는 것이 원인이라고 생각하기 쉽지만, 실제로는 팔굽혀펴기나 딥스를 할 때 가장 많이 나타난다. 이는 특히 젊은 운동선수에게 자주 나타나는 병리 현상이다. 예방을 위해서는 흉곽을 확장시키는 호흡 운동을 통해 미리 흉골 부위를 충분히 웜업하는 것이 좋다. 만약 통증이 계속된다면 흉골에 통증을 유발하는 운동은 피하는 것이 좋다.

흉쇄관절 통증

흉쇄관절은 쇄골과 흉골을 연결하는 관절이다. 이 관절은 인대와 섬유연골에 의해 지지되어 유연한 움직임이 가능하다.

하지만 강한 충격이 가해지면 관절이 어긋난 상태로 고정될 수 있는데, 흉골 아래로 신경이 지나가기 때문에 뼈의 작은 움직임만으로도 극심한 통증이 유발된다. 또한, 약하더라도 반복적으로 충격이 가해지면 인대에 염증이 생길 수 있다.

고중량 벤치 프레스를 하면서 바벨을 가슴 위에 떨어뜨리거나 튕기는 동작을 반복하면, 흉쇄관절 탈구가 유발될 수 있으며 심지어 늑골이 움직이거나 골절될 수도 있다(8상 참고).

이러한 병리 현상은 손뼉치며 팔굽혀펴기를 수행할 때도 나타날 수 있다. 다만, 이 경우에는 바닥과의 충돌 충격이 흉골 상부에 전달되어 통증을 유발할 수 있지만, 늑골이 골절될 정도의 위험성은 낮다.

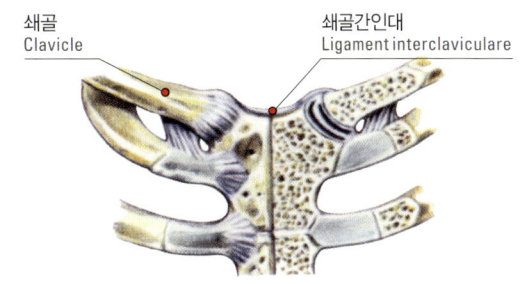

쇄골
Clavicle

쇄골간인대
Ligament interclaviculare

흉쇄관절의 단면 부분도

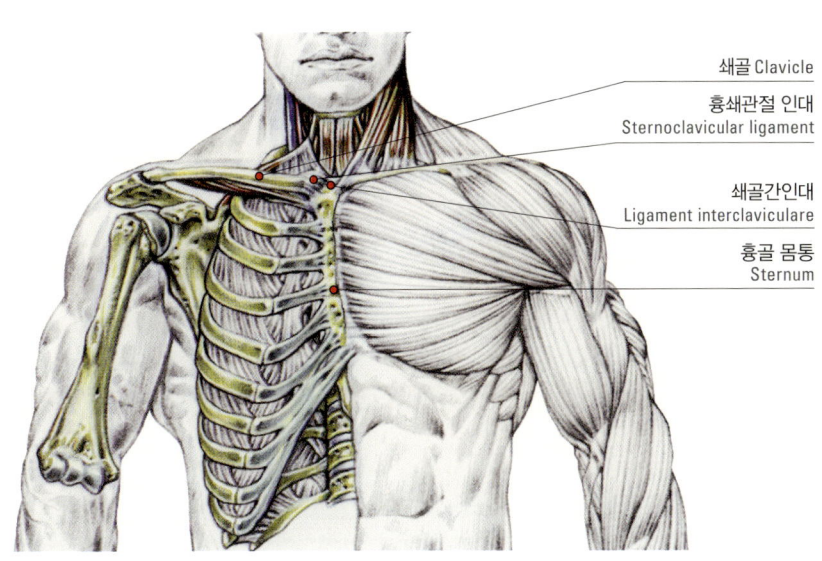

쇄골 Clavicle

흉쇄관절 인대
Sternoclavicular ligament

쇄골간인대
Ligament interclaviculare

흉골 몸통
Sternum

흉쇄관절 부위의 해부학 구조

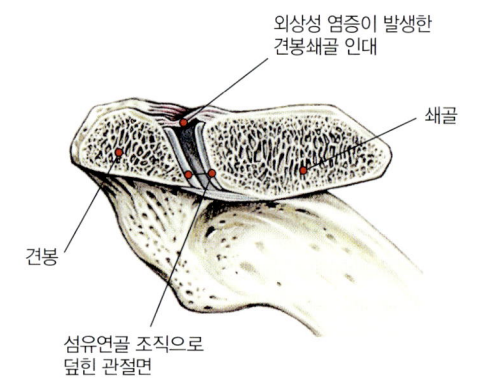

외상성 염증이 발생한
견봉쇄골 인대

쇄골

견봉

섬유연골 조직으로
덮힌 관절면

견봉쇄골관절 단면

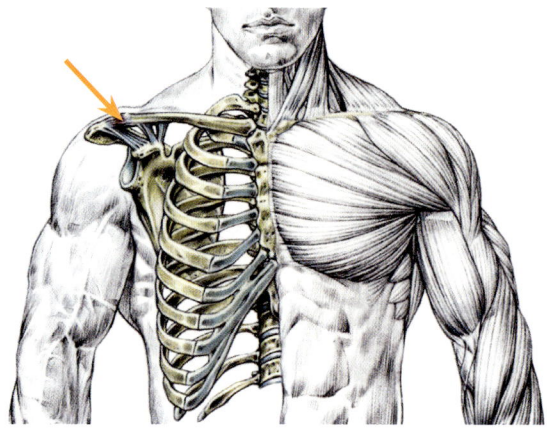

견봉쇄골인대의 과도한 신장으로 인한 견봉쇄골관절 염증

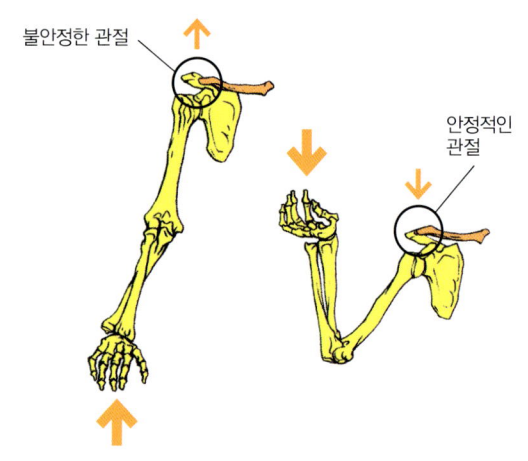

불안정한 관절

안정적인
관절

힘의 방향에 따라 다른 견봉쇄골관절의 가동성

견봉쇄골관절 통증

견봉과 쇄골의 연결부는 움직임이 매우 제한적이지만, 명백한 관절 구조를 이루고 있다. 이 관절의 연결은 견봉쇄골인대Acromioclavicular ligament가 담당한다.

'중량' 딥스나 폭발적으로 수행하는 벤치 프레스는 견봉쇄골인대를 강하게 압박하여 관절의 불안정성 및 인대 염증을 발생시킬 수 있다.

견봉쇄골인대가 손상되었다고 해서 즉각적으로 통증이 발생하는 것은 아니다. 한 연구에 따르면, 아무런 증상이 없는 남성 보디빌더 집단(평균 연령 32세, 10년 이상 운동 경력)의 어깨를 스캔한 결과, 약 50%에게서 견봉쇄골인대 손상이 관찰되었다[10].

그러나 인대가 심하게 손상되면 팔을 몸 옆으로 내린 상태에서 어깨를 귀 쪽으로 으쓱하며 들어올리는 것만으로도 심한 통증이 발생한다. 팔을 내린 상태로 어깨를 올리면 팔의 무게로 인해 아래쪽으로 하중이 발생한다. 이때 쇄골과 견봉의 연결이 느슨하면, 인대가 늘어나면서 강한 통증이 발생하는 것이다. 반면, 팔을 위로 들어올린 자세에서는 이러한 하중이 발생하지 않아, 통증이 느껴지지 않는다.

딥스를 할 때는 그립이 넓어질수록 견봉쇄골인대가 더 많이 늘어나 통증이 악화된다. 통증이 느껴진다면 딥스를 할 때 더 좁은 폭의 평행봉을 선택하는 것이 좋으며, 그래도 통증이 지속된다면 딥스를 하지 않는 게 좋다. 마찬가지로 아치형 자세 벤치 프레스나 디클라인 벤치 프레스 역시 이러한 통증을 악화시킬 수 있다.

소흉근 관련 질환

소흉근은 어깨를 안정화하는 근육들 중 하나이며
(10장 참고), 특히 벤치 프레스를 할 때, 견갑골을 안정
화하는 역할을 한다. 벤치 프레스를 집중적으로 자주
수행하면 소흉근에 통증이 생길 수 있다[11]. 특히 삼각
근과 연결되는 부위에서 건염이 흔히 발생하는데, 소
흉근의 위치 특성상 어깨 통증과 혼동하기 쉬우므로
문제를 정확히 진단하려면 소흉근의 위치를 알아두는
것이 좋다. 해당 부위를 눌렀을 때 통증이 느껴진다면
염증이 있다는 뜻이므로 가슴 훈련을 중단해야 한다.
드물게는 소흉근 파열도 발생할 수 있다[12].

소흉근 수축(단축)이 어깨에 미치는 영향

소흉근의 상태는 어깨에 중대한 영향을 미친다. 벤치
프레스를 꾸준히 하면 직접적인 통증이 없어도 소흉
근의 유연성이 저하될 수 있다[13]. 소흉근이 짧아지면
삼각근을 전방으로 끌어당기고, 자세 변화로 인해 견
봉하 공간이 좁아져 어깨 문제를 악화시킬 수 있다[14].
또한, 소흉근이 과도하게 긴장하거나 비대해지면 상완
신경총의 신경 전달을 방해하여 악력 저하로 이어질
수 있는데[15], 이는 손목터널증후군 증상과 혼동되기도
한다.

소흉근의 견갑골 부착 지점은 사람마다 다르게 나타
난다[16]. 연구에 따르면, 그중 매우 비전형적인 부착 형
태도 38%에 달한다[17]. 심지어 같은 사람이라도 왼쪽
과 오른쪽 어깨에서 부착 형태가 다를 수 있다. 이처
럼 견갑골을 전방으로 당기는 힘이 개인마다 차이가
나기 때문에 어떤 사람은 문제가 전혀 없을 수도 있
고, 어떤 사람은 지속적으로 소흉근 문제를 경험할 수
도 있다. 또한, 한쪽 어깨에서만 문제가 발생할 수도
있다.

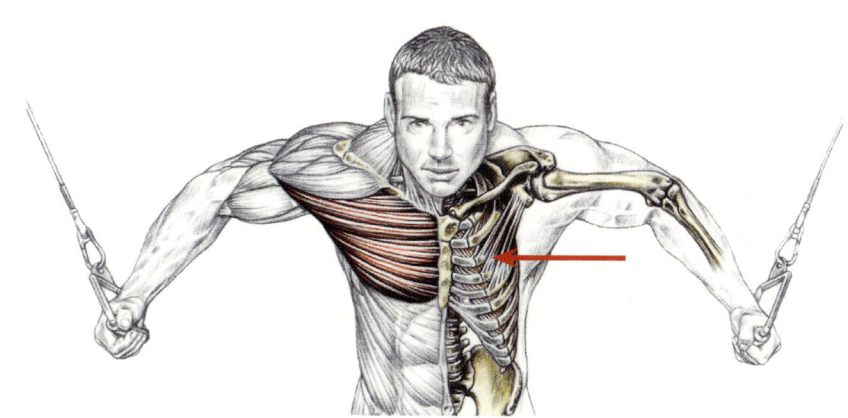

소흉근은 대흉근 아래에 숨어 있다. 근육이 작고 눈에 잘 보이지 않아 운동할 때 간과하기 쉬운 부위지만, 통증을 유발하는 건염의 원인이 될 수도 있
다. 또한, 어깨 질환을 악화시키고 신경 전달 기능을 감소시킬 수 있다.

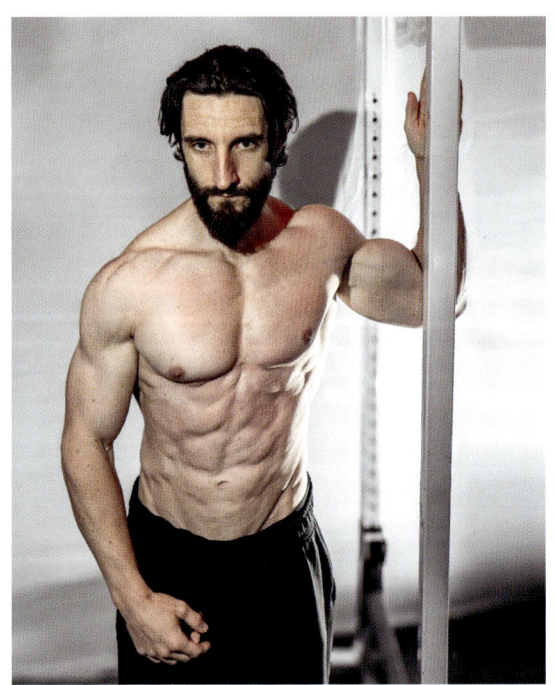

소흉근 스트레칭은 왜 필요할까?

연구에 따르면, 견봉하 공간의 크기는 고정된 것이 아니라 자세에 따라 달라진다. 누운 자세에서는 견봉하 공간이 넓어지고, 서 있을 때는 좁아진다[18]. 또한, 팔을 머리 위로 들 때는 공간이 줄어들고, 손을 아래쪽으로 향할 때는 공간이 넓어진다. 견봉하 공간의 이러한 차이는 소흉근을 스트레칭함으로써 완화할 수 있다[19].

어깨가 앞으로 말려 있는 사람은 소흉근을 스트레칭하면 자세를 개선할 수 있다[20]. 또한, 스트레칭과 함께 손이나 마사지 볼, 진동 마사지 기구 등으로 소흉근을 마사지하면 효과가 더 좋아진다.

운동으로 단축된 소흉근을 '길게' 늘리는 스트레칭에는 여러 방법이 있다[21]. 가장 쉬운 방법은 문틀이나 랙 기둥 옆에 서서 양손을 귀 높이 정도로 올려 기둥을 잡는 것이다. 팔꿈치를 90도 이하로 굽힌 상태에서 몸통을 앞으로 천천히 기울여 소흉근을 늘리고, 자세를 몇 초간 유지한다. 손을 잡는 높이를 다르게 하여, 소흉근을 더 정확히 겨냥할 수 있도록 하자. 한 쪽씩 스트레칭하면 소흉근을 더 효과적으로 늘릴 수 있다[22].

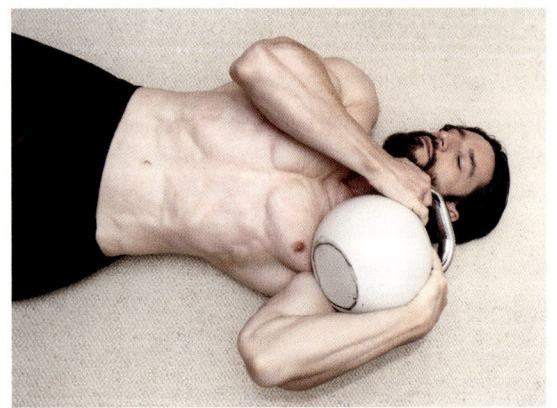

더 강력한 마사지 방법으로는 어깨 앞쪽의 움푹 들어간 부위에 케틀벨을 천천히 굴려서 근육을 풀어주는 방법이 있다.

1. Beck P. Rupture of the Pectoralis Major Muscle in Amateur Athletes. Sportver Sportsch 2022.

2. Pochini Ad. Analysis of Pectoralis Major Tendon in Weightlifting Athletes Using Ultrasonography and Elastography. Einstein 2015 13:541.

3. Wolfe SW. Ruptures of the Pectoralis Major Muscle. Am J Sports Med 1992 20:587.

4. Connell DA. Injuries of the Pectoralis Major Muscle. Radiol 1999 210:785.

5. de Castro Pochini A. Pectoralis Major Muscle Rupture in Athletes. Am J Sports Med 2010 38:92.

6. Schepsis AA. Rupture of the Pectoralis Major Muscle. Am J Sports Med 28 2000:9.

7. Snosek M. Sternalis Muscle, What Every Anatomist and Clinician Should Know. Clin Anat 2014 27:866.

8. Madansingh SL. Comparing Supraspinatus to Acromion Proximity and Kinematics of the Boulder and Thorax between Manual Wheelchair Propulsion Styles. Clin Biomech 2020 74:42.

9. Walford SL. The Relationship between the Hand Pattern Used During Fast Wheelchair Propulsion and Boulder Pain Development. J Biomech 2021 116:110202.

10. Noschajew E. The Effect of Strength Training on Undetected Shoulder Pathology in Asymptomatic Athletes. Sports 2022 10:210.

11. Bhatia DN. The 'Bench-presser's Boulder'. Br J Sports Med 2007 41:e11.

12. Vance DD. Rare Isolated Pectoralis Minor Tear from a Noncontact Injury. Case Rep Orthop 2019 2019:3605187.

13. Cutrufello PT. An Evaluation of Agonist. JSCR 2016 31:1.

14. Borstad JD. The Effect of Long Versus Short Pectoralis Minor Resting Length on Scapular Kinematics in Healthy Individuals. J Orthop Sports Phys Ther 2005 35:227.

15. Sanders RJ. Pectoralis Minor Syndrome. Diagn 2017 7:46.

16. Burley HEK. The Clinical Anatomy of Variations of the Pectoralis Minor. Surg Radiol Anat 2021 43:645.

17. Schwarz GM. Ectopic Tendons of the Pectoralis Minor Muscle as Cause for Boulder Pain and Motion Inhibition. PLoS One 2019 14:e0218715.

18. Kemmoku T. Differences in Subacromial Distance During Boulder Axial Rotation between Standing and Supine Positions. J Shoulder Elbow Surg 2018 27:1536

19. Temprom V. Clarifying Acromial Distance. Phys Ther Sport 2019.

20. Fani M. Evaluation of Scapular Mobilization and Comparison to Pectoralis Minor Stretching in Individuals With Rounded Boulder Posture. J Bodyw Mov Ther 2020 24:367.

21. Williams JG. The Acute Effects of Two Passive Stretch Maneuvers on Pectoralis Minor Length and Scapular Kinematics Among Collegiate Swimmers. Int J Sports Phys Ther 2013 8:25.

22. Borstad JD. Comparison of Three Stretches for the Pectoralis Minor Muscle. J Shoulder Elbow Surg 2006 15:324.

상부 등(흉추) 질환의 이해

광배근은 다른 근육에 비해 질환 발생 빈도가 낮은 편이다. 물론, 다른 근육과 마찬가지로 파열될 수 있지만, 부착 부위가 단단하여 실제로 손상이 발생하는 경우는 드물다. 다만, 최근에는 폭발적인 움직임을 동반한 풀업 동작이 대중화되면서 광배근 손상 발생률이 점점 높아지고 있다.

한편, 등 운동은 어깨, 팔, 전완, 요추 부위에 다양한 병적 이상을 유발할 수 있다.

이 장에서는 등 질환에 대해 알아보고, 흉추 자세를 어떻게 개선해야 척추와 어깨를 보호할 수 있는지도 살펴보겠다.

광배근 파열

광배근과 대원근은 대부분 상완골 부착점에서 파열이 발생한다. 이러한 파열은 주로 머슬업이나 반동을 이용한 풀업과 같은 급격한 동작으로 인해 발생하며[1,2,3], 데드리프트, 스톤 리프팅, 타이어 플립과 같은 고중량 운동 역시 원인이 될 수 있다.

만약 광배근 힘줄이 이미 손상된 상태라면, 숄더 프레스를 하다가도 근육이 파열될 수 있다. 팔을 머리 위로 들어올릴 때 광배근이 늘어나기 때문이다. 일반적으로는 단순히 늘어나는 것만으로 이러한 파열이 발생하지는 않는다[4]. 또한 드물지만, 광배근이 '요추' 부위 부착점에서 파열되는 경우도 있다.

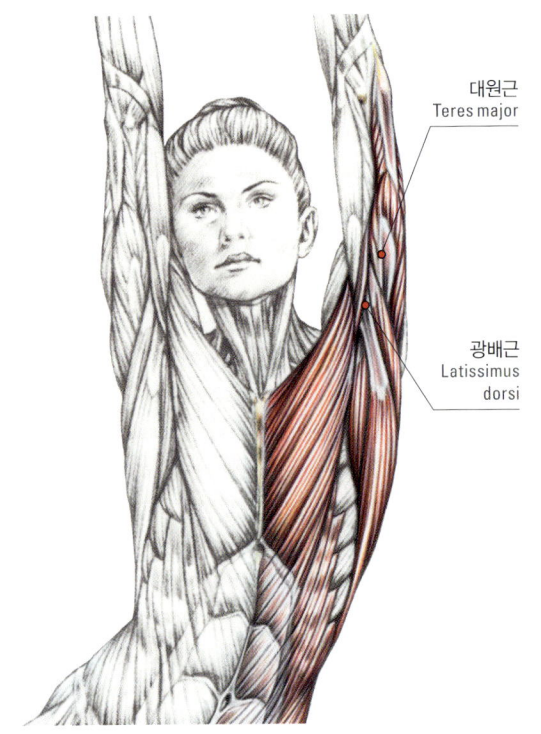

대원근
Teres major

광배근
Latissimus dorsi

광배근과 대원근의 상완골 부착점

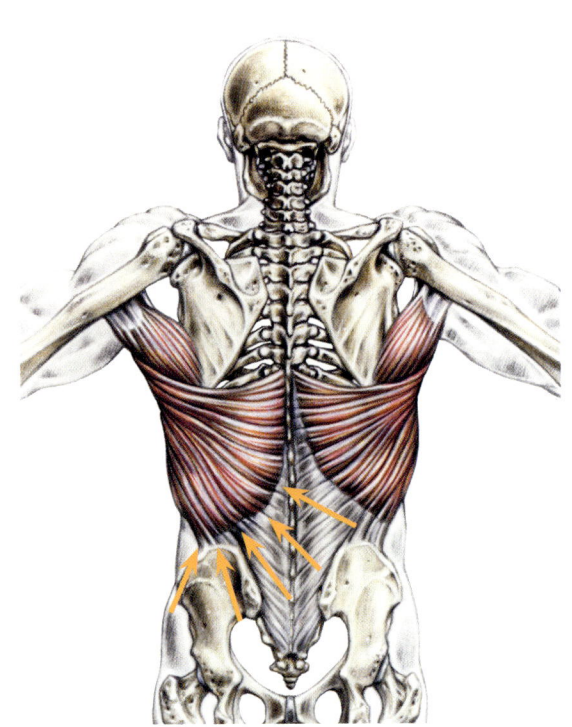

광배근의 요추 부착점

신경 손상

광배근에서 발생할 수 있는 심각한 문제는 신경의 신장Elongation 손상 또는 파열이다(9장 참고). 이 2가지 유형의 신경 손상은 특히 크로스핏, 스트리트 워크아웃, 군대 훈련 등에서 실시하는 폭발적인 풀업을 수행할 때 자주 발생한다. 올바른 수행과 상관없이 '무조건 많은 횟수'를 목표로 한 경쟁적인 환경에서의 풀업은 고위험군 운동에 속하며, 장흉신경(긴가슴신경)과 견갑배신경의 차단 및 손상과 관련이 깊다. 신경이 단순히 늘어난 정도라면 느리더라도 회복될 수 있지만, 대부분의 경우는 신경이 파열(절단)되며 수술적 치료 없이는 회복되지 않는다. 이에 해당 근육의 마비가 발생할 수 있으며, 지속적 혹은 간헐적으로 격렬한 통증이 나타나기도 한다.

몸무게가 많이 나가거나(근육량이 많거나 하체가 발달한 경우), 중량을 추가할수록 폭발적인 방식이나 반동을 활용한 풀업은 더욱 위험하다.

이 경우에는 동작을 더 통제해야 한다. 특히 내려가는 구간에서는 팔을 완전히 펴지 말고, 올라가는 구간에서는 맨몸일 때보다 낮게 올라가도록 하여 가동 범위를 줄이는 것이 바람직하다.

이처럼 가동 범위를 제한하면서 지속적으로 근육의 긴장을 유지하면 부상 위험은 낮추면서도 근육 자극 효과는 유지할 수 있다. 중량을 사용하지 않을 때도 이러한 원칙을 적용할 것을 권한다. 풀업 동작은 상승하는 구간과 하강하는 구간 모두 부상 발생 위험이 높기 때문이다.

광배근 운동에 수반되는 대표적인 부상

앞서 다룬 신경 손상 사례들은 위험도가 높지만 동작을 통제해서 수행한다면 드물게 발생하는 편이다. 그러나 폭발적인 움직임이 아니더라도, 광배근을 중심으로 하는 등 부위 운동은 상체 근육 및 관절에 다양한 유형의 손상을 유발할 수 있다.

풀업 하강 구간에서 발생하는 외상

시작 자세가 내포한 위험 요소

풀업 동작의 시작 자세 즉, 팔이 완전히 펴진 상태에서는 근육, 힘줄, 관절 및 인대가 모두 구조적으로 취약한 상태에 놓이게 된다[5]. 또한, 동작할 때 몸을 아래로 떨어뜨려 탄성 에너지를 최대한 축적한 다음 반동을 이용해 다음 동작으로 넘어가는 방식을 지나치게 남용하면 다음과 같은 전형적인 부상을 유발할 수 있다.

1. **어깨 아탈구** : 팔을 완전히 편 채 매달리면 어깨 관절낭이 과도하게 늘어나게 된다. 이 상태에서 반동이 더해지면 견갑상완관절의 인대가 느슨해지거나, 심할 경우 관절와순 일부가 떨어져 나가는 손상이 발생할 수 있다(10장과 12장 참고). 인대가 느슨해져 아탈구 상태가 되면 어깨가 매우 불안정해지고, 약간의 움직임에도 쉽게 탈구될 수 있다. 하지만 어깨가 불안정해져도 즉각적인 통증이 동반되지 않아, 대개는 처음에 숄더 프레스나 체스트 프레스 시 발생하는 통증으로 인지하게 된다. 많은 경우 탈구의 원인을 프레스 동작 탓으로 돌리지만, 실제로는 풀업의 누적 손상이 주요 원인으로 작용한다. 다만, 풀업으로 인한 탈구 발생 기전이 워낙 '은밀하기' 때문에 우리가 그 연관성을 파악하지 못할 뿐이다.

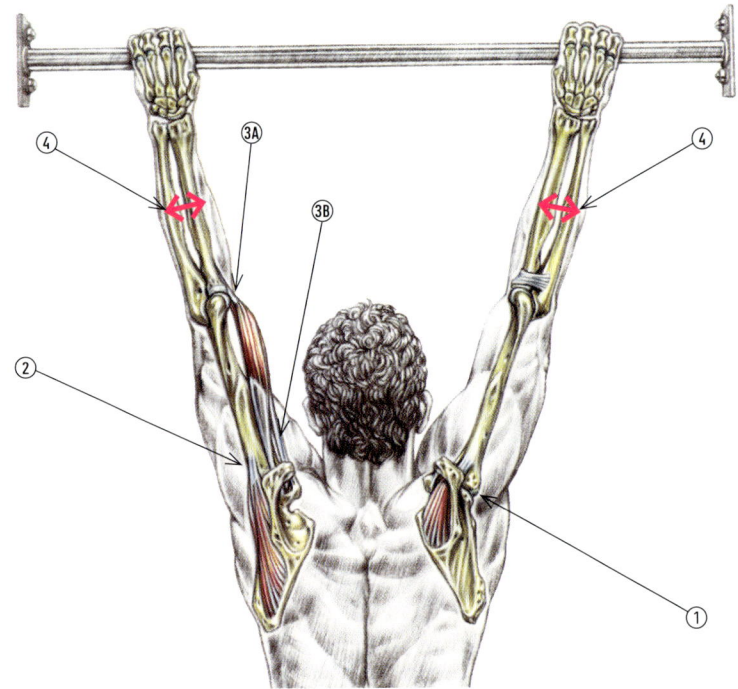

풀업 시작 자세가 내포한 위험 요소 :

① 어깨 아탈구

② 극하근 파열

③A 이두근 원위부 힘줄 파열

③B 이두근 단두 파열

④ 손목 굽힘근 건염

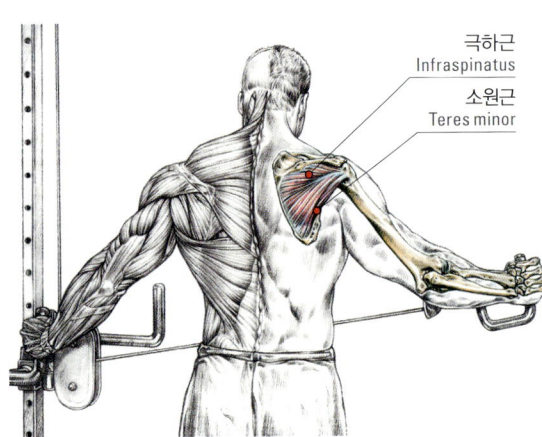

극하근
Infraspinatus

소원근
Teres minor

극하근 문제를 예방하려면, 매 운동 전에 '히치하이커' 동작을 몇 세트 실시하여 해당 근육을 웜업하고 활성화하는 것이 좋다.

이러한 증상이 있다면, 풀업 시 팔을 지나치게 펴지 않도록 주의하고, 인대가 회복될 시간을 충분히 확보해야 한다.

2. **극하근 파열** : 팔을 완전히 편 상태에서는 극하근이 강하게 신장된다. 이때 반동이 더해지면 어깨를 안정화하는 이 작은 근육이 파열될 수 있다. 이러한 손상은 즉각적인 통증이 없을 수 있지만, 결과적으로 어깨의 안정성을 약화시키고 더 심각한 병적 이상으로 이어질 수 있다. 극하근 부상은 풀업과 유사한 동작을 반복적으로 수행하는 체조 선수나 클라이머들에게서 흔하게 나타난다[6-7].

3. **이두근 파열** :

– **이두근 원위부 파열** : 팔을 완전히 펴고 언더 그립(새끼손가락이 마주 보는, 회외 방향)으로 매달릴 경우에는 이두근 원위부 힘줄이 취약한 위치에 놓이며 건염 또는 파열이 발생할 수 있다.

반면, 뉴트럴 그립이나 오버 그립(엄지가 마주 보는,

회내 방향)으로 수행하면, 이두근 원위부가 보다 안전하게 보호된다.

- 이두근 단두 파열 : 풀업할 때는 그립이 어떻든 간에 반동이 가해지는 순간, 이두근 단두 상부가 강하게 신장된다. 파열 자체는 자주 발생하지 않지만, 통증이 유발될 가능성은 충분히 존재한다.

4. 손목 굴곡근 건염 : 일반적인 풀업바는 인체공학적으로 설계되어 있지 않은 경우가 많다. 특히 언더 그립으로 잡을 때 회외 동작을 강제로 유도하여 요골과 척골이 벌어지게 만들고, 전완에 통증을 유발한다.

이 상태로 풀업할 때 반동이 더해지면 그 충격은 진완의 손목 굴곡근Flexor carpi에까지 영향을 미치는데, 특히 손목 굴곡근이 요골에 부착되는 내측 상과Medial epicondyle에 손상이 집중적으로 발생하게 된다.

이 부위에 염증이 생기면, 풀업할 때 보조적인 역할을 하는 손목 굴곡근뿐만 아니라 이 부위에 부착되어 있는 다른 여러 근육으로도 염증이 퍼진다.

이를 예방하려면 등 운동을 시작하기 전에 반드시 손과 손목, 전완을 충분히 웜업하는 것이 중요하다.

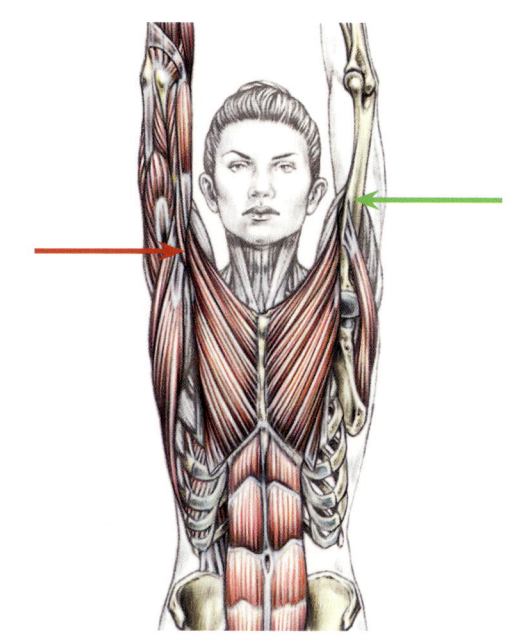

상완골에 부착된 대흉근의 부착 지점이 더 낮은 경우(초록색 화살표)와 그렇지 않은 경우(빨간색 화살표) 비교.

대흉근 파열

대흉근이 상완골 아래쪽까지 길게 이어진 경우에는 풀업할 때 대흉근의 흉골 부위 섬유가 많이 개입하게 된다. 이 대흉근 섬유가 풀업 하강 구간에서 과도하게 신장되면 파열될 수 있다. 이를 예방하려면 등 운동 전에 반드시 대흉근을 충분히 웜업해야 한다.

삼두근 장두건 파열과 팔꿈치 자극

풀업에서 반동을 줄 경우에는 견갑골에 부착된 삼두근 장두건 탄력에 영향을 미친다. 이 힘줄은 흔히 간과되지만, 지속적으로 장력이 가해지면 결국 파열될

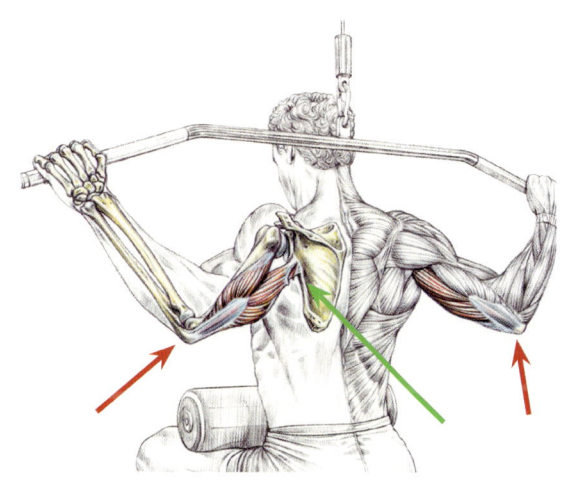

삼두근 장두건 파열 부위(초록색 화살표)와 팔꿈치 자극이 발생하는 부위(빨간색 화살표).

수 있다. 또한, 풀업할 때 삼두근 장두건이 개입하면 팔꿈치에 무리가 가고, 관절에 염증이 생길 수 있다. 이를 예방하기 위해서는 데드리프트를 포함한 모든 등 운동을 하기 전에 삼두근과 팔꿈치를 충분히 예열하는 것이 필수적이다.

풀업 상승 구간에서 발생하는 외상

풀업할 때 최대한 높게 정점을 찍는 동작은 흔히 기술적 숙련도로 여겨지지만, 부상 발생 위험이 높다. 실제로 높이 올라갈수록, 일부 힘줄에 과도한 신장이 가해져 병적 이상을 유발할 수 있다.

이두근 장두건염

넓은 그립으로 풀업을 수행할 경우, 높이 올라갈수록 이두근 장두건이 결절간구에 강하게 눌리게 된다. 이러한 반복적인 마찰은 결국 힘줄에 손상을 일으킬 수 있다(11장 참고).

늑골(갈비뼈) 탈구

다행히 드물긴 하지만, 중량 벨트를 사용한 풀업을 할 때는 늑골 아탈구가 발생할 수 있다. 무거운 중량을 달고 동작을 수행할 경우, 중력에 의해 요방형근이 아래로 당겨지면서 12번째 늑골(갈비뼈)을 직접적으로, 10번과 11번 늑골은 간접적으로 끌어내리게 된다.

반면, 광배근은 팽팽히 긴장된 상태에서 늑골을 위쪽으로 당긴다. 이렇게 서로 상반된 장력은 늑골의 아탈구를 유발할 수 있는데, 비록 이동 범위가 작더라도 척추와 연결된 신경들이 매우 가까운 위치에 있기 때문에 강한 통증을 동반하게 된다.

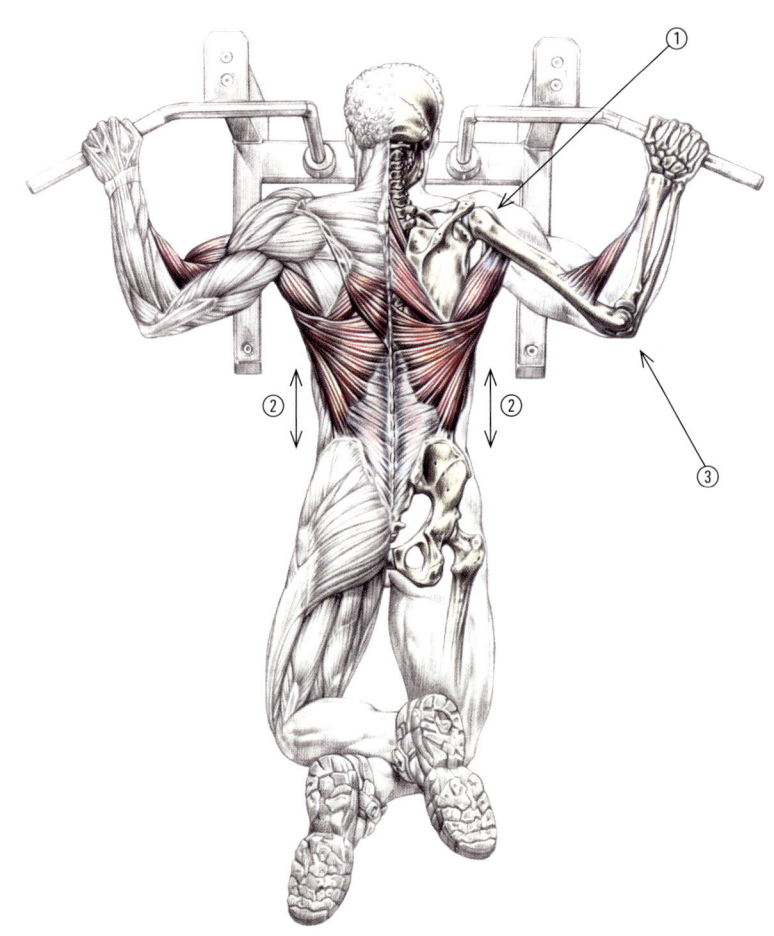

풀업 상단 지점에서 발생할 수 있는 외상 ① 이두근 장두건염. ② 늑골 부분 탈구. ③ 팔꿈치 자극

흉곽 자세 개선을 위한 운동

11장(139p)에서 보았듯이, 바른 자세와 뛰어난 흉곽(흉추) 가동성은 어깨 관절의 충돌을 줄이고, 동작할 때 허리를 보호하는 데 도움을 준다(16장 참고).

1. George MS. Latissimus Dorsi Tendon Rupture. J Am Acad Orthop Surg 2019 27:113.

2. Friedman MV. Traumatic Tear of the Latissimus Dorsi Myotendinous Junction. Sports Health 2015 7:548.

3. Budoff JE. Surgical Repair of a Traumatic Latissimus Dorsi Avulsion. Am J Orthop 2000 29:638.

4. Serven V. Man With Sharp Pain in Left Upper Back. J Am Coll Emerg Phys Open 2021 2:e12369.

5. Rooks MD. Injury Patterns in Recreational Rock Climbers. Am J Sports Med 1995 23 : 683.

6. Gerhardt C. The Gymnastics Boulder. Orthopade 2014 43:230.

7. Prinold JA. Scapula Kinematics of Pull-up Techniques. J Sci Med Sport 2015.

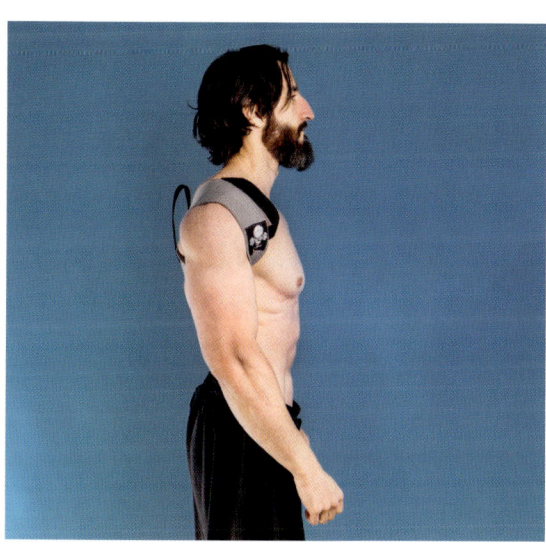

바른 자세를 유지하면 견봉하 공간이 넓어지고, 동시에 허리를 보호할 수 있다. 일상에서 착용할 수 있는 보우 타이 밴드는 흉추와 어깨의 올바른 자세를 회복시키는 데 매우 효과적이다.

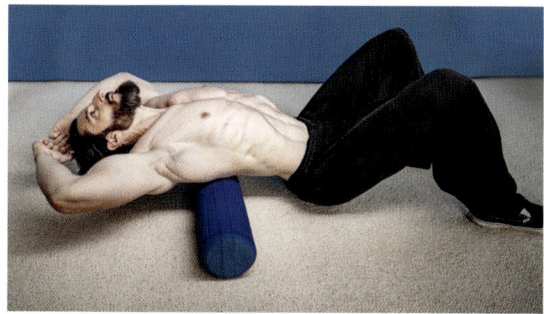

폼롤러 위에 등을 대고 누우면, 어깨에 부담을 주지 않고 흉추의 가동성을 높일 수 있다(반대로 덤벨 풀오버는 어깨에 부담을 줄 수 있다). 그 상태에서 어깨와 엉덩이를 바닥 쪽으로 천천히 내려 상체를 풀어주자.

허리 통증 역시 근력 운동에서 잘 나타나는 병적 이상이다. 1장에서 인용한 독일 연구에 따르면, 8~21년 보디빌딩 경력을 가진 선수 중 약 40%가 허리나 목 통증을 과거에 경험했거나 현재 경험하고 있다고 답한다. 이 장에서는 이런 병적 이상의 원인을 설명하고, 개인의 형태학적 차이에 따라 분석해 본다. 나아가 어떻게 예방하고 극복할 수 있는지도 살펴보겠다.

운동 연차가 증가할수록 허리 부상 발생률도 높아진다

근력 운동이라 하면 흔히 허리 부상 위험을 연상하게 된다. 그렇다면 실제로 척추 부상 위험은 어느 정도일까? 이에 답하기에 앞서, 운동을 하지 않는 일반인들의 디스크 질환에 대한 데이터를 먼저 살펴보자.

허리 통증이 전혀 없는 건강한 일반인을 대상으로 한 영상의학 검사 결과[1]는 다음과 같다.

20세 기준 :
- 퇴행성 디스크 질환 37%
- 디스크 돌출 29%
- 디스크 압박 24%
- 척추 후관절 증후군 4%

30세 기준 :
- 퇴행성 디스크 질환 52%
- 디스크 돌출 31%
- 디스크 압박 34%
- 척추 후관절 증후군 9%

40세 기준 :
- 퇴행성 디스크 질환 68%

- 디스크 돌출 33%
- 디스크 압박 45%
- 척추 후관절 증후군 18%

50세 기준 :
- 퇴행성 디스크 질환 80%
- 디스크 돌출 36%
- 디스크 압박 56%
- 척추 후관절 증후군 32%

이 수치는 허리 통증을 이미 겪고 있는 사람들을 제외한 것이므로, 실제보다 오히려 축소된 수치다. 또한, 영상 검사로 발견되지 않는 퇴행성 질환도 있다.

무증상자를 대상으로 한 경추(목뼈) 검사에서도 비슷한 결과가 나타난다. 30세 미만 남성의 73%, 여성의 78%에서 경추 디스크 돌출이 관찰된다[2]. 이러한 '이상 소견'은 시간이 지날수록 점차 진행되어 결국 전체 인구의 90%까지 영향을 미칠 수 있다. 즉, 처음에는 알아차리기 어려울 수 있으나, 해가 지날수록 점차 통증을 유발할 가능성이 있다.

근력 운동을 수행하는 사람은 단 두 부류뿐이다.
1. 디스크가 손상되어 고통을 겪고 있는 사람
2. 디스크 손상이 있지만, 다행히도 아직 그 증상을 느끼지 못하고 있는 사람

허리가 멀쩡한 제3의 부류가 존재한다고 믿는 것은 착각이며, 이는 현실과 거리가 먼 환상에 불과하다.

15세부터 시작되는 허리 디스크 퇴행

그렇다면 왜 근력 운동을 전혀 하지 않는 20세의 젊은 성인조차 이토록 많은 퇴행성 질환을 겪는 걸까? 그 이유는 디스크(추간판)의 퇴행이 다른 어떤 관절보다 먼저 진행되기 때문이다. 디스크의 퇴행은 15세 전후

부터 이미 시작된다[3].

15세까지는 디스크에 척삭 세포Notochordal cell라는 특수한 세포들이 존재하여 조직을 완벽히 재생시키지만, 사춘기가 지나면서 이 세포들은 점차 줄어들고 결국 사라지게 된다. 동시에 디스크에 영양과 산소를 공급하는 모세혈관의 수 역시 줄어들다가, 결국 완전히 사라진다[4]. 15세가 지나자마자 디스크가 갑자기 빠르게 퇴행하는 것은 아니다. 다만, 이때부터는 디스크가 이전만큼 빠르게 재생되지 못하고 유연성도 잃어 점점 마모된다.

그때부터 상황은 악화될 수밖에 없다. 특히 근력 운동으로 요추에 강한 압박이 반복해서 가해지면 퇴행은 너욱 빨라진다. 디스크 압박은 다른 퇴행성 변화보다 일찍 시작되는 허리 질환의 전조 증상이라는 점을 기억하자[5].

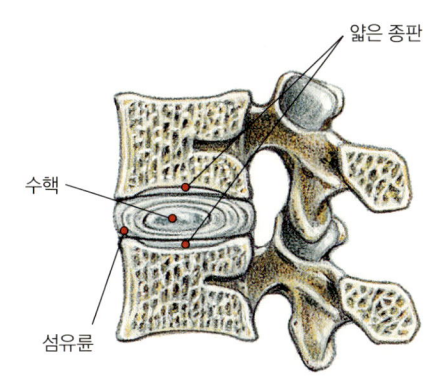

위아래 척추뼈 사이에 샌드위치처럼 끼인 디스크(추간판)는 3가지 요소로 구분된다.

통증은 허상이 아니다

실제로 허리 통증 사례의 약 85%는 정확한 원인을 진단할 수 없는 것으로 알려져 있다[6]. 척추 연구 분야의 권위자인 스튜어트 맥길Stuart McGill 박사는, 허리 통증의 원인을 제대로 규명하려면 최소 3시간 이상이 소요된다고 한다. 이는 일반적인 병원 진료 시간인 15분을 훨씬 넘어서는 시간이다.

20~30세 이후부터는 사실상 모든 사람이 허리와 목의 퇴행성 변화를 겪고 있다고 전제해야 한다. 이러한 퇴행은 운동 여부와 상관없이 이미 존재하는 현상이며, 운동으로조차도 되돌릴 수 없는 자연스러운 현상이다.

근력 운동은 전반적인 신체 노화를 늦추지만, 척추의 퇴행성 변화를 앞당길 위험이 있다. 어떤 사람은 극심한 통증을 통해 운동으로 인한 폐해를 다른 사람보

다 더 일찍 경험하기도 한다. 그러나 허리 지지력을 강화하는 운동을 하면 퇴행성 변화의 영향을 어느 정도 완화할 수 있다. 즉, 척추 주변 근육을 강화하면 허리를 지탱하는 힘이 커지고 통증에 대한 민감성도 낮아져 오랜 기간 문제가 눈에 띄지 않을 수 있다는 것이다. 하지만 허리의 지지력이 향상되었다고 해서 실제로 퇴행성 변화 자체가 억제된다는 의미는 아니다.

젊은 운동선수들의 척추를 17년간 추적 관찰한 연구에 따르면, 이들의 척추는 동일 연령대 일반인보다 훨씬 더 빠른 속도로 퇴행하는 것으로 나타났다[7]. 단, 퇴행이 일어나더라도 운동선수들은 일반인들보다 허리 통증을 덜 호소했다.

통증이 없다는 사실은 자기 척추가 멀쩡하다는 위험한 착각을 불러일으킨다. 하지만 시간이 지나면 결국 디스크가 너무 심각하게 손상되어 운동으로 인한 진통 효과가 더 이상 통하지 않는 시점이 오게 된다.

운동으로 인한 척추 디스크 손상 확률은 사실상 100%에 가깝다고 봐도 무방하다. 실제로 고급자 수준의 근력 운동 선수 가운데 80% 이상에서 병적인 척추 이상이 발견된다[8]. 또한, 운동 경력 15년 이상 되는 다양한 스포츠 종목 선수들을 조사한 결과 약 90%가

디스크 퇴행성 변화를 겪는 것으로 나타났으며, 특히 무거운 중량을 다루는 역도 선수들이 가장 큰 위험군에 속한다고 보고하고 있다[9]. 다양한 유형의 척추 골절 역시 역도 선수들에게서 가장 많이 나타난다(뼈 관련 질환은 8장을 참고).

또 다른 연구에서도 다양한 운동 종목을 비교한 결과, 근력 운동이 척추에 가장 큰 손상을 유발하는 것으로 확인되었다[10]. 따라서 이러한 통계를 피해갈 수 있다고 믿는 것은 착각에 불과하다. 어쩌면 극소수의 예외가 존재할 수도 있겠지만, 중요한 것은 허리가 손상될지 여부가 아니라 허리 손상이 '언제' 조금, 많이, 혹은 아주 심하게 발생하게 되는지이다.

1장에서 인용한 독일 연구의 수치조차 실제보다 훨씬 더 축소된 것이라는 점을 잊지 말자. 아마 심각한 허리 통증을 앓고 있는 사람들은 체육관을 일찍이 떠나야만 했을 것이다. 정기적인 근력 운동을 8년 이상 지속한 사람들을 조사해 보면, 여러 질환과 부상으로 인해 그만둔 경우가 상당히 많으며, 20년 이상 부상 없이 꾸준히 운동을 유지하는 사람은 극소수에 불과하다!

수평 방향의 디스크 탈출 진행 과정

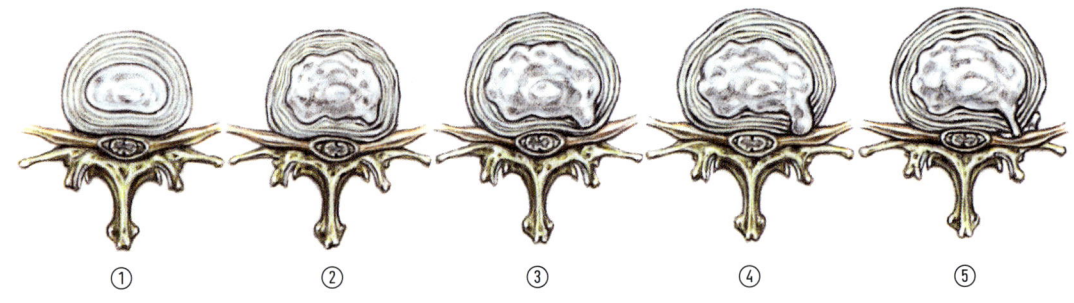

① ② ③ ④ ⑤

디스크 수핵이 점차 뒤쪽으로 밀려 나오며 탈출이 진행된다. 가장 흔하고, 널리 알려진 디스크 탈출 유형이다.

① 정상적인 디스크

② 섬유륜Annulus fibrosus에 미세한 균열이나 '층간 분리Delamination'가 발생하기 시작하면서, 디스크 수핵이 이 틈새를 따라 바깥쪽으로 서서히 이동하기 시작한다. 이 단계에서는 디스크가 살짝 부풀기 시작하지만, 대체로 통증 없이 진행된다.

③ 수핵이 바깥쪽으로 계속 이동하면서, 그 압력으로 인해 뒤로 밀려난 디스크가 대칭적인 형태로 더 크게 부풀어 오른다. 디스크가 아직 파열되지는 않았지만, 돌출Protrusion된 디스크가 신경을 압박하여 통증을 유발할 수 있다.

④ 수핵이 마침내 섬유륜을 완전히 뚫고 디스크 바깥쪽으로 탈출Extrusion한다.

⑤ 탈출한 수핵이 점차 흡수되기 시작한다.

추간판 탈출증 발생 과정

운동하는 사람이 허리 통증을 겪는다고 하면 보통 운동 중 사고나, 잘못된 동작 등을 원인으로 떠올린다. 즉, 몇 초 전까지 완벽하게 건강했던 허리가 갑자기 망가졌다고 생각하는 것이다. 물론, 이런 시나리오도 가능은 하지만, 실제로 그렇게 되는 경우는 거의 없다.

대부분 허리 통증은 본인이 알아차리지 못하는 사이, 오랜 기간 서서히 진행된 퇴행성 변화의 결과로 나타난다. 지금부터는 근력 운동에서 가장 흔하게 나타나는 추간판 탈출증(허리 디스크)의 진행 과정에 대해 살펴보겠다. 물론, 사람마다 유전·형태학적 차이가 있으므로 허리 퇴행이 빨리 오거나 늦게 올 수 있다.

하지만 보다 중요한 것은 대부분의 사람이 겪게 되는 전형적인 악순환의 메커니즘을 이해하는 것이다. 통증이 어떻게 시작되는지를 이해하면 훨씬 효과적으로 예방할 수 있고, 이미 통증을 겪고 있다면 더 능동적으로 대응할 수 있다.

디스크 탈출증의 2가지 주요 유형

운동하는 사람은 크게 2가지 유형의 퇴행성 변화를 겪을 수 있다.

1. 수평 방향 디스크 탈출

2. 수직 방향 혹은 디스크 내 탈출

사고와 같은 외부 충격이 없는 한, 건강한 디스크를 한 번에 '파열'시킬 만큼 강한 힘이 가해지는 일은 드물다. 그보다는 오랜 시간에 걸쳐 디스크 구조가 서서히 손상되고 주변 환경이 악화되면서 마침내 수핵이 디스크를 뚫고 나가는 과정을 거친다. 지금부터 살펴볼 내용은 바로 이러한 디스크 약화의 메커니즘에 관한 것이다.

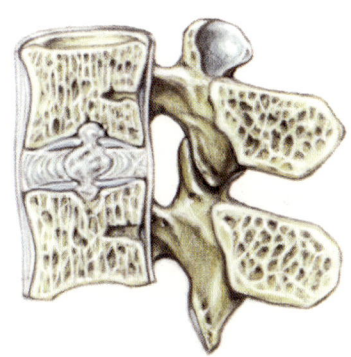

수직 방향 혹은 디스크 내 탈출은 흔히 간과되지만, 훨씬 더 위험한 형태다. 수핵이라는 '액체'가 위나 아래 방향으로 서서히 흘러나가 침투하기 때문이다. 이러한 유형의 탈출이야말로, 우리가 겪는 불행의 출발점일 가능성이 높다[11].

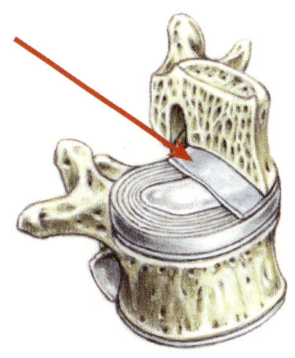

디스크는 척추뼈와 직접 마찰하지 않는다. 척추뼈의 위쪽과 아래쪽 표면은 젤라틴 성분으로 이루어진 얇은 종판으로 덮여 있다. 종판은 연골로 덮인 뼈 관절에 해당된다.

척추의 약한 고리, 종판

척추 관절과 척추 종판Vertebral endplate의 가장 큰 차이는, 종판이 척추뼈보다 디스크에 더 밀접하게 부착되어 있다는 점이다. 두 구조 모두 뼈로 된 층으로 이루어져 있지만, 이 미묘한 차이가 결정적인 역할을 한다! 물론, 이 두 구조물은 서로 밀접하게 연결되어 있다. 본문에 제시된 그림(209p 하단)에서는 각각의 구조가 명확히 구분된 것처럼 보이지만, 이는 이해를 돕기 위한 것일 뿐, 실제로는 조직들이 복잡하게 얽혀 있어, 해부학자들조차 각 조직의 시작과 끝을 명확하게 구분하기 어려울 정도다. 하지만 종판이 척추뼈보다 디스크에 더 밀접하게 부착되어 있다는 사실은 분명하다[12-13]. 종판을 척추에서 가장 취약한 연결 고리라고 하는 이유는 바로 여기서 디스크 퇴행성 변화가 시작되기 때문이다.

종판의 영양 공급 역할

디스크의 수핵Nucleus pulposus에는 혈관이 거의 없으므로 주변 조직, 특히 종판에 의존해 영양을 공급받는다. 종판은 매우 얇아서 평균 두께가 척추 상부에 위치할 경우 약 1.5mm, 하부에 위치할 경우 약 0.7mm 정도에 불과하다[14]. 게다가 종판의 형태는 대체로 오목하기 때문에 중심부가 가장 얇고, 가장자리로 갈수록 두꺼워지는 형태다. 이 얇은 중심부는 투과성이 높은 장점이 있지만[15], 동시에 가장 쉽게 손상될 수 있는 취약 지대이기도 하다.

종판의 얇은 중심부는 디스크 건강에 매우 중요한 요소다. 바로 이 중심부를 통해 디스크에 '영양이 공급'되기 때문이다. 종판은 다공성 구조로, 혈액 속에 포함된 산소, 에너지 공급원 그리고 단백질 합성에 필요한 영양소들을 디스크 내부로 공급한다. 수핵 내에서 발생한 노폐물은 이 통로를 통해 반대 방향으로 배출된다. 이러한 이유로, 디스크와 종판은 서로 '밀착된' 상태를 유지해야 한다.

종판의 보호 기능

그렇다고 해서 종판이 아무 분자나 수핵 안으로 통과시키는 것은 아니다. 섬유륜과 함께 종판은 수핵을 외부 환경, 특히 면역계로부터 격리하는 장벽 역할을 한다. 이 두 조직은 혈액뇌장벽Blood-brain barrier이 뇌를 보호하듯이, 디스크를 외부와 철저히 차단한다[16]. 과학적으로 밝혀진 바에 따르면, 수핵은 이물질을 이식해도 거부 반응이 일어나지 않는 몇 안 되는 인체 조직 중 하나다.

하지만 수핵의 완벽한 격리가 필수적인 이유는 우리 면역 체계 대부분이 수핵을 위협으로 인식하고 파괴하도록 설계되어 있기 때문이다. 이에 따라 디스크 탈출이 발생하면 이 면역 체계가 작동하여 흘러나온 수핵을 제거하는 긍정적인 치유 효과가 일어난다.

그러나 종판에 미세 손상이 생겨 수핵을 격리하는 기능이 무너지면 이 '치유' 메커니즘은 오히려 우리 몸을 해치는 방향으로 작용한다[17]. 사이토카인과 같은 각종 염증 유발 물질들이 미세한 틈을 통해 디스크 내부로 침투하게 되고, 결국 자가면역 반응에 의해 디스크 조직 자체가 파괴된다[18].

자연적인 노화 과정

청소년기가 지나면 종판은 점차 글리코사미노글리칸
Glycosaminoglycan, GAG 성분을 잃고, 그에 따라 수분을
상실하게 된다(3장 참고). 또한, 종판에는 석회화가 진
행되고 점차 탄력성, 다공성, 혈관 밀도가 모두 감소
하게 된다[19]. 이후에는 디스크 퇴행과 동시에 종판 역
시 납작하고 평평한 형태로 눌리며 변형된다[20].

이러한 변화는 수핵으로 가는 영양 공급을 점점 더 어
렵게 만든다[21]. 이에 따라 재생에 필요한 원료, 성장인
자, 에너지(특히 디스크 재생에 가장 중요한 포도당) 등을
제대로 공급받지 못한 디스크는 수십 년에 걸쳐 퇴행
될 수밖에 없다.

또한, 노폐물 역시 제대로 배출되지 못해 축적되고,
산소 부족으로 인해 수핵 내부는 산성화된다. 디스크
내 pH 농도가 낮아지면 새로운 콜라겐 합성이 불가능
해지고 DNA 손상까지 초래하게 된다[22].

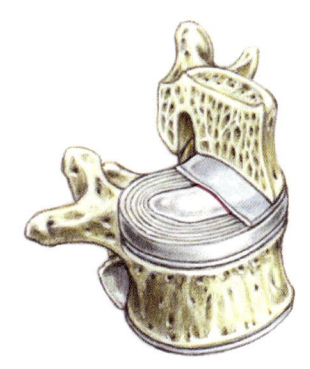

종판은 일반적으로 서로 밀접하게 부착된 두 개의 층으로 이루어져 있다.
– 연골성 층 : 디스크에 직접 부착된 층(분홍색 표시) (혹은 연골판)
– 골성 층 : 척추뼈에 인접한 층(연골하 부분) (혹은 골판)

동화 작용의 연료, 포도당

디스크, 뼈, 연골, 골수 줄기세포와 같은 조직의 동화 작
용(재생)을 가장 많이 촉진하는 영양소는 단백질이 아
니다[23-24-25-26]. 이들 조직을 재생하는 데 가장 중요한
분자는 바로 포도당이다. 포도당은 이 조직들이 새롭게
만들어지고 유지되는 데 필요한 에너지의 주요 공급원
이다. 물론, 포도당만으로 모든 것이 해결되는 것은 아
니다. 일단 동화 대사가 시작되면, 그 과정을 진행하기
위해 단백질 등 다양한 원료가 필요하다. 하지만 포도
당이 없으면 이러한 재생 과정은 애초에 시작조차 되지
않는다. 실제로 종판을 통한 포도당 공급이 차단되면,
디스크는 빠르게 퇴행하기 시작한다[27].

결국 디스크는 외부 압박뿐만 아니라 산성화와 같은
내부의 화학적 손상에도 동시에 노출된다. 따라서 수
핵 내에서의 동화(재생)와 이화(파괴) 작용을 직접적으

로 조절하는 것은 종판이라 할 수 있다[28-29]. 이러한
메커니즘은 왜 종판 손상이 디스크 퇴행보다 선행되
며, 퇴행의 직접적인 원인이 되는지를 설명해준다[30].

그 반대는 성립하지 않는다. 즉, 디스크 퇴행이 종판
손상으로 이어지는 것은 아니다. 따라서 우리는 무엇
보다도 종판을 온전하게 유지하는 데 집중해야 한다.

종판의 건강을 지키려면, 먼저 종판은 제2형 콜라겐이
풍부한 조직이라는 점을 기억해야 한다. 제2형 콜라겐
이 감소하고 변형된 콜라겐이나 제1형 콜라겐 비율이
높아질수록 석회화가 촉진되고, 그 결과 영양 교환을
담당하는 미세 통로들이 막히게 된다[31].

중탄산염Bicarbonate이나 그 전구체인 구연산염Citrate은
디스크뿐만 아니라 관절의 산성화를 억제하는 데 도
움이 된다[32]. 산성화를 막기 위해서는, 디스크에 도달
하는 극소량의 혈액 속에 최대한 많은 알칼리성(항산
성) 분자가 포함되어 있어야 한다. 따라서 디스크와 허
리 관절 건강을 위해서는 식이 중탄산염이나 구연산
염을 직접 섭취하는 것을 권장한다.

종판을 가차 없이 소모하는 근력 운동

노화와 더불어, 반복적인 근력 운동은 종판을 손상시

키는 데 큰 몫을 한다. 무거운 중량이 허리에 실리는 순간, 가장 큰 손상을 입는 것은 디스크나 척추뼈가 아니라 바로 종판이다[33]. 종판은 척추에서 가장 약한 연결 고리이기 때문에 대부분의 허리 퇴행성 변화는 바로 이 종판에서 시작된다[34].

유해하지만 반드시 통증을 유발하지는 않는 종판 분리 현상

직관적으로 보면 종판의 두 골층은 단단히 결합된 것처럼 보이지만, 실제로는 그렇지 않다. 두 층은 마치 샌드위치처럼 겹쳐 있을 뿐이다. 그 이유는 각 층을 구성하는 재질이 전혀 다른 성질이기 때문이다. 예를 들어 힘줄처럼 뼈 부착부와 근육 부착부 간 조직의 성질이 서서히 변화하면서 자연스럽게 연결된 것과 달리, 종판은 연골성 부분과 골성 부분, 두 조직이 단층으로 접합된 형태에 가깝다(5장 참고).

이 두 층은 본래 단단히 결합되어 있을 필요가 없다. 우리 몸은 대부분의 하중을 위에서 아래로 받기 때문에, 허리를 곧게 세운 상태에서는 이 층들이 강제로 벌어질 만한 압력이 발생하지 않는다. 이처럼 단순한 중첩 구조는 우리 몸이 등을 구부린 상태에서 무리한 힘을 가하도록 설계되어 있지 않다는 것을 해부학적으로 증명한다. 실제로 허리를 둥글게 구부리면 종판 내부에서 미세 손상이 일어나기 쉬운 상태가 되고, 두 층이 쉽게 벌어지거나 분리된다.

약한 고리 중 가장 약한 고리

종판은 척추 구조에서 가장 약한 연결 고리이기 때문에 종판을 구성하는 두 층의 분리가 쉽게 일어난다[35]. 실제로 이 두 층을 분리하는 데는 디스크 전체를 손상시키는 데 필요한 힘보다 4분의 1에서 10분의 1 정도로 적은 힘이면 충분하다[36].

이처럼 종판의 분리는 쉽게 일어나지만, 본래 분리되도록 설계된 구조는 당연히 아니다. 종판의 분리는 종판의 구조적 안정성을 약화시키기 때문에 많은 전문가는 이 분리 현상이 운동선수에게 흔히 나타나는 탈출증의 원인이라 보고 있다. 종판의 층 분리가 초래하는 결과에 대해서는 아직 다 밝혀진 것은 아니지만, 종판이 두 층으로 갈라질 경우, 디스크 표면의 균열 발생을 촉진하는 것만은 분명하다.

디스크 내 탈출, '완벽한 자세'조차 막지 못하는 손상

많은 이들이, 운동 동작을 완벽하게 수행하면 허리의 즉각적인 통증뿐 아니라 마모로 인한 손상까지 예방할 수 있다고 믿는다. 그러나 그런 믿음은 사실에 근거하지 않은 환상에 가깝다.

운동 중 척추의 정렬을 아무리 잘 유지한다고 해도(세트 후반부까지 그 자세를 끝까지 유지하는 것이 가능한지조차 의문이지만), 모든 병적 이상을 예방할 수는 없다. 물론, 좋은 자세를 유지하면 일부 병적 이상을 피하거나 발생을 늦출 수는 있다. 하지만 그렇다고 해서 모든 손상을 피해갈 수 있는 것은 아니다(10장 참고). 디스크 수직 방향 탈출(디스크 내 탈출)이 대표적인 예 중 하나다.

디스크 내 탈출 : 근력 운동 종목의 전유물

척추 종판은 운동 한 세트를 실시하는 동안에도 여러 번 늘어났다가 수축된다. 스쿼트나 데드리프트를 아무리 완벽한 자세로 수행하더라도, 중량으로 인해 가해지는 압력은 결국 종판을 변형시키고 만다.

이론적으로 종판은 미세 균열이 발생하지 않을 만큼 튼튼해야 하지만, 근육을 반복해서 운동하면 피로해지듯, 종판의 콜라겐 조직도 세트가 거듭될수록 일시적으로 저항력이 떨어진다.

실제로 연구에 따르면, 데드리프트와 같은 근력 운동은 종판을 쉽게 손상시킬 수 있으며, 이런 운동을 자주 반복하기만 해도 균열이 발생한다[37]. 이러한 이유로 종판 균열은 근력 운동을 하는 사람들 사이에서 매우 흔하게 나타난다.

시간이 지나 노화가 진행될수록 종판은 점차 탄력성을 잃고, 구성 조직(콜라겐)도 마모되어 구조적으로 더욱 취약해진다. 이에 따라 척추뼈에 손상을 줄 정도로 강한 압력이 아니더라도 손상될 수 있는 상태가 된다. 또한, 운동뿐만 아니라 일상생활 속에서 반복되는 다양한 형태의 긴장과 하중도 종판을 손상시킬 수 있다.

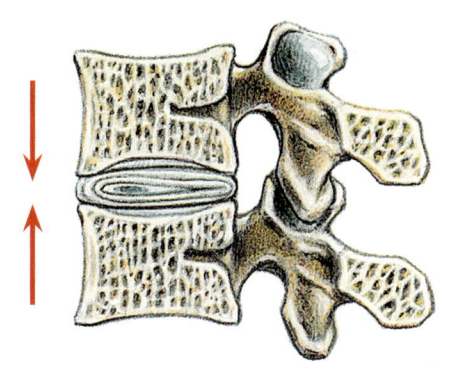

디스크 압박으로 인한 손상과 슈몰 결절은 대개 동시에 나타난다.

슈몰 결절 : 근력 운동에서 흔히 나타나는 손상

디스크는 손상되지 않은 상태에서는 좀처럼 눌리지 않는 구조지만, 반복적인 근력 운동으로 인해 종판에 균열이 생기면 척추뼈 안쪽으로 눌리게 된다. 이때 생긴 미세 균열을 통해 디스크 내 액체가 후방이나 후측방이 아닌, 척추체(척추뼈몸통) 내부로 침투하면 슈몰 결절Schmorl's nodule 혹은 추체내 탈출Intravertebral herniation이라 불리는 병변이 나타난다.

슈몰 결절은 근력 운동을 하는 사람에게 전형적으로 관찰되는 디스크 탈출증 유형(디스크 수직 방향 탈출)이다. 평균 연령 31세인 근력 운동 인구 집단 가운데 약 20%에서 슈몰 결절이 발견되었는데[8], 이는 운동을 하지 않는 동일 연령대 집단보다 현저히 높은 비율이다. 여기서 주목할 점은, 운동 경력이 4년 미만인 사람들에게서는 슈몰 결절이 거의 관찰되지 않았다는 사실이다. 이는 반복적인 고중량 운동을 일정 기간 이상 지속해야 척추 종판에 '금이 가기 시작한다'는 점을 시사한다.

운동 경력이 4년 미만인 사람을 제외하고 오랜 기간 고중량 훈련을 지속한 사람들만을 대상으로 연구를 진행한다면, 슈몰 결절의 실제 발생률은 보고된 20% 보다 훨씬 높을 것으로 추정할 수 있다.

X-레이 검사에서도 슈몰 결절이 확인될 정도라면, 이미 상당히 진행된 상태로 보아야 한다! 실제로 이러한 영상 검사는 정확도가 낮아 초기 단계의 작은 결절을 놓치기 쉬워 실제 발생률을 크게 과소평가한다. 이를 입증한 연구도 있다. 시신을 대상으로 X-레이 검사를 진행했을 때 전체 대상자 중 12%에서 결절을 확인했으나, 동일한 시신을 해부한 결과, 실제 결절 발생률은 무려 65%에 달했다.

또 다른 연구에서는 15년간 엘리트 운동선수들을 추적 관찰했다[38]. 연구 시작 무렵, 대상자들의 평균 연령은 28세로 이미 10년 이상 운동 경력을 가진 선수들이었다. 연구 결과, 모든 역도 선수에게서 비정상적인 디스크 압착 소견이 관찰되었으며, 절반 이상에서 슈몰 결절이 확인되었다. 연구 초기에 발견된 결절은 15년이 지나도 크게 발전하지는 않았다. 또 절반은 모딕 변화Modic change를 보였다(8장 참고).

연구 시작 당시에는 전체의 71%가 허리 통증을 호소했으나 15년 후에는 66%로 다소 줄었는데, 이는 아마도 통증이 심한 일부 선수들이 운동을 중단했기 때문일 가능성이 높다. 즉, 연구 종료 시점에는 처음보다 운동선수의 수가 줄어든 상태인 것이다.

이에 비해, 동일 연령대의 운동 습관이 없는 일반인 집단에서는 허리 통증을 호소하는 비율이 약 38%에 불과하다.

종판의 균열은 추간판 탈출증을 일으킬 수 있지만, 발견되기가 어려워 흔히 간과된다. 비운동 인구에서는 노화 외에도 체중 증가가 슈몰 결절 발생 요인으로 지목된다[39-40].

슈몰 결절은 초기에는 통증을 유발하지 않을 수 있지만, 시간이 지나면 결절이 생긴 디스크의 퇴행을 가속화하는 데 관여한다[41]. 이러한 수평 방향 디스크 탈출은 심각한 요통이 발생할 위험을 7배까지 증가시킨다.

작은 균열은 결국 커진다

운동을 거듭할수록 종판의 미세 균열은 점차 벌어지고 커지게 된다. 또한, 결절은 단독으로 형성되는 경우가 드물고, 흔히 여러 군데에 동시다발적으로 발생한다. 종판이 찢어지는 부위는 대체로 가장 얇은 중앙부다. 이로 인해 염증 유발 물질이 디스크 내부로 침투하게 되는데, 이러한 분자의 유입은 디스크 환경에 유해하고 결국 수핵의 화학적 퇴행을 촉진한다.

균열에서 시작되는 미세 불안정성

종판에 미세 균열이 발생한 직후에는 통증이 바로 나타나지 않더라도 디스크가 점차 구조적 안정성을 잃게 된다[42]. 실제로 디스크 내 액체가 척추체로 빠져나가면서 디스크의 내부 압력이 감소하고[43], 이러한 압력 감소는 척추에 강한 힘이 가해질 때 요추의 미세 불안정성을 초래한다. 또한, 척추 전체에 가해지는 하중이 적절히 분배되지 못하고, 디스크 일부에 스트레스가 집중된다.

게다가 운동 세트가 반복될수록 근육은 피로해지고, 그에 따라 척추는 점점 전방으로 굽어지게 된다. 이러한 기전은, 슈몰 결절이 어떻게 전형적인 수평 방향 디스크 탈출로 발전할 수 있는지를 잘 보여준다.

추체내 탈출에서 수평성 디스크 탈출로

종판의 구조가 약화되고 유연성이 떨어지면, 특히 척추체 후방에서 종판이 파열될 위험이 커진다. 이 부위의 종판은 상대적으로 더 많이 석회화되어 있어 단단하긴 하지만, 그만큼 유연성이 부족하기 때문에 일정 수준 이상의 긴장이 가해지면 갑작스러운 파열이 발생할 수 있다. 종판이 파열될 때는 디스크 일부분이 함께 떨어져 나가는 경우가 많다. 이로 인해 디스크에 구멍이 생기고 이를 통해 수직형 탈출(디스크 상하로 수핵이 탈출)이 발생할 수 있는 경로가 열린다[44].

종판이 파열될 때 같이 떨어져 나가는 디스크 조각의 크기는 디스크의 기본적인 구조, 다시 말해 연령에 따라 달라질 수 있다.

운동을 하지 않는 일반인도 디스크 탈출은 주로 종판에서 시작된다

운동을 하지 않는 일반인도 허리 디스크 탈출(추간판 탈출증)은 종판의 파열에 의해 시작되는 경우가 전체의 65%로 더 흔하다. 반면, 디스크 자체의 직접 파열만으로 발생하는 경우는 약 35%에 불과하다[45].

이러한 양상은 운동을 하지 않는 일반 환자의 탈출증 수술을 진행했을 때, 종판에서 떨어져 나온 연골 파편이 빈번히 발견된다는 외과적 소견으로도 뒷받침된다[46]. 경우에 따라서는 종판이 '파열'되면서 디스크뿐 아니라 척추뼈 일부까지 떨어져 나오기도 한다.

디스크 탈출이 심각할수록, 종판 파편이 발견될 가능성은 거의 100%에 가까워진다[47]. 또한, 파열된 종판 조각이 클수록 디스크 탈출에서 회복하기가 더 어려워진다[48].

디스크에 밀접하게 부착되어 있는 종판은 가장 얇고 약한 구조이기 때문에 파열이 잘 발생하고, 슈몰 결절 역시 이곳에서 잘 나타난다.

따라서 종판의 구조적 손상은 전형적인 디스크 탈출보다 먼저 나타나는 경우가 많다. 이는 운동 자세의 정확성과는 상관없이, 오랜 기간에 걸쳐 반복되는 과도한 압박이 근력 운동 중 종판의 노화를 가속화하기 때문이다.

특히 허리를 둥글게 말수록, 척추 후방에 압박이 집중되어 손상 메커니즘이 더욱 심화된다. 이를 예방하려면 척추에 직접적으로 압력을 가하는 운동 횟수를 줄이고, 압박 부하가 큰 운동 세션 간에는 최대한 회복 기간을 확보해야 한다.

운동을 하면 디스크도 강화될까?

연구 결과에 따르면, 디스크는 수동적으로 손상만 입는 조직이 아니다. 쥐나 개와 같은 동물 실험 결과에 따르면, 달리기 운동이 디스크를 강화하는 효과를 가져올 수 있다고 밝혀졌다. 이는 디스크를 손상시키기보다 오히려 강화시킬 수 있는 최적의 압박 구간이 존재함을 뜻한다[49-50]. 이러한 메커니즘은 축구나 농구와 같은 일부 스포츠에서도 나타난다[51].

하지만 같은 연구에 따르면, 20kg 이상의 하중을 들어올리는 순간부터는 이 '최적 구간'을 벗어나, 디스크 강화 효과보다 손상이 더 많이 발생하는 것으로 나타났다[52].

조정 선수의 경우, 훈련 기간 동안 디스크에 프로테오글리칸Proteoglycan이 축적되는 현상이 보고되었다[53]. 이러한 변화를 근거로 운동이 디스크를 강화한다고 주장하기도 하지만, 이 해석은 설득력이 약하다. 3장(26p)에서 살펴보았듯, 콜라겐 조직 내에서 프로테오글리칸이 축적되는 현상이 반드시 긍정적 신호로만 해석될 수는 없기 때문이다.

어떤 경우에는 프로테오글리칸의 축적이 긍정적인 반응일 수 있지만, 다른 경우에는 병적 변화에 해당된다. 실제로 과도한 프로테오글리칸을 제거하는 약물이 일부 조직 손상 치료에 사용되기도 한다는 점이 그 증거다. 결국 이는 해석이 엇갈릴 수밖에 없는 간접적인 지표일 뿐이다. 우리의 디스크 건강을 그런 기준에 걸고 도박할 수는 없다.

더욱이 조정 선수들은 매우 어린 연령대에서도 허리 통증이 높은 비율로 보고된다는 사실을 감안하면 더욱 그렇다[54]. 조정 선수들은 상대적으로 젊고, 꾸준한 운동 덕분에 증상을 느끼지 못하는 경우가 많지만, 같은 연령대의 일반인과 비교해 보면 요추 손상 발생률이 오히려 더 높다[55].

이 역설적인 현상은 사이클 선수들에게서도 발견된다. 자전거 라이딩은 디스크의 수분 유지를 돕고 프로테오글리칸 함량을 증가시키는 것으로 알려져 있다[56]. 하지만 이들 역시 동일 연령대의 일반인보다 허리 통증을 더 많이 호소하는 집단이다.

만약 자전거 라이딩으로 인해 디스크가 정말 강화된다면, 디스크에 수분이 가득 차면서 높이가 커져야 마땅하다!

여러 방향에서 동시에 공격받는 디스크

디스크를 손상시키는 원인은 종판의 손상만 있는 것이 아니다. 여러 병리적 메커니즘이 동시에 작용해서 복합적인 경로로 디스크가 약화된다. 특히 근력 운동에서는 다음 2가지 치명적인 손상 메커니즘이 잘 나타난다. 이 과정들이 반드시 탈출증을 유발하는 것은 아니지만, 디스크 손상을 가속화하거나 약화시키는 요인임에는 분명하다.

1. 압박에 의한 디스크 퇴행

디스크 수핵 내부에 존재하는 소수의 세포들은 척추에 가해지는 압력에 민감하게 반응한다. 이 세포들은 디스크 건강에 핵심적인 역할을 하며, 적절한 수준의 부하가 가해질 때 재생 작용(동화 작용)을 유도하는 데 관여한다. 그러나 압력이 지나치게 높으면 이러한 세포에 스트레스가 유발되어, 파괴적인 염증 유발 물질을 분비하게 만든다[57].

압력이 일정 수준을 넘어서면 세포는 죽는다. 이러한 세포 사멸은 종판의 상태와는 관계없이 발생할 수 있다. 더구나 이 세포들의 재생 속도는 매우 느린 반면, 근력 운동은 세포 소멸 속도를 가속화하기 때문에 결과적으로 디스크가 점진적으로 약화된다. 이는 운동을 아무리 '완벽한 자세'로 수행하더라도 마찬가지다. 중요한 것은 디스크에 압박을 가하는 행위 자체가 손상을 일으킨다는 점이다. 그러므로 운동 세션 사이에는 허리가 회복할 수 있는 충분한 시간을 반드시 확보해야 한다.

당장 허리에 통증이 없는 건강한 사람이라도 무거운 중량을 들어올릴 경우, 근육통과 비슷한 지연성 염증 반응이 발생할 수 있다. 예를 들어 운동 직후에는 허리에 아무런 문제가 없는 것처럼 느껴지지만, 다음날 아침이나 며칠 후에 통증이 나타날 수 있다는 것이다.

2. 섬유층 분리Delamination에 의한 디스크 약화

디스크 내부의 수핵은 교차하는 여러 겹의 섬유륜으로 둘러싸여 마치 합판처럼 단단히 밀봉되어 있다. 이러한 다층 구조는 디스크 내부의 수핵을 효과적으로 보호하고, 외부로부터의 압력과 충격을 차단하는 역할을 한다.

그러나 운동선수가 반복적으로 허리를 구부리면, 이 격자 구조가 서서히 올 풀리듯 느슨해지기 시작한다[58]. 이러한 손상은 근력 운동뿐만 아니라, 복근 운동을 할 때도 발생할 수 있다(17장 참고).

섬유륜의 결합 구조가 이처럼 느슨해지면(208p 참고), 수핵을 보호하던 그물망의 '코'가 벌어지면서 미세 균열이 생기고[59], 이로 인해 디스크의 밀폐력이 떨어지게 된다. 올 풀림의 정도가 클수록 수핵은 내부에서 점차 외부로 새어 나가게 되며, 강한 압박이 가해질 경우, 탈출이 더 쉽게 일어나게 된다.

▶ •••

결론적으로 허리 건강은 두께가 1mm도 채 되지 않는 얇고 섬세한 층들에 달렸으며, 이 층들은 무거운 중량에 의해 매우 쉽게 손상될 수 있다. 종판 손상은 결국 디스크의 퇴행으로 이어진다. 더구나 운동선수는 지속적인 운동으로 디스크의 구조가 약해지기 때문에 더 빨리 퇴행하는 것은 불가피한 일이다.

따라서 허리 건강을 논할 때는 디스크보다 먼저 얇고 섬세한 종판을 떠올려야 한다. 종판을 언급하지 않고 디스크만 신경쓰는 것이 얼마나 큰 오류인지 이제는 이해할 수 있을 것이다.

대부분의 경우 왜 아무런 통증도 느끼지 못할까?

종판 손상처럼 디스크 퇴행 또한 초반에는 통증을 거의 유발하지 않는다. 이러한 손상은 운동하는 사람조차 인지하지 못하고 영상 검사에서도 전혀 드러나지 않은 재 지나질 수 있다.

통증이 항상 동반되지 않는 이유는 디스크가 신경 지배를 거의 받지 않는 구조이기 때문이다. 따라서 손상이 생겨도 이를 통증 신호로 전달할 수 있는 능력이 매우 제한적이다. 게다가 종판이 석회화되면, 이를 관통하는 혈관 밀도 역시 떨어지고 신경 섬유가 침투할 수 없는 상태가 된다. 그래서 균열이 생겨도 대부분 초반에는 무통 상태로 유지된다. 하지만 무통 상태가 끝나는 건 시간문제다.

지연성 통증의 출현

종판이 심하게 손상될수록, 그 안으로 많은 혈관이 자라나기 시작한다. 그리고 혈관과 함께 감각신경섬유도 함께 유입되며, 통증 유발 물질(Substance P, CGRP 등)의 분비도 급격히 증가하게 된다[60]. 이때부터는 디스크 탈출이 없거나 미미한 상태에서도 종판의 균열만으로 요통이 발생할 수 있는 조건이 된다.

디스크 역시 마찬가지다. 디스크가 점차 눌리고 납작해져 내부 압력이 떨어지면, 새로운 혈관과 신경이 내부로 침투하기 쉬운 환경이 조성된다[61]. 디스크는 원래 높은 압력으로 혈관이 침투하지 못하는 무혈관 조직이지만, 압력이 떨어지면 새로운 혈관이 침입할 수 있게 되고, 이 혈관에는 반드시 신경이 동반되어 따라 들어온다. 게다가 요추의 불안정성은 이러한 신경 유입 현상을 더욱 촉진하는 조건이 된다[62].

새로운 혈관 생성을 약물로 차단하면 디스크의 퇴행과 그에 따른 통증 발생을 모두 늦출 수 있다는 연구 결과도 있다[63].

실제로 새로운 혈관들이 생기면 기존에는 침투하지 못했던 염증 유발 인자들이 대량으로 유입된다.

신경 섬유의 증식은 일정한 시간이 필요한 과정이므로, 이 기간에는 아무런 통증도 느껴지지 않는다. 그러나 어느 날 갑자기 통증이 찾아오고, 처음에는 작았던 통증이 점점 더 심해진다.

극심한 통증은 일상생활 중 사소한 잘못된 움직임, 혹은 운동 중 너무 무거운 중량을 들어 허리가 꺾이는 순간부터 시작될 수 있다. 통증이 발생하면 그 순간이 부상의 원인이라 생각하기 쉽지만, 실은 이미 오랜 기간 동안 한계까지 축적된 손상이 마침내 '둑이 터지듯' 드러난 것에 불과하다.

허리 통증에 관여하는 근육의 역할

요통의 원인은 디스크 손상 때문만이 아니다. 근육과 근막 역시 허리 통증을 유발하거나 악화시키는 원인이 될 수 있다. 가장 흔하게 나타나는 형태가 바로 급성 요통Lumbago이다.

요통과 목의 담은 척추를 보호하기 위한 반응이다

척추는 높은 가동성 때문에 쉽게 손상될 수 있다. 이를 방지하기 위해, 척추 주변의 작은 인대는 회전이나 굴곡 시 지나친 신전이 일어나지 않도록 '안전 센서' 역할을 수행한다. 이 인대에는 매우 예민하게 신경이 분포되어 있어, 척추에 위험한 자세가 감지되면 등 근육에 강한 반사적 수축을 유도한다. 그 결과 요추 부위가 갑작스럽게 고정Locking되며 더 심각한 손상을 예방하기 위해 움직임이 제한되는 상태가 된다.

이와 같은 급격한 수축은 마치 심한 근경련Cramp과 같은 양상을 보이며 며칠간 일상생활을 제한할 정도의 극심한 통증을 동반하기도 한다.

이런 유형의 근육통은 목에서 발생하는 담Torticolis과 유사하다. 목의 담 역시 요통과 마찬가지로 원인과 기능 면에서 동일한 기전을 공유한다. 역설적으로 이런 통증들은 대부분 심각한 병리와 직접적으로 연결되어 있지는 않지만, 그렇다고 해서 전혀 위험하지 않다는 것은 아니다. 이러한 증상은 신경계가 '위험하다'고 판단한 동작이나 자세에 대한 경고 신호다. 즉, 신체가 보내는 강력한 경고음과도 같지만, 대부분 운동인은 그 신호를 무시한 채 계속 운동을 이어간다.

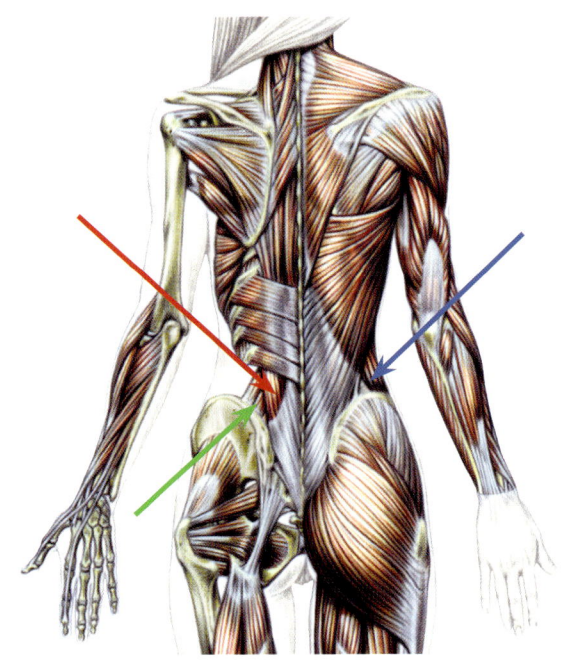

허리 통증이 가운데로 집중될 경우에는 척추기립근Erector spinae muscle(빨간색)이 경직(수축)된 상태일 가능성이 높다. 반면, 허리 통증이 한쪽 또는 양쪽 측면에 국한되어 있다면, 이는 요방형근(초록색) 또는 복사근(파란색)이 경직된 상태일 수 있다.

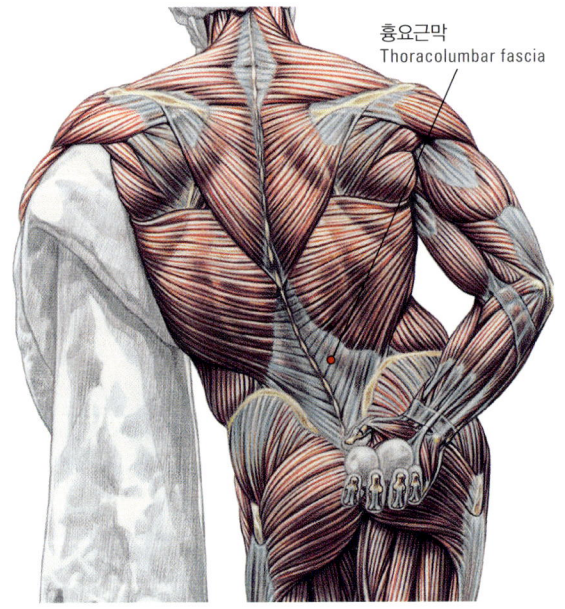

흉요근막은 허리 통증을 유발하는 중요한 원인 중 하나다.

요방형근과 흉요근막의 문제

급성 요통이 요방형근Quadratus lumborum(허리네모근)과 관련된 경우에는 몸통이나 허리를 조금만 움직여도 통증이 유발된다. 이 근육은 상체와 골반을 연결하는 역할을 하기 때문에, 심지어 잠을 잘 때 몸을 돌리는 동작조차도 매우 불편하고 자극적으로 느껴질 수 있다. 양쪽 다리 길이가 현저히 차이나는 경우에는 요방형근의 수축성 통증이 발생할 가능성이 더 높아진다. 요방형근이 원인인 통증은 디스크 문제나 좌골신경통Sciatica과는 구분이 가능한데, 그 방법 중 하나는 측면으로 누운 자세에서 요방형근을 손으로 가볍게 마사지해보는 것이다. 이때 비정상적이고 강한 불쾌감을 느끼게 된다면 요방형근이 통증의 원인일 가능성이 높다.

반면, 요방형근 통증과 흉요근막Thoracolumbar fascia 통증(3장 참고)을 구분하는 것은 그리 간단하지 않다. 통증이 강하게 나타나는 경우에는 두 부위 모두 염증과 통증이 함께 발생할 가능성이 높다. 일반적으로 통증이 심할수록 요방형근 염증이 주요 원인일 가능성이 높고[64], 통증이 비교적 덜 느껴진다면 흉요근막 염증이 원인일 가능성이 높다.

다른 증상으로는 요방형근이 긴장된 상태로 유지되어 이완되지 못하는 경우가 있다. 이 경우는 통증이 크지는 않지만, 회복이 어렵고 평소에도 지나치게 예민한 상태가 된다. 즉, 아침에 일어났을 때부터 등 전체가 뻐근한 피로감으로 하루를 시작하게 된다.

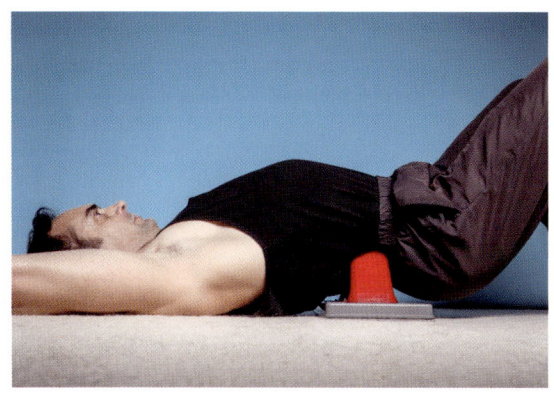

자기 전에 30초에서 1분 정도 요방형근에 적당한 압력을 가하면, 흉요근막과 요방형근의 긴장을 풀어주는 데 도움이 된다. 이를 위해 소라이트 Pso-Rite 같은 전문 마사지 도구를 사용하는 것도 좋다(3장 참고).

일반적인 운동만으로 요추 근육을 강화할 수 있을까?

운동인들은 대부분 특정 운동이 아닌 일반적인 운동만으로도 요추 부위의 기립근 전체를 강화할 수 있다고 믿는다. 과연 이 믿음은 사실일까? 실제로 요통을 경험해본 사람이라면 직관적으로 그렇지 않다는 것을 알 수 있을 것이다. 일반적인 운동만으로 요추 부위의 기립근 전체가 적절히 강화된다면 요통이 잘 발생하지 않고, 지속적으로 아픈 일은 더욱 없어야 한다. 일반적인 운동만으로 요추 근력이 강화되지 않는다는 것은 과학적으로도 확인된 사실이다.

근력 운동선수들의 요추 근력 비교

한 연구에서 대회에 출전하는 엘리트 파워리프터, 대회 참가 경험이 없는 일반 파워리프터 그리고 보디빌더 세 그룹 간의 요추 근육 강도를 비교했다. 측정은 요추 근육만을 최대한 고립하여 평가하는 특수 장비를 사용해 진행하였다. 그 결과, 가장 약한 요추 근력을 가진 그룹은 파워리프팅 선수들이었으며, 그중에서도 대회 출전 경험이 있는 선수들의 수치가 가장 낮았다. 흥미롭게도 이들은 보디빌더들보다 평균 체중이 10kg 더 나가는 집단이었다[65]. 물론, 이러한 고립 장비를 통한 측정치는 실제 중량 운동 시 발생하는 것과 차이가 있을 수 있다. 하지만 척추기립근이 강하다면 그 힘은 어느 정도 장비를 통해서도 드러나야 마땅하다. 또 다른 두 연구에서는 10주간의 데드리프트 훈련이나 4주간의 스쿼트 훈련만으로는 요추 근력을 증가시키지 못한다는 결과가 보고되었다[66-67].

따라서 척추기립근을 별도로 고립시켜 강화하는 훈련이 불필요하다고 생각해서는 안 된다.

세계적인 수준의 파워리프터들조차 고립 운동을 통해 요추 근육을 집중적으로 단련하고 있다. 자신의 척추기립근이 이미 운동 수준에 필요한 힘을 갖추고 있다고 생각해서는 안 된다.

좌골신경통과 유사한 근육 문제

전체 좌골신경통 사례 중 약 10%는 허리디스크(추간판탈출증)와 무관하게 나타난다[68]. 일부 근육 문제들은 좌골신경통과 유사한 증상을 유발하거나, 디스크 탈출과 함께 발생하는 경우도 있다[69]. 디스크 병변이 없는 경우에도 좌골신경에 자극을 줄 수 있는 근육은 이상근(때때로 둔피신경통Cluneal neuralgia의 원인), 둔근(심부둔근 증후군Deep gluteal syndrome의 원인), 요방형근이다. 이러한 비디스크성 신경통 증상에 대한 설명은 9장(95p)을 참고하자[70].

허리 부상 위험에 영향을 주는 해부·형태학적 요인들

선수들의 해부·형태학적 차이

개인마다 허리 질환에 대한 저항력은 매우 다르다. 어떤 사람은 오랜 시간 큰 무리 없이 운동을 지속할 수 있는 반면, 다른 어떤 사람은 같은 운동을 했을 때 쉽게 손상을 입을 수 있다. 누군가에게는 매우 위험한 동작이 다른 누군가에게는 전혀 해롭지 않을 수도 있다는 것이다. 허리 부상의 위험도를 결정짓는 요인으로는 총 10가지 주요 해부·형태학적 특성이 있다.

1. 복부의 길이와 너비

가장 눈에 띄는 첫 번째 해부학적 요인은 복부의 형태다. 짧은 복부와 허리까지 내려오는 광배근을 지닌 사람은 구조적으로 허리 보호에 유리하다. 복부가 짧고 두꺼울수록 요추에 대한 보호 효과가 크기 때문이다. 이러한 복부 구조는 무거운 중량을 다룰 때 상체의 안정성을 높여주지만, 그 대신 유연성이 떨어진다. 장골(엉덩뼈Ilium)이 높이 솟아 있고, 흉곽과의 간격이 좁을수록 비틀기, 회전, 굽힘과 같은 동작뿐 아니라, 척추와 골반을 독립적으로 움직일 수 있는 능력이 제한된다.

반대로 복부가 길고 광배근이 높이 붙어 있는 체형은 요추 손상 위험 요인에 가깝다. 복부는 길수록 가늘고 좁은 경향이 있으며, 그럴수록 요추 보호 능력은 떨어진다. 이러한 체형은 중량을 다룰 때 안정성은 낮지만, 회전의 유연성, 척추와 골반을 독립적으로 움직일 수 있는 가동성이 더 크다.

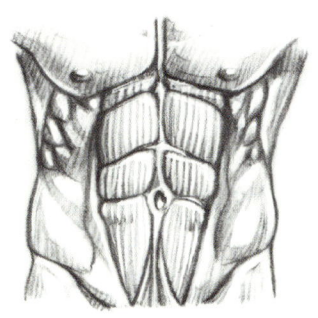

짧고 두꺼운 복부

2. 내장 기관의 유연성과 강직성

내장 기관 역시 사람마다 운동 능력이 다르다. 어떤 사람은 아무런 힘을 들이지 않고도 복부를 납작하게 집어넣는 베큠Vaccum 자세가 가능하지만, 어떤 사람은 체지방이 많지 않아도 복부를 전혀 집어넣지 못하고, 오히려 배가 앞으로 나오는 경향을 보인다. 후자와 같은 특징을 가진 사람의 복부를 힘껏 눌러보면 안쪽에서 강한 저항이 느껴지는데, 이러한 내장 기관의 강직성은 요추의 안정성을 높이는 데 유리하게 작용한다. 이는 스트롱맨과 같이 고중량을 다루는 선수들에게서 자주 볼 수 있는 특징이다.

수영과 같은 일부 종목에서는 내장 기관의 유연성이 좋아야 몸의 무게 중심을 머리 방향으로 이동시키기 쉽고 부력을 높이는데 도움이 된다[71]. 근력 운동 종목에서는 내장 기관의 강직성이 허리를 보호하는 역할을 하지만, 이는 소화 장애 등 건강 문제의 원인이 될 가능성이 있다.

지나치게 유연한 내장 기관은 요추 보호에 불리하게 작용하며, 이는, 특히 무거운 중량을 다루는 운동에서 부상 위험 요인이 된다.

줄넘기나 트램펄린 운동은 내장 기관을 더욱 견고하게 만들어 복부의 내장 강직성을 향상시키고, 요추 안정성을 높이는 전략으로 활용된다. 이는 크로스핏에서

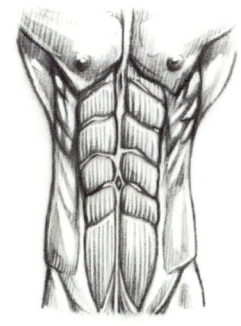

길고 가는 복부

보통 적용되는 훈련 방식이다. 한편, 골반기저근Pelvic floor이 약하면 내장 기관이 아래로 처지면서 하지를 지배하는 신경을 압박하게 되고, 이는 허벅지 근력 저하로 이어질 수 있다.

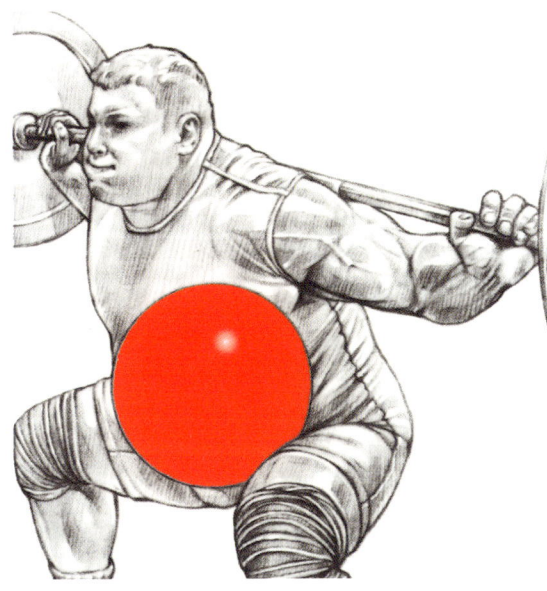

근력 운동에서는 내장 지방(붉은색 부분)이 허리 부상을 예방하는 데 도움을 준다.

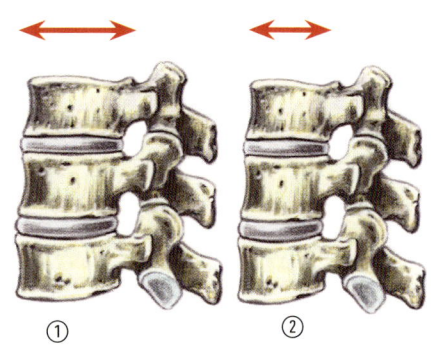

성장기에 체중이 많이 나갈수록(특히 근육량이 많을수록), 또한 청소년기에 근력 위주 운동을 꾸준히 할수록 척추뼈가 더 넓어지는 방향으로 성장한다[72-73].
① 스포츠 활동으로 인해 넓어진 척추뼈
② 운동을 하지 않은 사람의 일반적인 척추뼈

3. 내장 지방

복부의 강직성은 내장 지방이 축적될수록 더 강화된다. 또한, 복부가 앞으로 튀어나올수록 상체를 숙일 때 복부가 허벅지와 더 빨리 접촉하게 된다. 그로 인해 스쿼트 시 하강 지점에서 요추에 가해지는 압력과 고관절 관절순의 충돌이 완화되고, 반발력(스프링 효과)을 이용해 보다 쉽게 몸을 일으킬 수 있게 된다.

반대로 복부가 납작한 체형이 스트롱맨 동작을 그대로 따라 하면 상당한 부상 위험 요인이 된다. 허벅지와 복부 사이의 지지점이 형성되지 않기 때문에 요추에 전적으로 압력이 집중되며, 스프링 효과도 전혀 기대할 수 없기 때문이다.

물론, 건강을 위해서는 내장 기관이 자유롭게 움직이고 지방이 적으며 복부가 평평한 것이 이상적이다. 그러나 이러한 조건을 갖춘 경우, 요추 질환의 위험성 측면에서는 스트롱맨과 동등한 수준을 기대하기 어렵다.

4. 척추뼈의 형태

유전적 요인 외에도, 20~25세까지의 생활 습관은 척추 모양에 큰 영향을 미친다. 한 연구에서 일반 어린이와 스스로 걷지 못하는 아이들의 척추뼈를 비교한 바 있다. 두 아이 모두 척추의 높이는 비슷했다.

하지만 걷는 활동 등을 하는 일반 어린이는 척추뼈의 두께가 약 30% 더 발달하며, 상하 단면의 오목한 굴곡도 더 뚜렷하게 형성된다는 사실이 밝혀졌다. 만약 척추뼈의 형태가 유전만으로 결정된다면, 이 두 집단 간에 이러한 구조적 차이는 존재하지 않았을 것이다.

또한, 성장이 멈춘 이후에도 척추뼈는 최소 30세 전후까지는 너비가 계속 발달할 수 있는 것으로 알려졌다[74-75]. 하지만 이러한 성장은 높이보다는 두께(너비)에 국한되므로, 성인이 된 후에 근력 운동을 시작한다고 해서 키가 갑자기 자라는 일은 없다.

즉, 척추뼈의 높이는 유전적 요인에 따라 결정되지만,

너비와 형태는 신체 활동에 따라 크게 달라질 수 있다. 더불어 운동을 통해 강한 압박 자극을 지속적으로 받게 되면, 척추뼈 역시 다른 뼈처럼 밀도(강도)가 높아질 수 있다(8장 참고). 반대로 충분한 기계적 자극을 받지 못하면, 척추는 점차 구조적 강도를 잃게 된다.

5. 척추뼈 및 디스크의 둘레

디스크가 클수록 척추뼈와 접촉하는 면적이 넓어지기 때문에, 스쿼트나 데드리프트를 할 때 받는 강한 압력에 더 잘 견딜 수 있다. 하지만 그만큼 가동성은 감소한다. 반대로 작은 디스크는 하중을 분산시킬 수 있는 접촉 면적이 좁기 때문에 압력에 취약하지만, 유연성은 더 높아지는 경향이 있다.

척추뼈의 크기는 여러 요인에 의해 결정되는데, 우선 전신 골격의 크기와 밀접한 관련이 있다. 예를 들어 남성은 여성보다 평균적으로 디스크 용적이 약 26% 더 크다.

손목, 팔꿈치, 무릎, 발목 등의 관절이 작을수록 척추뼈 역시 이에 비례해 작을 가능성이 높다. 하지만 척추뼈가 작을수록 성장 잠재력은 오히려 더 크다. 일반적으로 큰 디스크를 가진 사람은 신경 다발이 지나가는 공간인, 척추관Spinal canal도 넓은 경향이 있다. 척추관이 넓을수록 디스크 탈출이 신경을 압박할 가능성이 낮아지며, 무증상으로 지나갈 가능성도 높다. 반대로 척추관이 좁으면 디스크가 조금만 밀려 나와도 통증이 유발될 확률이 높다.

나이가 들수록 척추관은 점차 좁아지는 경향이 있다. 따라서 디스크 탈출이 심하지 않더라도 강한 통증을 유발할 수 있게 된다. 이러한 문제는 요추와 경추에서 모두 나타난다.

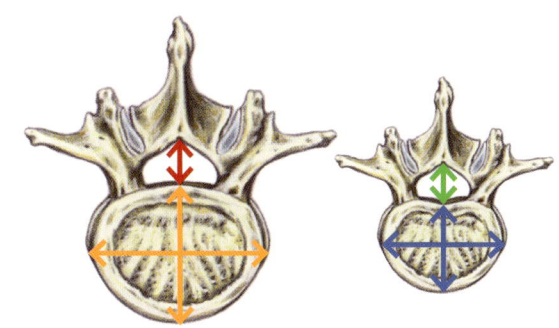

디스크의 면적이 클수록 압박에 대한 저항력이 커진다. 또한, 척추관이 넓을수록(붉은 영역이 녹색보다 넓다). 디스크 탈출이 발생해도 통증을 겪을 위험이 적다.

6. 디스크의 형태

디스크의 형태는 디스크 탈출과 심각도에 직접적인 영향을 미치기 때문에 중요하다. 물론, 영상 장비 없이는 자신의 디스크 형태를 정확히 파악하기 어렵지만, 몇 가지 유형을 통해 대략 추정해볼 수 있다. 여기서는 2가지 형태를 설명하지만, 이 사이에는 다양한 중간 형태가 존재한다.

- 타원형 디스크는 주로 마른 체형, 긴 복부를 가진 운동선수에게서 흔히 관찰된다. 이러한 형태는 상체의 회전 유연성을 높여준다. 척추 전문가 맥길 Stuart McGill 박사는 디스크의 둘레를 나뭇가지에 비유하여 설명한다. 얇은 가지(타원형 디스크)는 잘 휘어지지만, 동시에 구조적 강성이 거의 없다. 즉, 쉽게 부러지지는 않지만, 무거운 하중을 견디기는 어렵다.

  실제로 타원형 디스크는 복부 운동과 같은 척추의 잦은 굴곡과 회전을 큰 손상 없이 잘 견뎌낸다. 반면, 무거운 중량을 견디는 능력은 상대적으로 떨어진다.

- 강낭콩형 디스크는 선천적으로 체중이 무겁고, 복부가 짧고 넓은 체형의 운동선수에게서 잘 발견된다. 이런 형태의 디스크는 상체의 움직임을 제한하

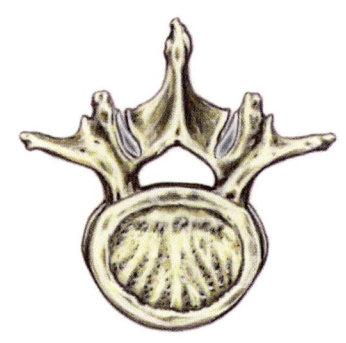

타원형 디스크

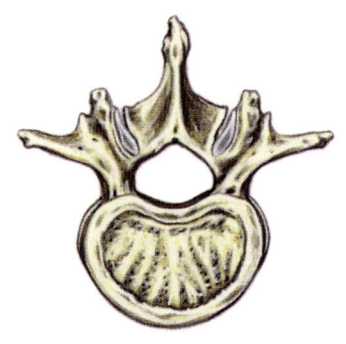

강낭콩형 디스크. 디스크 탈출이 발생할 경우 수핵이 양쪽 측면에 집중되어 밀려 나온다.

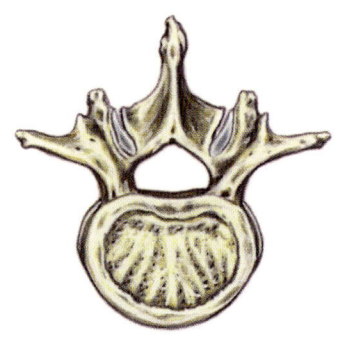

타원형과 강낭콩형의 중간 형태인 '일반적인' 형태의 디스크. 디스크 탈출 시 수핵이 강낭콩형 디스크에 비해 상대적으로 넓은 범위로 분산된다.

지만, 큰 하중을 견디는 데 유리하다. 마치 굵고 단단한 나뭇가지처럼 무거운 하중을 매우 잘 지탱하는 반면, 유연하지 못해 한 번 비틀리면 쉽게 부러질 수 있다.

실제로 강낭콩형 디스크는 복근 운동 시 반복되는 굴곡과 신전 동작에서 쉽게 손상될 수 있으며, 특히 앉은 자세에서는 등을 둥글게 말지 않도록 주의해야 한다. 이러한 유형의 디스크를 보호하면서 복부를 단련하는 전략은 17장(238p)에서 좀 더 자세히 다루겠다.

작고 둥근 디스크를 가진 사람이라면 우아하게 춤을 추거나 골프 같은 회전 중심의 스포츠를 수월하게 수행할 수 있다. 그러나 이 경우, 근력 운동 시 허리에 더 많은 주의가 필요하다. 디스크는 형태가 둥글수록 더 약하고[76], 이는 타원형보다 더 쉽게 손상될 수 있기 때문이다.

강낭콩 모양처럼 크고 단단한 디스크는 근력 운동에는 적합하지만, 골프 스윙이나 댄서처럼 골반을 유연하게 움직이는 동작에는 맞지 않다. 사실상 그런 동작 자체가 물리적으로 불가능할 수 있다.

디스크의 형태적 특성에 따라 가해지는 압력이 전달되는 방식도 달라진다. 강낭콩형 디스크는 압력을 양쪽 측면으로 분산시키는 경향이 있다[77]. 따라서 탈출이 발생할 경우, 병변이 허리 쪽에 집중되는 경향을 보인다. 강낭콩형 디스크는 탈출 자체는 잘 일어나지 않지만, 탈출이 발생하여 손상되었을 때는 강한 통증을 유발할 수 있다.

반면, 타원형 디스크는 탈출한 수핵의 압력을 더 잘 '분산시키는' 특성이 있다. 따라서 디스크 탈출 자체는 더 자주 일어나지만, 정작 부상을 당했을 때 통증은 상대적으로 덜 느낀다.

7. 요추 전만의 정도

스트롱맨 선수들은 허리가 과하게 휘어져 있는 경우가 드물다. 어린 나이 때부터 높은 체중을 유지해 온 선수들은 요추가 조기에 변형되며, 디스크 배열도 곡선형보다는 직선형에 가까워진다. 이러한 직선형 요추 구조는 가동성이 떨어지지만, 고중량을 지탱하는 데에는 더 적합하다. 이처럼 곧은 요추는 대개 짧고 넓은 복부 구조와 함께 나타난다.

반대로 요추 전만이 클수록(허리 곡선이 심할수록) 요추는 더 취약해진다. 운동을 하지 않더라도 허리가 많이 휜 구조는 요추의 퇴행성 변화를 촉진하는 요인이 된다[78]. 하지만 허리 곡선이 있는 척추는 유연성이 좋기 때문에 단거리 달리기 같은 종목에서는 유리하게 작용할 수 있다[79]. 이러한 허리 구조는 일반적으로 길고 가느다란 복부 구조와 함께 나타나는 경향이 있다.

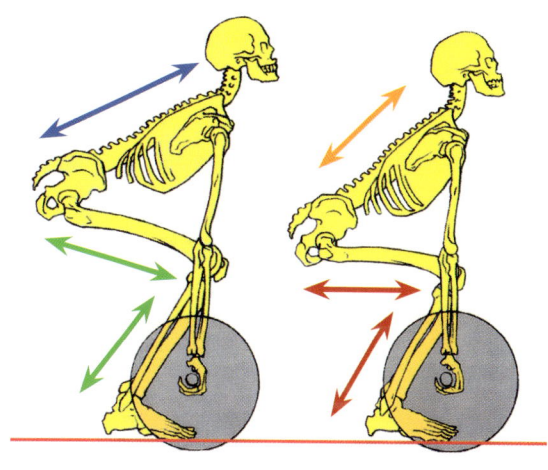

다리가 긴 운동선수(초록색 화살표)는 무게를 바닥에서 들어올리거나 스쿼트 자세로 내려갈 때 짧은 다리를 가진 선수(빨간색 화살표)보다 상체를 훨씬 더 많이 숙여야 한다(파란색 화살표). 반면, 다리가 짧은 사람은 등을 보다 곧게 유지할 수 있어(주황색 화살표), 척추가 더 잘 보호된다.

8. 신장이 클수록 높은 마모 위험

키가 큰 운동선수는 요추–천추 부위의 근육Lumbosacral muscles을 더 많이 사용하게 된다. 이 경우, 허리를 보호하기 위해 해당 근육들이 빠르게 강화되기도 하지만, 다른 한편으로는 디스크가 점진적으로 손상될 가능성도 염두에 둬야 한다. 특히 스쿼트나 데드리프트를 할 때는 상체를 더 깊이 숙일수록 자연스럽게 등이 굽는 자세로 이어질 위험이 크다.

9. 신장이 작을 때 발생하는 사고 위험

반대로, 다리가 짧은 사람은 스쿼트나 데드리프트를 할 때 몸을 앞으로 크게 숙이지 않아도 자세를 유지할 수 있어 척추에 가해지는 긴장이 줄어든다. 결과적으로 요천추 근육이 덜 동원되어 신장이 큰 사람만큼 강하게 발달할 필요가 없게 된다. 이 경우, 허리 부상은 구조적인 과부하보다는 '우연한 사고'로 인해 더 자주 발생한다. 예를 들어 무거운 스쿼트 중 갑작스러운

근력 부족으로 인해 등을 평소보다 더 많이 앞으로 기울게 되어 치명적인 손상을 입게 된다. 이는 허리 근육이 그만한 하중을 견딜 준비가 되어 있지 않기 때문이다.

10. 유연성의 정도는 부상 발생 위험에 영향을 미친다

근육의 유연성이 부족한 운동선수는 유연한 선수보다 요추에서 더 많은 보상 작용이 일어나게 된다. 예를 들어 데드리프트를 할 때, 유연성이 부족한 사람은 가동 범위의 제한을 보상하기 위해 등을 더 많이 숙이게 된다.

이처럼 유연성 부족은 다리나 상체를 더 많이 사용하게 한다. 특히 신장이 크고 유연성까지 부족한 운동선수라면, 이러한 위험 요소들이 누적되어 부상 가능성

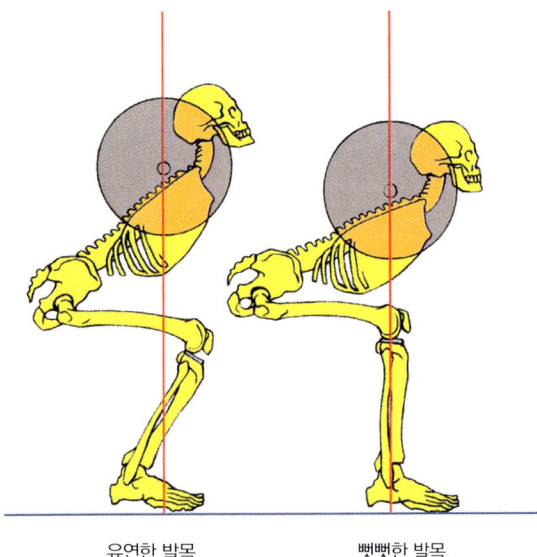

| 유연한 발목 | 뻣뻣한 발목 |

발목 유연성이 부족하면 스쿼트에서 하강 동작을 할 때 상체를 더 많이 앞으로 숙이게 된다.

이 더욱 커진다.

반대로, 유연성이 지나치게 높은 사람은 세트 내내 허리를 단단히 고정하는 데 어려움을 겪을 수 있다. 허리 근육이 하중을 온전히 견디지 못하면 많은 압력이 디스크 쪽으로 전이되어 손상 위험이 높아진다.

●●●▶

허리 통증에 대한 저항력과 유전적 요인은 운동하는 사람마다 서로 다르다. 거듭 강조하건대, 운동은 특정 챔피언이 추천하는 것을 하는 게 아니라, 자신의 체형과 해부학적 특성에 맞게 선택해야 한다.

고관절의 뼈 구조 역시 요추 질환 발생에 큰 영향을 미치는데, 이에 대한 설명은 18장(242p)에서 좀 더 자세히 하겠다.

운동 시 범하는 실수들

잘못된 훈련 방식과 판단은 요추 질환의 위험을 더욱 높인다.

현실 외면하기

우리는 허리를 심각하게 손상시키고도 아무런 통증을 느끼지 못할 수 있다. 그래서 많은 사람이 당장 통증이 없다는 이유로 다음과 같은 착각을 한다.

- 자신은 완벽한 테크닉으로 신처럼 운동하고 있으며, 아무런 실수도 하지 않기 때문에 위험할 일이 없다. 오랜 훈련 기간 동안 한 번도 아프지 않았다는 사실이 그 증거라고 믿는다.
- 허리 근육과 코어가 충분히 단련되었기 때문에, 자신의 디스크는 어떤 상황에서도 손상되지 않는다고 생각한다.
- 슈퍼맨처럼 자신은 절대 다치지 않는 사람이며, 부상은 다른 사람들만의 문제라고 여긴다.

이러한 자기 기만적 태도는 결국 아무런 회복 조치나 예방 전략도 취하지 않게 만든다.

디스크는 당신의 상상과는 다르다

가벼운 중량으로 훈련하면 위험이 없다고들 말한다. 여기서 '가볍다'는 기준은 누구에게 해당하는 걸까? 우리가 가볍다고 여기는 무게도 요추에는 전혀 가볍지 않다. 하루 종일, 심지어 훈련을 제외하더라도 척추 종판에는 엄청난 압력이 반복적으로 가해지고 있다[80]. 요추에 '가벼운 중량'이란 존재하지 않는다. 이는 심지어 의자에 앉아 있을 때조차도 마찬가지다.

많은 사람이 세트 내내 완벽한 자세를 유지할 수 있다고 믿지만, 이 역시 과학적 근거와는 다르다. 24명의 파워리프터를 대상으로 최대 중량의 70%로 수행한 데드리프트 동작을 분석한 결과, 모든 참가자에게서 세트가 진행될수록 요추 만곡이 무너지는 부정적인 변화가 관찰되었다[81]. 스쿼트 동작 분석에서도 이와 비슷한 결과가 나타났다.

허리를 망치는 건 근력 운동만이 아니다

만약 운동이 디스크 탈출을 유발하는 원인이라면 운동을 하지 않는 일반인 사이에서는 이러한 증상이 드물어야 하지만, 현실은 그렇지 않다. 즉, 헬스장이 아닌 일상에서도 허리가 많이 손상된다는 것이다.

디스크와 종판은 하루 동안 감당할 수 있는 '스트레스 허용 한계'가 있다. 이 허용치는 단기 회복 능력에 따라 달라지며, 이 한계를 넘는 순간부터는 구조적 손상이 누적되기 시작한다[82].

근력 운동을 하루 1~2시간 한다고 가정해보자. 그렇다면 나머지 깨어 있는 16시간 동안은 어떤 자세로 시간을 보내고 있는가? 책상에 구부정하게 앉아 일하는 자세는 디스크가 '강낭콩형'일수록 허리에 강한 부담을 준다. 반대로 온종일 서서 걷거나 움직이는 직업의 경우 디스크가 '둥근 형태'일수록 중력으로 인해 요추가 점차 눌려 손상될 수 있다.

이러한 피로로 인해 디스크로 가는 영양 공급이 차단되면, 근력 운동으로 유발되는 손상은 더욱 악화될 수밖에 없다. 실제로 운동 외 시간에 허리를 보호하고 바른 자세를 유지하는 것만으로도, 흔히 운동 탓으로만 돌리는 요통 증상이 현저히 개선되는 경우가 많다. 즉, 일상에서 허리를 관리하면, 운동 중 허리에 가해지는 스트레스를 더 잘 견딜 수 있게 된다는 것이다.

반대로 운동하기 전부터 이미 일상생활에서 디스크가 감내할 수 있는 한계를 초과한 상태라면, 운동 중 허리에 가해지는 스트레스를 잘 견디지 못하므로 수행할 수 있는 운동 동작이 제한된다.

연구에 따르면, 평범하게 앉은 자세만으로도 디스크는 점차 탈수되기 시작한다. 이를 예방하는 가장 간단한 방법은 요추 지지대Lumbar support를 사용하는 것이다. 요추 곡선을 강조해주는 지지대는 디스크 재수분화를 촉진하여 디스크가 납작해지는 것과 구조적으로 약해지는 것을 방지한다[83].

●●● ▶

근력 운동은 짧은 시간 동안 허리에 강도 높은 압박을 가하게 되므로 요추에 큰 영향을 미친다. 일상생활에서 받는 압박은 그보다 약하지만, 훨씬 더 오랜 시간 지속된다. 이처럼 요추에 가해지는 누적 손상을 결코 무시해서는 안 된다. 요추 건강을 지키기 위해서는 헬스장에서의 자세뿐만 아니라, 일상생활에서의 자세 역시 소홀히 해서는 안 된다는 것이다. 많은 사람이 척추는 수면 중에 자연스럽게 회복된다고 생각하지만, 반드시 그런 것은 아니다. 따라서 수면 자세(1장 참고)와 함께 매트리스의 품질 또한 세심히 점검해야 한다.

흉추부의 중요성

일반적으로 척추에서 요추 구간이 중요하다는 것은 잘 알려졌지만, 근력 운동에서 진정으로 중요한 구간은 흉추(등뼈) 부위임을 이해할 필요가 있다. 흉추는 요추와 경추 사이에 위치하는 척추 구간이다.

이러한 맥락에서 프레드 햇필드Fred Hatfield가 개발한 백 레이즈Back raise의 중요성이 강조된다. 이 운동은 흔히 수행되는 허리 운동과 달리, 흉추 구간의 활성화를 유도하는 데 초점을 둔다. 또한, 바벨을 이용한 다른 고중량 운동은 디스크에 강한 압력을 가하는 반면, 백 레이즈는 디스크에 가해지는 압력이 상대적으로 적다는 이점이 있다.

흉추 디스크라고 해서 안전하지 않다

운동 습관이 없는 일반인의 경우, 요추 디스크에 비해 흉추 디스크 퇴행은 드물게 발생한다. 그러나 근력 운동을 하는 사람의 경우는 결과가 다르게 나타난다. 일란성 쌍둥이 중 한 명만 역도 운동을 해온 사례를 비교 연구한 결과, 운동을 한 사람의 흉추(T6~T12) 부위에서 디스크의 심한 압박 및 퇴행이 관찰되었다[84].

또 다른 연구에서는 전직 올림픽 국가대표 약 1,000명의 척추 상태를 조사하였다[85]. 대상자들의 연령은 당

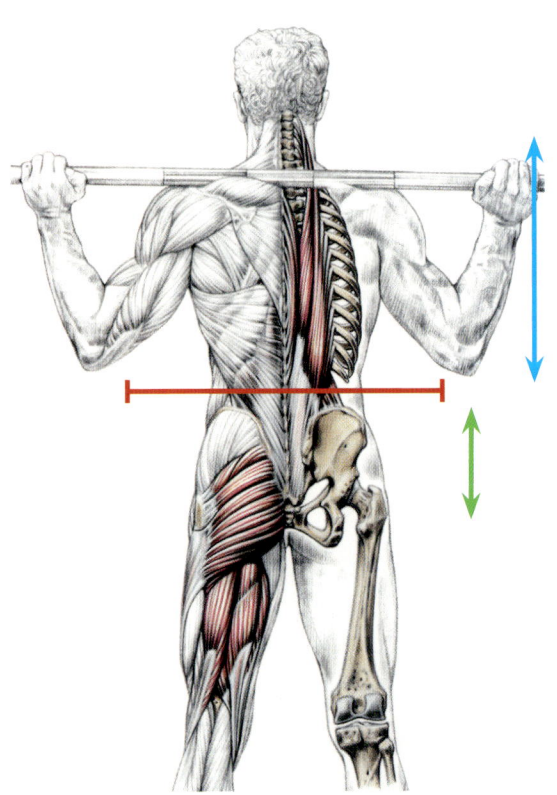

맥길 박사는 척추기립근을 편의상 두 부분으로 구분하였는데, 하부는 요추부(초록색 화살표), 상부는 흉추부(파란색 화살표)로 나누었다.

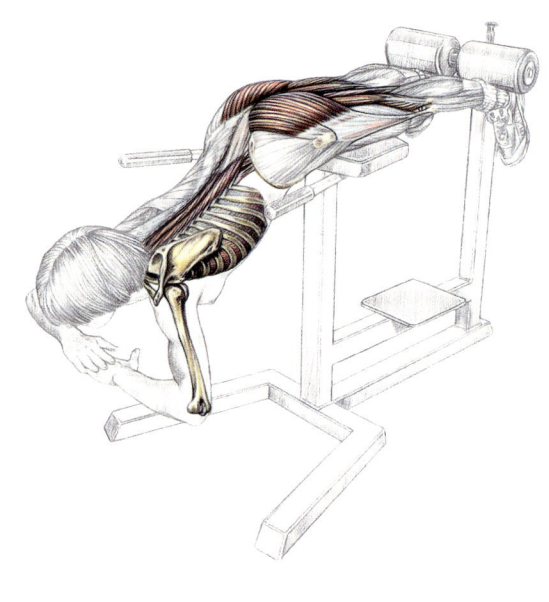

일반적인 상체 들어올리기 동작(백 익스텐션 등)과 같은 고립 운동은, 척추기립근 중에서도 요추 부위에 더 많은 자극을 유도한다. 하지만 이는 척추 보호 측면에서 효과적인 운동은 아니다.

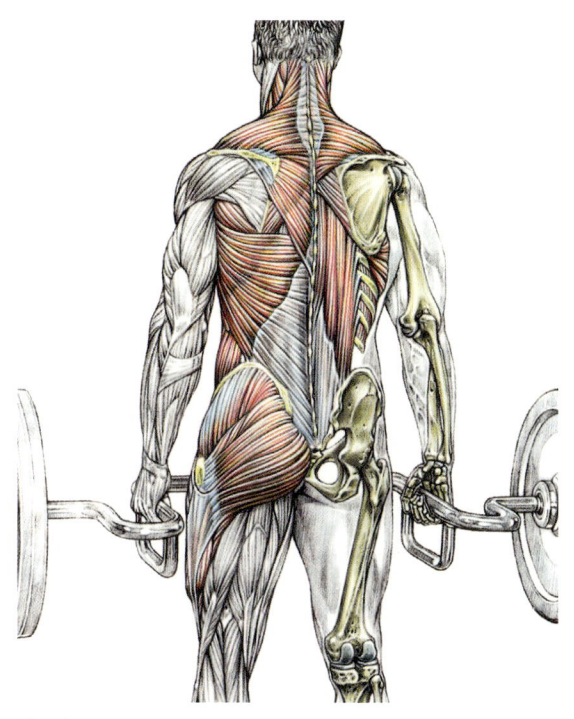

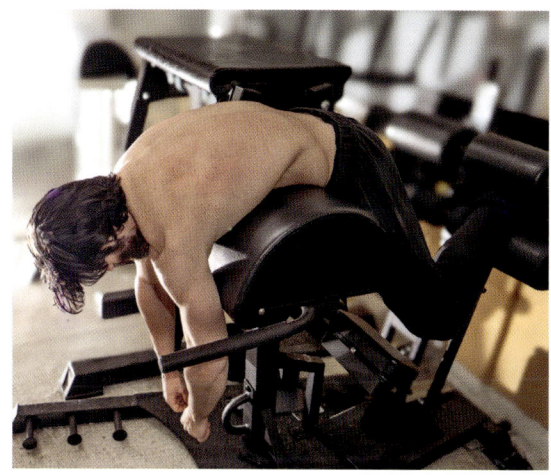

백 레이즈를 수행할 때는 가능하다면, GHR(Gluet-Ham Raise) 벤치를 사용하되 흔히 하듯이 복부나 허벅지를 기구에 대는 것이 아니라, 흉곽 하단이 벤치에 닿도록 자세를 잡는다. 이렇게 해야 흉추 부위의 기립근을 중심으로 동작을 수행할 수 있다. 상체를 들어올린 상태에서 1초간 수축을 유지한 뒤, 천천히 내려온다. 동작이 쉬워지면 덤벨이나 바벨을 손에 들고 강도를 높인다.

데드리프트, 굿모닝과 같은 운동은 척추기립근 전체를 더욱 효과적으로 활성화시킨다. 그래서 근력 운동선수들은 흉추 부위도 비대해지는 경향이 있다.

시 기준으로 45~46세였다.

모든 종목에 비해 등이 가장 많이 '무너진' 선수 집단은 역도 선수였다. 주로 요추 부위가 손상된 다른 스포츠 선수들과 달리 역도 선수들은 척추 전체에 걸친 퇴행성 병변이 확인되었다. 이들 중 26%는 매달 최소한 번 이상 허리 통증을 겪는다고 보고했다.

아이러니하게도, 역도 선수들은 현역 시절 요통을 호소한 경우가 가장 적은 집단이었다. 따라서 현재 아무런 이상이 느껴지지 않는다고 해서, 장기적으로도 문제없이 넘어갈 것이라고 단정해서는 안 된다.

해당 연구를 진행한 연구자들이 지적하듯, 이 수치조차 과소평가 되었을 가능성이 높다. 운동 중 심각한 허리 부상을 입은 선수라면, 애초에 올림픽 수준까지 도달하지 못했을 가능성이 크기 때문이다.

이 연구는 올림픽 선수만을 대상으로 했기 때문에 분석 대상이 국한되었다는 한계가 있다. 하지만 그렇다 하더라도 이 연구 결과를 다른 모든 근력 종목에도 적용하는 데는 무리가 없을 것이다.

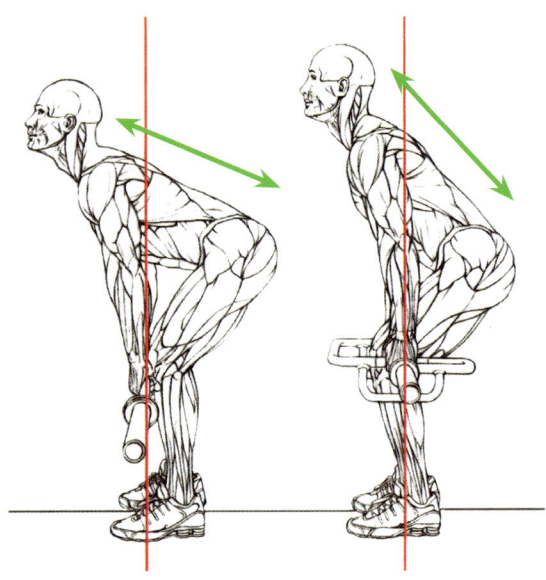

트랩바(헥스바)를 사용하면 허리를 굽히는 각도를 줄일 수 있다.

허리를 보호하는 10가지 전략

선수를 포함해 운동하는 사람들은 허리에 통증이 생기고 나서야 비로소 허리 건강에 관심을 두는 경우가 많지만, 그때는 이미 늦는다. 불시에 통증의 습격을 받기 전에 예방하는 것이 중요하다. 디스크 탈출증을 예방하기 위한 가장 효과적인 전략 10가지를 소개한다.

1. 척추 전체를 지탱하는 코어 근육 즉, 요추, 요방형근, 복사근, 복직근 등을 집중적으로 강화한다.
2. 호흡을 이용한 복압 고정법Bracing을 숙달한다.
3. 고중량 운동을 시작할 때는 척추 정렬을 과장되게 세팅한다. 세트 초반에 허리를 충분히 아치형으로 젖혀두면, 피로로 인해 자세가 무너져도 허리가 완전히 구부러지는 것을 방지할 수 있다. 단, 이미 디스크 탈출이 있는 경우에는 이 방법이 오히려 위험할 수 있으므로 피해야 한다.
4. 파워벨트 등 보조적인 보호 장비를 적극적으로 활용한다.
5. 자신의 체형에 따라 동작 별 위험 요소를 분석한다.
6. 스쿼트 시 발뒤꿈치를 살짝 높인다. 힐플레이트 또는 깔판을 활용하면, 상체를 앞으로 숙이는 각도를 줄일 수 있다.
7. 스쿼트 시 바벨을 낮은 위치에서 잡는다. 몸을 앞으로 좀 더 숙이더라도 승모근 상단에 바벨을 위치시키는 것보다 하중이 덜하다.
8. 다리와 상체는 길지만, 팔이 짧을 경우에는 데드리프트의 시작 높이를 약간 높여서 가동 범위를 줄이는 편이 좋다. 예를 들면 스쿼트랙이나 중량판 등을 이용해 일정 높이에 바벨을 올려놓고 들어올리는 것이다.
9. 바벨이 가능한 몸의 중심축과 가깝도록 유지한다. 트랩바(Trap bar, 혹은 헥스바Hex bar)나 덤벨을 활용하면 이 정렬이 자연스럽다.
10. 디스크에 가해지는 스트레스를 완화한다. 반복적인 압박은 탈출증을 악화시키므로 벨트 스쿼트처럼 허리에 부담을 줄여주는 기구를 활용해 디스크를 보호하도록 한다. 또한, 등 운동 시 로잉 대신 풀업을 실시하면 척추의 압박을 덜 수 있다.

척추 디스크 감압의 이점

운동으로 인해 디스크에 큰 압박이 가해질수록 그에 상응하는 척추 감압 기법으로 압박을 중화시켜야 한다. 척추 감압 운동은 다양한 이점을 지니며, 허리를 회복시키는 데 있어, 가장 효과적인 전략 중 하나로 평가된다. 그러나 이 방법들 또한 완전히 안전한 것은 아니며, 적용에는 분명한 한계와 주의 사항이 따른다.

척추 압박은 디스크의 영양 공급을 방해한다

디스크 수핵의 영양분은 척추 종판을 통해 공급된다. 우리가 정상적으로 잠을 자면 수면 초반부(초반 4시간)에는 디스크의 수분 재충전이 약 70%가 이루어지고[86], 이후의 나머지 수면 시간에 수분 충전이 100%까지 이루어진다.

하지만 안타깝게도 디스크의 영양 공급 과정은 매우 섬세하기 때문에 그만큼 쉽게 방해를 받는다. 즉, 척추가 압축된 상태에서는 디스크로의 영양 공급이 거의 완전히 차단된다[87-88]. 연구에 따르면, 아주 약한 강도라도 정적 압박Static compression이 4시간 반 동안 지속되면, 디스크로의 영양분 이동이 이 시간 내내 방해를 받으며, 압박이 해소된 후에도 다시 정상적인 영양 공급이 재개되는 데 최소 3시간이 걸린다. 이는 손목에 꽉 끼는 시계를 차고 있다가 풀면 피부에 생긴 자국이 즉시 사라지지 않는 것과 비슷한 현상이다. 즉, 척추 압축 상태가 오래 지속되면 디스크가 제기능을 회복하는 데 많은 시간이 걸린다. 일반적으로 하루 종일 앉아서 일하는 사람들이 이러한 상태에 있다[89].

여기에 운동까지 하게 되면 사태는 더욱 심각해진다. 연구에 따르면, 70% 강도의 데드리프트를 5세트만 수행해도 디스크 L5 부위의 수분 재충전 능력이 일시적으로 억제된다[90].

이러한 연구 결과는 장시간 척추가 압축된 상태로 유지되면 디스크 조직의 퇴행이 촉진될 수 있음을 의미한다[91]. 효과적인 요추 회복법을 찾기 위해서는 이러한 퇴행 과정의 메커니즘을 이해하는 것이 중요하다.

디스크 감압 운동의 중요성

운동 후 20분간 등을 바닥에 대고 눕기만 해도 척추는 약 1.8mm 늘어난다. 공기압을 이용한 감압 벨트를 같은 시간 동안 사용하면 약 4mm의 효과가 나타난다[92]. 이처럼 의도적으로 척추를 이완시키면 더 빠르고,

효과적으로 척추를 회복시킬 수 있다. 허리 압박이 해소된 후에도 영양분 이동이 다시 활성화되는 데는 보통 수 시간이 걸린다. 하루 종일 척추 압박 상태로 있다가 취침 직전에야 압박이 풀리기 시작하면, 한밤중이 되어야 척추 세포의 본격적인 회복이 가능해지는 것이다. 만약 구부정한 자세로 잠을 자서 밤새 압축된 상태가 유지된다면 척추 회복은 거의 이루어지지 않는다. 예컨대 척추가 풀리는 데 2시간, 영양 공급 회복까지 3시간이 걸린다면, 총 수면 시간을 8시간이라고 가정했을 때, 실제 허리가 회복할 수 있는 시간은 고작 3시간에 불과하다.

잠들기 전에 미리 척추를 이완시키고, 요방형근과 요추 주변 근육을 풀어주면 허리가 회복할 수 있는 시간을 최대 50%까지 추가로 확보할 수 있다(물론, 이 수치는 개인차가 존재하므로 대략적인 지침으로 삼도록 한다). 따라서 침대에 누워 척추 압박이 저절로 풀리기를 기다리는 것보다 자기 전 풀업바에 매달려서 척추를 직접 늘려주는 것이 좋다. 특히 아침에 일어날 때 허리가 계속 눌려 있는 느낌이 드는 사람은 반드시 이 방법을 시도해보기를 권한다. 잠들기 전에 풀업바에 매달리거나, 맥켄지Mckenzie 신전 운동과 같은 감압 운동을 하면 디스크의 회복 시간을 수 시간 더 확보할 수 있다.

디스크뿐만 아니라 척추 종판도 이러한 감압 운동을 통해 재생된다. 이미 여러 연구에서 척추를 늘이는 운동(견인 운동)을 정기적으로 하는 것이 종판의 다공성을 유지하는 데 도움을 주는 것으로 밝혀졌다. 다공성이 유지되면 종판을 통한 디스크의 영양 공급과 회복력 또한 증대된다[93].

돌출된 디스크의 재흡수

좌골신경통을 앓는 일반인의 경우, 인버전(거꾸로 매달리는 자세)과 같은 꾸준한 척추 견인 운동을 하면 통증 발생률이 현저히 감소한다[94]. 연구 결과에 따르면, 이 같은 견인 운동은 허리 디스크 수술의 필요성을 최소 절반으로 줄여준다[95-96]. 이는 탈출한 디스크의 재흡수를 돕기 때문이다.

탈출한 디스크 조직은 면역 작용에 의해 자연적으로 제거되거나 흡수되기도 한다[97]. 이 과정에서 특정 면역 세포들이 디스크에서 흘러나온 수핵을 공격해 이를 분해한다[98]. 문제는 이러한 면역 작용이 항상 일어나는 것은 아니며, 설령 일어난다고 해도 상당한 통증을 동반한다는 점이다. 조직 분해 과정에서 방출되는 염증성 사이토카인이 심한 통증을 유발하기 때문이다.

연구에 의하면, 척추 감압을 통해 이 자연 흡수 과정을 가속화시킬 수 있다. 디스크에 압력이 가해짐으로써 디스크 조직이 밀려 나온다면, 반대로 강력한 흡인(음압)을 가해 탈출한 조직을 다시 디스크 내부로 되돌린다는 개념이다. 밤 동안 침대에 누워 있는 정도의 가벼운 감압 상태로는 그만큼 충분한 흡인력이 발생하지 않는다. 탈출한 조직이 제대로 재흡수되려면 좀 더 강력한 수준의 흡인력이 필요하다. 물론, 이것이 지나치게 강해서도 안 된다.

20~40세 디스크 환자를 대상으로 한 연구에서, 등을 바닥에 대고 누운 다음 약 15분간 45kg의 견인력을 다리에 가해 허리를 늘렸을 때, 디스크 탈출증 유형에 따라 57~78%의 환자에게서 탈출한 디스크 조직이 일정량 재흡수되는 효과가 나타났다[99]. 그리고 디스크 재흡수가 이루어진 환자 대부분이 즉각적인 통증 완화를 경험했다.

반면, 소수 환자(30명 중 2명)는 디스크 탈출증이 오히려 악화되었으며, 갑작스러운 통증을 호소했다. 일부

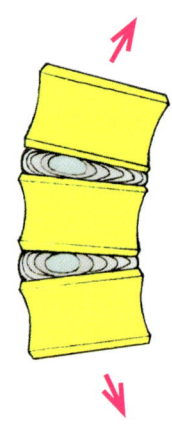

많은 사람이 하루 종일 허리를 굽히고 생활한다. 이런 자세는 디스크의 중심부를 뒤로 밀어내 허리 디스크(추간판 탈출증)를 악화시킨다.

환자는 아무리 척추 견인을 실시해도 척추의 길이가 전혀 늘어나지 않았다. 따라서 이 방법이 모든 사람에게 무조건적인 효과를 보장하는 것은 아니다.

하지만 그렇다 하더라도 일반적으로 척추 견인 요법은 다른 전통적인 요추 치료법에 비해 뛰어난 결과를 보여준다[100]. 디스크 견인을 통해 회복된 디스크의 부피(높이)와 통증 완화 효과 사이에는 명확한 상관관계가 있다. 연구 결과, 디스크가 1mm 이완될 때마다 통증이 약 30% 감소하는 것으로 추정된다[101].

디스크를 크게 압박하는 운동을 주의하자

척추 압박이 심할수록 통증 발생 가능성이 더 높아진다. 디스크 조직을 빨아들이는 척추 감압 운동을 하더라도 척추를 크게 압박하는 동작(데드리프트, 스쿼트와 같이 척추에 큰 압력을 가하는 운동)은 디스크 조직을 밖으로 밀려 나가게 할 위험이 있다. 디스크 탈출증이 악화되지 않게 하려면, 척추를 압박하는 모든 운동을 삼가는 편이 현명하다.

요추 감압을 위한 실용적 기법

앞서 언급했듯, 상당수의 사람이 이미 젊은 나이에 초기 단계의 디스크 탈출 증상을 보인다. 무거운 중량 운동으로 인한 압박은 디스크 내부 수핵이 미세 균열을 통해 외부로 흘러 나가게 한다. 이에 반해 척추 감압은 흡인 효과(진공 효과)를 일으켜 수핵 물질이 같은 미세 균열 통로를 통해 다시 디스크 중앙으로 빨려 들어가도록 도와준다[102]. 운동 후나 저녁 시간에 집에서 간단히 할 수 있는 척추 감압 운동 2가지를 소개한다.

1. 맥켄지 신전 운동

맥켄지식 요추 신전 운동은 디스크 내부로 수핵이 재흡수되는 것을 촉진하면서 동시에 척추의 압력을 감소시킨다. 많은 사람들이 하루 종일 허리를 앞으로 굽힌 채 생활하는데, 이러한 굽은 자세는 디스크 수핵을 뒤쪽으로 밀어내 허리 디스크(추간판 탈출증)를 악화시킨다. 맥켄지 운동은 이를 바로잡는 데 효과적이다.

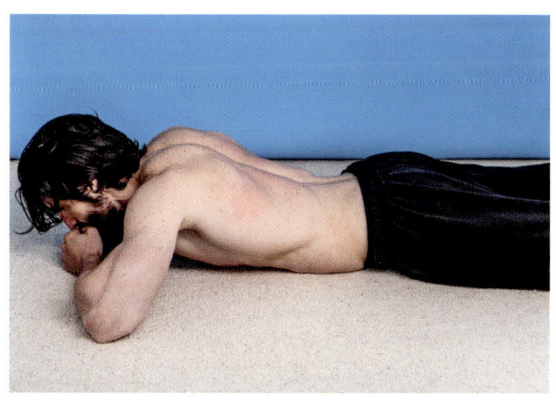

엎드린 자세에서 턱 밑에 양손을 대고 가슴을 살짝 들어올린다. 이 상태로 깊고 천천히 호흡하며 20~30초간 자세를 유지한다.

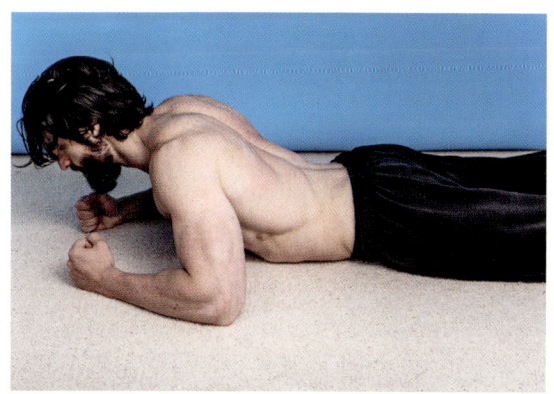

팔꿈치로 바닥을 밀면서 아주 천천히 가슴을 더 높이 들어올린다. 요추의 유연성이 충분한 사람은 가슴을 이보다 더 높이 들어올려도 좋다.

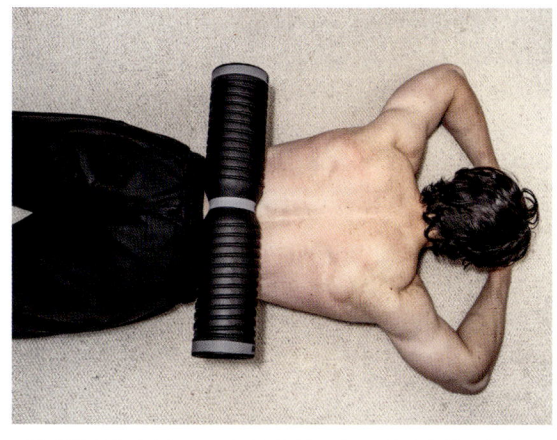

만약 척추의 유연성이 부족해 가슴을 충분히 들어올리기 힘들다면, 허리의 오목한 부분(허리 아치)에 폼롤러나 가벼운 케틀벨을 올려 지렛대 역할을 하게 하면 좋다.

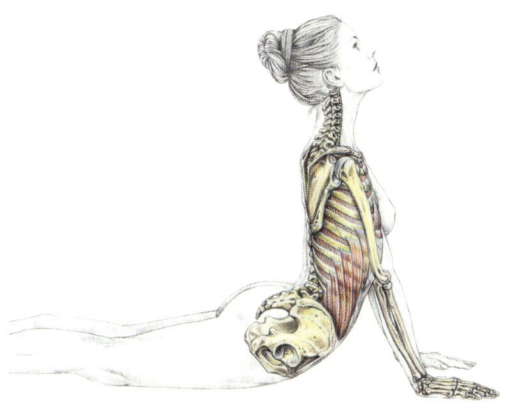

과도하게 상체를 들어올리는 동작은 후관절Facet joint을 자극하여 통증을 유발할 수 있다. 지나친 동작보다는 30초에서 1분간 편안히 자세를 유지하며 긴장을 푸는 것이 중요하다.

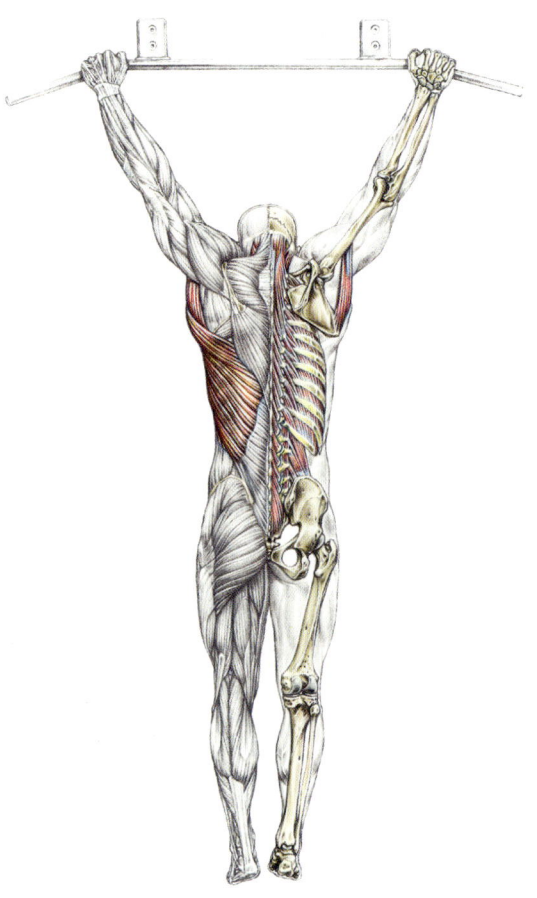

2. 풀업바 매달리기

또 다른 효과적인 척추 감압 운동은 풀업바 매달리기가 있다. 하루 종일 구부정한 자세로 생활하는 사람들은 이러한 운동을 통해 척추에 가해진 압박을 풀어주는 것이 좋다.

▸▸▸▸

허리 통증을 단지 운동을 방해하는 정도로만 가볍게 여겨서는 안 된다. 연구에 따르면, 만성적인 허리 통증은 전반적인 삶의 질을 떨어뜨릴 뿐만 아니라 수명까지 단축시킬 수 있다[103].

젊은 나이에 사망한 전직 챔피언들을 보면 심각한 허리 부상으로 인한 만성 통증에 시달리는 경우가 많다. 이들은 반복적인 수술뿐 아니라, 통증을 견디기 위해 강력한 진통제까지 복용해야 했다. 이 같은 약물은 무기력증과 우울증을 유발하며 건강을 심각하게 악화시킨다. 심각한 허리 통증에 시달리는 고통을 가리기 위해 위험한 약물을 사용함으로써 기대 수명을 희생하는 셈이다[104].

허리 통증은 생기기 전에 미리 관리해야 한다. 한 번 허리를 다친 뒤에는 치료가 쉽지 않다. 허리 건강과 관련하여 더 깊이 있는 정보를 얻고 싶다면, 이 분야의 권위자인 스튜어트 맥길 박사의 저서들을 참고할 것을 권장한다[105].

운동이 끝난 뒤 풀업바에 매달리면, 척추에 가해진 압박을 해소하고 디스크 수핵이 원위치로 빨려 들어가는 데 도움이 된다. 매달린 상태에서 발끝을 바닥에 살짝 대고, 무릎을 자동차 와이퍼처럼 좌우로 천천히 움직이면 디스크의 감압 및 흡인 효과가 더욱 증대된다. 그러나 이미 디스크 탈출이 심각하게 진행된 상태라면, 이런 매달리기 동작은 오히려 통증과 손상을 악화시킬 위험이 있으니 주의해야 한다.

주의할 점

맥켄지 신전 운동이 모든 사람에게 무조건 이로운 것은 아니다. 디스크의 두께가 30% 이상 손실된 심각한 탈출증이 있는 경우에는, 오히려 감압 운동이 악영향을 줄 가능성이 크다. 디스크가 심각하게 손상될 때까지 기다리지 말고 미리 대비하자.

1. Brinjikji W. Systematic Literature Review of Imaging Features of Spinal Degeneration in Asymptomatic Populations. Am J Neuroradi 2015 36:811.

2. Nakashima H. Abnormal Findings on Magnetic Resonance Images of the Cervical Spines in 1211 Asymptomatic Subjects. Spine 2015 40:392.

3. Yang X. Multiple Variants in Collagen Genes Are Associated With the Susceptibility to Lumbar Disc Herniation in the Chinese Population. Eur Spine J 2020 29:1709.

4. Rajasekaran S. A Study of Diffusion in Human Lumbar Discs. Spine 2004 29:2654.

5. Ashinsky BG. Degeneration Alters Structure-function Relationships at Multiple Length-scales and Across Interfaces in Human Intervertebral Discs. J Anat 2021.

6. Hartvigsen J. What Low Back Pain Is and Why We Need to Pay Attention. Lancet 2018 391:2356.

7. Lundin O. Back Pain and Radiological Changes in the Thoraco-lumbar Spine of Athletes. Scand J Med Sci Sports 2001 11:103.

8. Aggrawal ND. A Study of Changes in the Spine in Weightlifters and Other Athletes. Br J Sports Med 1979 13:58.

9. Baranto A. Back Pain and MRI Changes in the Thoraco-lumbar Spine of Top Athletes In Four Different Sports: A 15-year Follow-up Study. Knee Surg Sports Traum Arthro 2009 17:1125.

10. Räty HP. Lifetime Musculoskeletal Symptoms and Injuries Among Former Elite Male Athletes. Int J Sports Med 1997 18:625.

11. Fields AJ. Contribution of the Endplates to Disc Degeneration. Curr Mol Biol Rep 2018 4:151.

12. Inoue H. Three-dimensional Architecture of Lumbar Intervertebral Discs. Spine 1981 6:139.

13. Wade KR. A Fresh Look at the Nucleus-endplate Region. Eur Spine J 2011 20:1225.

14. Wang Y. A Morphological Study of Lumbar Vertebral Endplates: Radiographic, Visual and Digital Measurements. Eur Spine J 2012 21:2316.

15. Wu Y. Region and Strain-dependent Diffusivities of Glucose and Lactate in Healthy Human Cartilage Endplate. J Biomech 2016 49:2756.

16. Sun Z. The Immune Privilege of the Intervertebral Disc. Int J Med Sci 2020 17:685.

17. Sahoo MM. Significance of Vertebral Endplate Failure in Symptomatic Lumbar Disc Herniation. Global Spine J 2017 7:230.

18. Dudli S. Modic Type 1 Change Is an Autoimmune Response that Requires a Proinflammatory Milieu Provided by the 'Modic disc'. Spine J 2018 18:831.

19. DeLucca JF. Human Cartilage Endplate Permeability Varies With Degeneration and Intervertebral Disc Site. J Biomech 2016 49:550.

20. Bonnheim NB. The Contributions of Cartilage Endplate Composition and Vertebral Bone Marrow Fat to Intervertebral Disc Degeneration in Patients With Chronic Low Back Pain. Eur Spine J 2022 31:1866.

21. Moore RJ. The Vertebral Endplate : What Do We Know? Eur Spine J 2000 9:92.

22. Rider SM. Molecular Mechanisms of Intervertebral Disc Degeneration. Spine Surg Relat Res 2019 3:1.

23. Lei WS. Bone Resorption and Incretin Hormones Following Glucose Ingestion in Healthy Emerging Adults. J Clin Transl Endo 2023.

24. Rosa SC. Role of Glucose as a Modulator of Anabolic and Catabolic Gene Expression in Normal and Osteoarthritic Human Chondrocytes? J Cell Bioch 2011 112:2813.

25. Mobasheri A. Glucose: An Energy Currency and Structural Precursor in Articular Cartilage and Bone With Emerging Roles as an Extracellular Signaling Molecule and Metabolic Regulator. Front Endo 2012 3:153.

26. Zuncheddu D. Effect of Glucose Depletion and Fructose Administration During Chondrogenic Commitment in Human Bone Marrow-derived Stem Cells. Stem Cell Res Ther 2022 13:533.

27. Neidlinger-Wilke C. Interactions of Environmental Conditions and Mechanical Loads Have Influence on Matrix Turnover by Nucleus Pulposus Cells. J Orthop Res 2012 30:112.

28. Wong J. Nutrient Supply and Nucleus Pulposus Cell Function. Osteo Carti 2019 27:P956.

29. Huang B. Damage to the Human Lumbar Cartilage Endplate and its Clinical Implications. J Anat 2020.

30. Wang D. Lumbar Endplate Microfracture Injury Induces Modic like Changes, Intervertebral Disc Degeneration and Spinal Cord Sensitization. bioRxiv 2023 01:525924.

31. Antoniou J. The Human Lumbar Endplate. Spine 1996 21:1153.

32. ES Silagi. Bicarbonate Recycling by HIF-1-Dependent Carbonic Anhydrase Isoforms 9 and 12 Is Critical in Maintaining Intracellular pH and Viability of Nucleus Pulposus Cells. J Bone Miner Res 2018 33:338.

33. Brinckmann P. Deformation of the Vertebral Endplate under Axial Loading of the Spine. Spine 1983 8:851.

34. Natarajan RN. A Model to Study the Disc Degeneration Process. Spine 1994 19:259.

35. Balkovec C. Annulus Fibrosus Can Strip Hyaline Cartilage End Plate from Subchondral Bone. Global Spine J 2015 5:360.234p. 36. Berg-Johansen B. Structure-function Relationships at the Human Spinal Disc-Vertebra Interface. J Orthop Res 2018 36:192.

37. Balkovec C. The Use of a Novel Injectable Hydrogel Nucleus Pulposus Replacement in Restoring the Mechanical Properties of Cyclically

Fatigued Porcine Intervertebral Discs. J Biomech Eng 2013 135:61004.

38. Baranto A. Back Pain and MRI Changes in the Thoraco-lumbar Spine of Top Athletes in Four Different Sports. Knee Surg Sports Traum Arthro 2009 17:1125.

39. Ekşi MŞ. Schmorl's Nodes Could Be Associated With Intervertebral Disc Degeneration at Upper Lumbar Levels and Endplate Disease at Lower Lumbar Level in Patients With Low Back Pain. J Clin Neurosci 2022 100:66.

40. Rade M. Vertebral Endplate Defect as Initiating Factor in Intervertebral Disc Degeneration. Spine 2018 43:412.

41. Adams MA. Mechanical Initiation of Intervertebral Disc Degeneration. Spine 2000 25:1625.

42. Zehra U. Defects of the Vertebral Endplate: Implications for Disc Degeneration Depend on Size. Spine J 2017 17:P727.

43. Dolan P. Intervertebral Disc Decompression Following Endplate Damage. Spine 2013 38:1473.

44. Junhui L. Anchorage of Annulus Fibrosus Within the Vertebral Endplate With Reference to Disc Herniation. Micro Res Tech 2015 78:754.

45. Rajasekaran S. The Anatomy of Failure in Lumbar Disc Herniation. Spine 2013 38:1491.

46. Lama P. Significance of Cartilage Endplate Within Herniated Disc Tissue. Eur Spine J 2014 23:1869.

47. Yang JH. Relationship between Degree of Separation of Endplate Cartilage and Severity of Intervertebral Disc Herniation. Clin Anat 2022 35:204.

48. Latif R. Vertebral Endplate Changes Correlate With Presence of Cartilaginous Endplate in the Herniated Disc Tissue. Asian Spine J 2022 16:212.

49. Wilke HJ. New In Vivo Measurements of Pressures in the Intervertebral Disc in Daily Life. Spine 1999 24:755.

50. Belavý DL. Running Exercise Strengthens the Intervertebral Disc. Sci Rep 2017 7:45975.

51. Owen PJ. Mechanical Loading Influences the Lumbar Intervertebral Disc. J Orthop Res 2021 39:989.

52. Belavý DL. Can Exercise Positively Influence the Intervertebral Disc? Sports Med 2016 46:473.

53. Frenken M. Imaging of Exercise-induced Spinal Remodelling in Elite Rowers. J Sci Med Sport 2021.

54. Wilson F. A 12-month Prospective Cohort Study of Injury in International Rowers. Br J Sports Med 2010 44:207.

55. Benedikter C. Patterns of Intervertebral Disk Alteration in Asymptomatic Elite Rowers. Orthop J Sports Med 2022.

56. Belavy DL. Beneficial Intervertebral Disc and Muscle Adaptations in High-volume Road Cyclists. MSSE 2019 51:211.

57. Kenawy HM. Blocking Toll-like Receptor 4 Mitigates Static Loading Induced Pro-inflammatory Expression in Intervertebral Disc Motion Segments. J Biomech 2023 150:11149.

58. Callaghan JP. Intervertebral Disc Herniation. Clin Bio 2001 16:28.

59. Tampier C. Progressive Disc Herniation. Spine 2007 32:2869.

60. Brown MF. Sensory and Sympathetic Innervation of the Vertebral Endplate in Patients With Degenerative Disc Disease. J Bone Joint Surg Br 1997 79:147.

61. Groh AMR. Innervation of the Human Intervertebral Disc. Pain Med 2021 22:1281.

62. Fu F. Aberrant Spinal Mechanical Loading Stress Triggers Intervertebral Disc Degeneration by Inducing Pyroptosis and Nerve Ingrowth. Sci Rep 2021 11:772.

63. Lin D. Loss of Tenomodulin Expression Is a Risk Factor for Age-related Intervertebral Disc Degeneration. Aging Cell 2020.

64. Schilder A. Assessment of Pain Quality Reveals Distinct Differences between Nociceptive Innervation of Low Back Fascia and Muscle in Humans. Pain Rep 2018 3:e662.

65. Androulakis-Korakakis P. Comparison of Isolated Lumbar Extension Strength in Competitive and Noncompetitive Powerlifters, and Recreationally Trained Men. J Strength Cond Res 2021 35:652.

66. Fisher J. A Randomized Trial to Consider the Effect of Romanian Deadlift Exercise on the Development of Lumbar Extension Strength. Phys Ther Sport 2013 14:139.

67. Hammond A. The Effects of a 4-week Mesocycle of Barbell Back Squat or Barbell Hip Thrust Strength Training upon Isolated Lumbar Extension Strength. PeerJ 2019 7:e7337.

68. Porchet F. Relationship between Severity of Lumbar Disc Disease and Disability Scores in Sciatica Patients. Neurosurg 2002 50:1253.

69. Siddiq MAB. Extra-spinal Sciatica and Sciatica Mimics. Kor J Pain 2020 33:305.

70. Martin HD. Deep Gluteal Syndrome. J Hip Pre Surg 2015 2:99.

71. Yoshida N. Gliding Performance Is Affected by Cranial Movement of Abdominal Organs. Sci Rep 2020 10:21430.

72. Oura P. Baseline Anthropometric Indices Predict Change in Vertebral Size in Early. Bone 2020 138

73. Oura P. Body Mass Index Trajectories from Birth to Midlife and Vertebral Dimensions in Midlife. JBMR Plus 2018 3:37.235p.74. Oura P. The Association of Body Size, Shape and Composition With Vertebral Size in Midlife. Sci Rep

2019 9:3944.

75. Walsh JS. Lumbar Spine Peak Bone Mass and Bone Turnover in Men and Women. Osteo Int 2009 20:355.

76. Harrington J Jr. The Relation between Vertebral Endplate Shape and Lumbar Disc Herniations. Spine 2001 26:2133.

77. Yates JP. The Influence of Intervertebral Disc Shape on the Pathway of Posterior/posterolateral Partial Herniation. Spine 2010 35:734.

78. Deane JA. Is Intrinsic Lumbar Spine Shape Associated With Lumbar Disc Degeneration? BMC Mus Dis 2020 21:433.

79. Kozlenia D. The Role of Spine Curvatures in the Sagittal Plane in Physical Performance Among Team Sports Players. J Sports Med Phys Fit 2023 63:889.

80. Eltoukhy M. Examination of a Lumbar Spine Biomechanical Model for Assessing Axial Compression, Shear, and Bending Moment Using Selected Olympic Lifts. J Orthop 2016 13:210.

81. Bengtsson V. Thoracolumbar and Lumbopelvic Spinal Alignment During the Deadlift Exercise. Int J Sports Phys Ther 2022 17:1063.

82. Steele J. Can Specific Loading through Exercise Impart Healing or Regeneration of the Intervertebral Disc? Spine J 2015 15:2117.

83. Poortmans V. Assessment of Lumbar Spine Height Following Sustained Lumbar Extension Posture. J Manip Phys Ther 2016 39:586.

84. Videman T. Lifetime Exercise and Disk Degeneration. MSSE 1997 29:1350.

85. Videman T. The Long-term Effects of Physical Loading and Exercise Lifestyles on Back-related Symptoms, Disability, and Spinal Pathology Among Men. Spine 1995 20:699.

86. Tyrrell AR. Circadian Variation in Stature and the Effects of Spinal Loading. Spine 1985 10:161.

87. De Geer CM. Intervertebral Disk Nutrients and Transport Mechanisms in Relation to Disk Degeneration. J Chiropr Med 2018 17:97.

88. Arun R. What Influence Does Sustained Mechanical Load Have on Diffusion in the Human Intervertebral Disc? Spine 2009 34:2324.

89. Bowden JA. In Vivo Correlates between Daily Physical Activity and Intervertebral Disc Health. J Orthop Res 2018 36:1313.

90. Yanagisawa O. Acute Physiological Response of Lumbar Intervertebral Discs to High-load Deadlift Exercice. Magn Reson Med Sci 2021 20:290.

91. Che YJ. Controlled Immobilization-traction Based on Intervertebral Stability is Conducive to the Regeneration or Repair of the Degenerative Disc. Spine J 2019 19:920.

92. Cannon J. Evidence on the Ability of a Pneumatic Decompression Belt to Restore Spinal Height Following an Acute Bout of Exercise. J Man Physiol Ther 2016 39:304.

93. Che YJ. Regenerating and Repairing Degenerative Intervertebral Discs by Regulating the Micro/Nano Environment of Degenerative Bony Endplates Based on Low-tension Mechanics. BMC Mus Dis 2022 23:462.

94. Vanti C. Vertical Traction for Lumbar Radiculopathy. Arch Physiother 2021 11:7.

95. Mendelow AD. Lumbar Disc Disease: The Effect of Inversion on Clinical Symptoms and a Comparison of the Rate of Surgery After Inversion Therapy With the Rate of Surgery in Neurosurgery Controls. J Phys Ther Sci 2021 33:801.

96. Manjunath Prasad KS. Inversion Therapy in Patients With Pure Single Level Lumbar Discogenic Disease: A Pilot Randomized Trial. Dis Rehab 2012 34:1473.

97. Cunha C. The Inflammatory Response in the Regression of Lumbar Disc Herniation. Arthritis Res Ther 2018 20:251.

98. Yu P. Characteristics and Mechanisms of Resorption in Lumbar Disc Herniation. Arthr Res Ther 2022 24:205.

99. Onel D. Computed Tomographic Investigation of the Effect of Traction on Lumbar Disc Herniations. Spine 1989 14:82.

100. Kang JI. Effect of Spinal Decompression on the Lumbar Muscle Activity and Disk Height in Patients With Herniated Intervertebral Disk. J Phys Ther Sci 2016 28:3125.

101. Apfel CC. Restoration of Disk Height through Non-surgical Spinal Decompression Is Associated With Decreased Discogenic Low Back Pain. BMC Mus Dis 2010 11:155.

102. Scannell JP. Disc Prolapse. Spine 2009 34:344.

103. Ritsuno Y. Impact of Musculoskeletal Disorders on Healthy Life Expectancy in Japan. BMC Mus Dis 2021 22:661.

104. Seidler AL. Health Utilities for Chronic Low Back Pain. J Occ Med Tox 2017 12:28.

105. McGill S. Low Back Disorders. Hum Kin 2016.

근력 운동 시 복부와 관련된 질환은 대부분 탈장Hernia
과 연결된다. 요추 부위에서 빈번하게 발생하는 디스
크 탈출도 탈장의 일종이다. 이 장에서는 복부와 관련
된 질환에 대해 알아보고, 복부 운동과 디스크 탈출
의 관련성에 대해서도 살펴보겠다.

복벽 탈장 Abdominal hernia

선천적 탈장을 제외하면, 탈장은 장이 복부 밖으로 밀
려 나오는 것을 막는 조직이 약화된 상태에서 힘을 쓸
때 나타난다. 복부에서는 다음과 같은 4가지 탈장이
나타날 수 있다.

1. 서혜부 탈장 Inguinal hernia

크런치와 같은 복부 운동 중 아랫배의 한쪽에서 통증
및 돌출이 나타난다.

2. 제대 탈장 Umbilical hernia

배꼽 부위에서 발생하며, 대개 선천적이나 근력 운동
으로 인해 더 악화될 수 있다.

3. 백선 탈장 Median ventral hernia

강한 힘을 쓴 뒤, 복부의 중심을 따라 위치한 백선
Linea alba이라는 섬유 조직 부위에서 발생한다. 백선은
여러 힘줄이 교차하는 지점으로 복부에서 상대적으
로 약한 부위다.

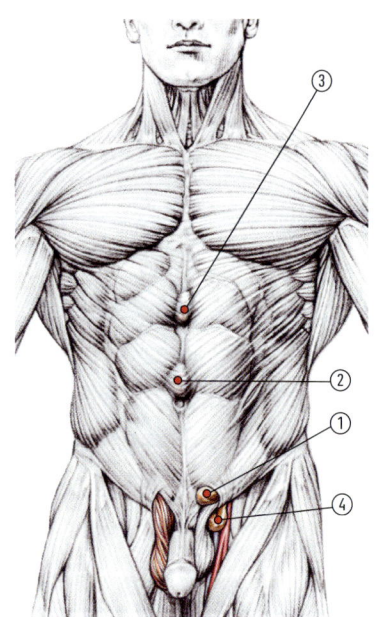

복부의 4가지 주요 탈장 부위 :
① 서혜부 탈장
② 제대 탈장
③ 백선 탈장
④ 서혜부 탈장 (반대편)

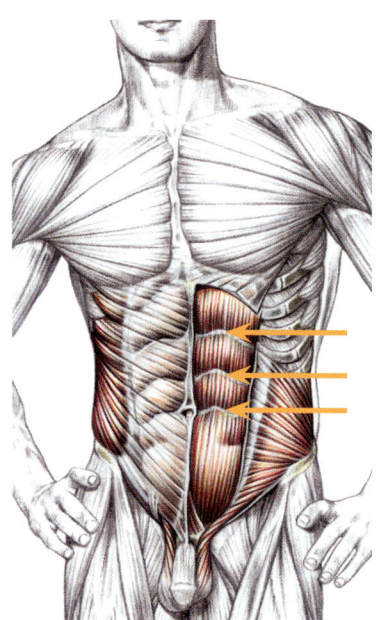

5장에서 힘줄은 근육과 뼈를 연결하는 콜라겐
조직이라고 설명했다. 하지만 복부는 예외로, 여
러 힘줄이 근육을 서로 연결한다.

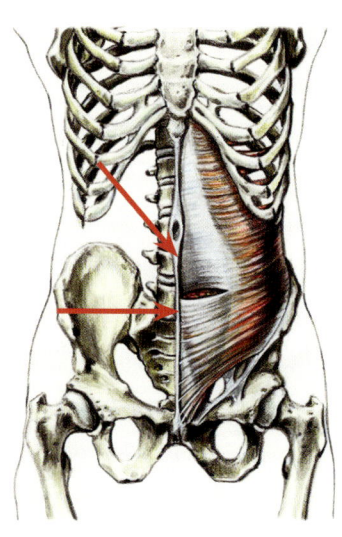

복사근Abdominal oblique과 복횡근Transverse
abdominal의 일부 힘줄은 뼈가 아닌 백선Linea
alba(복부 중앙선 상에 위치한 섬유성 띠)에 부
착된다.

4. 운동성 치골통 Athletic pubalgia

흔히 서혜부 탈장과 혼동되는 경우가 많지만, 운동성 치골통은 탈장이 아니다. 단지 비슷한 위치에서 통증이 나타날 뿐이다.

'치골통'이라는 용어는 포괄적으로 서혜부 부위의 통증을 지칭하는데, 이는 힘줄염이나 관절, 인대, 근육, 근막 문제 등 여러 원인으로 인해 발생할 수 있다[1].

운동성 치골통은 전형적으로 축구에서 킥을 할 때 발생하는데[2], 이 부상을 유발하는 국소 조직이 상대적으로 약한 일부 선수들은 특히 취약하다. 근력 운동에서는 역도 동작을 수행할 때 잘 발생한다[3]. 특히 클린 앤 저크Clean and Jerk 동작에서 저크로 넘어갈 때 허리가 과도하게 젖혀지는 순간, 운동성 치골통이 잘 발생한다. 이런 동작을 하는 동안 약간이라도 불편함이 느껴진다면, 심각한 염증이 발생하기 전에 즉시 중단하거나 최소한 빈도를 줄여야 한다.

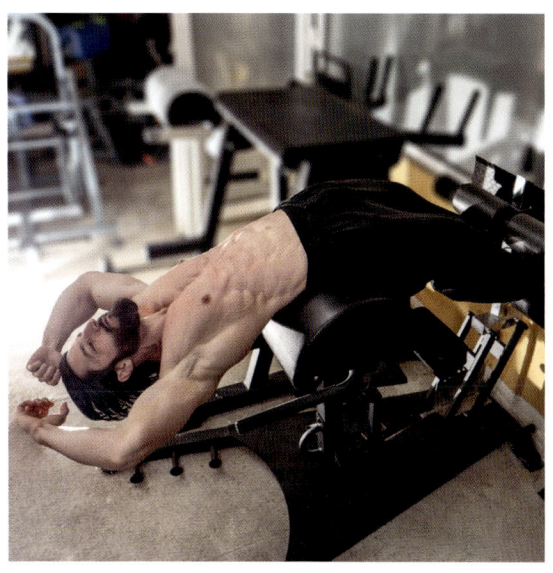

크로스핏에서 흔히 시행하는 글루트 햄 레이즈GHR 벤치 위에서 과도한 가동 범위로 움직이는 복부 운동(상체 들어올리기, 싯업)은 운동성 치골통을 유발할 수 있다.

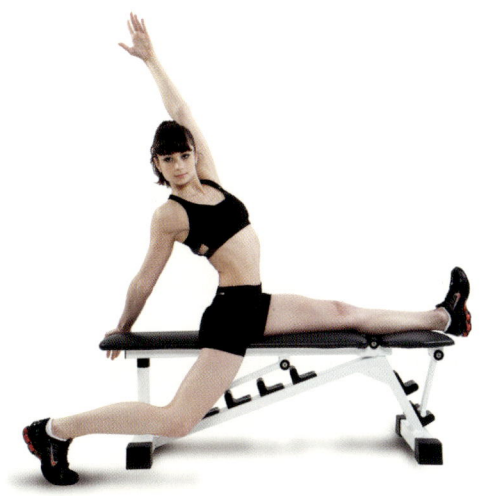

운동성 치골통을 유발하거나 악화시키는 동작으로는 허리를 뒤로 젖힌 상태에서 한쪽 다리를 뒤로 멀리 뻗는 유형의 동작이 있다. 이 비대칭적인 자세는 골반에 연결된 복직근 및 복사근 힘줄을 과도하게 늘리고, 움직임이 거의 없는 치골결합Pubic symphysis 관절을 비틀게 만든다. 복부 근육은 치골을 한쪽 방향으로 강하게 당기고, 내전근Adductors은 반대 방향으로 당기기 때문이다.

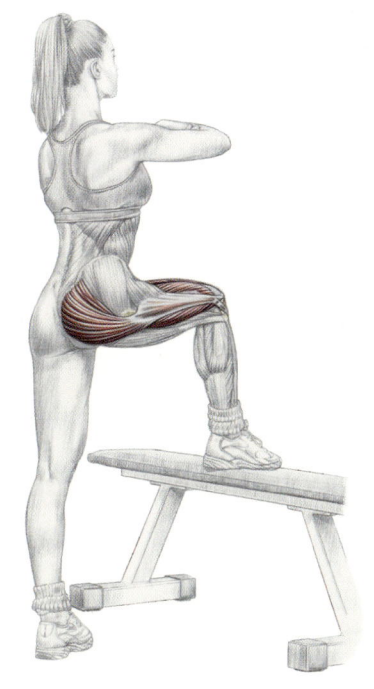

과도하게 깊은 런지 동작은 운동성 치골통을 초래할 수 있다.

주의할 점

모든 탈장이 심각한 것은 아니지만, 탈장이 의심되면 반드시 전문가의 진료를 받아야 한다. 복부 운동은 직접적으로 탈장을 유발하지는 않지만, 이미 탈장이 있는 경우에는 이를 악화시킬 수 있다. 흔한 오해와 달리, 복부 운동이 기존에 발생한 탈장을 다시 제자리로 밀어 넣어주지는 않는다. 찢어진 조직처럼 탈장은 자연 치유되지 않으며, 회복할 수 있는 유일한 방법은 외과적 수술뿐이다. 예방을 위해 할 수 있는 것은

- 점진적으로 부하를 늘려 조직이 운동에 적응할 수 있도록 충분한 시간을 주는 것과
- 근막과 인대에 콜라겐과 같은 영양분을 충분히 제공하는 것이다.

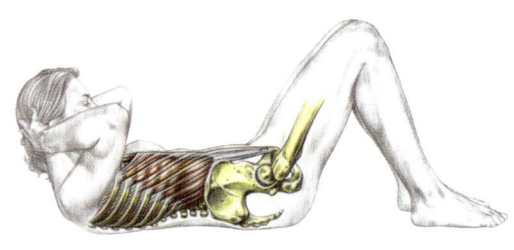

복부 운동 시에는 디스크가 전체적으로 압축되는 것이 아니라, 주로 앞쪽 부위에만 압력이 가해진다. 따라서 상체를 반복적으로 들어올리는 크런치 같은 운동은 디스크의 섬유층이 점진적으로 벌어지는 현상을 가속화하여 디스크 탈출증을 악화시킨다.

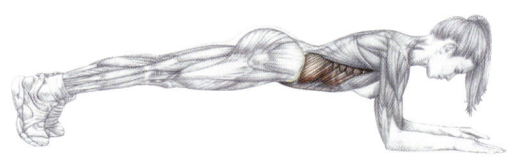

플랭크와 같은 정적인 코어 운동은 허리를 안정적으로 유지하면서 척추를 보호하는 근육을 활성화하는 효과가 있다. 이 운동은 복부를 최대한 안쪽으로 집어넣는 방법으로 난이도를 높일 수 있는데, 이렇게 하면 횡격막을 더욱 활성화시킬 수 있다. 횡격막은 간과되기 쉽지만, 척추의 안정성을 유지하는 데 중요한 역할을 하는 근육이다[5].

전통적인 복부 운동의 디스크 손상 위험

전통적인 복부 운동은 최근 몇 년간 그 인기가 떨어지고 있다. 반복적으로 척추를 앞쪽으로 구부리면 디스크의 앞부분이 눌리면서 구조가 약해지고 마모되기 때문이다[4].

우리는 앞에서 운동 여부와 상관없이 누구나 15세 이후부터는 어느 정도 디스크 퇴행이 시작된다는 사실을 확인했다. 복부 운동을 반복적으로 수행하면 이 퇴행이 더욱 가속화될 수밖에 없다. 최근 추세는 척추를 굽히는 복부 운동을 '플랭크' 등과 같은 정적인 코어 운동으로 대체하고 있다. 플랭크는 척추를 일자로 유지해야 하므로 디스크에 대한 압박이 적기 때문이다.

보디빌더의 딜레마

하지만 정적인 복부 운동만으로 충분한 근육 성장을 바라기는 어렵기 때문에 보디빌딩 선수들에게는 문제가 된다. 이들은 복근을 두껍고 선명하게 발달시켜야 하므로 반드시 수축과 이완이 반복되는 복부 운동이 필요하다. 즉, 보디빌딩에서는 허리 디스크 손상 위험을 최소화하면서도 복근을 발달시키는 것이 큰 과제다.

복부 운동 시 개인별 위험도의 차이

앞에서 언급한 것처럼, 복부 운동 시 디스크 손상 위험은 개인마다 차이가 있다. 주로 복부가 길고 얇아서 유연성이 뛰어나며, 척추 디스크가 타원형에 가까운 형태를 지닌 체형은 복근 발달이 수월하고 디스크 손상 위험이 낮다.

반대로 전형적인 근력 운동선수들은 복부가 짧고 넓으며 단단한 특징을 보인다. 이러한 특징을 가진 선수는 척추 디스크가 강낭콩 모양으로 크고 단단하지만, 유연성이 떨어진다. 따라서 복부 운동 시 허리를 둥글게 구부리는 동작을 반복하면 디스크 손상이 쉽게 일어난다.

아침 기상 직후에는 복부 운동을 피해야 한다

척추 디스크는 낮 동안 체액 손실이 일어나며 점차 납작하게 압박되지만, 아침에는 밤 동안 누워 있는 자세 덕분에 다시 수분과 영양분을 공급받아 부피가 늘어난다. 맥길 박사는 허리에 부담을 주는 복부 운동(크런치와 같은)을 권장하지는 않지만, 만약 해야 한다면 디스크가 이미 압박되어 있는 상태인 저녁 시간에 하는 것이 아침보다는 안전하다고 말한다. 즉, 아침 기상 직후 디스크가 수분을 가득 머금어 부풀어 오른 상태에서는 복부 운동을 하지 않는 것이 좋다는 것이다(16장 참고). 밤새 충전된 수분의 절반 이상이 손실되는 데는 1시간 정도 걸리고, 완전히 탈수 상태가 되기까지는 4시간 정도 걸린다[6]. 따라서 아침에 복근 운동을 해야 한다면, 기상하고 최소 3~4시간이 지난 후 디스크가 어느 정도 압축된 상태에서 실시하자.

디스크 손상을 줄이기 위한 크런치 변형 동작

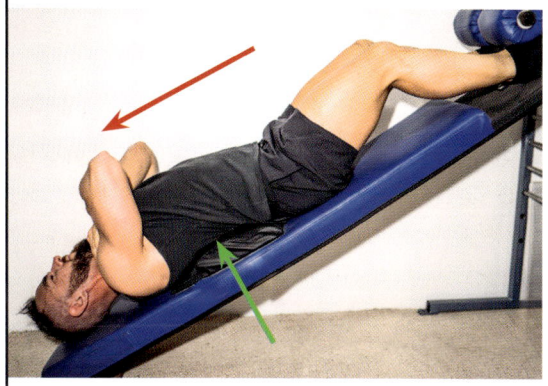

복부 운동 중 크런치를 할 때는 앉거나 서서 하는 것보다 바닥에 눕거나 머리를 낮게 둔 자세로 수행하는 것이 디스크 압박을 줄이는 방법이다(빨간색 화살표). 또한, 시작 자세는 허리를 완전히 바닥에 밀착시키는 것이 아니라 약간 들어 아치를 형성한 자세로 하는 것이 좋다(초록색 화살표).

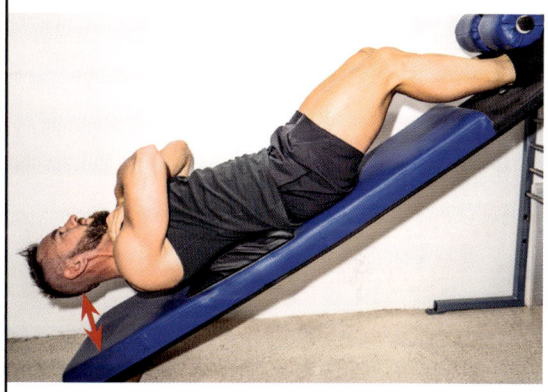

올라갈 때는 상체를 완전히 들어올리지 말고, 내려갈 때는 바닥으로부터 어깨가 살짝 들리는 정도의 제한된 범위로 실시하면 디스크 손상을 줄일 수 있다. 복부에 긴장을 유지하고, 동작을 천천히 실시하여 운동 효과를 높이자.

---

17 참고문헌

1. Hölmich P. Long-standing Groin Pain in Sportspeople Falls into Three Primary Patterns. Br J Sports Med 2007 41:247.

2. Taylor R. Multidisciplinary Assessment of 100 Athletes With Groin Pain Using the Doha Agreement. Clin J Sport Med 2018 28:364.

3. Neuville AJ. Risk Factors for Athletic Pubalgia in Collegiate Football Student-athletes. Sports Health 2022.

4. Briar KJ. Combined Flexion and Compression Negatively Impact the Mechanical Integrity of the Annulus Fibrosus. Eur Spine J 2023 32:831.

5. Sannasi R. Diaphragm and Core Stabilization Exercises in Low Back Pain. J Body Mov Ther 2023.

6. Tyrrell AR. Circadian Variation in Stature and the Effects of Spinal Loading. Spine 1985 10:161.

고관절은 근력 운동에서 중요한 역할을 담당하지만, 그 중요성에 비해 가장 소홀히 다뤄지는 관절이기도 하다. 운동선수가 고관절 관리를 소홀히 하면 처음에는 무릎과 요추에 문제가 생기고, 결국에는 인공관절 수술을 받는 지경에 이를 수 있다.

고관절 통증 빈도

일반인과 운동선수를 비교한 연구를 보면, 30대 전후의 일반인(운동을 하지 않는 사람) 집단은 고관절 통증을 경험하는 비율이 0.6%인 반면, 보디빌더 집단은 7%가 고관절 통증을 경험하고 있다[1]. 파워리프팅 선수들은 부상의 약 34%가 고관절과 관련되어 있다. 이 수치는 벤치 프레스만 하는 선수들의 연구 결과이므로 실제로는 더 높을 가능성이 크다. 더욱 심각한 문제는 수많은 스트렝스 스포츠 선수들이 비교적 젊은 나이에 고관절 인공관절 수술로 인해 일찍 은퇴한다는 점이다.

최근 의료계의 예측에 따르면, 향후 25년 이내에 비만 인구 증가로 인해 고관절염 환자가 약 79% 증가할 것이라고 한다[2]. 지방으로 인한 비만이 아니어도, 과도한 근육량으로 인한 체중 증가 및 무거운 중량 사용으로 인한 고관절 부담은 손상을 유발한다.

고관절 질환의 주요 원인

고관절 질환은 흔히 다음과 같은 4가지 잘못된 인식에서 비롯된다.

1. 모든 사람이 비슷한 구조의 고관절을 지녔다고 생각한다. 누군가 다리 찢기를 할 수 있다면, 자신도 노력만 하면 가능하다고 믿는다. 챔피언이 스쿼트를 할 때 깊게 내려간다면 자신도 마찬가지로 깊게 내려갈 수 있다고 여긴다.

2. 고관절의 가동 범위가 부족한 것은 유연성 문제라고 간주하여 이를 스트레칭으로 해결할 수 있다고 생각한다. 그러나 실제로는 대퇴골두와 골반뼈 사이의 충돌로 인해 고관절 운동 범위가 제한되는 경우가 많다. 이 경우 스트레칭을 많이 하면 오히려 관절만 손상된다.

3. 고관절 회전근을 제대로 웜업하지 않는다. 운동선수 대부분이 준비되지 않은 상태로 고관절을 혹사시킨다.

4. 몸 전체를 안정시키는 데 중요한 고관절 회전근을 충분히 강화하지 않는다.

초반에는 통증이 없을 수 있다

고관절은 크고 견고한 관절이기 때문에 질환이 발생해도 초기에는 통증이 느껴지지 않을 수도 있다. 그러나 이는 곧 허리나 무릎의 문제로 발전할 수 있다. 실제로 허리 문제의 심각성은 상당 부분 고관절의 구조적 특성에 의해 결정된다[3]. 나중에는 비교적 젊은 나이에 다리를 저는 습관에 적응해야 하는 경우도 많다.

실제로 MRI를 통해 살펴본 결과,

- 스포츠를 하는 사람의 65%,
- 통증이 없는 비운동 인구의 70%에서 고관절 비구순Acetabular labrum 손상이 발견되었다.

젊은 축구 선수들을 대상으로 한 연구에서도,

- 통증이 있는 선수의 50%, 통증이 없는 선수의 47%

에서 연골 손상이 나타났으며,

– 통증이 있는 선수의 72%, 통증이 없는 선수의 66%
에서 비구순 손상이 확인되었다[4].

고관절 통증으로 수술을 받은 환자들 중 97%에서 비
구순 손상이 확인되었고, 놀랍게도 같은 환자들 대상
으로 통증이 없는 반대쪽 고관절을 관찰한 결과, 43%
에서 비구순 손상이 발견되었다[5].

즉, 고관절은 운동 여부와 상관없이 사용이 잦은 만큼
손상에 취약한 관절이다. 신체의 다른 조직들과 마찬
가지로 눈에 띄는 불편함 없이 서서히 구조적 손상이
축적되기 때문에, 단순히 주관적인 느낌만으로 고관
절 상태를 판단해서는 안 된다.

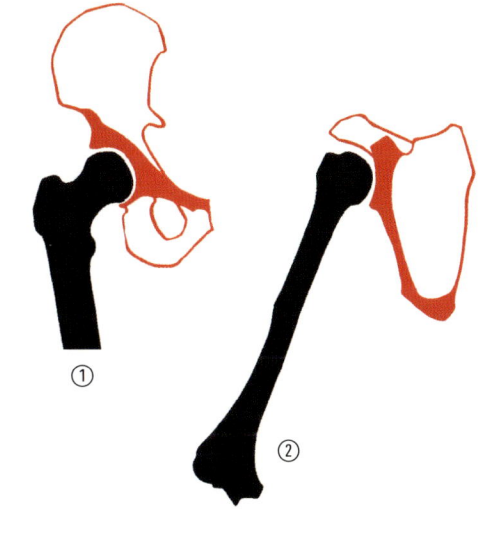

고관절이 골격 구조(①)는 어깨 관절(②)과 유시히지만, 고관절 쪽이 더
복잡하고 사람마다 다양한 구조가 나타난다.

고관절 형태의 개별적 차이

스쿼트할 때 얼마나 깊이 앉을 수 있는지는 대부분 고
관절 구조에 의해 결정된다. 이는 사람마다 매우 다르
며, 이러한 형태적 차이는 특정 동작을 쉽게 하거나 오
히려 위험하게 만들어 운동 수행 능력과 부상의 위험
성을 좌우한다. 따라서 운동할 때 다음과 같은 고관절
형태의 주요 차이 6가지를 반드시 고려해야 한다.

1. 비구Acetabulum의 덮힘 정도

비구는 대퇴골두(대퇴골 머리)를 감싸고 있는 골반 쪽
의 오목한 뼈 구조를 말한다. 사람마다 비구가 대퇴골
두를 덮고 있는 정도가 다르다.

비구가 깊게 형성된 경우에는 다리를 쭉 뻗었을 때(스
쿼트 또는 데드리프트 시) 고관절 안정성이 우수하다.
하지만 이는 스쿼트, 레그 프레스, 데드리프트 동작에
서 다리를 깊이 구부리는 동작을 어렵게 만든다. 만약
고관절의 허용 범위를 넘어 더 깊이 내려가려고 하면,
허리가 아래쪽에서부터 구부러지게 되어 최하단 지점

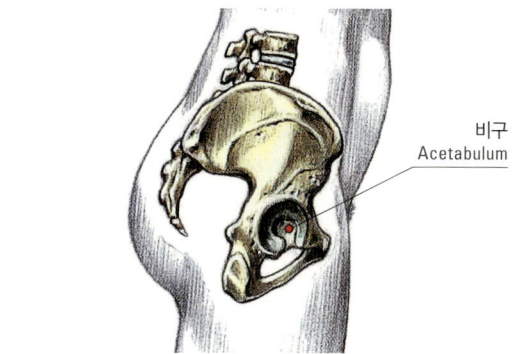

비구
Acetabulum

대퇴골두를 지지하는 비구

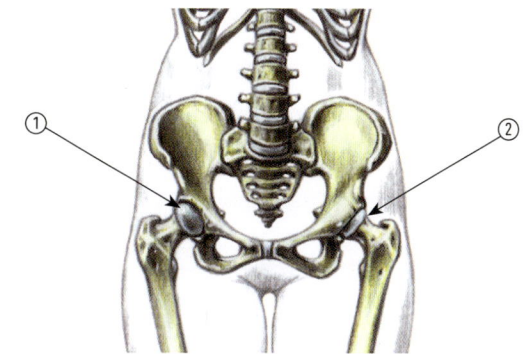

① 깊은 비구
② 대퇴골두를 적게 덮고 있는 얕은 비구

핀서Pincer형(집게형) 고관절 충돌

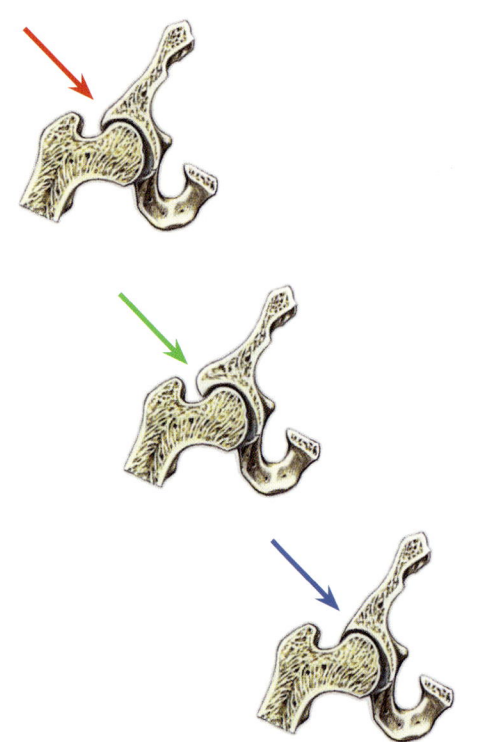

어깨의 견봉이 갈고리 모양을 하는 것처럼, 고관절에서도 비슷한 형태가 나타난다. 정상적인 고관절 비구는 적당한 깊이로 움푹 들어가 있어 대퇴골두를 적절히 덮고 있다(붉은색 화살표). 하지만 비구 가장자리에 뼈가 과도하게 자라난 돌출부가 있는 경우(초록색 화살표)는 대퇴골두를 지나치게 덮은 '핀서형Pincer type' 충돌 증후군이라 한다. 이런 돌출부는 고관절의 움직임을 크게 제한하며, 대퇴골과 비구가 부딪혀 끼는 형태로 충돌을 유발하고 다양한 질환을 일으킬 수 있다.

이러한 핀서형 변형은 일반인 중 약 75%에서 나타나며, 스포츠 선수의 경우는 약 50%로, 상대적으로 적게 관찰된다. 이러한 차이는 과도하게 덮인 비구의 형태가 운동 가동 범위를 지나치게 제한하여, 여러 스포츠 종목에서 불리하게 작용하기 때문이라고 추측할 수 있다. 즉, 이러한 구조를 가진 선수들은 고관절 문제로 인해 일찍 통증을 겪고, 스포츠 활동을 중단하는 경우가 많았을 것이다.

반대로 비구가 대퇴골두를 충분히 덮지 못하는 형태를 비구 이형성증Acetabular dysplasia(파란색 화살표)이라고 한다. 이 경우는 고관절의 가동 범위가 매우 넓지만, 관절이 불안정하여 근력 운동이나 무거운 중량을 다루는 스포츠에 불리하다.

에서 자세가 불안정해지고, 부상 위험도 커진다.

골반뼈가 대퇴골두를 덜 덮고 있으면, 허리를 깊게 숙이지 않아도 바닥에 놓인 중량을 쉽게 들어올릴 수 있다. 이에 따라 동작의 하위 지점에서는 허리가 더 똑바로 유지되어 부상 위험이 줄어들고, 훨씬 편하게 동작을 수행할 수 있다. 반면, 다리를 펴면서 일어설 때는 안정성이 떨어진다. 따라서 비구가 대퇴골두를 덜 덮고 있는 사람들은 고관절 회전근을 강화하여 이러한 안정성 부족을 보완해야 한다.

고중량을 다루는 파워리프터는 대퇴골두가 비구에 더 많이 덮여 있을 수록 유리한 점이 더 많다. 이러한 형태는 쪼그려 앉는 자세 즉, 스쿼트 동작을 할 때는 어려울 수 있지만, 이후에는 고관절이 안정적으로 움직

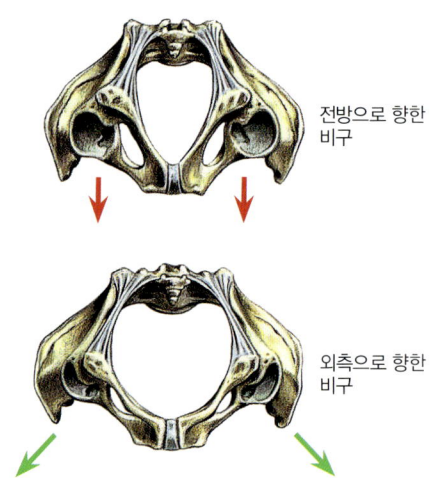

전방으로 향한 비구

외측으로 향한 비구

아래에서 바라본 골반의 모습

여 스쿼트나 데드리프트의 마무리 동작을 더 안전하게 할 수 있기 때문이다.

2. 비구의 방향

비구가 바깥쪽(외측)으로 향할수록 허벅지를 더 쉽게 벌릴 수 있다. 허벅지를 넓게 벌릴 수 있으면 무거운 중량을 다룰 때 골반이 더 안정적으로 유지된다. 또한, 바닥에서 무게를 들어올릴 때 허리를 둥글게 말지 않고 곧게 유지할 수 있어 부상 위험이 줄어든다.

반면, 비구가 앞쪽(전방)으로 향할수록 다리를 넓게 벌리기가 어렵다. 이 경우에는 물건을 들어올리거나 스쿼트를 할 때 상체를 더 앞으로 숙이고, 허리를 둥글게 말아야 한다.

3. 대퇴골두의 방향

대퇴골두의 방향은 비구의 방향과 함께 발의 위치를 결정한다. 대퇴골두–대퇴골 축이 측면을 따라 비스듬할 경우, 전경Anteversion이 나타나고 무릎이 자연스럽게 안으로 모인다. 반면, 대퇴골두–대퇴골 축이 몸의 뒤쪽으로 향할 경우에는 후경Retroversion이 나타나고 무릎을 바깥으로 벌리는 것이 자연스러워진다.

A. 후경Retroversion

근력 운동에서는 후경이 더 유리하다. 후경 상태에서는 대퇴골두와 대퇴골의 각도가 더 열려 있어서 발끝이 자연스럽게 바깥쪽을 향하고, 다리를 최대한 넓게 벌려 쪼그려 앉는 동작을 쉽게 만든다. 이 자세는 스쿼트나 데드리프트에서 요구되는 움직임의 범위를 줄여주므로 운동을 더 편안하고 효율적으로 수행할 수 있게 한다. 또한, 상체를 덜 숙이게 되어 관절과 허리에 가해지는 부담도 줄일 수 있다.

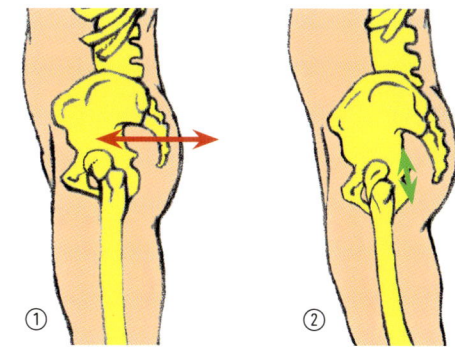

① 대퇴골두–대퇴골 축이 뒤로 향한다(후경).
② 대퇴골두–대퇴골 축이 옆으로 향한다(전경).

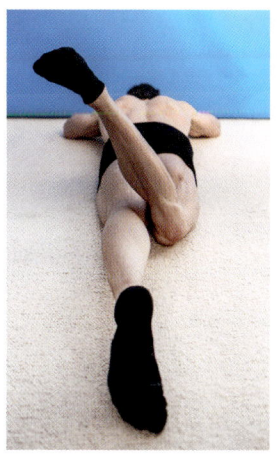
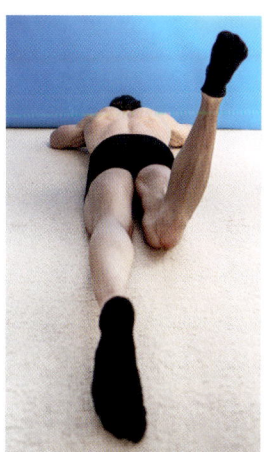

앉거나 엎드려서 다리를 90도로 구부리고, 발을 바깥쪽으로 돌리는 외회전 능력이 뛰어난 반면, 발을 안쪽으로 돌리는 내회전이 제한된다면 후경에 해당한다. 반대로 내회전이 쉽고, 외회전이 제한된다면 전경에 해당한다.

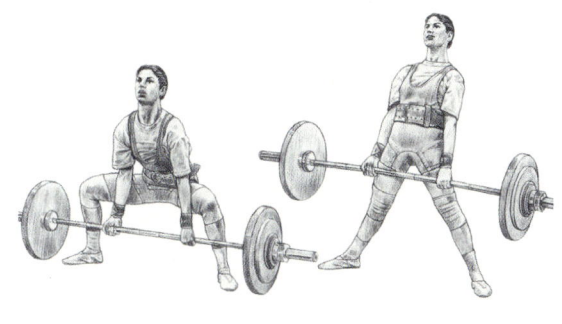

후경은 다리를 더 넓게 벌릴 수 있어 상체를 숙이는 각도가 적어진다.

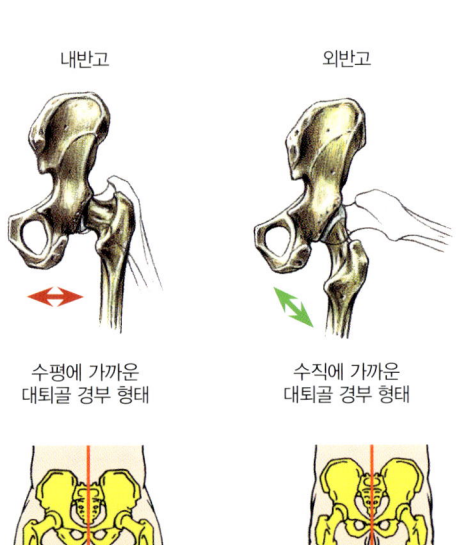

내반고   외반고

수평에 가까운   수직에 가까운
대퇴골 경부 형태   대퇴골 경부 형태

수평에 가까운 대퇴골 경부   수직에 가까운 대퇴골 경부

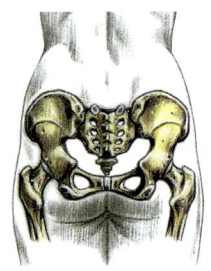

넓은 골반

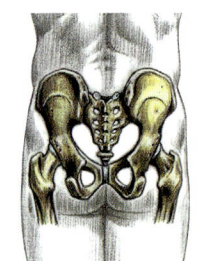

좁은 골반

B. 전경Anteversion

서 있을 때 발끝과 무릎이 자연스럽게 안쪽으로 향한다면(발끝이 서로 마주 보는 형태), 전경에 해당한다. 이런 특징을 가진 사람은 다리를 충분히 벌리기가 어렵기 때문에 근력 운동에 적합한 자세를 잡기가 제한적이다. 다시 말해 전경 형태를 가진 사람은 힘과 균형감이 떨어져 운동 수행에 불리할 수 있다.

본인이 전경인지 확인하려면 엎드리거나 앉은 자세에서 무릎을 90도로 구부린 다음 골반을 축으로 다리를 돌려보면 된다. 이때 안쪽으로 다리를 돌리는 동작(내회전)은 잘 되는데, 바깥쪽으로 다리를 돌리는 동작(외회전)이 어렵다면 전경인 것이다.

4. 대퇴골 경부의 각도 : 내반고Coxa vara 와 외반고Coxa valga

대퇴골 경부Femoral neck 각도 또한 사람마다 다르다. 대퇴골 경부가 수평 방향에 가까우면 고관절의 비구와 빨리 충돌하게 되어 관절의 가동 범위가 제한되지만, 안정성은 증가한다. 이를 내반고Coxa vara라 한다. 반면, 대퇴골 경부가 수직 방향에 가까우면 움직일 공간이 많아져서 관절의 가동 범위가 커지지만, 안정성은 떨어진다. 이를 외반고Coxa valga라 한다.

대퇴골 경부가 수직이고 여기에 전경이 더해지면, 슬개골(무릎)이 서로 안쪽으로 모이는 X자 다리 형태(외반슬)가 되는데, 이 구조는 운동에 불리하다.

이러한 골격 구조를 지닌 사람은 스쿼트 같은 하체 운동을 할 때 허벅지를 충분히 벌리기 어렵고, 상체를 앞으로 많이 숙이게 된다. 이러한 자세는 무릎 관절과 고관절뿐만 아니라 인대에도 과도한 스트레스를 준다[6-7]. 또한, 동작할 때 허벅지(대퇴골)가 불안정하고, 무릎이 좌우로 흔들리는 현상이 나타날 수 있다[8].

반면, 대퇴골 경부가 수평 방향일수록 양쪽 무릎 사이가 자연스럽게 벌어져, 스쿼트 같은 하체 운동을 할 때 안정적으로 허벅지를 벌리고 동작할 수 있다.

골반이 좁은 사람은 일반적으로 대퇴골 경부가 수직에 가까운 경향이 있어 다리가 X자 형태에 가깝고, 다리를 벌리는 데 제한이 있다. 반면, 골반이 넓은 사람은 일반적으로 대퇴골 경부가 수평에 가까운 경향이 있어 다리를 쉽게 벌릴 수 있다.

5. 대퇴골두의 형태

대퇴골두는 일반적으로 구형으로 되어 있어 회전이 원활하다. 하지만 일부 사람은 대퇴골두가 완전한 구형이 아니라 타원형에 가까운 경우도 있다. 이런 형태는 다리를 벌리는 능력을 제한하는데, 심하면 오토바이나 말에 올라타는 것조차 어렵게 만든다.

이는 근육이나 힘줄의 유연성 부족 때문이 아니다.

이런 골격 구조를 지닌 사람은 아무리 지속적으로 스트레칭을 한다고 해도 뼈 구조 자체가 바뀌지는 않으며, 무리한 스트레칭은 오히려 장기적으로 관절 손상과 통증으로 이어질 수 있다.

따라서 이 경우에는 무리해서 다리를 넓게 벌리는 동작을 하기보다, 다리를 덜 벌리는 자세를 취하거나 다른 동작으로 바꾸는 것이 바람직하다.

6. 대퇴골 경부의 형태

대퇴골 경부의 두께도 사람에 따라 다르다. 어떤 사람은 대퇴골 경부 상부에 캠Cam 형태로 뼈가 돌출된 변형을 보이기도 한다. 뼈가 두꺼우면 관절의 움직임이 그만큼 제한된다. 캠형 변형은 다른 형태에 비해 유전적 영향을 적게 받고, 운동의 영향을 많이 받는다.

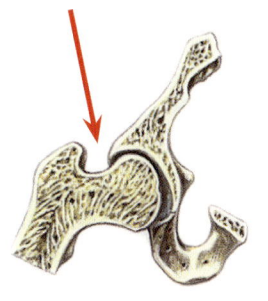
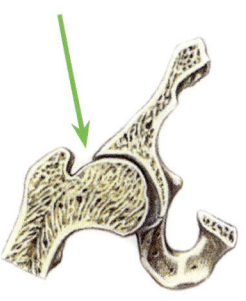

정상적인 대퇴골 경부   상부가 돌출된 캠형 대퇴골 경부

운동에 따라 변화하는 뼈 형태

평균 나이 25세의 건강한 성인 2,000명을 대상으로 고관절 형태를 분석한 결과, 캠 형태의 변형은 운동을 하지 않는 사람들에게서는 약 23%의 비율로 나타났다. 반면, 운동을 지속적으로 해온 사람들에게서는 이 비율이 55%까지 높아졌다[9].

어릴 때부터 운동을 시작한 경우에는 대퇴골 경부에 강한 압박이 반복적으로 가해지면서 뼈 모양이 변화하기 때문에 변형이 더 심해진다[10-11]. 특히 축구와 같이 대퇴골 경부에 강한 충격과 압박을 주는 스포츠를 어린 시절부터 꾸준히 해왔다면 뼈의 변형 가능성은 더 높아진다.

역설적으로, 운동 선수들에게서 관찰되는 대퇴골의 높은 골밀도는 고관절 문제를 일으키는 위험 요소로 작용할 수 있다[12]. 이는 뼈가 받는 스트레스에 따라 그 형태와 밀도가 변화한다는 '울프의 법칙Wolff's Law'의 한 예다(8장 참고).

앞에서 언급된 캠형 변형에 대한 수치는 여성 참가자들이 포함되어 있기 때문에 실제보다 덜 나타났다고 할 수 있다. 캠형 변형은 주로 남성에게서 많이 발견되

모든 사람이 다리를 일자로 찢을 수 있는 것은 아니다

다리를 일자로 찢지 못하는 이유가 단순히 유연성 부족 때문이라고 오해하는 경우가 많다. 그래서 많은 사람이 이를 목표로 스트레칭을 열심히 한다. 하지만 사실 이 자세를 수행할 수 있는 골격 구조를 가진 사람은 극소수다. 고관절의 타고난 가동 범위가 매우 제한적인 사람은 극단적인 경우, 허리를 굽히지 않고서는 계단을 오르는 것도 힘들어할 수 있다[15].

기 때문이다[13]. 반대로 여성의 경우에는 비구가 과도하게 덮여 있는 핀서형 변형이 더 흔히 관찰된다.

증상이 없는 사람 중 약 10~15%만이 캠과 핀서형 변형을 동시에 지닌 반면, 고관절 통증을 느끼는 사람의 경우 이 두 가지 변형을 동시에 지닌 비율이 40%에 이른다.

또한, 수십 년에 걸쳐 나타나는 골격 변화도 있는데, 나이가 들면 대퇴골두 경사각이 점차 평평해져 키가 몇 밀리미터 감소하게 된다[14].

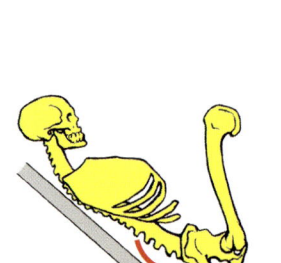

고관절의 전방 굴곡 가동성이 좋지 않으면, 인클라인 레그 프레스를 할 때 골반이 들리고 요추가 둥글게 말리게 된다. 이는 허리 디스크(추간판 탈출증)의 위험을 높인다.

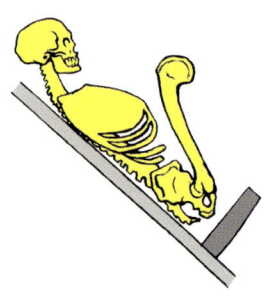

고관절의 전방 굴곡 가동성이 뛰어나면 인클라인 레그 프레스를 할 때 대퇴골이 충분히 굴곡될 수 있다.

인클라인 레그 프레스 시 고관절 굴곡 가동성 차이가 추간판 탈출증 위험에 미치는 영향

돌출된 뼈의 형태는 그 자체로는 위험하지 않다. 하지만 운동선수가 본인의 체형으로 감당하기 어려운 비정상적인 가동 범위로 운동을 반복할 때는 문제가 된다. 자신의 신체 구조를 무시하고 발을 억지로 바깥쪽으로 벌리면, 대퇴골두가 비구와 제대로 맞물리지 않고 충돌이 발생하여 관절의 안정성이 떨어진다. 또한, 연골이 일찍 마모될 위험도 높아진다.

자신의 고관절 형태는 대퇴부의 회전 가동 범위를 통해 어느 정도 짐작할 수 있다. 여기서 중요한 것은 이러한 해부학적 차이로 인해 파생될 결과를 제대로 이해하는 것이다.

허리가 둥글게 말리는 원인은 고관절에 있다

스쿼트나 데드리프트를 할 때 허리가 둥글게 말리는 이유를 요추 근력이 부족해서라고 생각하는 사람이 많다. 그러나 특별한 경우를 제외하고, 누구나 일정 깊이 이상 앉으면 허리 아래쪽이 자연스럽게 둥글게 말린다. 이는 요추의 힘이 부족해서가 아니라 타고난 고관절 형태 때문이다. 자신의 관절을 손상시키지 않고 앉을 수 있는 적절한 깊이를 찾으려면 다음과 같이 간단한 테스트를 해보자.

앉았을 때 허리를 펴기 쉬운가?

대퇴골이 길고 발목의 유연성이 부족하면 바닥에 놓인 바벨을 잡기가 매우 어렵다. 물론, 어떻게든 바벨을 잡을 수는 있겠지만, 중요한 것은 그 순간 허리의 자세가 어떤가이다. 이때 대퇴골의 회전(가동 범위)이 제한적일수록 고관절의 전방 굴곡 가동성이 줄어들기 때문에 요추 손상 위험이 더욱 커진다. 이처럼 해부학적으로 맞지 않는 동작을 억지로 수행하면 운동 수행 능력을 향상시키기가 어렵고, 허리와 고관절 부상으로 인해 운동 경력을 길게 이어가지 못할 수 있다.

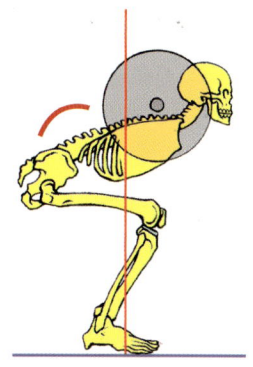

고관절의 전방 굴곡 가동성이 부족할 경우, 스쿼트 수행 시 몸통이 앞으로 기울어지면서 요추를 둥글게 말아 부족한 가동성을 보완하게 된다. 이는 추간판 탈출증과 같은 척추 질환을 유발할 수 있다.

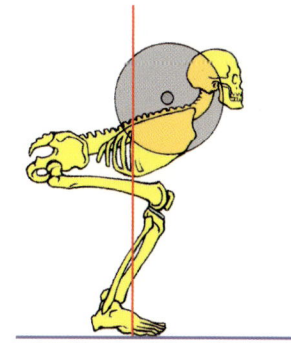

고관절의 전방 굴곡 가동성이 뛰어난 경우, 스쿼트 시 몸통이 앞으로 기울어지더라도 골반이 전방으로 쉽게 기울여져 허리 부위를 보호하고 척추 디스크의 안정성을 유지할 수 있다.

스쿼트 시 고관절 굴곡 차이가 추간판 탈출증 위험에 미치는 영향

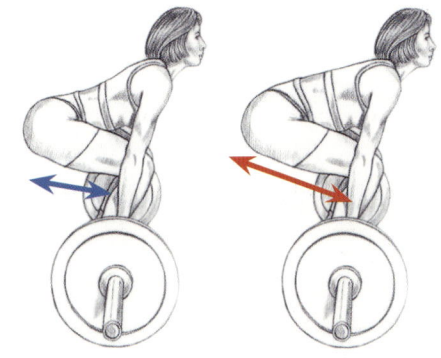

대퇴골이 길수록 바닥의 바벨을 잡기 위해 상체를 더욱 앞으로 숙이게 되고, 이에 따라 허리가 둥글게 말리게 된다.

맥길McGill 테스트로 적합한 스쿼트 깊이를 확인할 수 있다

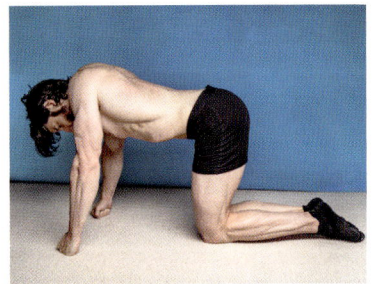

이 테스트는 손과 무릎을 바닥에 대고 네발 자세에서 실시한다[16]. 허벅지를 서로 붙인 채 허벅지와 종아리 사이의 각도는 100도 정도로 하고, 척추는 자연스러운 요추 전만을 유지하면서 곧게 편다. 이는 스쿼트 시 수평보다 약간 높은 지점에 있을 때 허리와 허벅지의 이상적인 정렬 상태와 일치하는 자세라고 생각하면 된다.

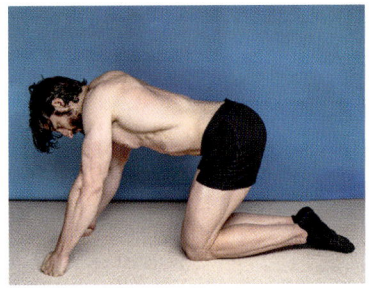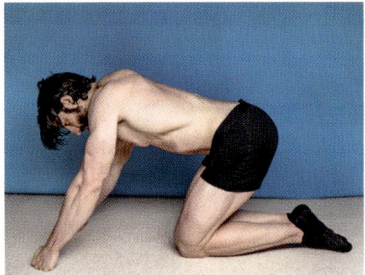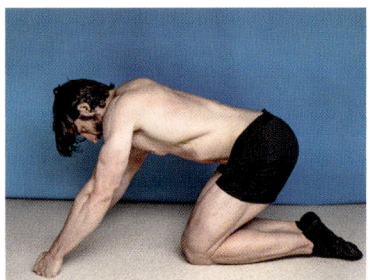

그다음 엉덩이를 천천히 뒤로 밀어 발뒤꿈치에 가깝게 내린다. 이는 스쿼트, 레그 프레스, 데드리프트 동작에서의 하강 자세에 해당한다. 동작할 때 등을 관찰할 사람이 있거나 자신이 직접 촬영을 하면 더욱 좋다. 먼저 뒤에서 관찰하여, 엉덩이의 좌우 흔들림을 확인해보고, 측면에서 관찰하여 요추 하부의 움직임을 살펴본다. 각도 별로 신체 부위가 어떻게 움직이는지 분석해보자.

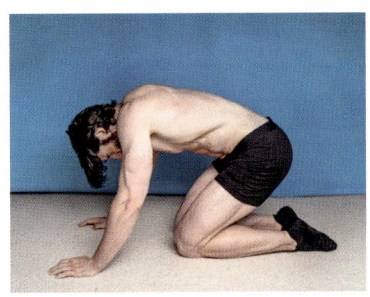

자연스러운 요추의 만곡이 사라지기 시작한다면, 이는 대퇴골이 골반에 부딪혀 고관절의 움직임이 제한되기 시작했다는 신호다. 이렇게 되면 더 이상 요추의 만곡을 유지할 수 없고, 더 깊이 내려가면 허리를 둥글게 말게 된다. 이때가 바로 추간판 탈출증의 위험이 급격히 증가하는 시점이다.

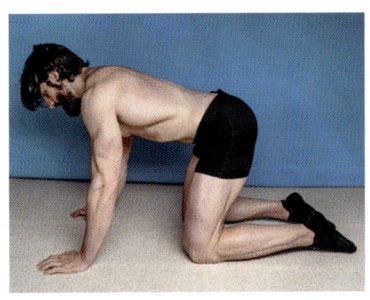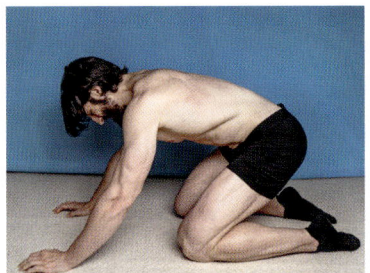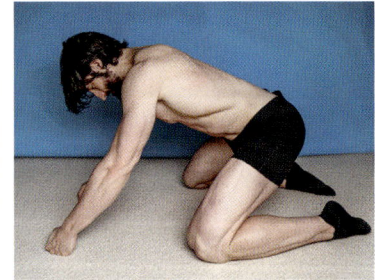

무릎 간격을 10cm씩 점차 벌려가며 이 테스트를 반복한다. 요추에 무리를 주지 않고, 최대 가동 범위를 확보할 수 있는 허벅지 간격을 찾는 것이 핵심이다. 허벅지를 벌릴수록 요추에 가해지는 부담을 줄일 수는 있지만, 완전히 없앨 수는 없다.

많은 이들이 요추 근육을 강화하면 허리가 둥글게 말리는 문제를 해결할 수 있다고 믿지만, 맥길 테스트는 이런 믿음이 틀렸다는 것을 간단히 증명한다. 물론, 척추를 지탱하는 근육을 단련하는 것은 유익하지만, 네발 자세에서는 이런 근력이 작용할 여지가 없다. 허리가 둥글게 말리는 이유는 근력이 부족해서가 아니라 대퇴골과 골반이 서로 닿아 부딪히는 물리적 한계에 도달했기 때문이다. 바로 이 지점에서부터 허리가 둥글게 말린다. 이상적으로는 운동할 때 너무 깊게 내려가지 않음으로써 이러한 물리적 충돌을 피해야 한다. 만약 고관절 충돌과 허리 굴곡을 최대한 미루면서 더 깊이 내려가고 싶다면, 발 간격을 가능한 범위 내에서 더 벌리면 된다.

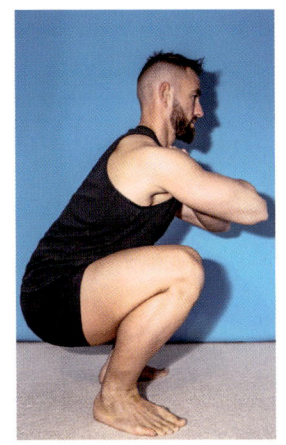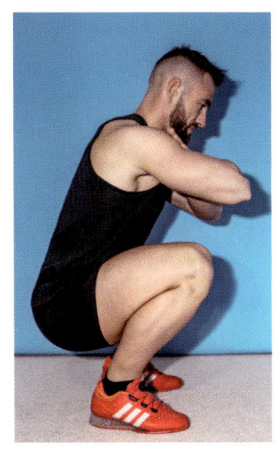

일부 선수의 경우, 역도화와 같이 뒤꿈치가 높게 설계된 신발을 신으면 스쿼트 하강 동작을 할 때 몸통을 더 곧게 유지할 수 있고, 허리의 굴곡을 줄이며 고관절 충돌 현상을 최소화하는 데 도움이 된다.

주의할 점

경험 부족으로 인해 허리가 둥글게 말리는 것을 스스로 느끼지 못할 수 있다. 하지만 그렇다고 해서 그 현상이 일어나지 않는 것은 아니다. 연구에 따르면, 허리의 미세한 움직임은 전문가조차 제대로 감지하지 못하며, 매우 두드러진 움직임만 인식할 수 있다[17]. 따라서 항상 주의를 기울이자!

무게 중심 이동으로 인한 강제적인 허리 굴곡

바벨을 어깨에 얹고 선 자세에서 중량을 증가시킬수록 신체의 무게 중심이 변한다. 무거운 하중은 몸을 앞으로 기울게 하고, 요추가 둥글게 구부러지는 상태를 만든다[18]. 실제로 최소 1년 이상의 경력을 가진 스트렝스 스포츠 선수들을 대상으로 스쿼트 전 과정에 걸쳐 척추의 자세를 관찰한 연구가 있다[19]. 이 연구는 단순한 육안 관찰이 아니라, 기계에 연결된 센서를 이용해 척추의 미세한 위치 변화를 측정한 것이다.

몸이 한쪽으로 틀어진다면 더욱 주의해야 한다

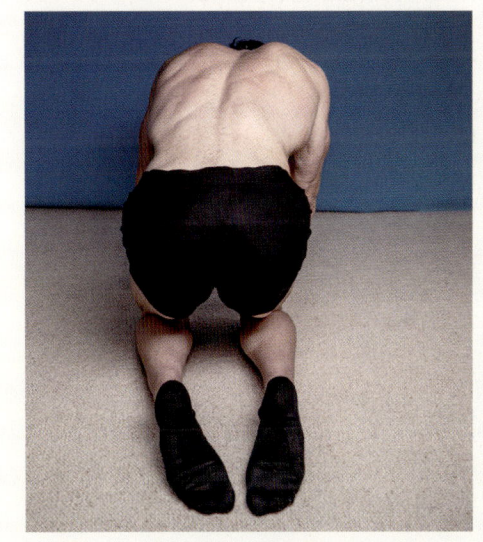

만약 맥길 테스트를 수행하는 중에 몸이 한쪽으로 비틀린다면 이는 좌우 골격의 비대칭 때문이다. 좌우가 비대칭이면, 한쪽 대퇴골이 반대쪽보다 더 일찍 골반에 닿아 충돌하게 된다. 이러한 골격은 병리적 측면에서 훨씬 위험하다. 인간은 누구나 어느 정도 좌우 비대칭이 존재하지만, 보통은 맥길 테스트처럼 간단한 동작으로는 인지하지 못할 정도로 미세하다. 만약 테스트 중 몸이 위의 사진과 같이 확연히 틀어진다면 상당히 심각한 비대칭이라는 뜻이다. 이러한 비대칭은 손상 위험을 크게 높이는 요인이며 불안정성과 통증을 일으키는 주요 원인이 될 수 있으므로 각별한 주의가 필요하다.

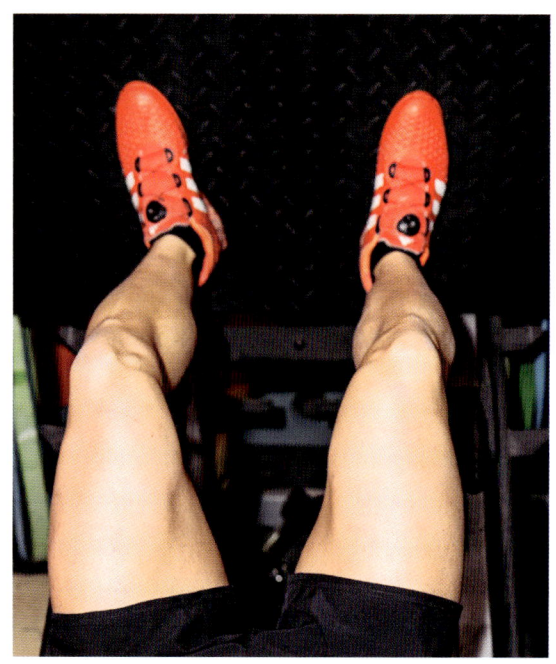

레그 프레스와 같은 머신을 활용해 운동하면 프리웨이트 운동보다 좌우 비대칭을 좀 더 효과적으로 보상할 수 있다. 균형을 잃지 않고 한쪽 발의 위치를 조정하는 것이 가능하기 때문이다.

연구 결과, 단순히 서 있는 상태에서도 자기 체중의 50% 이상 중량을 추가하면 허리가 둥글어지기 시작했다.

비록, 이를 스스로 느끼지 못하더라도 요추의 움직임은 변형된 무게 중심을 유지하기 위해 반드시 발생하는 현상이다.

최대 중량의 70%로 데드리프트를 수행한 선수들을 관찰한 연구에서는 참가한 파워리프터 모두에게서 요추 곡선에 부정적인 변화가 나타났다(16장 참고). 이처럼 중량이 늘어나면 근육의 활성화 패턴이 달라지고 허리에 병리학적 문제가 생길 위험이 증가한다. 무거운 중량은 허리에 강한 압력을 주고, 디스크를 바깥으로 밀어내기 때문이다.

마찬가지로 무거운 중량을 들고 깊게 앉을수록 요추가 손상될 위험이 높아진다[20]. 즉, 일정 수준 이상의 중량으로 스쿼트를 하면 디스크를 압박할 뿐만 아니라 디스크가 '집히는' 현상을 피할 수 없게 된다(16장 참고).

모든 사람의 신체는 비대칭이다

좌우 비대칭은 일상생활을 하거나 걸을 때는 별다른 문제를 일으키지 않는다. 그러나 달릴 때는 퍼포먼스 저하의 원인이 될 수 있고[21], 요추 부위를 중심으로 한 여러 질환의 원인이 되기도 한다[22]. 좌우 비대칭의 부정적인 영향은 주로 프리웨이트를 통한 양측 운동에서 뚜렷하게 나타난다. 특히 스쿼트 하강 동작을 깊이 할수록 좌우 비대칭은 더욱 해롭다[23].

허벅지 비대칭을 확인하려면 자연스러운 자세로 앉아서 왼쪽과 오른쪽 다리의 벌어진 간격과 발의 방향을 비교해 본다. 스쿼트나 레그 프레스 동작을 할 때도 가능한 이렇게 자연스럽게 앉았을 때의 자세를 재현하는 것이 바람직하다.

일부 근육은 고관절 충돌을 유발하고, 다른 일부 근육은 고관절 충돌을 방지한다

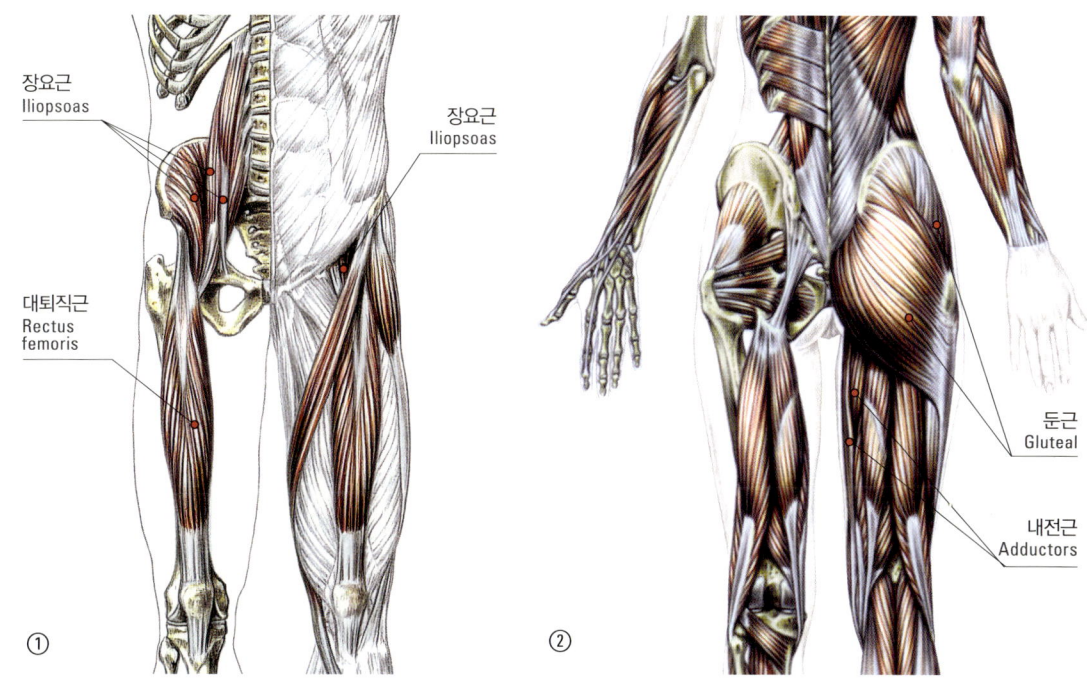

① 어깨에서와 마찬가지로 일부 근육(대퇴직근, 장요근 등)은 대퇴골을 앞으로 끌어당겨 고관절과의 충돌을 더 악화시킨다.

② 반대로 둔근과 고관절 내전근은 대퇴골을 뒤쪽으로 안정시키며 관절 내 공간을 더 확보해주기 때문에, 고관절과 일찍 충돌하는 현상을 방지한다[24]. 이 근육을 강화한다고 해서 충돌 자체를 없앨 수는 없지만, 악화되는 것은 방지할 수 있다.

결론적으로, 개인이 가진 이러한 해부학적 차이는 훈련으로 거의 개선할 수 없다고 할 수 있다. 바로 이 때문에 허리와 고관절 통증이 중량을 다루는 운동선수들 사이에서 자주 나타나는 것이다.

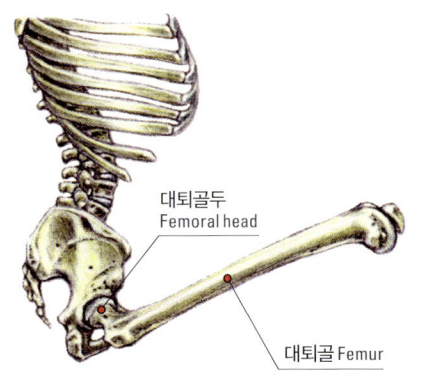

대퇴골두 Femoral head

대퇴골 Femur

대퇴골두와 비구의 가장자리가 맞닿으면 관절 조직의 조기 마모가 일어난다.

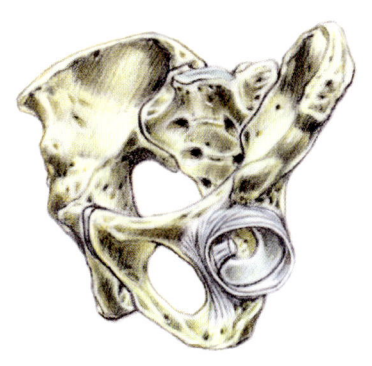

비구순은 관절 내에서 영양을 공급하는 활액을 골고루 퍼뜨리는 역할을 한다[27]. 관절의 윤활 작용을 돕는 이 활액이 제대로 분포되지 않으면, 관절 내 마찰이 심해져 연골이 조기에 마모된다.

디스크 손상은 고관절 비구순과 연골의 파괴로 이어진다

스쿼트 시 쪼그려 앉을 때 허리가 둥글게 말린다면, 대퇴골이 골반의 비구와 부딪히고 있다는 증거다. 이렇게 대퇴골두와 비구의 가장자리가 맞닿으면 연부 조직이 조기에 마모되는데[25], 이를 대퇴비구충돌증후군 FAI, Femoroacetabular impingement이라 한다.

이러한 손상은 스쿼트, 레그 프레스, 역도, 데드리프트, 타이어 플립, 스톤 리프팅 등에서 하강 동작을 할 때 무리하여 깊이 내려가는 것을 반복하면 발생한다.

비구순은 일상생활에서도 허리를 둥글게 구부려 앉거나 숙일 때마다 압박을 받는다. 비구순이 반복적으로 눌리고 마모되면, 어깨 관절과 마찬가지로(10장 참고), 관절 내 흡착 효과가 감소하여 안정성이 떨어진다. 별다른 증상이 전혀 없는 청소년 운동선수들의 MRI 검사에서 약 18%가 비구순 손상을 보였다는 연구 결과도 있다[26].

관절과 비구순이 마모될수록 고관절의 회전 범위가 늘어나기 때문에 마치 유연해진 것처럼 느껴질 수 있으나 이는 그다지 좋은 징조가 아니다. 오히려 이제는 '뼈와 뼈'가 직접 부딪힐 수 있는 상황이 된 것이다. 이러한 손상은 관절을 불안정하게 만들어 불필요한 움직임을 유발하고, 연골을 계속 자극하여 마모를 가속화한다[28].

관절이 손상되었다고 해서 반드시 즉각적으로 통증이 나타나는 것은 아니다. 처음에는 관절에서 '뚝'하는 소리가 나거나 대퇴골의 안정성 손실(불안정한 움직임) 같은 형태로 나타나며, 이후에는 불안정해진 대퇴골로 인해 슬개골이 손상되기 시작한다.

피할 수 없다면 어떻게 해야 하는가

일부 운동 종목은 선수들이 하강 동작을 임의로 결정할 수 없도록 규칙을 정해놓기도 한다. 하강 범위는 각각의 신체 구조를 전혀 고려하지 않은 채 설정되며, 선수들은 본래 자신의 신체가 허용하는 범위를 넘어선 동작을 하도록 강요받는다.

바닥에서 아틀라스 스톤, 타이어, 바벨 등을 들어올릴 때, 많은 챔피언이 충분히 깊게 앉기 위해 허리를 둥글게 말곤 한다. 이때 최대한 안전하게 동작을 수행하려면 허리와 복부의 견고한 코어 근력이 필수지만, 그것만이 전부는 아니다. 실제로 힘을 쓰는 운동선수들을 보면 대부분 복부가 앞으로 튀어나온 체형이다. 이처럼 튀어나온 복부가 두꺼운 허벅지와 낮으면 허리와 고관절에 가해지는 압박이 일정 부분 완화된다.

반면, 허리가 가늘고 복부가 긴 체형이라면 이러한 관절 부담 완화 효과를 기대할 수 없으므로, 무리한 스트렝스 스포츠를 도전하는 것은 위험하다.

만약, 자신의 신체 구조가 적합하지 않은데도 스트렝스 종목에 도전하려 한다면, 과도한 외상에 대응하기 위해 훈련 사이의 휴식 일수를 늘려 신체가 충분한 회복 시간을 갖도록 해야 한다.

또한, 매 훈련마다 경기 때 요구되는 최대 가동 범위에 도달할 필요가 없다는 것도 명심하자. 실제로 파워리프터들도 바벨에 많은 무게를 올려 훈련할 때 가동 범위를 줄인 부분 동작을 섞어서 실시하는 전략을 사용한다. 이렇게 하면 계속해서 같은 관절 부위가 자극받는 것을 방지할 수 있다.

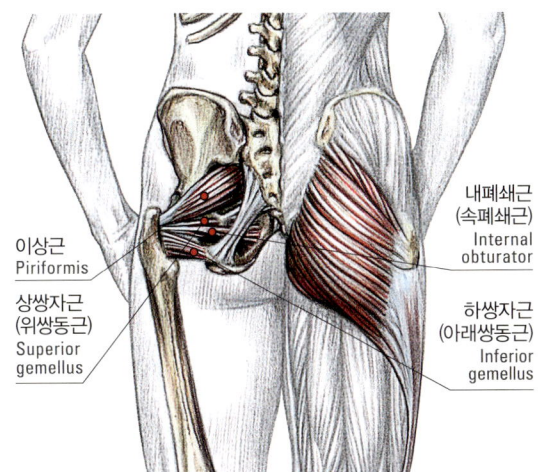

스쿼트 도중 대퇴골과 무릎이 마치 자동차 와이퍼처럼 좌우로 흔들리는 것을 방지해주는 주요 근육은 고관절 회전근이다. 이 근육들은 대퇴골을 안정시킴으로써 무릎의 안정성을 유지한다.

무릎의 안정성은 고관절 회전근에 달려있다

허벅지의 형태는 근본적으로 고관절의 선천적 구조에 따라 결정되며, 이는 무릎에 가해지는 긴장 구조에 직접적인 영향을 미친다. 다시 말해, 무릎의 많은 문제들은 고관절 형태에 따라 결정된다[29]. 통념과는 달리, 무릎의 좌우 안정성은 대퇴사두근이나 슬굴곡근의 힘에 의존하는 바가 크지 않다.

앉는 자세도 주의해야 한다

고관절의 구조는 앉아 있는 자세에도 영향을 미친다. 의자가 자신의 신체 형태와 맞지 않으면, 불편함을 보상하기 위해 스쿼트 동작에서 깊이 내려갈 때와 마찬가지로 허리를 둥글게 말아버리는 경향이 생긴다. 당장은 허리를 구부리는 자세가 더 '편하다'고 느낄 수 있지만, 이는 추간판(디스크)에 불필요한 스트레스를 주게 된다.

이때는 의자 등받이를 허리 굴곡에 맞게 조정하고, 좌석의 높이나 허벅지 간격을 자신에게 맞게 바꾸어 바른 자세를 유지하도록 해야 한다.

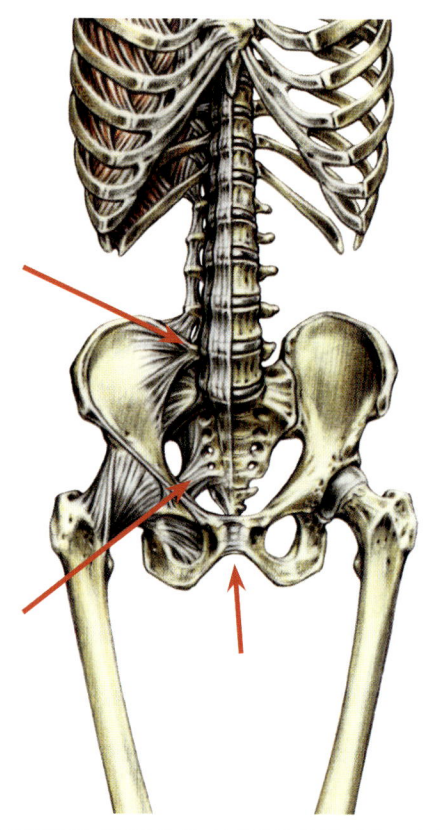

천장 관절(장골과 천골이 만나는 부위)의 안정성은 이를 구성하는 여러 인대들에 의해 유지된다.

하체 운동 중 나타나는 무릎의 비틀림 현상

스쿼트와 같은 운동을 할 때는 두 허벅지 사이의 간격이 일정하게 유지되어야 한다. 하지만 실제로는 올라가거나 내려갈 때 한쪽 무릎 혹은 양쪽 무릎이 좌우로 흔들리는 경우가 빈번히 나타난다.

이러한 대퇴골과 경골의 불필요한 움직임은 고관절과 무릎 관절에 손상을 준다[30]. 허벅지의 좌우 흔들림은 발이나 종아리의 약화로 인해 발생할 수도 있지만, 대부분의 경우 고관절 회전근의 약화가 원인이다. 이 약화가 대퇴골을 회전시켜 무릎과 경골 전체가 흔들리는 것이다.

이상적인 자세는 대퇴골은 고관절에, 경골은 발에, 발은 지면에 단단히 고정된 상태다.

고관절 회전근의 약화와 둔근 활성화의 부족은 대개 함께 나타나며, 이는 무릎의 병변을 촉진한다[31-32]. 반대로 고관절 회전근과 둔근을 강화하면 슬개골에 가해지는 긴장을 완화할 수 있다[33-34].

또한, 대퇴골이 관절구 내에서 보다 안정적으로 자리 잡게 되면, 고관절 부상 위험도 함께 줄어든다[35].

스쿼트와 같은 하체 운동을 할 때는 대퇴골이 길고, 더 깊이 앉을수록 고관절 회전근이 더욱 큰 부담을 견뎌야 한다는 점을 명심하자.

기타 골반 질환

천장 관절의 불안정성

천장 관절Sacroiliac joint의 불안정성은 근력 운동선수보다는 걷기, 달리기, 점프 등을 하는 스포츠 선수에게서 더 흔히 나타난다. 또한, 낙상이나 장시간 앉아 있는 자세도 원인이 될 수 있다. 원인이 무엇이든 천장 관절이 불안정해지면 스쿼트나 데드리프트처럼 척추를 압박하는 근력 운동을 할 때 통증이 나타나고, 힘을 제대로 쓸 수 없게 된다.

천장 관절의 안정성에 영향을 주는 근육들은 간접적으로 작용하지만, 천장 관절의 안정성 향상을 위해 우리가 할 수 있는 최적의 방법은 이러한 근육들을 집중적으로 강화하는 것이다.

천장 관절은 양쪽 대퇴골 사이에 위치하는데, 대둔근과 이상근은 양쪽 대퇴골을 서로 조이는 역할을 한다. 즉, 이 근육들이 강할수록 인대가 더 수축하게 되어 천장 관절의 불안정성이 줄어든다. 이 근육들이 약할 경우에는 중둔근 부분에 꽉 조여진 벨트를 착용하면 도움이 된다(천장 관절에 통증이 있는 경우에는 통증이 완화된다).

질환이 없더라도 천장 관절의 안정성을 강화하는 것은 중요하다. 스쿼트나 데드리프트처럼 무거운 중량을 다루는 운동을 하면 과도한 압력으로 인해 인대가 늘어나 해당 부위가 약해질 수 있기 때문이다.

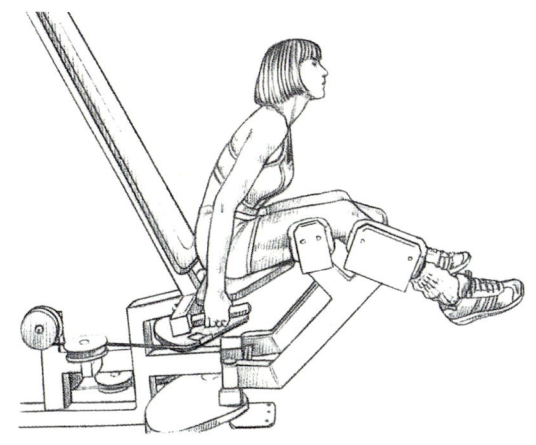

스쿼트나 데드리프트 등 하체 운동을 하기 전에는 천장 관절을 안정화하는 근육들을 미리 활성화시켜 최적의 힘을 낼 수 있도록 준비해야 한다. 가장 간단하고 효과적인 운동은 상체를 앞으로 숙인 상태에서 둔근을 강하게 수축하며 허벅지를 옆으로 미는 고관절 외전Abduction 운동이다. 이 운동은 특히 대둔근을 활성화하는 데 도움이 된다.

스포츠성 치골통Atheletic pubalgia

치골통은 고관절과 밀접한 관련이 있는 질환이다. 종종 탈장과 혼동되기 때문에 복부 근육 파트(17장)에서 앞서 다루었다.

대퇴근막장근 통증

대퇴근막장근Tensor fascia lata 통증은 주로 고관절 회전근과 둔근의 근력 약화 혹은 이 근육들의 활성화가 제대로 이루어지지 않는 것이 원인이다[36]. 이러한 병리는 슬개골의 불안정성을 유발해 무릎 부상의 위험성을 높인다[37].

이를 개선하기 위해 대퇴근막장근을 폼롤러로 무작정 강하게 마사지하는 것은 대개 불필요한 고통만 유발하고 효과가 크지 않다. 이보다는 오히려 대둔근과 고관절 회전근의 근력을 충분히 강화하는 것이 좋다.

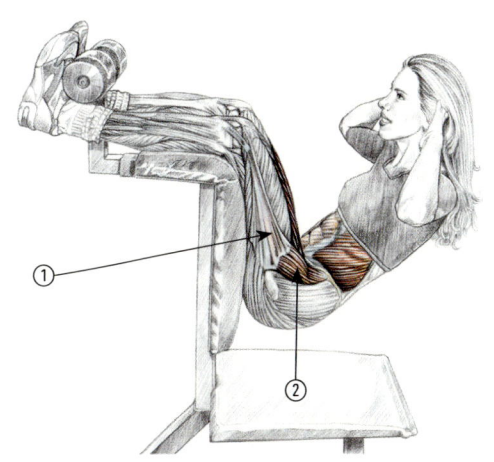

대퇴근막장근 부위의 통증은 근육(②) 자체보다는 주로 근육을 둘러싸고 있는 근막(①)의 긴장으로 인해 발생한다.

고관절 회전근 강화 운동

고관절 회전근 운동은 다음 4가지 목적을 가진다.

– 하체 운동 전에 회전근을 충분히 준비시키기 위한 웜업

– 무릎이 좌우로 움직이는 현상을 방지하기 위한 근력 강화

– 대퇴골두가 앞으로 밀려 나가는 경향을 상쇄하기 위한 안정화

– 대퇴근막장근과 주변 조직에 가해지는 긴장과 압력을 줄이기 위함

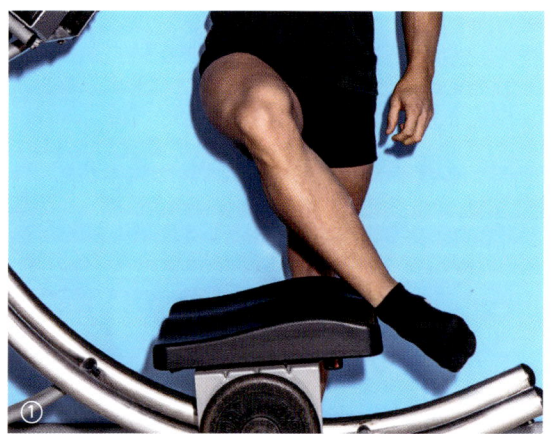
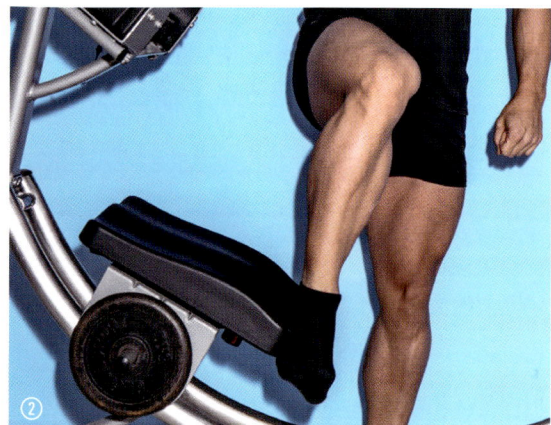

똑바로 선 상태에서 오른쪽 다리를 90도로 구부린다. 저항(Abcoaster 기구, 로잉머신 좌석, 탄력 밴드, 하부 케이블 등)은 발목 바깥쪽에 위치하게 한다. 그다음 발을 최대한 바깥쪽으로 밀어 외회전 운동을 수행한다. 최대한 민 상태에서 1초간 수축을 유지한 후 천천히 원위치로 돌아온다. 오른쪽 다리를 마친 후 왼쪽 다리도 같은 방법으로 실시한다.

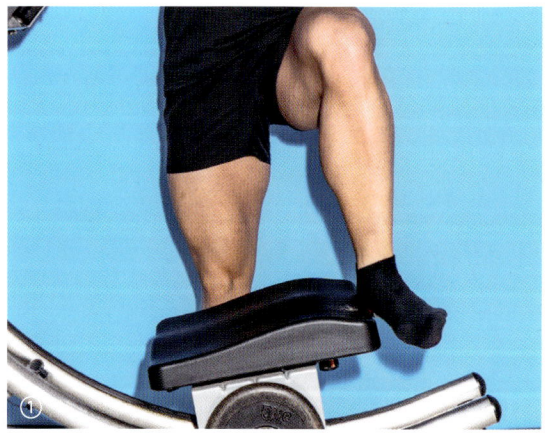
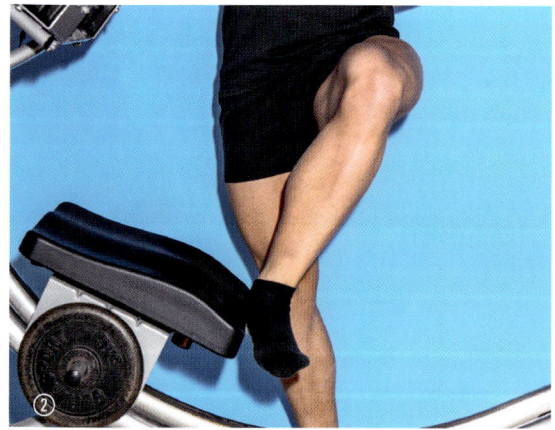

똑바로 선 상태에서 왼쪽 다리를 90도로 구부린다. 이번에는 저항이 발목 안쪽에 위치하도록 한다. 그다음 발을 최대한 안쪽으로 밀어 내회전 운동을 수행한다. 최대한 민 상태에서 1초간 수축을 유지한 후 천천히 원위치로 돌아온다. 왼쪽 다리를 마친 후 오른쪽 다리도 같은 방법으로 실시한다.

1. Fagotti L. Epidemiology of Hip Pain in Brazilian Bodybuilders. Acta Ortop Bras 2021 29:124.

2. Steinmetz JD. Global, Regional, and National Burden of Osteoarthritis, 1990–2020 and Projections to 2050. Lancet Rheum 2023 5 E508.

3. Khoury AN. Hip-spine Syndrome. J Hip Pres Surg 2020 7:390.

4. Heerey JJ. Hip Joint Imaging Findings in Football Players With Hip and Groin Pain. Br J Sports Med 2023.

5. Vahedi H. Acetabular Labral Tears Are Common in Asymptomatic Contralateral Hips With Femoroacetabular Impingement. Clin Orthop Relat Res 2019 477:974.

6. Liao TC. Femur Rotation Increases Patella Cartilage Stress in Females With Patellofemoral Pain. MSSE 2015 47:1775.

7. Theisen BJ. Optimizing Rehabilitation and Return to Sport in Athletes With Anterior Knee Pain. Arthro Sports Med Rehabil 2022 4:e199.

8. Dinis R. Electromyographic and Kinematic Analysis of Females With Excessive Medial Knee Displacement in the Overhead Squat. J Electro Kin 2021.

9. Frank JM. Prevalence of Femoroacetabular Impingement Imaging Findings in Asymptomatic Volunteers. Arthros 2015 31:1199.

10. Doran C. Does the Type of Sport Influence Morphology of the Hip? Am J Sports Med 2022 50:1727.

11. Nepple JJ. What Is the Association Between Sports Participation and the Development of Proximal Femoral Cam Deformity? Am J Sports Med 2015 43:2833.

12. Zucker BE. High Bone Mass and Cam Morphology Are Independently Related to Hip Osteoarthritis. BMC Muscul Dis 2022 23:757.

13. Nardo L. Femoroacetabular Impingement. Clin Orthop Relat Res 2015 473:2578.

14. Boymans TAEJ. The Femoral Head Center Shifts in a Mediocaudal Direction During Aging. J Arthro 2017 32:581.

15. Fernquest S. Osseous Impingement Occurs Early in Flexion in Cam-type Femoroacetabular Impingement. Bone Joint J 2017 99:41.

16. Myer GD. The Back Squat. Strength Cond J 2014 36:4.

17. Falk J. How Accurate Are Visual Assessments by Physical Therapists of Lumbo-pelvic Movements During the Squat and Deadlift? Phys Ther Sport 2021 50:195.

18. Martinez SC. Effect of External Load on Muscle Activation During the Barbell Back Squat. Eur J Sport Sci 2022.

19. McKean MR. The Lumbar and Sacrum Movement Pattern During the Back Squat Exercise. JSCR 2010 24:2731.

20. Yanagisawa O. Acute Effects of Varying Squat Depths on Lumbar Intervertebral Discs During High-load Barbell Back Squat Exercise. Scand J Med Sci Sports 2020.

21. Manning JT. Symmetry and Performance in Middle Distance Runners. Int J Sports Med 1998 19:205.

22. Al-Eisa E. Fluctuating Asymmetry and Low Back Pain. Evo Human Behav 2004 25:s31.

23. Johnson CC. Hip Kinematics in Healthy Adults During Gait and Squatting. J Biomech 2022 143:111280.

24. Bizzini M. Hip Muscle Strength in Male and Female Patients With Femoroacetabular Impingement Syndrome. Phys Ther Sport 2023.

25. Mata AJ. Hip Flexion Angles During Supine Range of Motion and Bodyweight Squats. Int J Exerc Sci 2021 14:912.

26. Ellis H. MRI Evidence of Labral Tears in Healthy Young Athletes Without Hip Pain. Orth J Sports Med 2023 11 (7sup3):119.

27. Nepple JJ. The Hip Fluid Seal. Knee Surg Sports Traum Arthro 2014 22:730.

28. Curtis DM. Hip Microinstability. Arthros 2022 38:211.

29. Milani CJE. Advanced Concepts in Hip Morphology, Associated Pathologies, and Specific Rehabilitation for Athletic Hip Injuries. Cur Sports Med Rep 2018 17:199.

30. Powers CM. The Influence of Altered Lower-extremity Kinematics on Patellofemoral Joint Dysfunction. JOSPT 2003 33:639.

31. Gaetano Rinaldi V. The Influence of Gluteal Muscle Strength Deficits on Dynamic Knee Valgus. J Exp Orthop 2022 9:81.

32. Glaviano NR. Gluteal Central Activation in Females With Patellofemoral Pain. J Sport Rehab 2022 31:676.

33. Jellad A. Combined Hip Abductor and External Rotator Strengthening and Hip Internal Rotator Stretching Improves Pain and Function in Patients With Patellofemoral Pain Syndrome. Orthop J Sports Med 2021.

34. Tina Thomas D. Hip Abductor Strengthening in Patients Diagnosed With Knee Osteoarthritis. BMC Muscu Dis 2022 23.

35. Cannon J. Gluteal Activation During Squatting Reduces Acetabular Contact Pressure in Persons With Femoroacetabular Impingement Syndrome. Clin Biomech 2022.

36. Fredericson M. Hip Abductor Weakness in Distance Runners With Iliotibial Band Syndrome. Clin J Sport Med 2000 10:169.

37. Cibulka MT. How Weakness of the Tensor Fascia Lata and Gluteus Maximus May Contribute to ACL Injury. Phys The Pract 2020 36:359.

한 프로 스트롱맨은 자신이 겪었던 근육 부상 경험을 다음과 같이 표현했다.

'삼두근과 광배근, 양쪽 허벅지 근육(대퇴사두근), 슬굴 곡근, 이두근 모두 다 한 번씩 파열돼 봤다[1].'

이 말에서 알 수 있듯, 부상 위험은 비단 작은 근육에 만 국한되지 않는다. 충분한 힘을 가하면 허벅지처럼 큰 근육들도 얼마든지 손상될 수 있다[2]. 극단적인 근육 손상에 이르기 전에는 대퇴사두근이 위축되거나 무릎 통증과 같은 전조 증상이 나타나기도 한다. 슬개 골을 보호하려면 무릎뿐만 아니라 발목과 발, 엉덩이 근육을 강화해야 하고, 고관절의 안정성도 신경을 써야 한다. 내전근이 손상되는 경우도 흔히 발생한다.

대퇴사두근 관련 질환

대퇴사두근과 관련된 병리적 증상은 주로 다음 3가지 형태로 나타난다.

1. 노화와 함께 진행되는 대퇴사두근 위축

왜 나이가 들면 가장 먼저 위축되는 근육이 대퇴사두 근일까? 이는 노화로 인해 발생하는 관절 및 근골격 계 병리 현상을 이해할 수 있는 중요한 포인트다. 주로 다음 요소들이 복합적으로 작용하여 허벅지 운동을 방해한다.

1. 무릎과 고관절 및 각 힘줄의 약화

무릎과 고관절 및 각 힘줄이 예민해지고 쉽게 통증을 유발하여 운동이 어려워진다.

2. 요추 디스크가 지속적인 압박과 전단력에 점점 취약 해짐

요추 디스크가 점점 외부의 압박을 견디기 어려워 져 하체 운동 강도를 낮추게 된다.

3. 무릎, 고관절, 허리 통증으로 인한 신경 자극 저하[3-4]

일반적으로 L3-L4 부위의 디스크 탈출증은 대퇴사 두근의 신경 자극을 억제하여 근육 위축을 초래한 다. 이 병변의 특징 중 하나는 양쪽 허벅지 중 한쪽 에 유독 더 큰 근력 손실이 발생한다는 점이다.

4. 심장 및 심혈관계의 부담 증가

심장 및 심혈관계가 스쿼트나 레그 프레스와 같은 운동에서 발생하는 높은 압력을 견디기 어려워져 운동 강도를 제한하게 된다.

5. 뇌-척수 장벽(혈액-뇌 장벽)의 기능 저하로 인한 피로 증가

근육 수축 과정에서 발생하는 대사 노폐물이 뇌- 척수 장벽을 더 쉽게 통과하게 되어 뇌 피로가 증가 하고, 이에 따라 운동 능력이 크게 저하된다.

이러한 5가지 요소가 복합적으로 작용하여 운동의 강 도, 양, 빈도를 모두 제한하게 된다. 대퇴사두근은 신체 에서 가장 크고 많은 자극을 요구하는 근육이기 때문 에 가장 먼저 영향을 받는다. 그다음으로 영향을 받는 근육은 광배근, 삼각근, 대흉근 순이다.

삼각근에서는 특히 어깨와 팔꿈치 관절이 문제를 일 으키며, 경추 디스크의 퇴행은 신경 자극을 저하시킨 다. 그러나 일반적으로 상체 근육 손실은 하체 근육에 비해 늦게 발생한다.

2. 대퇴사두근 파열

대퇴사두근과 관련된 또 다른 주요 손상은 무릎 부분에서 발생하는 근건접합부 파열이다. 때로는 대퇴직근 단독으로 파열되기도 하는데, 이는 주로 단거리 달리기 선수에게서 나타난다. 근력 운동에서는 외측광근 파열이 가장 빈번하게 나타나며, 그다음으로 내측광근 파열이 잘 나타난다.

이러한 근육 손상은 스쿼트와 같은 운동을 할 때 지나치게 깊이 내려가려는 욕심으로 인해 근육을 과도하게 신장하면 발생하게 된다. 또한, 계단에서의 낙상으로 인해 대퇴사두근과 슬개건이 파열되는 경우도 적지 않게 발생한다.

3. 슬개골 질환

무릎은 주로 다음 3가지 부위에서 이상이 나타난다.

– 힘줄
– 인대
– 관절

이 3가지 문제가 겹치면 서로 악화되는 경향이 있는데, 이는 주로 무릎 관절을 충분히 회복시키지 않은 상태에서 과하게 사용하기 때문에 발생한다.

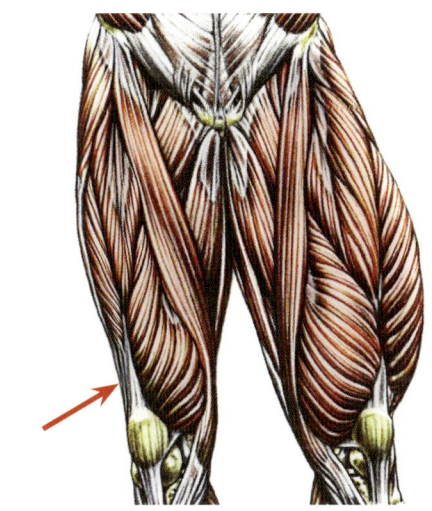

외측광근Vastus lateralis 파열

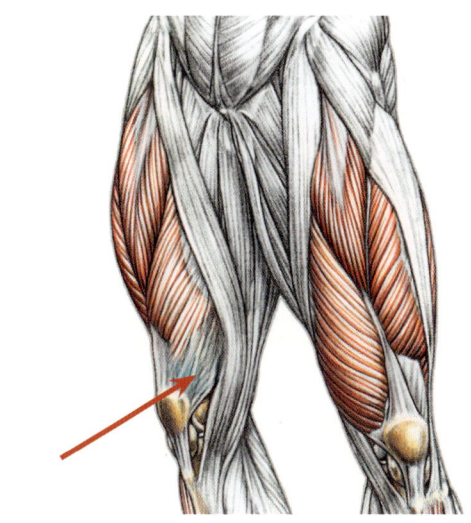

내측광근Vastus medialis 파열

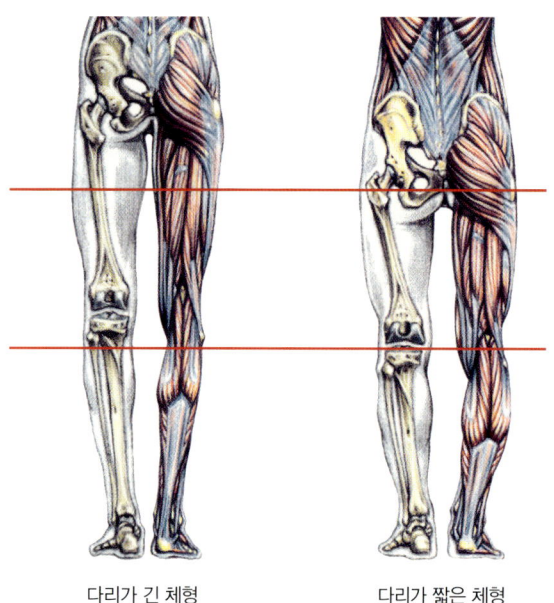

다리가 긴 체형   다리가 짧은 체형

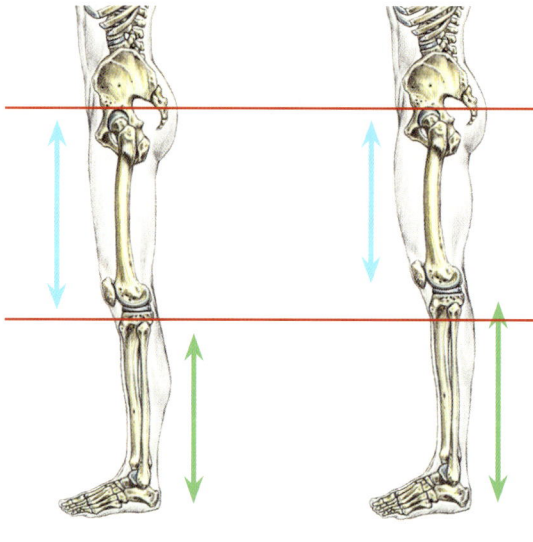

대퇴골에 비해 짧은 경골   대퇴골에 비해 긴 경골

근육과 힘줄 사이의 불균형

최근 연구에 따르면, 세계 최정상급 힘을 가진 스트롱맨의 허벅지 근육 부피는 일반인 대비 평균 2배 정도 더 크다. 반면, 슬개건(슬개골과 정강이뼈 사이의 힘줄)의 부피는 겨우 30% 차이나는 데 그쳤다. 물론, 이 정도도 매우 큰 차이지만, 근육과 힘줄 사이의 강화 정도에는 여전히 큰 격차가 존재한다[5]. 근육과 힘줄 간의 이러한 불균형은 결국 손상 위험을 높이게 된다.

근육 긴장의 불균형

허벅지 운동을 할 때 대퇴사두근의 모든 근육을 균형 있게 사용하는 경우는 드물다. 스쿼트, 레그 익스텐션, 레그 프레스 등을 할 때는 몸을 앞으로 더 기울일수록 대퇴직근의 활성화가 감소한다.

또한, 외측광근이 내측광근보다 비대해지거나, 반대로 내측광근이 외측광근보다 지나치게 더 발달하는 경우도 주의해야 한다. 이러한 현상은 대퇴사두근이 불균형적으로 활성화된다는 것을 나타내며, 슬개건염 및 슬개골 통증을 유발한다[5].

하지 길이에 따른 영향

허벅지와 종아리를 포함한 다리가 짧은 운동선수는 스쿼트나 데드리프트 동작 시 가동 범위가 짧다. 따라서 몸통을 덜 기울이게 되어 고관절과 허리에 가해지는 부담이 줄어든다. 이것은 다리가 긴 운동선수에 비해 명백한 이점이다.

반면, 대퇴골이 긴 운동선수는 허벅지 운동에서 깊게 내려갈 때 슬개골과 허리에 가해지는 위험 부담이 커지게 된다.

경골과 대퇴골의 비율 문제

일반적으로 대퇴골이 경골보다 약간 더 길다[6]. 그러나 이러한 평균 수치는 개인별로 상당한 차이를 내포하고 있다. 키가 크고 다리가 긴 사람은 대퇴골과 경골의 길이가 거의 1:1이거나 경골이 더 긴 경우도 있다. 이는 단거리 달리기 종목에서 큰 장점으로 작용한다.

반면, 근력 운동 분야에서는 경골이 대퇴골보다 짧은 사람이 유리하다. 경골이 짧으면 바닥에 놓인 무게를 들어올릴 때 몸을 앞으로 덜 숙여도 되기 때문에, 허리에 가해지는 부담이 적어진다. 또한, 대퇴골을 더 쉽게 안정화할 수 있어 슬개골과 고관절의 손상 위험 역시 감소한다.

경골이 길수록 관절이 더욱 불안정해져서 무릎과 고관절의 손상 위험이 직접적으로 높아진다[7]. 또한, 바닥에 놓인 중량을 잡을 때는 상체를 더 많이 숙여야 하므로 요추의 병리적 위험도 증가한다.

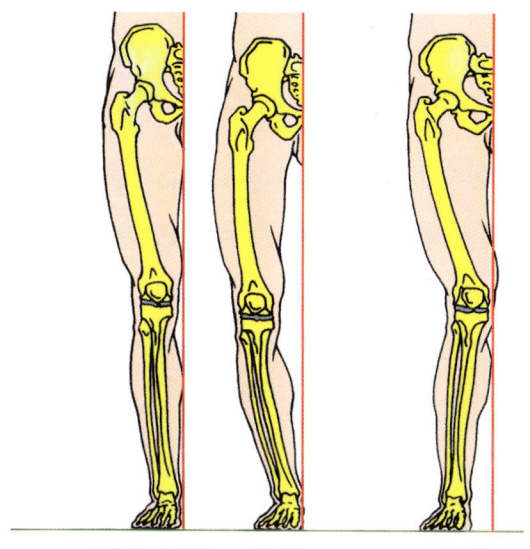

곧은 다리 형태   내반슬   외반슬

다양한 다리 형태

다리의 형태는 대퇴골의 길이와 상관없이 개인마다 매우 다양하다. 뼈 구조는 특정 운동에 대한 적합성에 매우 큰 영향을 미친다.

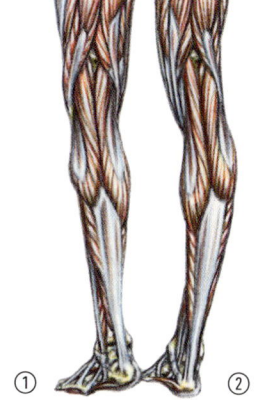

① 비교적 일직선인 종아리 형태
② 종아리 부위만 O자형으로 휘어진 형태

내반슬, '럭키 루크Lucky luke'형 다리

소위 'O자형 다리'라고 불리는 내반슬Venu varum 구조는 스쿼트, 데드리프트, 스내치(인상), 클린 앤 저크(용상), 레그 프레스, 핵 스쿼트 등과 같은 동작에서 높은 안정성을 제공한다. 안정성이 뛰어나다는 것은 무릎(슬개골), 고관절, 허리에 가해지는 부담을 줄일 수 있음을 의미한다. 또한, 바닥에 놓인 바벨을 무릎 높이로 들어올리는 동작을 수월하게 할 수 있다.

그러나 만약 O자형 다리가 허벅지가 아니라 종아리 부위에만 국한된 경우라면, 하체 운동 중 균형 유지에 어려움을 겪을 수 있으므로 주의해야 한다. 특히 초보자는 프리웨이트보다 머신을 이용해 운동하는 것을 권장한다.

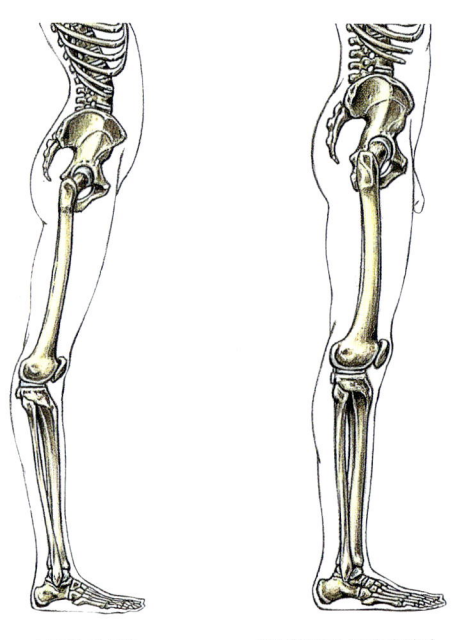

슬관절 과신전   정상적으로 정렬된 다리

여성에게 흔한 외반슬

외반슬Genu valgum은 내반슬과 반대로 하체 운동에서 관절의 불안정성을 높이는 요인이다. X자형 다리는 무릎이 서로 안쪽으로 모이려는 경향이 매우 강하다. 이런 경향을 상쇄하기 위해서는 고관절 회전근과 외전근을 강화해야 한다(18장 참고).

슬관절 과신전

슬관절 과신전 형태의 다리(전반슬)를 가진 운동선수는, 특히 종아리 길이가 긴 경우 허벅지 운동 시 다리를 완전히 펴는 동작을 할 때 슬개골 부상 위험이 매우 크다. 과신전된 무릎에 하중이 더해지면 무릎이 정상적인 가동 범위를 넘어 뒤로 과도하게 꺾이게 되고, 결국 슬관절 전체가 손상될 수 있다.

슬관절 과신전이 없는 운동선수는 스쿼트나 레그 프레스를 할 때 다리를 완전히 펴도 무릎이 과도하게 뒤로 밀리는 위험이 적기 때문에, 근력 운동에서 유리한 신체 조건이라 할 수 있다.

▶●●●

슬관절의 각도가 클수록, 운동의 하강 범위와 동작을 적절히 조절하지 않으면 무릎 연골이 조기에 마모될 위험이 높아진다. 만약 이 때문에 발바닥에 강한 압력이 느껴진다면 반드시 맞춤형 교정 깔창(족부 보조기)을 제작해 착용해야 한다. 이는 모든 엘리트 운동선수가 기본적으로 취하는 예방 조치다.

의학적 예측에 따르면 향후 25년간 비만 인구의 증가로 인해 무릎 관절염 환자가 75% 증가할 것으로 전망하고 있다[9]. 근력 운동선수들은 체지방보다 근육이 더 많지만, 과도하게 무거운 중량 사용과 근육으로 인한 과체중도 같은 방식으로 무릎에 손상을 줄 수 있어 주의해야 한다.

하나로 연결되는
무릎 통증과 허리 통증

발이 흔들리고, 고관절이 불안정하게 움직이면 그 사이에 있는 무릎은 끊임없이 부담을 받는다. 슬개골과 요추 디스크는 이러한 불필요한 흔들림을 견디다가 결국, 손상으로 이어지게 된다.

무릎 관절 불안정성을 해소하는 방법

대부분 무릎 불안정성은 고관절 회전근 약화에서 비롯된다. 연구에 따르면, 무릎을 보호하고, 근력 강화 및 재활을 위해서는 대퇴사두근만 단독으로 강화하는 것보다 대퇴사두근과 고관절 회전근을 함께 강화하는 것이 훨씬 효과적이라는 점이 밝혀졌다[10-11].

내전근 파열

내전근이 손상되는 원인은 크게 2가지다.
– 허벅지 운동 전 충분한 웜업이 부족하거나,
– 내전근을 충분히 강화하지 않은 경우다.
내전근은 종종 다른 허벅지 근육에 비해 소홀히 여겨지므로 근력이 부족해 쉽게 손상된다. 일반적인 근력 운동을 하는 사람들과 그래플링Grappling 선수들을 비교한 연구 결과에 따르면, 그래플링 선수들의 내전근이 평균 30% 더 강력하다는 사실이 드러났다[12]. 이는 근력 운동에서 내전근 단련이 자주 간과된다는 사실을 보여준다.
내전근이 약하면 스트레칭을 하다가도 쉽게 파열될 수 있다. 내전근이 파열되면 허벅지 운동이 거의 불가

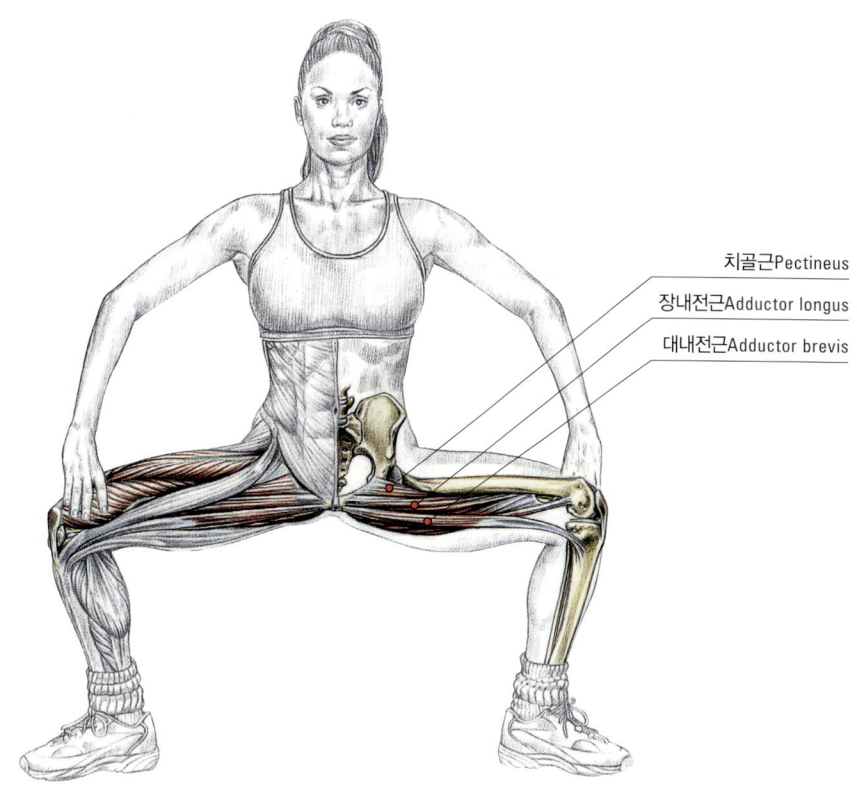

치골근Pectineus
장내전근Adductor longus
대내전근Adductor brevis

내전근은 하체 운동을 할 때 잘 손상되는 부위다. 스쿼트 동작에서 깊이 내려가거나 무릎을 크게 벌릴수록 내전근이 과도하게 늘어나 손상 위험이 높아진다.

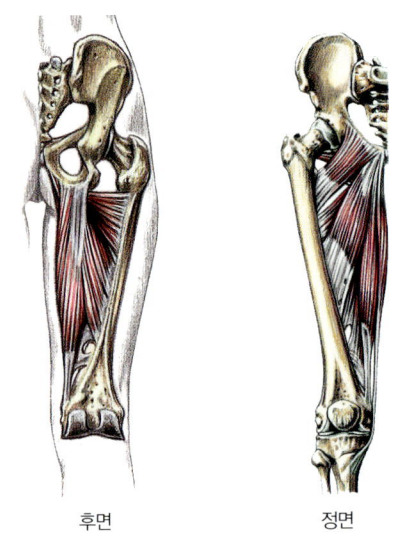

후면   정면

내전근

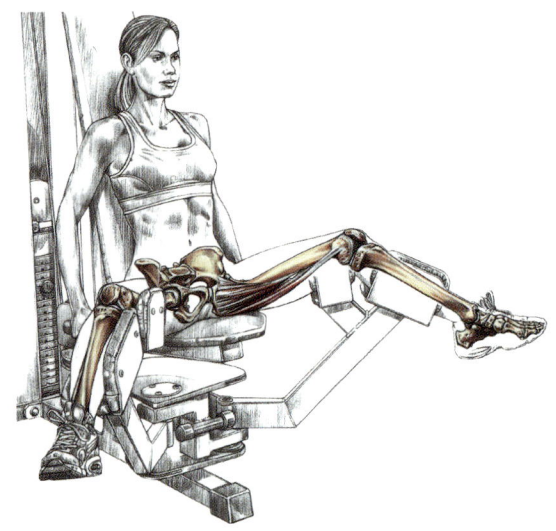

하체 운동을 시작하기 전에는 반드시 내전근 운동을 먼저 수행하여 충분히 예열하도록 하자. 내전근 강화가 특히 더 필요하다고 판단될 경우, 운동 세션이 끝난 후 추가로 실시하는 것도 좋다.

능해지므로 이를 꾸준히 강화하여 손상 및 관련 질환을 예방해야 한다.

기능적으로 내전근은 슬개골을 안정시키는 역할도 하므로 이를 강화하면 무릎과 고관절, 허리 부상(간접적으로)을 예방하는 데 매우 효과적이다. 또한, 내전근이 약하면 운동 중 서혜부(사타구니) 통증이 발생하기도 하는데[13-14-15], 이를 예방하기 위해서는 내전근 운동과 복부 운동을 병행하는 것이 좋다[16].

벨트 스쿼트

허리에 부담을 주지 않고 허벅지 근육을 강화하기 위해서는 일반 스쿼트 세션 사이에 벨트 스쿼트 운동을 끼워 넣는 것이 좋다. 벨트 스쿼트는 허리를 압박하지 않고 오히려 요추를 펴주는 효과가 있다.

벨트 스쿼트는 신체 구조가 허용하는 것보다 더 깊이 앉아도 요추 디스크에 부담이 가지 않는 유일한 운동이다. 그러나 이러한 특징을 과도하게 남용해서는 안 된다. 허리 부상 위험은 사라지지만, 대신 대퇴골과 고관절 사이의 충돌 위험이 발생할 수 있기 때문이다 (18장 참고).

자신의 신체 구조가 허용하는 범위 이상으로 깊게 내려갈 때는 매번 실시하지 말고, 반드시 중간에 한두 번은 얕은 깊이로 내려가는 방식으로 진행하여 고관절 비구순이 충분히 회복될 수 있는 시간을 주어야 한다.

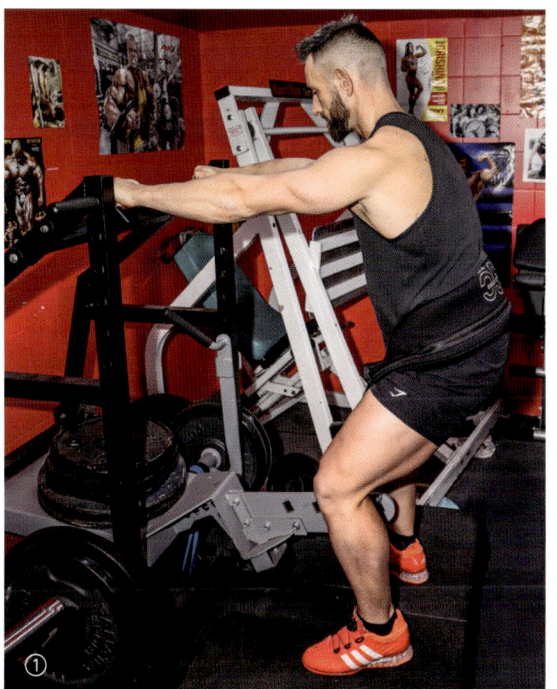
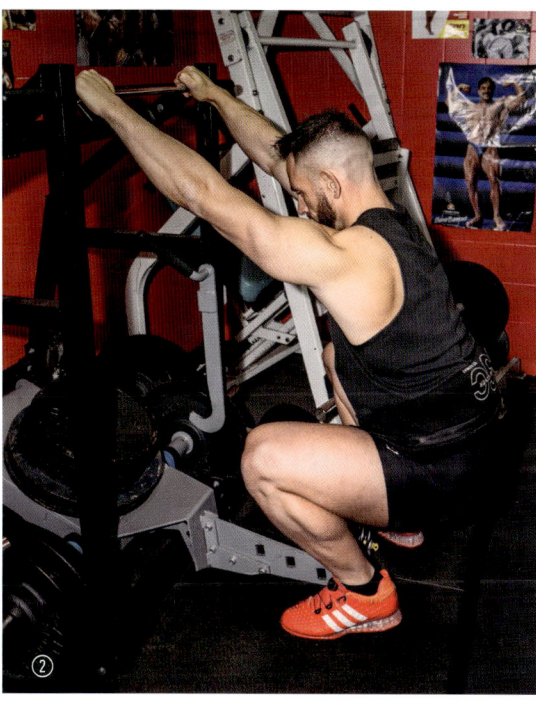

벨트 스쿼트는 허리(요추)를 보호해주지만, 하강 동작의 깊이는 무릎과 고관절 상태에 맞춰 신중하게 결정해야 한다.

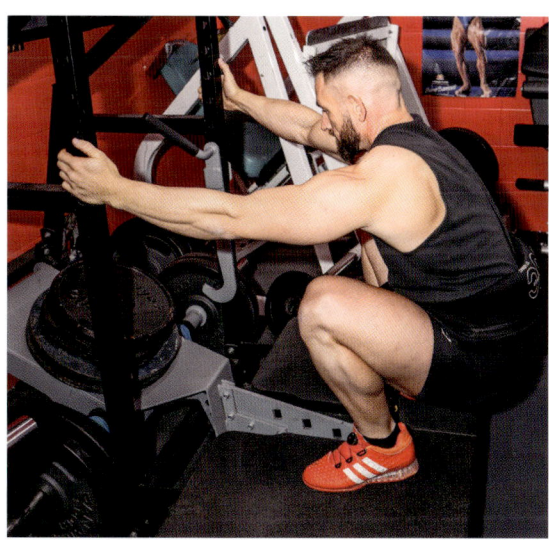

벨트 스쿼트는 신체 구조가 허용하는 것보다 더 깊이 앉아도 요추 디스크에 큰 부담이 가지 않는다.

1. Blake M. Power + Pain. Shortlist 2017 470:32.

2. Dhillon MS. Bilateral Quadriceps Rupture in an Elite Weightlifter. Ind J Orthop 2020 54:339.

3. Seeley MK. A Review of the Relationships Between Knee Pain and Movement Neuromechanics. J Sport Rehab 2021 31:6684.

4. Abdollahi S. The Effect of Fatigue on Electromechanical Response Times in Basketball Players With and Without Persistent Low Back Pain. Sci Rep 2022 12:17849.

5. Balshaw TG. Muscle and Tendon Morphology of a World Strongman and Deadlift Champion. JAP 2024.

6. Pedrelli A. Treating Patellar Tendinopathy With Fascial Manipulation. J Bodyw Mov Ther 2009 13 73.

7. Wei M. Increased Lower Limb Length Ratio in Patients With Patellar Instability. J Orthop Surg Res 2023 18:221.

8. Weinberg DS. The Association of Tibia Femur Ratio and Degenerative Disease of the Spine, Hips, and Knees. J Pediatr Orthop 2017 37:317.

9. Steinmetz JD. Global, Regional, and National Burden of Osteoarthritis, 1990–2020 and Projections to 2050. Lancet Rheum 2023 5 E508.

10. Regelski CL. Hip Strengthening Compared With Quadriceps Strengthening in Conservative Treatment of Patients With Patellofemoral Pain. Int J Athl Ther Train 2015 20:4.

11. Khayambashi K. Posterolateral Hip Muscle Strengthening Versus Quadriceps Strengthening for Patellofemoral Pain. Arch Phys Med Rehab 2014 95:900.

12. Keating T. Differences in Grip Strength, Adductor Strength and External Hip Rotation Range of Motion Between Trained Grapplers and Recreationally Trained Males. JSCR 2011 25 (SUPPL1):S50.

13. Nevin F. Adductor Squeeze Test Values and Hip Joint Range of Motion in Gaelic Football Athletes With Longstanding Groin Pain. J Sci Med Sport 2014 17:155.

14. Mosler AB. Which Factors Differentiate Athletes With Hip/Groin Pain from Those Without? Br J Sports Med 2015 49:810.

15. Whittaker JL. Risk Factors for Groin Injury in Sport. Br J Sports Med 2015 49:803.

16. Hölmich P. Effectiveness of Active Physical Training as Treatment for Long-standing Adductor-related Groin Pain in Athletes. Lancet 1999 353:439.

20

슬굴곡근의 병리적 문제 :
슬개골 및 요추에 미치는 영향

근력 운동에서 슬굴곡근 부상 발생률은 육상 종목(달리기)에 비해 상대적으로 낮다. 그 이유 중 하나는 근력 운동선수들 중에는 슬굴곡근을 집중적으로 훈련하는 사람이 드물기 때문이다. 실제로 챔피언급 선수들 사이에서도 슬굴곡근이 완전히 찢어지는 경우는 대흉근이나 이두근에 비해 드물다. 허벅지에서 발생하는 근육 손상 빈도를 보면, 대퇴사두근이나 내전근의 손상이 슬굴곡근 손상보다 훨씬 흔하다. 그러나 슬굴곡근이 약하면 무릎과 허리 질환의 발생 위험이 크게 증가한다.

슬굴곡근 손상의 원인

헬스장에서는 레그 컬 머신을 잘못 세팅하여 동작의 맨 하위 지점에서 슬굴곡근을 과도하게 늘리거나, 다리를 펴고 수행하는 백 익스텐션(허리 강화 운동)에서 몸통을 과격하게 떨어뜨리는 경우를 제외하고는 슬굴곡근 손상이 드물다.

슬굴곡근 부상은 파워리프팅 계열의 동작(스쿼트 및 데드리프트)에서 더 자주 발생하는 경향이 있는데, 이러한 운동은 슬굴곡근을 강하게 자극하면서 늘리기 때문이다.

특히 아틀라스 스톤이나 타이어처럼 바닥에 가까이 놓인 무거운 물체를 잡기 위해 몸통을 깊게 숙일수록, 슬굴곡근이 과도하게 늘어나 큰 부담을 받게 된다. 마찬가지로 스쿼트 시 깊게 내려갈수록 슬굴곡근이 강하게 신장된다(두 경우 모두 요추 역시 부상 위험에 노출된다).

크로스핏 역시 슬굴곡근 손상이 빈번하게 나타난다. 그 이유는 크로스핏이 스프린트처럼 폭발적이고 빠른 움직임을 요구하기 때문이다. 다른 근력 운동선수들은 주로 훈련이 아닌 일상에서 슬굴곡근 손상이 발생한다. 예를 들면 열차를 놓치지 않으려고 갑자기 달리다가 슬굴곡근이 찢어지는 경우다.

스프린트처럼 폭발적이면서도 동시에 근육을 강하게 늘이는 동작은 슬굴곡근 파열을 유발할 수 있다[1-2]. 슬굴곡근이 파열되면 당연히 이후 모든 하체 훈련에 큰 영향을 미친다.

근육 자체보다는 근막 손상

슬굴곡근 파열은 대개 근육 자체보다 근막 손상으로 인해 나타난다. 근막은 근육을 둘러싼 막, 근육과 힘줄이 만나는 근건접합부, 그리고 힘줄 자체를 포함한다[3-4].

근막의 적응성은 매우 특수하다. 근막은 단지 중량이나 근력에만 적응하는 것이 아니라 평소 움직인 신장(스트레칭) 속도에도 적응한다. 예를 들어 근력 운동을 꾸준히 한다고 가정한다면 근막이 느리고 점진적인 움직임에 익숙해지지만, 스프린트와 같은 폭발적인 속도로 갑자기 신장될 경우에는 이 속도에 적응되어 있지 않은 근막 조직이 쉽게 손상된다.

따라서 부상을 예방하기 위해서는 단지 무게만 점진적으로 늘리는 것이 아니라, 동작 수행 속도 역시 서서히 높여서 점진적으로 적응시키는 과정이 필요하다.

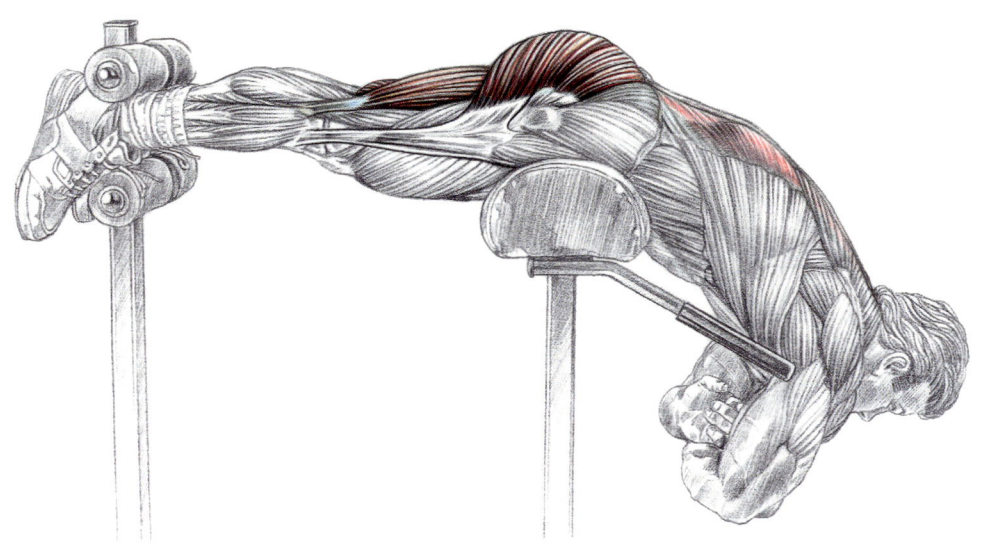

스프린트 선수들은 글루트 햄 레이즈GHR 벤치를 활용하여 점점 더 빠른 속도로 네거티브 운동을 시행하면 슬굴곡근을 활성화시키는 데 도움이 된다.

대퇴사두근-슬굴곡근의 불균형은
무릎 부상 위험을 높인다

허벅지 운동 시 대퇴사두근(앞쪽 허벅지)과 슬굴곡근(뒤쪽 허벅지)은 각각의 방향으로 무릎 관절을 당긴다. 따라서 두 근육 그룹의 힘이 서로 균형을 이루어야 슬개골의 안정성이 유지될 수 있다[5]. 어느 한쪽 근육이 지나치게 강하거나 약하면, 무릎이 불안정해지고 결국 손상으로 이어진다[6].

대부분의 하체 운동은 양쪽 다리를 동시에 사용하는 동작이 많으므로, 좌우 근력 차이 또한 신경을 써야 한다. 좌우 근력은 개인의 뼈 구조 및 팔다리의 가동 범위에 따라 차이가 날 수 있는데, 이 차이가 클수록 무게 중심이 한쪽으로 치우치게 되고[7], 이로 말미암아 무릎뿐만 아니라 고관절과 요추까지 부상 위험에 노출된다.

신경 반응의 불균형

근력 불균형 외에도 여러 연구에서는 근력 운동 중 슬굴곡근이 대퇴사두근보다 신경 반응 속도가 더 느리다고 보고하고 있다. 이러한 슬굴곡근의 '신경 반응 지연'은 일시적인 긴장 불균형을 일으켜 무릎을 손상에 취약하게 만든다[8]. 특히 신체 조정력Coordination이 부족한 초보자는 근력 운동 시 슬개골 손상 위험이 높다.

지나친 스트레칭을 주의하자

다양한 형태의 벤치(백 익스텐션 등)를 이용한 운동을 할 때는 슬굴곡근의 적절한 신장 범위를 유지하며 실시해야 한다. 슬굴곡근을 과도하게 늘리면 무릎뿐만 아니라 허리 손상 위험까지 증가하게 되니 주의하자.

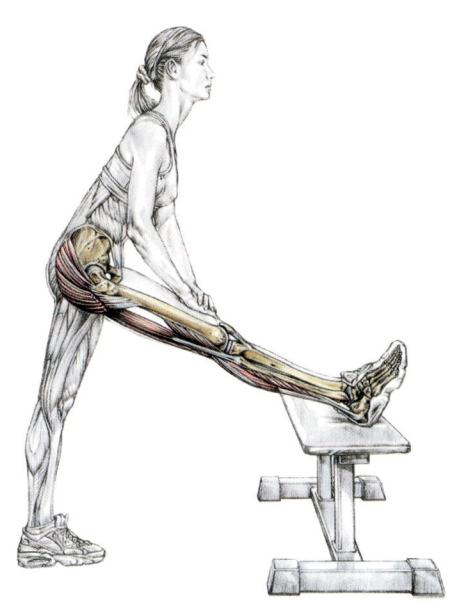

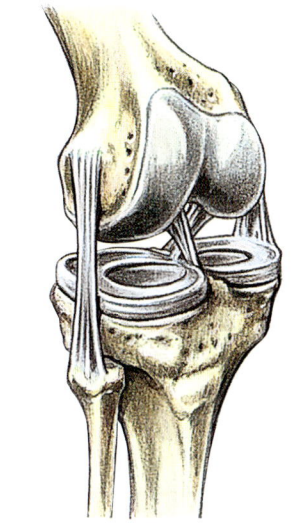

슬굴곡근이 뻣뻣하면 다리를 쭉 펴고, 상체를 전방으로 기울여 스트레칭하는 것이 좋다. 하지만 이러한 스트레칭을 너무 자주 수행할 경우, 슬굴곡근과 대퇴사두근 사이의 신경 반응 속도 차이를 더욱 심화시켜 무릎의 안정성을 저하시킬 수 있다.

십자인대.

좌우 슬굴곡근 불균형이 요추에 미치는 위험

좌우 슬굴곡근의 유연성 차이가 크면 허벅지 운동 시 상체가 비틀리게 되어 부상 위험이 커진다. 이때 사람들은 대부분 유연성이 부족한 슬굴곡근을 더 늘려서 양쪽의 유연성을 맞추려 한다. 하지만 근력 운동의 관점에서는 이것이 반드시 좋은 전략은 아니다.

병적인 수준으로 뻣뻣한 경우가 아니라면, 실제로는 유연성이 더 뛰어난 쪽 슬굴곡근이 더 약한 경우가 많기 때문이다. 그러므로 지나치게 유연한 슬굴곡근을 강화하여 좀 더 단단하게 만드는 전략이 더 적절하다.

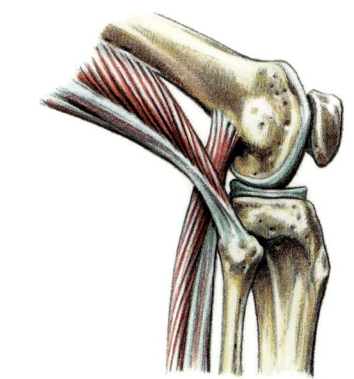

슬굴곡근과 종아리 근육은 서로 반대 방향으로 무릎을 잡아당김으로써 슬개골을 안정화한다.

슬굴곡근 근육 갈래

슬굴곡근은 무릎을 굽힐 때 특히 십자인대(전방십자인대와 후방십자인대)의 기능을 보완하여[9-10], 무릎을 안정화하는 중요한 기능을 수행한다[11].

우리가 무릎을 구부리고 있을 때, 대퇴이두근은 발이 바깥쪽으로 돌아가도록(외회전) 힘을 발휘한다[12].

반면, 반건양근Semitendinosus, 반막양근Semimembranosus, 슬와근Popliteus, 봉공근Sartorius은 발이 안쪽으로 돌아가도록(내회전) 힘을 발휘한다[13].

이렇게 슬굴곡근의 각 근육이 상반된 방향으로 힘을 가하는 긴장 관계는 무릎의 안정성을 높이는 데 도움을 준다. 즉, 서로 반대 방향으로 작용하는 근육들의 힘은 단순히 상쇄되는 것이 아니라 상호 보완되어 슬개골의 안정성을 유지한다.

이와 반대로 슬굴곡근의 근력이 부족하면 십자인대 파열의 위험이 증가한다[14].

잠재적으로는 강력하지만 실제로는 약한 슬굴곡근

슬굴곡근은 근력 운동에서 흔히 사용되기 때문에 일반적으로 강한 근육으로 인식된다. 따라서 슬굴곡근의 기능 즉, 십자인대의 안정성을 보완하는 능력에 초점을 맞춘 별도의 훈련이 필요하지 않다고 생각될 수 있다. 그러나 관련 운동을 처음 수행해 보면, 기대와는 달리 슬굴곡근의 근력이 매우 약하고, 무릎 관절의 안정성을 최적으로 유지하기 위한 지구력도 부족하다는 사실에 놀라게 될 것이다.

그 이유는, 슬굴곡근이 십자인대의 기능을 보완하는 역할을 하려면 근력뿐 아니라 신경과 근육, 뇌의 협응력도 필요하기 때문이다. 모든 운동 기능과 마찬가지로 이 협응 능력 또한 훈련을 통해 향상시켜야 한다.

의자에 앉아 허벅지를 바닥과 수평(90°)으로 맞춘 후, 발목이나 발끝에 저항을 걸고 슬굴곡근의 힘을 이용해 발을 회전시켜 보자. 이 훈련은 슬굴곡근을 기능적으로 강화시킬 뿐만 아니라 무릎의 동적 안정성을 향상시키는 데도 도움이 된다.

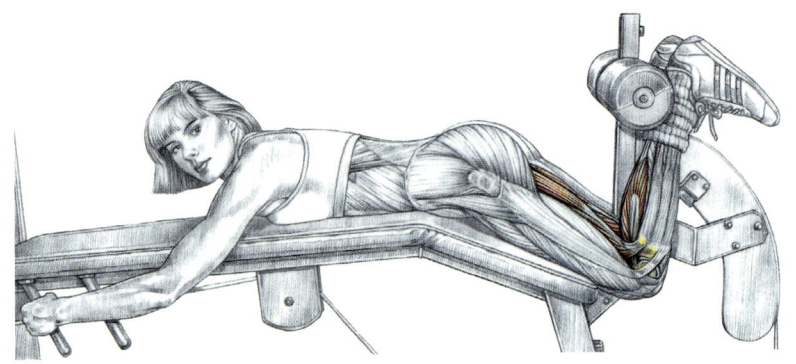

슬굴곡근 고립 운동을 할 때, 종종 발끝을 바깥쪽으로 돌려서 운동하는 경우가 있다. 그렇게 하면 대퇴이두근의 수축을 더 잘 느끼거나, 더 큰 힘을 낼 수 있기 때문이다. 하지만 이런 발의 외회전은 대퇴이두근이 다른 슬굴곡근 근육들보다 우세하다는 증거이며, 슬굴곡근 내의 힘이 불균형하다는 것을 나타낸다. 슬개골 손상을 예방하려면, 오른쪽 페이지의 발 회전 운동을 실시하여 이러한 불균형을 바로잡아야 한다.

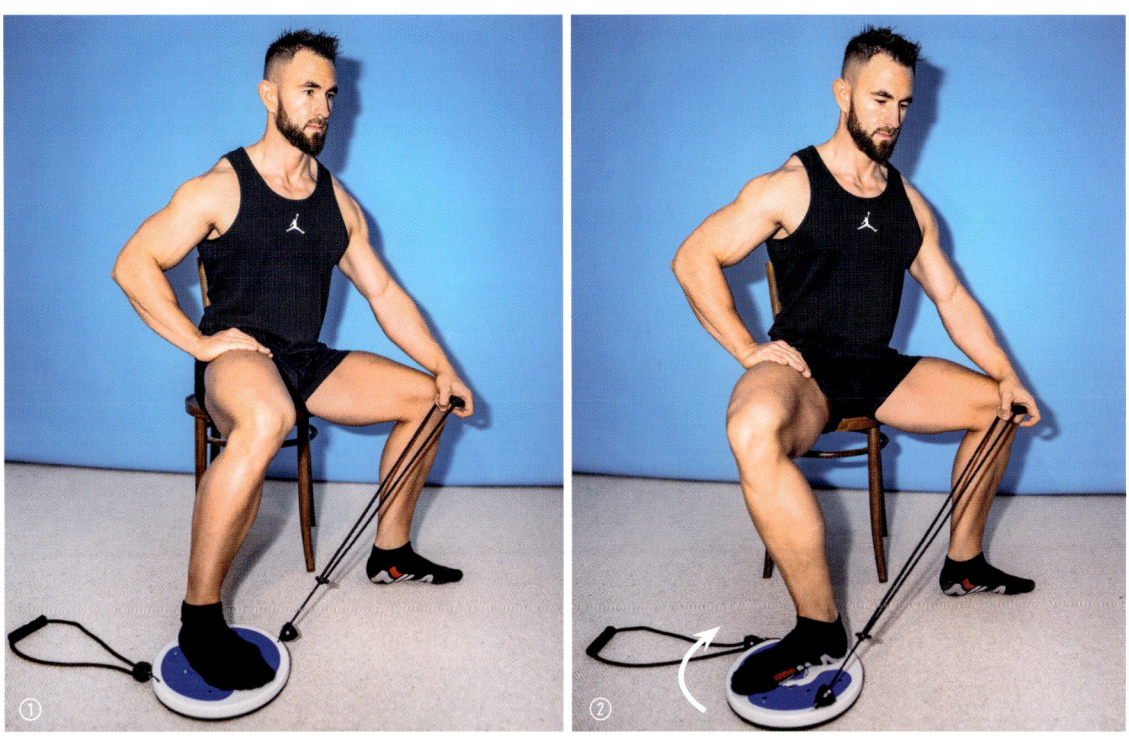

발목 저항을 왼쪽으로 주면서(당기면서) 오른발을 바깥쪽으로 회전시키면 대퇴이두근이 집중적으로 사용된다.

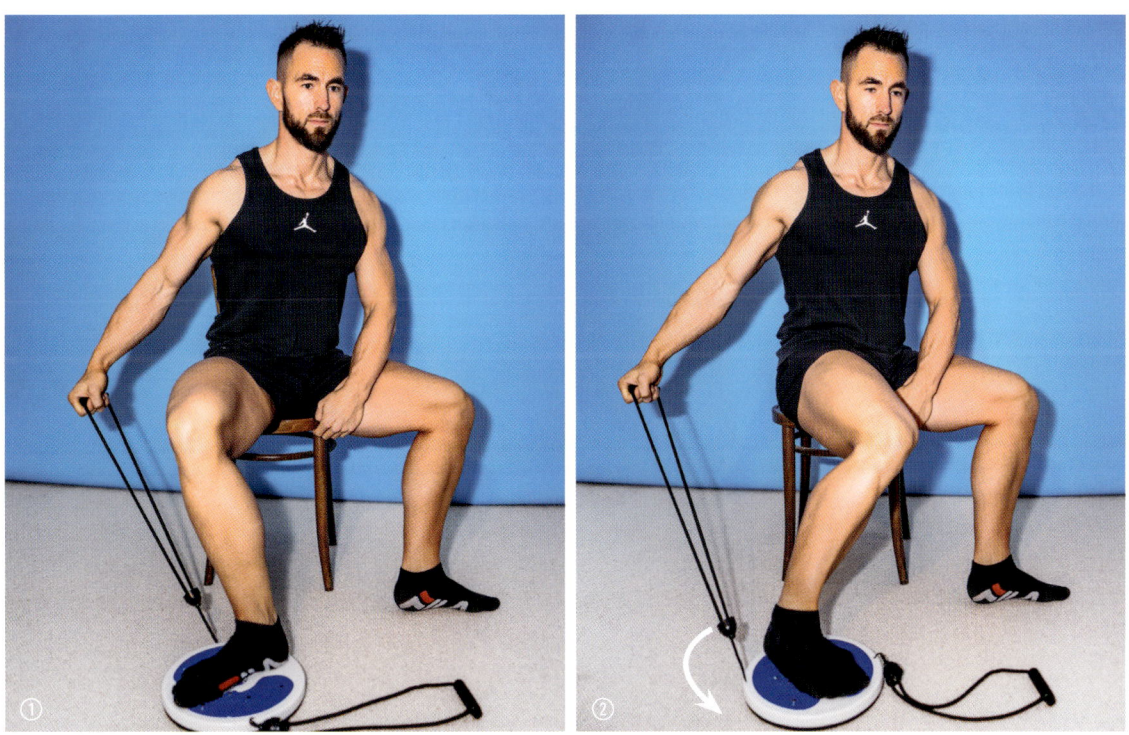

발목 저항을 오른쪽으로 주면서(당기면서) 오른발을 안쪽으로 회전시키면 반막양근과 반건양근이 활성화된다.

슬굴곡근 불균형으로 인한 무릎 불안정성

슬굴곡근 각 부위(대퇴이두근과 반막양근, 반건양근)의 힘이 서로 상호 보완되면서 안정성을 확보하려면, 이들의 힘이 균형을 이루어야 한다. 만약 대퇴이두근, 반막양근, 반건양근의 힘이 균형을 이루지 못하고 한쪽으로 치우치게 되면, 힘이 더 강한 근육 쪽으로 발끝이 돌아가게 된다. 예를 들어 달리기 중 발목이 뒤틀리거나, 스쿼트 중 슬개골이 불안정해지는 현상이 발생할 수 있다.

무릎이 불안정해지면, 마치 회로 차단기처럼 뇌의 신경 신호 전달이 억제되어 근력 저하가 발생한다. 따라서 하체 운동 수행 능력을 극대화하기 위해서는 슬굴곡근 각 부위의 근력을 균형 있게 유지하는 것이 필수적이다.

1. Ono T. Estimation of Tensile Force in the Hamstring Muscles During Overground Sprinting. Int J Sports Med 2015 36:163.

2. Crema MD. Acute Hamstring Injury in Football Players: Association Between Anatomical Location and Extent of Injury. J Sci Med Sport 2016 19:317.

3. Sylvain Grange S. Location of Hamstring Injuries Based on Magnetic Resonance Imaging. Sports Health 2022.

4. Jakobsen JR. The Myotendinous Junction. Rev Front Physiol 2021.

5. Coombs R. Developments in the Use of the Hamstring/Quadriceps Ratio for the Assessment of Muscle Balance. J Sports Sci Med 2002 1:56.

6. Voukelatos D. The Hamstrings to Quadriceps Functional Ratio Expressed Over the Full Angle-Angular Velocity Range Using a Limited Number of Data Points. R Soc Open Sci 2022 9:210696.

7. Mian Darbandi S. Does Ipsilateral and Bilateral Knee Strength Status Predict Lower Extremity Injuries of Elite Judokas. Res Sports Med 2022 20:1.

8. Hannah R. Longer Electromechanical Delay Impairs Hamstrings Explosive Force Versus Quadriceps. MSSE 2014 46:963.

9. Zebis MK. Acute Fatigue Impairs Neuromuscular Activity of Anterior Cruciate Ligament-agonist Muscles in Female Team Handball Players. Scand J Med Sci Sports 2011 21:833.

10. Biscarini A. Selective Contribution of Each Hamstring Muscle to Anterior Cruciate Ligament Protection and Tibiofemoral Joint Stability in Leg-extension Exercise. Eur J Appl Physiol 2013 113:2263.

11. Sahabuddin FNA. The Effects of Hip- and Ankle-focused Exercise Intervention on Dynamic Knee Valgus. Peer J 2021 9:e11731.

12. Buford WL. Internal/External Rotation Moment Arms of Muscles at the Knee. Knee 2001 8:293.

13. Stępień K. Anatomy of Proximal Attachment, Course, and Innervation of Hamstring Muscles. Knee Surg Sports Trauma Arthro 2019 2 7:673.

14. Dauty M. Anatomical and Neuromuscular Factors Associated to Non-contact Anterior Cruciate Ligament Injury. J Clin Med 2022 11:1402.

21

종아리 및 발과 관련된 병리학적 문제

여러 스포츠에서는 아킬레스건(종골건)에 손상이 집중적으로 발생하지만, 근력 운동에서는 그 빈도가 비교적 낮다. 대신 근력 운동은 발에 엄청난 압력을 가해 변형을 초래한다(척추가 압박을 받으면 족저궁의 아치가 무너져 발이 길어진다).

발바닥의 자세 결함, 발과 종아리 근육의 약화는 무릎, 고관절, 허리의 문제를 악화시킨다. 발이 약하거나 불안정하면 몸 전체의 정렬이 무너지기 때문이다. 이 장에서는 종아리 및 발과 관련된 문제에 대해 알아보겠다.

건염과 근육 파열

종아리 근육이 파열되는 경우는 드물지만, 근력 운동(특히 종아리 운동)을 할 때 종아리를 자주 신장하면 아킬레스건염이 흔히 발생한다. 이 경우에는 운동 동작의 가동 범위(특히 하위 지점)를 줄이고, 종아리 근육(하퇴삼두근)의 운동량도 줄일 필요가 있다.

아킬레스건염은 특히 크로스핏 종목에서 자주 나타난다. 스토롱맨의 경우는 타이어를 들어올리는 동작을 할 때 종아리에 큰 부담을 준다.

신경 압박으로 인한 근육 위축

비복근Gastrocnemius 내측두 위축은 최근 증가하는 질환 중 하나다. 이 질환은 마치 해당 근육 일부가 완전히 파열된 것처럼 느껴지지만, 실제로는 근육이 파열된 것이 아니라 극도로 위축된 상태다.

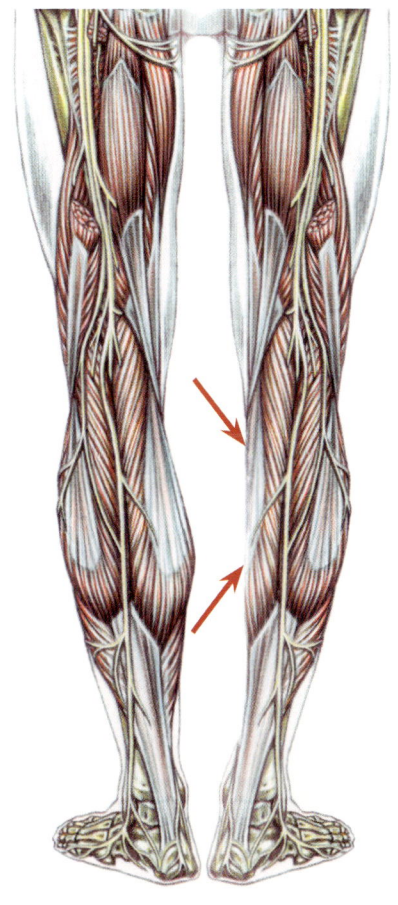

신경 압박으로 인한 근육(비복근 내측두) 위축

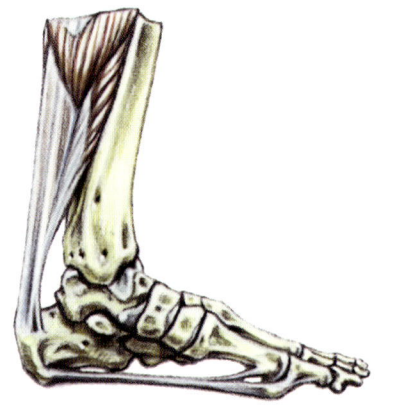

발바닥은 수많은 힘줄과 유연한 건막Aponeurosis으로 구성되어 있다.

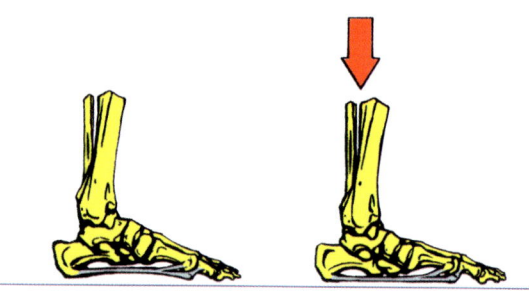

무거운 중량을 반복적으로 다룰 경우 발생할 수 있는 족저궁(발바닥 아치)의 함몰.

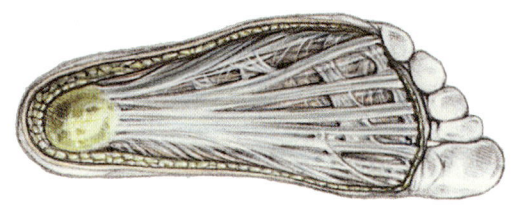

무릎에 건염이 있을 경우 발 근육의 강화가 통증을 완화하는 데 도움이 된다4).

이러한 병변은 종아리에 발생하지만, 직접적인 원인은 좌골신경의 압박이다(9장 참고). 비복근은 좌골신경의 경골 분지Tibial division에서 신경 지배를 받기 때문이다. 따라서 좌골신경이 요추, 둔근, 무릎 부위에서 압박되면 비복근 내측두가 제대로 수축되지 않는다.

정상적으로는 비복근 내측두와 외측두 모두 위축되어야 하지만, 보디빌더들의 경우 유독 내측두만 위축되는 현상이 자주 관찰된다. 이 상태에서는 아무리 종아리 운동을 열심히 해도 비복근 내측두가 반응하지 않는다. 이 경우 단기적인 해결책으로는 손상된 신경을 인위적으로 자극하는 전기 자극 요법을 활용하는 것이 있고, 근본적인 해결책으로는 신경 차단의 원인을 찾아 제거하는 방법이 있다.

발의 병리적 특수성

근력 운동에서 과도한 중량을 다룰 경우에는 발의 형태 변형을 초래할 수 있다. 특히 발바닥의 족저궁(발의 아치)이 점차 무너지게 되며, 발이 길어진다. 실제로 엄지발가락 외전근(무지외전근)을 활성화하는 신경을 차단하여 족저궁이 무너지면 발 길이가 약 4mm 가까이 증가하는 것으로 나타났다[1].

발이 변형되고 근력이 약해지면 신체가 불안정해져서 운동 기량이 저하되고 무릎, 고관절, 척추, 어깨 등에 병리적 문제가 발생한다.

또한, 발이 불안정하거나 발목의 힘이 부족하면 운동할 때 발을 지면에 단단히 고정하기가 어렵다. 발이 흔들리면 경골도 흔들리게 되는데, 이러한 불안정성은 필연적으로 무릎과 고관절, 허리까지 영향을 미치게 되며, 결과적으로 모두 불안정한 위치에서 압력을 감당하게 된다[2]. 발과 발목 근육을 강화하면 이러한 관절들의 손상을 예방할 수 있다[3]. 족저궁 강화는 집에서 맨발로 종아리 근육 운동(카프 레이즈Calf raise)을 수행하는 것이 효과적이다.

가자미근의 무릎 안정화 역할

연구에 따르면, 비복근과 가자미근Soleus 사이의 근력 불균형은 무릎 관절 손상과 밀접한 연관이 있다[5-6]. 비복근의 힘이 지나치게 강하고, 가자미근이 약하면 다리를 움직일 때 슬개골에 가해지는 압력이 증가한다. 또한, 비복근의 수축은 무릎 인대의 긴장을 증가시키는 반면, 가자미근은 무릎 인대의 긴장을 줄여주고 손상을 완화하는 것으로 나타났다[7].

비복근은 대퇴골(허벅지뼈)에 직접 부착되어 있기 때문에 무릎에 영향을 주는 것을 쉽게 이해할 수 있다. 반면, 단관절 근육One-joint muscles인 가자미근은 무릎에 직접 연결되지 않아 무릎과는 무관할 것으로 생각될 수 있다. 그러나 실제로 가자미근은 경골(정강이뼈)을 안정화하는 역할을 하여 무릎의 안정성을 높이는 데

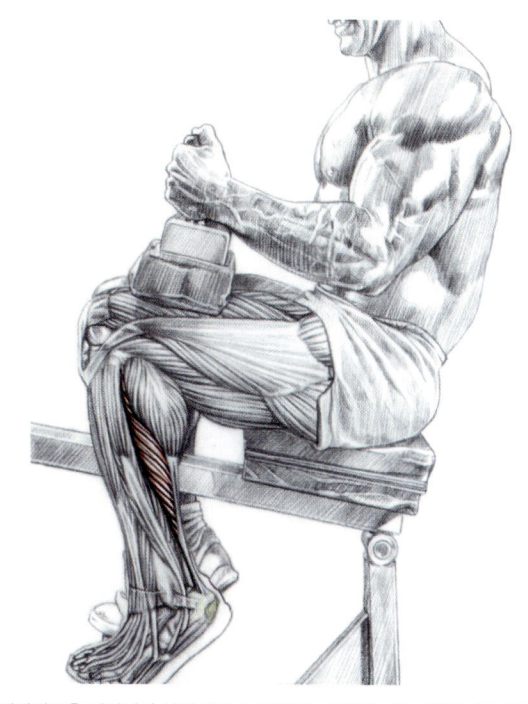

가자미근을 강화하기 위해 앉아서 수행하는 종아리 머신 운동(카프 레이즈)은 무릎의 안정성을 높이고 종골(발뒤꿈치뼈)을 보호하는 데 큰 도움이 된다.

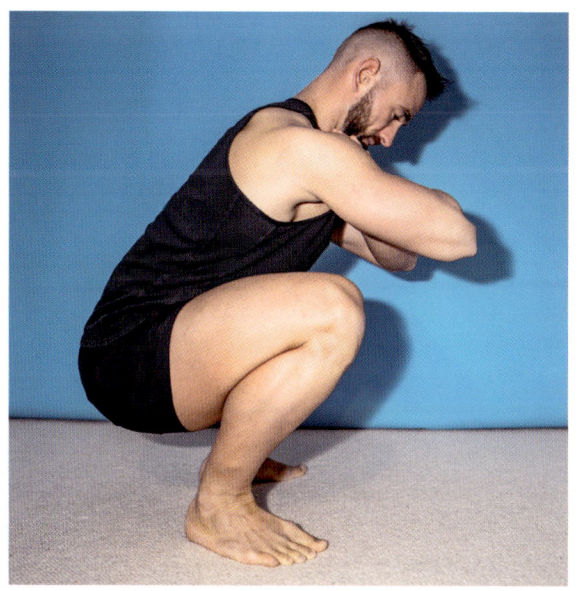
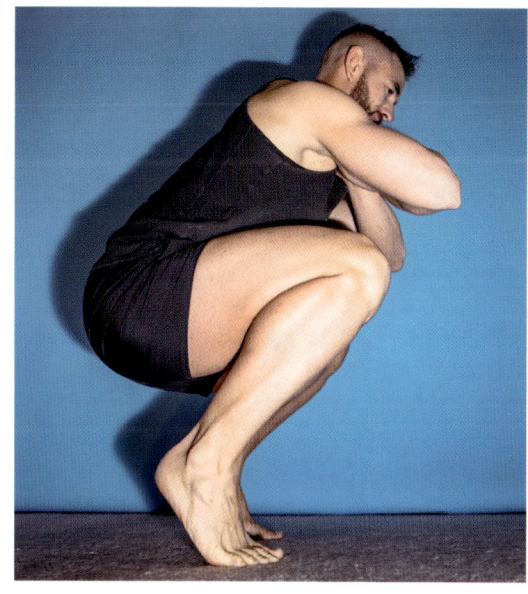

집에서 운동할 경우, 맨발로 바닥에 쪼그려 앉아 수행하는 싯 스쿼트Sit squat를 실시하면 효과적으로 가자미근을 단련할 수 있다.

기여한다. 가자미근을 제거하고 수행한 연구에서, 운동 시 무릎 관절에 즉시 더 많은 긴장이 가해지는 것이 확인됐다. 따라서 가자미근은 슬굴곡근과 함께 무릎을 안정화한다고 볼 수 있다.

1. Fiolkowski P. Intrinsic Pedal Musculature Support of the Medial Longitudinal Arch. J Foot Ankle Surg 2003 42:327.

2. Bell DR. Muscle Strength and Flexibility Characteristics of People Displaying Excessive Medial Knee Displacement. Arch Phys Med Reha 2008 89:1323.

3. van der Merwe C. Foot Muscle Strengthening and Lower Limb Injury Prevention. Rev Res Q Exerc Sport 2021 92:380.

4. Kim HJ. Talonavicular Joint Mobilization and Foot Core Strengthening in Patellofemoral Pain Syndrome. BMC Mus Dis 2022 23:150.

5. Uhlrich SD. Muscle Coordination Retraining Inspired by Musculoskeletal Simulations. BioRxiv 2020 12:424841.

6. Wong C. Triceps Surae Strength Balancing as a Management Option for Early-stage Knee Osteoarthritis. Clin Bio 2022.

7. Maniar N. Muscle Force Contributions to Anterior Cruciate Ligament Loading. Sports Med 2022 52:1737.

남성의 표층 및 심부 근육 해부도: 전면도

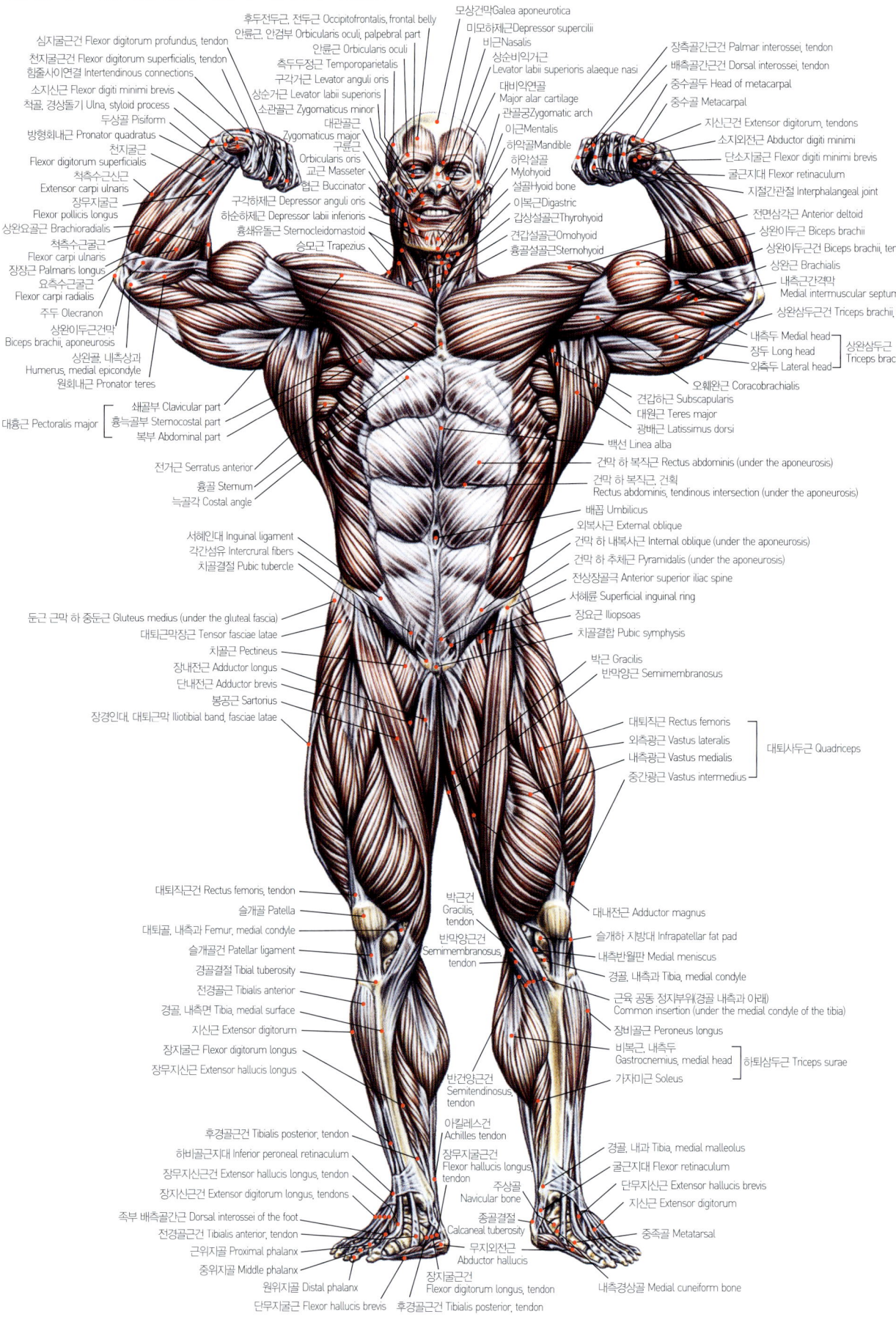

심지굴근건 Flexor digitorum profundus, tendon
천지굴근건 Flexor digitorum superficialis, tendon
힘줄사이연결 Intertendinous connections
소지신근 Flexor digiti minimi brevis
척골, 경상돌기 Ulna, styloid process
두상골 Pisiform
방형회내근 Pronator quadratus
천지굴근 Flexor digitorum superficialis
척측수근신근 Extensor carpi ulnaris
장무지굴근 Flexor pollicis longus
상완요골근 Brachioradialis
척측수근굴근 Flexor carpi ulnaris
장장근 Palmaris longus
요측수근굴근 Flexor carpi radialis
주두 Olecranon
상완이두근건막 Biceps brachii, aponeurosis
상완골, 내측상과 Humerus, medial epicondyle
원회내근 Pronator teres

후두전두근, 전두근 Occipitofrontalis, frontal belly
안륜근, 안검부 Orbicularis oculi, palpebral part
안륜근 Orbicularis oculi
측두두정근 Temporoparietalis
구각거근 Levator anguli oris
상순거근 Levator labii superioris
소관골근 Zygomaticus minor
대관골근 Zygomaticus major
구륜근 Orbicularis oris
교근 Masseter
협근 Buccinator
구각하제근 Depressor anguli oris
하순하제근 Depressor labii inferioris
흉쇄유돌근 Sternocleidomastoid
승모근 Trapezius

모상건막 Galea aponeurotica
미모하제근 Depressor supercilii
비근 Nasalis
상순비익거근 Levator labii superioris alaeque nasi
대비익연골 Major alar cartilage
관골궁 Zygomatic arch
이근 Mentalis
하악골 Mandible
하악설골 Mylohyoid
설골 Hyoid bone
이복근 Digastric
갑상설골근 Thyrohyoid
견갑설골근 Omohyoid
흉골설골근 Sternohyoid

장측골간근건 Palmar interossei, tendon
배측골간근건 Dorsal interossei, tendon
중수골두 Head of metacarpal
중수골 Metacarpal
지신근건 Extensor digitorum, tendons
소지외전근 Abductor digiti minimi
단소지굴근 Flexor digiti minimi brevis
굴근지대 Flexor retinaculum
지절간관절 Interphalangeal joint
전면삼각근 Anterior deltoid
상완이두근 Biceps brachii
상완이두근건 Biceps brachii, tendon
상완근 Brachialis
내측근간격막 Medial intermuscular septum
상완삼두근건 Triceps brachii, tendon
내측두 Medial head
장두 Long head
외측두 Lateral head] 상완삼두근 Triceps brachii
오훼완근 Coracobrachialis
견갑하근 Subscapularis
대원근 Teres major
광배근 Latissimus dorsi
백선 Linea alba
견막 하 복직근 Rectus abdominis (under the aponeurosis)
견막 하 복직근, 건획 Rectus abdominis, tendinous intersection (under the aponeurosis)
배꼽 Umbilicus
외복사근 External oblique
견막 하 내복사근 Internal oblique (under the aponeurosis)
견막 하 추체근 Pyramidalis (under the aponeurosis)
전상장골극 Anterior superior iliac spine
서혜륜 Superficial inguinal ring
장요근 Iliopsoas
치골결합 Pubic symphysis

대흉근 Pectoralis major [쇄골부 Clavicular part
흉늑골부 Sternocostal part
복부 Abdominal part

전거근 Serratus anterior
흉골 Sternum
늑골각 Costal angle

서혜인대 Inguinal ligament
각간섬유 Intercrural fibers
치골결절 Pubic tubercle

둔근 근막 하 중둔근 Gluteus medius (under the gluteal fascia)
대퇴근막장근 Tensor fasciae latae
치골근 Pectineus
장내전근 Adductor longus
단내전근 Adductor brevis
봉공근 Sartorius
장경인대, 대퇴근막 Iliotibial band, fasciae latae

박근 Gracilis
반막양근 Semimembranosus

대퇴직근 Rectus femoris
외측광근 Vastus lateralis
내측광근 Vastus medialis
중간광근 Vastus intermedius] 대퇴사두근 Quadriceps

대퇴직근건 Rectus femoris, tendon
슬개골 Patella
대퇴골, 내측과 Femur, medial condyle
슬개건 Patellar ligament
경골결절 Tibial tuberosity
전경골근 Tibialis anterior
경골, 내측면 Tibia, medial surface
지신근 Extensor digitorum
장지굴근 Flexor digitorum longus
장무지신근 Extensor hallucis longus

박근건 Gracilis, tendon
반막양근건 Semimembranosus, tendon

대내전근 Adductor magnus
슬개하 지방대 Infrapatellar fat pad
내측반월판 Medial meniscus
경골, 내측과 Tibia, medial condyle
근육 공동 정지부위(경골 내측과 아래) Common insertion (under the medial condyle of the tibia)
장비골근 Peroneus longus
비복근, 내측두 Gastrocnemius, medial head
가자미근 Soleus] 하퇴삼두근 Triceps surae

후경골근건 Tibialis posterior, tendon
하비골근지대 Inferior peroneal retinaculum
장무지신근건 Extensor hallucis longus, tendon
장지신근건 Extensor digitorum longus, tendons
족부 배측골간근 Dorsal interossei of the foot
전경골근, 건 Tibialis anterior, tendon
근위지골 Proximal phalanx
중위지골 Middle phalanx
원위지골 Distal phalanx
단무지굴근 Flexor hallucis brevis

반건양근건 Semitendinosus, tendon
아킬레스건 Achilles tendon
장무지굴근건 Flexor hallucis longus, tendon
주상골 Navicular bone
종골결절 Calcaneal tuberosity
무지외전근 Abductor hallucis
장지굴근건 Flexor digitorum longus, tendon
후경골근건 Tibialis posterior, tendon

경골, 내과 Tibia, medial malleolus
굴근지대 Flexor retinaculum
단무지신근 Extensor hallucis brevis
지신근 Extensor digitorum
중족골 Metatarsal
내측경상골 Medial cuneiform bone

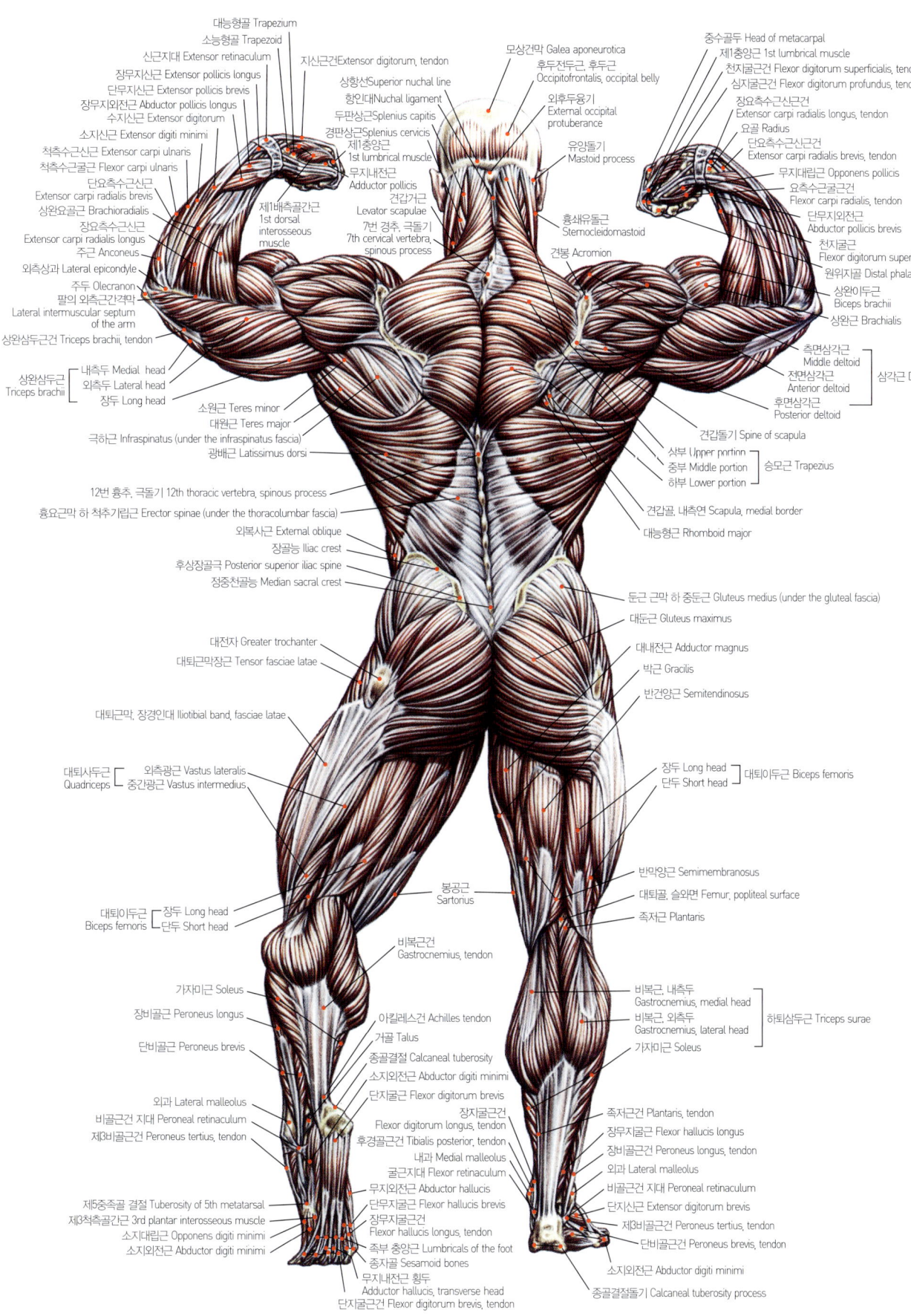

남성의 표층 및 심부 근육 해부도: 후면도

대능형골 Trapezium
소능형골 Trapezoid
신근지대 Extensor retinaculum
장무지신근 Extensor pollicis longus
단무지신근 Extensor pollicis brevis
장무지외전근 Abductor pollicis longus
수지신근 Extensor digitorum
소지신근 Extensor digiti minimi
척측수근신근 Extensor carpi ulnaris
척측수근굴근 Flexor carpi ulnaris
단요측수근신근
Extensor carpi radialis brevis
상완요골근 Brachioradialis
장요측수근신근
Extensor carpi radialis longus
주근 Anconeus
외측상과 Lateral epicondyle
주두 Olecranon
팔의 외측근간격막
Lateral intermuscular septum
of the arm
상완삼두근건 Triceps brachii, tendon

상완삼두근   내측두 Medial head
Triceps brachii   외측두 Lateral head
           장두 Long head

소원근 Teres minor
대원근 Teres major
극하근 Infraspinatus (under the infraspinatus fascia)
광배근 Latissimus dorsi

12번 흉추, 극돌기 12th thoracic vertebra, spinous process
흉요근막 하 척추기립근 Erector spinae (under the thoracolumbar fascia)
외복사근 External oblique
장골능 Iliac crest
후상장골극 Posterior superior iliac spine
정중천골능 Median sacral crest

대전자 Greater trochanter
대퇴근막장근 Tensor fasciae latae

대퇴근막, 장경인대 Iliotibial band, fasciae latae

대퇴사두근   외측광근 Vastus lateralis
Quadriceps   중간광근 Vastus intermedius

대퇴이두근   장두 Long head
Biceps femoris   단두 Short head

봉공근
Sartorius

비복근건
Gastrocnemius, tendon

가자미근 Soleus
장비골근 Peroneus longus
단비골근 Peroneus brevis

외과 Lateral malleolus
비골근건 지대 Peroneal retinaculum
제3비골근건 Peroneus tertius, tendon

제5중족골 결절 Tuberosity of 5th metatarsal
제3척추골간근 3rd plantar interosseous muscle
소지대립근 Opponens digiti minimi
소지외전근 Abductor digiti minimi

지신근건 Extensor digitorum, tendon

상항선 Superior nuchal line
항인대 Nuchal ligament
두판상근 Splenius capitis
경판상근 Splenius cervicis
제1충양근
1st lumbrical muscle
무지내전근
Adductor pollicis
견갑거근
Levator scapulae
7번 경추, 극돌기
7th cervical vertebra,
spinous process
제1배측골간근
1st dorsal
interosseous
muscle

모상건막 Galea aponeurotica
후두전두근, 후두근
Occipitofrontalis, occipital belly
외후두융기
External occipital
protuberance
유양돌기
Mastoid process

흉쇄유돌근
Sternocleidomastoid
견봉 Acromion

견갑돌기 Spine of scapula

상부 Upper portion   승모근 Trapezius
중부 Middle portion
하부 Lower portion

견갑골, 내측연 Scapula, medial border
대능형근 Rhomboid major

둔근막 하 중둔근 Gluteus medius (under the gluteal fascia)
대둔근 Gluteus maximus
대내전근 Adductor magnus
박근 Gracilis
반건양근 Semitendinosus

장두 Long head   대퇴이두근 Biceps femoris
단두 Short head

반막양근 Semimembranosus
대퇴골, 슬와면 Femur, popliteal surface
족저근 Plantaris

비복근, 내측두
Gastrocnemius, medial head   하퇴삼두근 Triceps surae
비복근, 외측두
Gastrocnemius, lateral head
가자미근 Soleus

족저근건 Plantaris, tendon
장무지굴근 Flexor hallucis longus
장비골근건 Peroneus longus, tendon
외과 Lateral malleolus
비골근건 지대 Peroneal retinaculum
단지신근 Extensor digitorum brevis
제3비골근건 Peroneus tertius, tendon
단비골근건 Peroneus brevis, tendon
소지외전근 Abductor digiti minimi
종골결절돌기 Calcaneal tuberosity process

중수골두 Head of metacarpal
제1충양근 1st lumbrical muscle
천지굴근건 Flexor digitorum superficialis, tendon
심지굴근건 Flexor digitorum profundus, tendon
장요측수근신근건
Extensor carpi radialis longus, tendon
요골 Radius
단요측수근신근건
Extensor carpi radialis brevis, tendon
무지대립근 Opponens pollicis
요측수근굴근건
Flexor carpi radialis, tendon
단무지외전근
Abductor pollicis brevis
천지굴근
Flexor digitorum superficialis
원위지골 Distal phalanx
상완이두근
Biceps brachii
상완근 Brachialis

측면삼각근
Middle deltoid
전면삼각근   삼각근 Deltoid
Anterior deltoid
후면삼각근
Posterior deltoid

아킬레스건 Achilles tendon
거골 Talus
종골결절 Calcaneal tuberosity
소지외전근 Abductor digiti minimi
단지굴근 Flexor digitorum brevis
장지굴근건
Flexor digitorum longus, tendon
후경골근건 Tibialis posterior, tendon
내과 Medial malleolus
굴근지대 Flexor retinaculum
무지외전근 Abductor hallucis
단무지굴근 Flexor hallucis brevis
장무지굴근건
Flexor hallucis longus, tendon
족부 충양근 Lumbricals of the foot
종자골 Sesamoid bones
무지내전근 횡두
Adductor hallucis, transverse head
단지굴근건 Flexor digitorum brevis, tendon

대퇴이두근   장두 Long head
Biceps femoris   단두 Short head

파르네세의 헤라클레스: 측면도

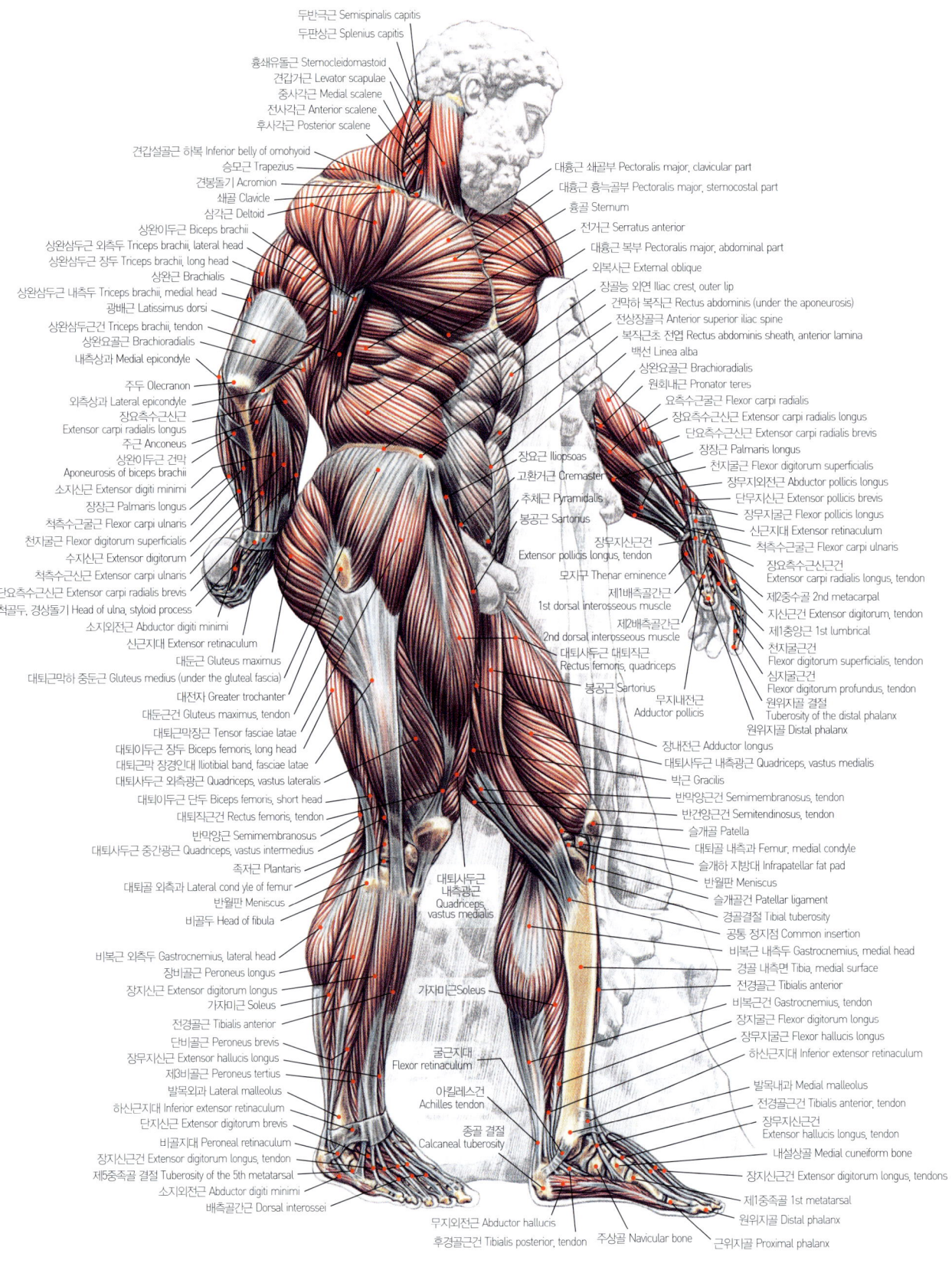

두반극근 Semispinalis capitis
두판상근 Splenius capitis

흉쇄유돌근 Sternocleidomastoid
견갑거근 Levator scapulae
중사각근 Medial scalene
전사각근 Anterior scalene
후사각근 Posterior scalene

견갑설골근 하복 Inferior belly of omohyoid
승모근 Trapezius
견봉돌기 Acromion
쇄골 Clavicle
삼각근 Deltoid
상완이두근 Biceps brachii
상완삼두근 외측두 Triceps brachii, lateral head
상완삼두근 장두 Triceps brachii, long head
상완근 Brachialis
상완삼두근 내측두 Triceps brachii, medial head
광배근 Latissimus dorsi
상완삼두근건 Triceps brachii, tendon
상완요골근 Brachioradialis
내측상과 Medial epicondyle
주두 Olecranon
외측상과 Lateral epicondyle
장요측수근신근
Extensor carpi radialis longus
주근 Anconeus
상완이두근 건막
Aponeurosis of biceps brachii
소지신근 Extensor digiti minimi
장장근 Palmaris longus
척측수근굴근 Flexor carpi ulnaris
천지굴근 Flexor digitorum superficialis
수지신근 Extensor digitorum
척측수근신근 Extensor carpi ulnaris
단요측수근신근 Extensor carpi radialis brevis
척골두, 경상돌기 Head of ulna, styloid process
소지외전근 Abductor digiti minimi
신근지대 Extensor retinaculum
대둔근 Gluteus maximus
대퇴근막하 중둔근 Gluteus medius (under the gluteal fascia)
대전자 Greater trochanter
대둔근건 Gluteus maximus, tendon
대퇴근막장근 Tensor fasciae latae
대퇴이두근 장두 Biceps femoris, long head
대퇴근막 장경인대 Iliotibial band, fasciae latae
대퇴사두근 외측광근 Quadriceps, vastus lateralis
대퇴이두근 단두 Biceps femoris, short head
대퇴직근건 Rectus femoris, tendon
반막양근 Semimembranosus
대퇴사두근 중간광근 Quadriceps, vastus intermedius
족저근 Plantaris
대퇴골 외측과 Lateral cond yle of femur
반월판 Meniscus
비골두 Head of fibula

비복근 외측두 Gastrocnemius, lateral head
장비골근 Peroneus longus
장지신근 Extensor digitorum longus
가자미근 Soleus
전경골근 Tibialis anterior
단비골근 Peroneus brevis
장무지신근 Extensor hallucis longus
제3비골근 Peroneus tertius
발목외과 Lateral malleolus
하신근지대 Inferior extensor retinaculum
단지신근 Extensor digitorum brevis
비골지대 Peroneal retinaculum
장지신근건 Extensor digitorum longus, tendon
제5중족골 결절 Tuberosity of the 5th metatarsal
소지외전근 Abductor digiti minimi
배측골간근 Dorsal interossei

대흉근 쇄골부 Pectoralis major, clavicular part
대흉근 흉늑골부 Pectoralis major, sternocostal part
흉골 Sternum
전거근 Serratus anterior
대흉근 복부 Pectoralis major, abdominal part
외복사근 External oblique
장골능 외연 Iliac crest, outer lip
견막하 복직근 Rectus abdominis (under the aponeurosis)
전상장골극 Anterior superior iliac spine
복직근초 전엽 Rectus abdominis sheath, anterior lamina
백선 Linea alba
상완요골근 Brachioradialis
원회내근 Pronator teres
요측수근굴근 Flexor carpi radialis
장요측수근신근 Extensor carpi radialis longus
단요측수근신근 Extensor carpi radialis brevis
장장근 Palmaris longus
천지굴근 Flexor digitorum superficialis
장무지외전근 Abductor pollicis longus
단무지신근 Extensor pollicis brevis
장무지굴근 Flexor pollicis longus
신근지대 Extensor retinaculum
척측수근굴근 Flexor carpi ulnaris
장요측수근신근건
Extensor carpi radialis longus, tendon
제2중수골 2nd metacarpal
지신근건 Extensor digitorum, tendon
제1충양근 1st lumbrical
천지굴근건
Flexor digitorum superficialis, tendon
심지굴근건
Flexor digitorum profundus, tendon
원위지골 결절
Tuberosity of the distal phalanx
원위지골 Distal phalanx

장요근 Iliopsoas
고환거근 Cremaster
추체근 Pyramidalis
봉공근 Sartorius
장무지신근건
Extensor pollicis longus, tendon
모지구 Thenar eminence
제1배측골간근
1st dorsal interosseous muscle
제2배측골간근
2nd dorsal interosseous muscle
대퇴사두근 대퇴직근
Rectus femoris, quadriceps
봉공근 Sartorius
무지내전근
Adductor pollicis
장내전근 Adductor longus
대퇴사두근 내측광근 Quadriceps, vastus medialis
박근 Gracilis
반막양근건 Semimembranosus, tendon
반건양근건 Semitendinosus, tendon
슬개골 Patella
대퇴골 내측과 Femur, medial condyle
슬개하 지방대 Infrapatellar fat pad
반월판 Meniscus
슬개골건 Patellar ligament
경골결절 Tibial tuberosity
공통 정지점 Common insertion
비복근 내측두 Gastrocnemius, medial head
경골 내측면 Tibia, medial surface
전경골근 Tibialis anterior
비복근건 Gastrocnemius, tendon
장지굴근 Flexor digitorum longus
장무지굴근 Flexor hallucis longus
하신근지대 Inferior extensor retinaculum
발목내과 Medial malleolus
전경골근건 Tibialis anterior, tendon
장무지신근건
Extensor hallucis longus, tendon
내설상골 Medial cuneiform bone
장지신근건 Extensor digitorum longus, tendons
제1중족골 1st metatarsal
원위지골 Distal phalanx
근위지골 Proximal phalanx

대퇴사두근
내측광근
Quadriceps,
vastus medialis

가자미근 Soleus

굴근지대
Flexor retinaculum

아킬레스건
Achilles tendon

종골 결절
Calcaneal tuberosity

무지외전근 Abductor hallucis
후경골근건 Tibialis posterior, tendon
주상골 Navicular bone

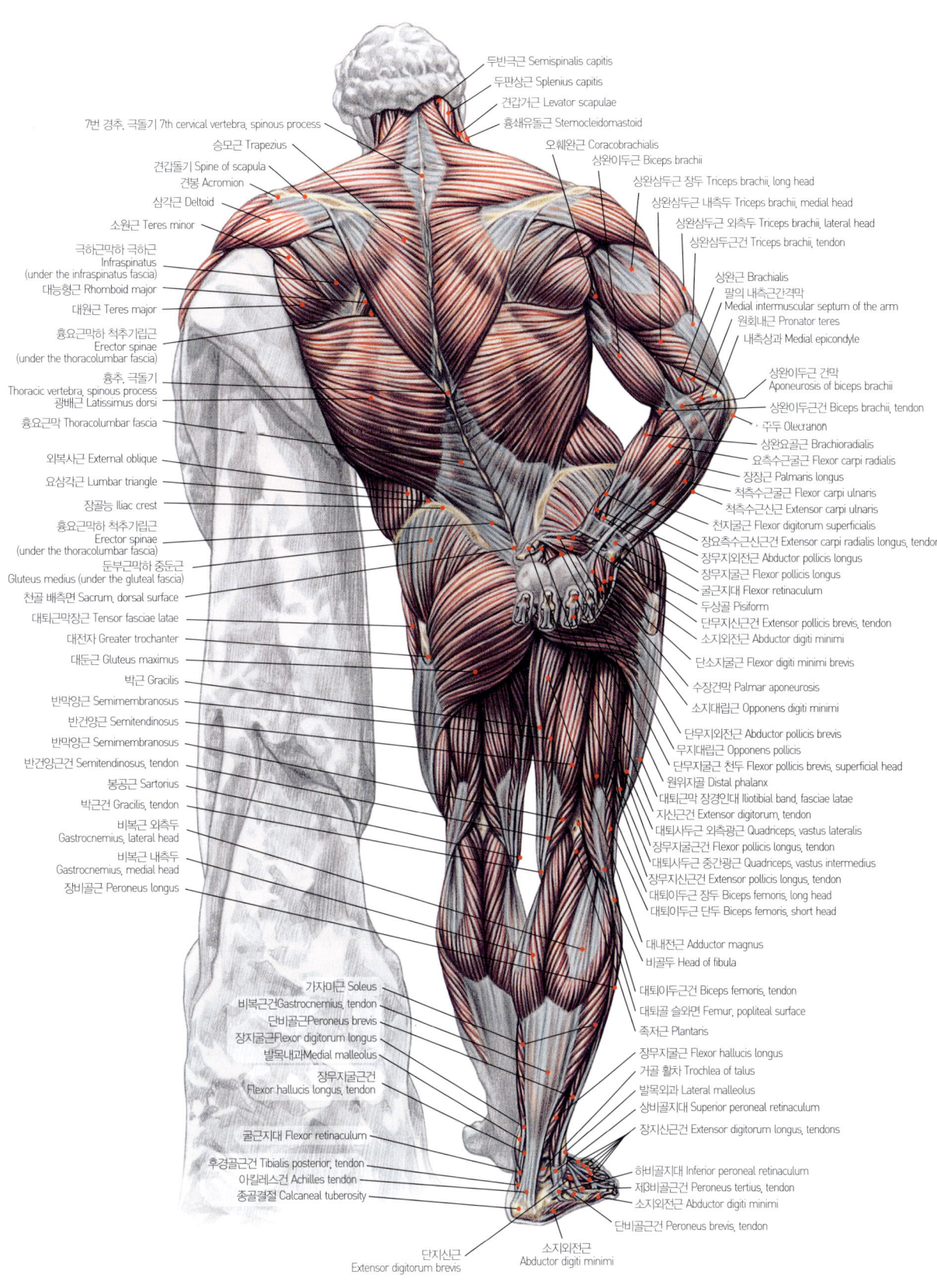

두반극근 Semispinalis capitis
두판상근 Splenius capitis
견갑거근 Levator scapulae
흉쇄유돌근 Sternocleidomastoid
오훼완근 Coracobrachialis
상완이두근 Biceps brachii
상완삼두근 장두 Triceps brachii, long head
상완삼두근 내측두 Triceps brachii, medial head
상완삼두근 외측두 Triceps brachii, lateral head
상완삼두근건 Triceps brachii, tendon
상완근 Brachialis
팔의 내측근간격막
Medial intermuscular septum of the arm
원회내근 Pronator teres
내측상과 Medial epicondyle
상완이두근 건막
Aponeurosis of biceps brachii
상완이두근건 Biceps brachii, tendon
주두 Olecranon
상완요골근 Brachioradialis
요측수근굴근 Flexor carpi radialis
장장근 Palmaris longus
척측수근굴근 Flexor carpi ulnaris
척측수근신근 Extensor carpi ulnaris
전지굴근 Flexor digitorum superficialis
장요측수근신근건 Extensor carpi radialis longus, tendon
장무지외전근 Abductor pollicis longus
장무지굴근 Flexor pollicis longus
굴근지대 Flexor retinaculum
두상골 Pisiform
단무지신근건 Extensor pollicis brevis, tendon
소지외전근 Abductor digiti minimi
단소지굴근 Flexor digiti minimi brevis
수장건막 Palmar aponeurosis
소지대립근 Opponens digiti minimi
단무지외전근 Abductor pollicis brevis
무지대립근 Opponens pollicis
단무지굴근 천두 Flexor pollicis brevis, superficial head
원위지골 Distal phalanx
대퇴근막 장경인대 Iliotibial band, fasciae latae
지신근건 Extensor digitorum, tendon
대퇴사두근 외측광근 Quadriceps, vastus lateralis
장무지굴근건 Flexor pollicis longus, tendon
대퇴사두근 중간광근 Quadriceps, vastus intermedius
장무지신근건 Extensor pollicis longus, tendon
대퇴이두근 장두 Biceps femoris, long head
대퇴이두근 단두 Biceps femoris, short head
대내전근 Adductor magnus
비골두 Head of fibula
대퇴이두근건 Biceps femoris, tendon
대퇴골 오금면 Femur; popliteal surface
족저근 Plantaris
장무지굴근 Flexor hallucis longus
거골 활차 Trochlea of talus
발목외과 Lateral malleolus
상비골지대 Superior peroneal retinaculum
장지신근건 Extensor digitorum longus, tendons
하비골지대 Inferior peroneal retinaculum
제3비골근건 Peroneus tertius, tendon
소지외전근 Abductor digiti minimi
단비골근건 Peroneus brevis, tendon

7번 경추, 극돌기 7th cervical vertebra, spinous process
승모근 Trapezius
견갑돌기 Spine of scapula
견봉 Acromion
삼각근 Deltoid
소원근 Teres minor
극하근막하 극하근
Infraspinatus
(under the infraspinatus fascia)
대능형근 Rhomboid major
대원근 Teres major
흉요근막하 척추기립근
Erector spinae
(under the thoracolumbar fascia)
흉추, 극돌기
Thoracic vertebra, spinous process
광배근 Latissimus dorsi
흉요근막 Thoracolumbar fascia
외복사근 External oblique
요삼각근 Lumbar triangle
장골능 Iliac crest
흉요근막하 척추기립근
Erector spinae
(under the thoracolumbar fascia)
둔부근막하 중둔근
Gluteus medius (under the gluteal fascia)
천골 배측면 Sacrum, dorsal surface
대퇴근막장근 Tensor fasciae latae
대전자 Greater trochanter
대둔근 Gluteus maximus
박근 Gracilis
반막양근 Semimembranosus
반건양근 Semitendinosus
반막양근 Semimembranosus
반건양근건 Semitendinosus, tendon
봉공근 Sartorius
박근건 Gracilis, tendon
비복근 외측두
Gastrocnemius, lateral head
비복근 내측두
Gastrocnemius, medial head
장비골근 Peroneus longus

가자미근 Soleus
비복근건 Gastrocnemius, tendon
단비골근 Peroneus brevis
장지굴근 Flexor digitorum longus
발목내과 Medial malleolus
장무지굴근건
Flexor hallucis longus, tendon
굴근지대 Flexor retinaculum
후경골근건 Tibialis posterior, tendon
아킬레스건 Achilles tendon
종골결절 Calcaneal tuberosity

단지신근
Extensor digitorum brevis

소지외전근
Abductor digiti minimi

뼈: 전면도

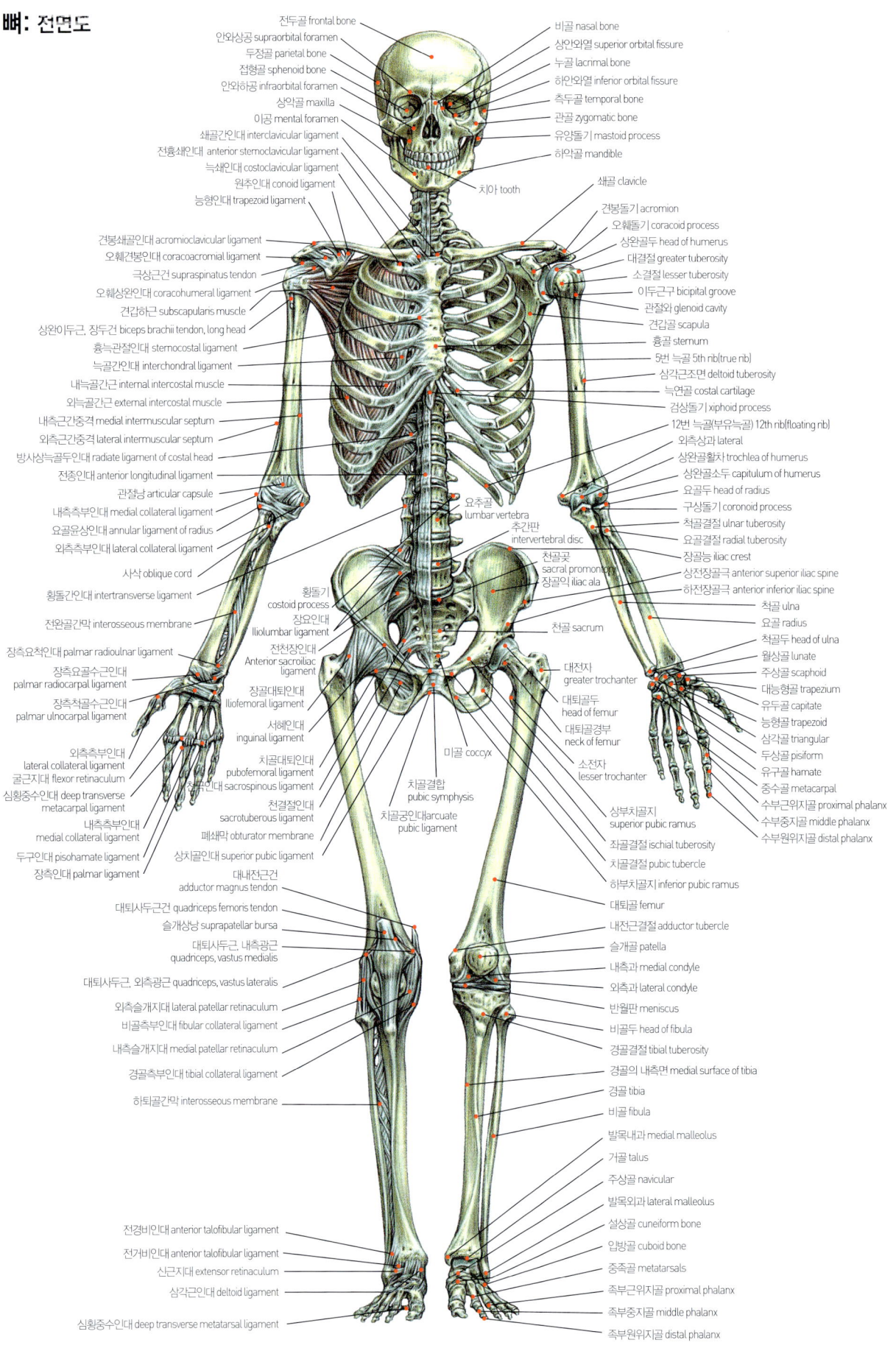

전두골 frontal bone
안와상공 supraorbital foramen
두정골 parietal bone
접형골 sphenoid bone
안와하공 infraorbital foramen
상악골 maxilla
이공 mental foramen
쇄골간인대 interclavicular ligament
전흉쇄인대 anterior sternoclavicular ligament
늑쇄인대 costoclavicular ligament
원추인대 conoid ligament
능형인대 trapezoid ligament

비골 nasal bone
상안와열 superior orbital fissure
누골 lacrimal bone
하안와열 inferior orbital fissure
측두골 temporal bone
관골 zygomatic bone
유양돌기 mastoid process
하악골 mandible

치아 tooth

견봉쇄골인대 acromioclavicular ligament
오훼견봉인대 coracoacromial ligament
극상근건 supraspinatus tendon
오훼상완인대 coracohumeral ligament
견갑하근 subscapularis muscle
상완이두근, 장두건 biceps brachii tendon, long head
흉늑관절인대 sternocostal ligament
늑연골간인대 interchondral ligament
내늑골간근 internal intercostal muscle
외늑골간근 external intercostal muscle
내측근간중격 medial intermuscular septum
외측근간중격 lateral intermuscular septum
방사상늑골두인대 radiate ligament of costal head
전종인대 anterior longitudinal ligament
관절낭 articular capsule
내측측부인대 medial collateral ligament
요골윤상인대 annular ligament of radius
외측측부인대 lateral collateral ligament
사삭 oblique cord
횡돌간인대 intertransverse ligament
전완골간막 interosseous membrane
장측요척인대 palmar radioulnar ligament
장측요골수근인대 palmar radiocarpal ligament
장측척골수근인대 palmar ulnocarpal ligament
외측측부인대 lateral collateral ligament
굴근지대 flexor retinaculum
심횡중수인대 deep transverse metacarpal ligament
내측측부인대 medial collateral ligament
두구인대 pisohamate ligament
장측인대 palmar ligament

쇄골 clavicle
견봉돌기 acromion
오훼돌기 coracoid process
상완골두 head of humerus
대결절 greater tuberosity
소결절 lesser tuberosity
이두근구 bicipital groove
관절와 glenoid cavity
견갑골 scapula
흉골 sternum
5번 늑골 5th rib(true rib)
삼각근조면 deltoid tuberosity
늑연골 costal cartilage
검상돌기 xiphoid process
12번 늑골(부유늑골) 12th rib(floating rib)
외측상과 lateral
상완골활차 trochlea of humerus
상완골소두 capitulum of humerus
요골두 head of radius
구상돌기 coronoid process
척골결절 ulnar tuberosity
요골결절 radial tuberosity
장골능 iliac crest
상전장골극 anterior superior iliac spine
하전장골극 anterior inferior iliac spine
척골 ulna
요골 radius
척골두 head of ulna
월상골 lunate
주상골 scaphoid
대능형골 trapezium
유두골 capitate
능형골 trapezoid
삼각골 triangular
두상골 pisiform
유구골 hamate
중수골 metacarpal
수부근위지골 proximal phalanx
수부중위지골 middle phalanx
수부원위지골 distal phalanx

요추골 lumbar vertebra
추간판 intervertebral disc
천골곶 sacral promontory
장골익 iliac ala
천골 sacrum

횡돌기 costoid process
장요인대 Iliolumbar ligament
전천장인대 Anterior sacroiliac ligament
장골대퇴인대 Iliofemoral ligament
서혜인대 inguinal ligament
치골대퇴인대 pubofemoral ligament
천극인대 sacrospinous ligament
천결절인대 sacrotuberous ligament
폐쇄막 obturator membrane
상치골인대 superior pubic ligament

미골 coccyx

치골결합 pubic symphysis
치골궁인대 arcuate pubic ligament

대전자 greater trochanter
대퇴골두 head of femur
대퇴골경부 neck of femur
소전자 lesser trochanter

상부치골지 superior pubic ramus
좌골결절 ischial tuberosity
치골결절 pubic tubercle
하부치골지 inferior pubic ramus
대퇴골 femur
내전근결절 adductor tubercle
슬개골 patella
내측과 medial condyle
외측과 lateral condyle
반월판 meniscus
비골두 head of fibula
경골결절 tibial tuberosity
경골의 내측면 medial surface of tibia
경골 tibia
비골 fibula
발목내과 medial malleolus
거골 talus
주상골 navicular
발목외과 lateral malleolus
설상골 cuneiform bone
입방골 cuboid bone
중족골 metatarsals
족부근위지골 proximal phalanx
족부중위지골 middle phalanx
족부원위지골 distal phalanx

대내전근건 adductor magnus tendon
대퇴사두근건 quadriceps femoris tendon
슬개상낭 suprapatellar bursa
대퇴사두근, 내측광근 quadriceps, vastus medialis
대퇴사두근, 외측광근 quadriceps, vastus lateralis
외측슬개지대 lateral patellar retinaculum
비골측부인대 fibular collateral ligament
내측슬개지대 medial patellar retinaculum
경골측부인대 tibial collateral ligament
하퇴골간막 interosseous membrane

전경비인대 anterior talofibular ligament
전거비인대 anterior talofibular ligament
신근지대 extensor retinaculum
삼각근인대 deltoid ligament
심횡중수인대 deep transverse metatarsal ligament

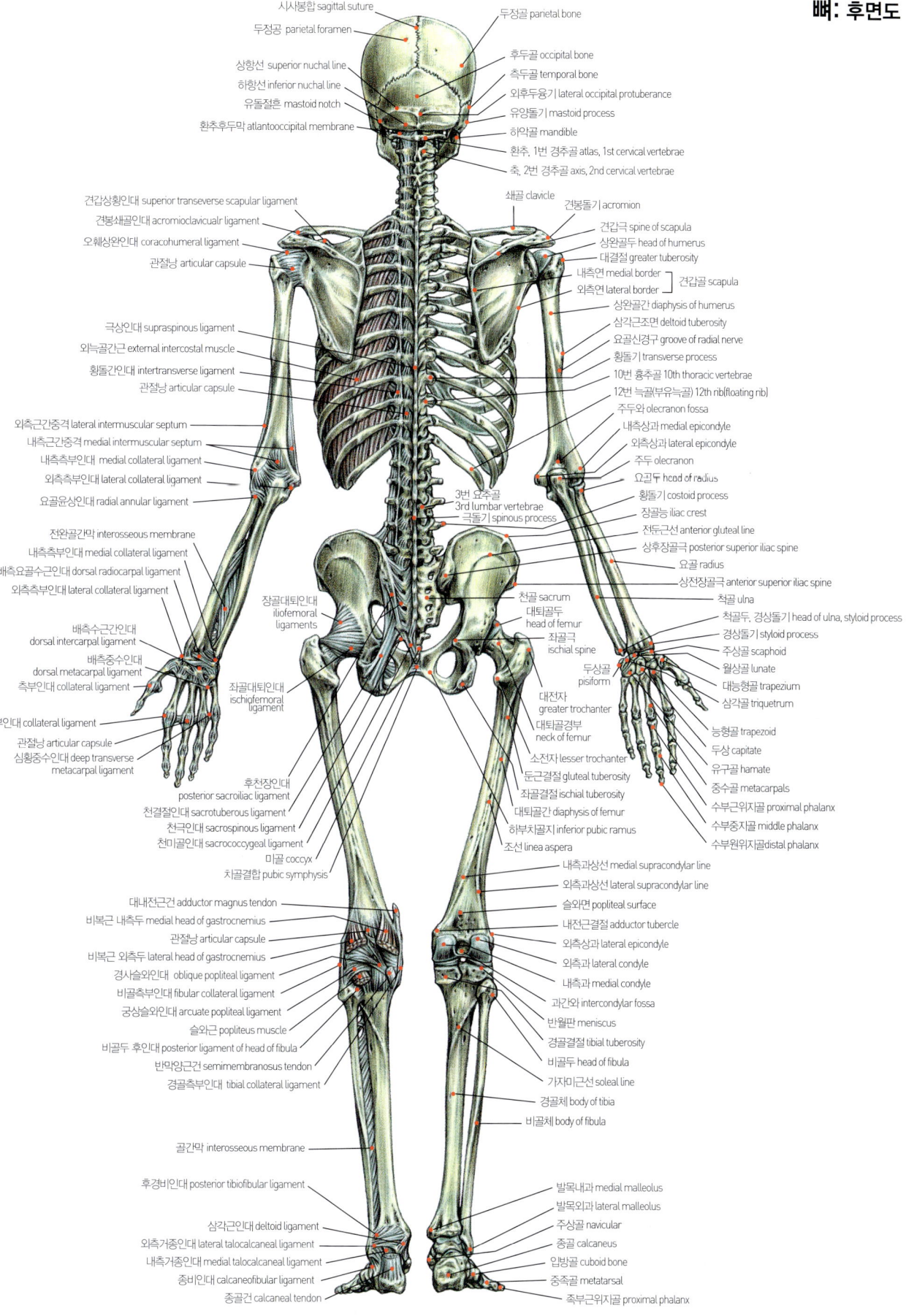

시사봉합 sagittal suture
두정공 parietal foramen
두정골 parietal bone
상항선 superior nuchal line
하항선 inferior nuchal line
유돌절흔 mastoid notch
환추후두막 atlantooccipital membrane
후두골 occipital bone
측두골 temporal bone
외후두융기 lateral occipital protuberance
유양돌기 mastoid process
하악골 mandible
환추, 1번 경추골 atlas, 1st cervical vertebrae
축, 2번 경추골 axis, 2nd cervical vertebrae

견갑상횡인대 superior transverse scapular ligament
견봉쇄골인대 acromioclavicualr ligament
오훼상완인대 coracohumeral ligament
관절낭 articular capsule
쇄골 clavicle
견봉돌기 acromion
견갑극 spine of scapula
상완골두 head of humerus
대결절 greater tuberosity
내측연 medial border
외측연 lateral border
견갑골 scapula
상완골간 diaphysis of humerus
삼각근조면 deltoid tuberosity
요골신경구 groove of radial nerve
횡돌기 transverse process
10번 흉추골 10th thoracic vertebrae
12번 늑골(부유늑골) 12th rib(floating rib)

극상인대 supraspinous ligament
외늑골간근 external intercostal muscle
횡돌간인대 intertransverse ligament
관절낭 articular capsule

외측근간중격 lateral intermuscular septum
내측근간중격 medial intermuscular septum
내측측부인대 medial collateral ligament
외측측부인대 lateral collateral ligament
요골윤상인대 radial annular ligament

주두와 olecranon fossa
내측상과 medial epicondyle
외측상과 lateral epicondyle
주두 olecranon
요골두 head of radius
횡돌기 costoid process
장골능 iliac crest
전둔근선 anterior gluteal line
상후장골극 posterior superior iliac spine
요골 radius
상전장골극 anterior superior iliac spine

전완골간막 interosseous membrane
내측측부인대 medial collateral ligament
배측요골수근인대 dorsal radiocarpal ligament
외측측부인대 lateral collateral ligament

3번 요추골
3rd lumbar vertebrae
극돌기 spinous process

천골 sacrum
대퇴골두 head of femur
좌골극 ischial spine

척골 ulna
척골두, 경상돌기 head of ulna, styloid process
경상돌기 styloid process
주상골 scaphoid
월상골 lunate
대능형골 trapezium
삼각골 triquetrum

배측수근간인대 dorsal intercarpal ligament
배측중수인대 dorsal metacarpal ligament
측부인대 collateral ligament

장골대퇴인대 iliofemoral ligaments
좌골대퇴인대 ischiofemoral ligament

두상골 pisiform
대전자 greater trochanter
대퇴골경부 neck of femur

능형골 trapezoid
두상 capitate
유구골 hamate
중수골 metacarpals

측부인대 collateral ligament
관절낭 articular capsule
심횡중수인대 deep transverse metacarpal ligament

후천장인대 posterior sacroiliac ligament
천결절인대 sacrotuberous ligament
천극인대 sacrospinous ligament
천미골인대 sacrococcygeal ligament
미골 coccyx
치골결합 pubic symphysis

소전자 lesser trochanter
둔근결절 gluteal tuberosity
좌골결절 ischial tuberosity
대퇴골간 diaphysis of femur
하부치골지 inferior pubic ramus
조선 linea aspera

수부근위지골 proximal phalanx
수부중지골 middle phalanx
수부원위지골 distal phalanx

내측과상선 medial supracondylar line
외측과상선 lateral supracondylar line
슬와면 popliteal surface
내전근결절 adductor tubercle
외측상과 lateral epicondyle
외측과 lateral condyle
내측과 medial condyle
과간와 intercondylar fossa
반월판 meniscus
경골결절 tibial tuberosity
비골두 head of fibula
가자미근선 soleal line
경골체 body of tibia
비골체 body of fibula

대내전근건 adductor magnus tendon
비복근 내측두 medial head of gastrocnemius
관절낭 articular capsule
비복근 외측두 lateral head of gastrocnemius
경사슬와인대 oblique popliteal ligament
비골측부인대 fibular collateral ligament
궁상슬와인대 arcuate popliteal ligament
슬와근 popliteus muscle
비골두 후인대 posterior ligament of head of fibula
반막양근건 semimembranosus tendon
경골측부인대 tibial collateral ligament

골간막 interosseous membrane

후경비인대 posterior tibiofibular ligament

발목내과 medial malleolus
발목외과 lateral malleolus
주상골 navicular
종골 calcaneus
입방골 cuboid bone
중족골 metatarsal
족부근위지골 proximal phalanx

삼각근인대 deltoid ligament
외측거종인대 lateral talocalcaneal ligament
내측거종인대 medial talocalcaneal ligament
종비인대 calcaneofibular ligament
종골건 calcaneal tendon

근육운동
부상 관리&예방 가이드

1판 1쇄 2025년 11월 28일

지은이 프레데릭 데라비에 · 마이클 건딜
옮긴이 박 서 영
발행인 김 인 태
발행처 삼호미디어

등록 1993년 10월 12일 제21-494호
주소 서울특별시 서초구 강남대로 545-21 거림빌딩 4층
www.samhomedia.com
전화 (02)544-9456
팩스 (02)512-3593

ISBN 978-89-7849-723-7 (13510)